脉 轮 瑜 伽

［美］艾诺蒂·朱迪斯 著

林荧 译

闻风 审校

以脉轮为骨架、瑜伽为连接，打开内在的神圣中心

人民邮电出版社

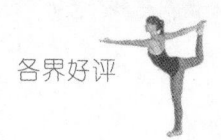

各界好评

　　艾诺蒂对脉轮瑜伽的理解和诠释，让我眼界大开，心醉神迷，深深影响我个人的瑜伽修习和教学。她是老师的老师，也是大祭司，从事神圣的深度工作，是真正的开拓者，让古老的修习在我们当代世界仍然可以亲近，仍然有意义。
　　　　——肖恩·科恩（Seane Corn），"离开垫子，走入世界"
　　　　　　　（Off the Mat, Into the World）创办人

　　《脉轮瑜伽》是艾诺蒂·朱迪斯数十年引领风骚的著作与教学生涯中又一精彩呈现的修习指南。通过体位法、调息法、收束法、唱诵、观想等瑜伽法门的探索，解放、转化和平衡我们的能量身和生活。这本书是送给世界的礼物。
　　——希瓦·雷（Shiva Rea），能量流瑜伽（Prana Vinyasa）创始人，
　　　　　　《呵护心火》（Tending the Heart Fire）作者

　　数十年来，我一直在等待、期盼、渴望这样一本书——艾诺蒂的《脉轮瑜伽》。这是一本多面向的著作，完美适合瑜伽学习者，还有运用脉轮转化能量的治疗师、寻找最精辟脉轮信息的谭崔教师，以及想要疗愈身体和精进静坐技巧的人。这本书呈现得如此优雅、深入和实用，充满启示又容易理解，恰好符合时代之所需。这是必须拥有的书，享受阅读之旅吧！
　　　　——玛戈·阿南德（Margot Anand），《日日狂喜的艺术》
　　　　　　　（The Art of Everyday Ecstasy）作者

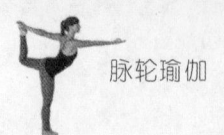

脉轮瑜伽

艾诺蒂的《脉轮瑜伽》让一个向来神秘、奥妙难解却应时的主题，在今日世界变得容易亲近而且可以应用。读来让人兴奋又实用，这是一本我要好好拜读的书。
——莉莉娅斯·福兰（Lilias Folan，封号 Swami Kavitananda），美国公共电视台（PBS）《莉莉娅斯、瑜伽与你》节目主持人

• •

艾诺蒂的《脉轮瑜伽》出色地呈现了关于脉轮在能量和灵性层面的理解，同时跟体位法的练习整合在一起。朱迪斯提供我们获得健康、疗愈、幸福，以及唤醒我们核心本质的路径和方法，同时为我们设计了精美的练习，既容易上手，又充满深度和启示，可以让读者未来持续精进。
——理查德·米勒博士（Richard Miller, PhD），iRest 冥想创始人，《睡眠瑜伽：瑜伽的冥想本质》（Yoga Nidra: The Meditative Heart of Yoga）作者

• •

艾诺蒂·朱迪斯写出了大师级的指南，教导通过体位法的练习唤醒和平衡脉轮。关于瑜伽修习的旅程，她多面向的深厚知识和经验闪耀在每一张书页。艾诺蒂的《脉轮瑜伽》是踏上瑜伽内在旅程的旅行者不可或缺的指南。请用这本书帮助自己打开连接物质世界和精微世界的门户。
——萨莉·肯普顿（Sally Kempton），《唤醒夏克蒂》（Awakening Shakti）和《以爱冥想》（Meditation for the Love of it）作者

• •

艾诺蒂的《脉轮瑜伽》是朱迪斯四十年深入瑜伽修习和身心疗愈的集大成智能结晶，巧妙铺陈了她的生物能系统根本概念。这套系统以体式为基础，用来平衡我们的身、心、灵。对于觉醒了、意识到瑜伽转化力量的我们，《脉轮瑜伽》绝对是必读之书。而对于尚未领悟瑜伽在身心疗愈方面

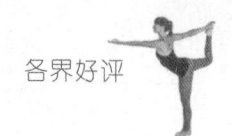

各界好评

具有无比潜能的人,这本书是完美的礼物。

——埃米·温特劳布(Amy Weintraub),"LifeForce Yoga Healing Institute"创办人,《瑜伽应对抑郁》(Yoga for Depression)和《治疗师的瑜伽技巧》(Yoga Skills for Therapists)作者

· · · · · · · · · · · · · · · · · · · ·

艾诺蒂·朱迪斯二十年来一直在脉轮研究方面打先锋,她的著作成为瑜伽修习者和指导者的标准参考书。艾诺蒂的《脉轮瑜伽》是这个领域见解最透彻、研究最深入的著作,势必成为标杆和经典。

——约瑟夫·勒佩奇(Joseph Le Page),整合瑜伽疗法(Integrative Yoga Therapy)创始人和负责人

· · · · · · · · · · · · · · · · · · · ·

艾诺蒂·朱迪斯对于身体脉轮系统的精辟洞察和引人入胜的见解,为古老的知识注入了新生命。她详细阐明特定的体式如何启动与每个身体能量中心相连接的美好特质。《脉轮瑜伽》优美地结合了瑜伽的修习和你的脉轮中保有的深刻智慧。这是精彩绝伦的一本书。

——唐娜·伊登(Donna Eden),《能量医疗》(Energy Medicine)和《爱的能量》(The Energies of Love)作者

· · · · · · · · · · · · · · · · · · · ·

多年来学生一直想要一本关于瑜伽和脉轮的出色作品。终于有了!艾诺蒂的大师级著作图片精美,信息丰富,赋予哈达瑜伽充满力量的新深度。这本著作让读者清晰了解脉轮的实际运用,提供技巧帮助我们重新恢复整个人的元气,并且达到平衡。我全心全意推荐这本书,这是体验你自己神圣本质的必备指南。立时成为经典!

——尼斯卡拉·乔伊·德维(Nischala Joy Devi),瑜伽教师,《瑜伽疗愈法》(The Healing Path of Yoga)和《瑜伽的秘密力量》(The Secret Power of Yoga)作者

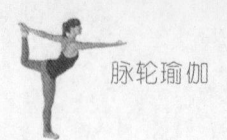
脉轮瑜伽

我喜爱阅读艾诺蒂·朱迪斯的《脉轮瑜伽》,它提供了精深的内容,又容易阅读、练习和理解。艾诺蒂传达了瑜伽深刻的意义和力量,而且让不同程度的修习者或指导者都能从阅读中获益。

——德西里·伦堡(Desiree Rumbaugh),国际瑜伽教师,"Wisdom Warriors"课程创办人,(Yoga to the Rescue)DVD系列作者

艾诺蒂·朱迪斯的《脉轮瑜伽》是独特且优美的著作,它将脉轮完美地整合到身体练习中。她以充满创意、清晰又有力的方式将精微的脉轮编织进体位法,从初学到精进的各种程度瑜伽修习者都能大大获益。这本书内容丰富,富有启发性,非常值得一读,尤其是那些想要针对脉轮在家里开发出一套瑜伽练习的人,更是不容错过。

——托德·诺利(Todd Norian),Ashaya Yoga创始人,动态冥想瑜伽(Kripalu Yoga)资深教师

艾诺蒂·朱迪斯的《脉轮瑜伽》是一部杰出作品,在瑜伽著作和教学方面大有贡献。艾诺蒂是全世界脉轮研究的顶尖专家,她将自己的造诣带入日常的瑜伽练习。这本书制作优良、精致,而且提供了丰富的指导。阅读此书宛如置身工作坊,有位性情和悦又懂得关怀的教师,一心一意只想帮助你带出自己身上的最佳特质。如果你是瑜伽的修习者、指导者或学者,或者只是对瑜伽好奇,这本书都是你前行路上温柔又让人安心的向导。

——莱昂·古德曼(Lion Goodman),"Luminary Leadership Institute"负责人,《创造目的:脉轮演化的灵性技术》(Creating On Purpose: The Spiritual Technology of Manifesting Through the Chakras)共同作者

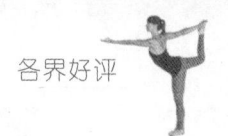

各界好评

对于古典瑜伽的根源抱持最深的敬意,又有着清晰的西方心理学途径,艾诺蒂带来另外一颗珍珠,串入她已成经典的《脉轮全书》提供的知识链中。现在这些知识化为脉轮路线图上实际的每一步,是她在教学中清楚描绘出来通向圆满的途径。谢谢,艾诺蒂!

——安东尼奥·索西斯(Antonio Sausys),《瑜伽减轻悲伤:转变身心痛苦的简单练习》(Yoga for Grief Relief: Simple Practices to Transforming Your Gieving Mind and Body)作者

• • • • • • • • • • • • • • • • • • • •

艾诺蒂·朱迪斯的《脉轮瑜伽》是出色的全面引导,带领读者通过哈达瑜伽练习,接触精微的身体能量脉轮系统,并且达到平衡。艾诺蒂写得结构严谨又清楚明白,在经验丰富的瑜伽士看来是学养深厚、见识敏锐,而初习瑜伽的新手也完全读得懂。《脉轮瑜伽》是耀眼的杰作,任何人都可以应用书中的智慧和练习来革新自己的身、心、灵。

——贝妮塔·沃尔夫·加尔万(Benita J. Wolfe Galván),哈达瑜伽阿努萨拉学校(Anusara School of Hatha Yoga)共同创办人

• • • • • • • • • • • • • • • • • • • •

在这本启迪人心的著作里,艾诺蒂·朱迪斯清楚流露出她对脉轮精髓的热爱与知识,以及如何将这份热爱与知识实际应用在我们的生活中。多年来,她一直是脉轮和瑜伽知识的宝库,而这本书跟其他著作一样,列在我的训练和课程中必读书单的最前面。祝贺一本精彩而且鼓舞人心的杰作出版。

——杰夫·米格道(Jeff Migdow),整体医疗医学博士,普拉纳瑜伽(prana yoga)师资训练指导者

声明启事

　　本书所建议的瑜伽练习，并不能取代由合格医疗专业人员提供的必要医学诊疗。在投入任何新的练习课程之前，请向你的医生咨询意见。不是每一个身体动作都适合每个人或每种情况，要进行任何不熟悉的身体练习时，都应该小心谨慎。

　　如果你初习瑜伽，书上的体式最好由合格的教师面对面指导来学习。如果导致疼痛或是加重身体原本的状况，请停下来。这套课程不保证任何结果，对可能导致的任何直接或间接伤害概不负责。书中的信息要审慎运用，风险自负。

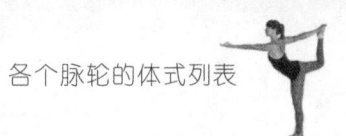

各脉轮的体式列表

第一脉轮

Tadasana 山式	21
Dandasana 手杖式	24
Bharmanasana 台式	26
基本生物能接地	54
Apanasana 下行气式	57
打开腿部的气脉	59
Supta Padangusthasana 仰卧手抓大脚趾式	63
Setu Bandha Sarvangasana 桥式	66
Salabhasana 蝗虫式和半蝗虫式	68
Bhujangasana 眼镜蛇式	70
Adho Mukha Svanasana 下犬式	73
Uttanasana 站立前屈式	74
高弓步式	78
Ardha Hanumanasana 半神猴式	80
Utkatasana 幻椅式	82
Utkata Konasana 女神式	84
Vrksasana 树式	86
Utthita Hasta Padangusthasana 单腿站立手抓大脚趾式	88
Virasana 英雄坐和 Supta Virasana 卧英雄式	90

1

Siddhasana 至善坐	93
Janu Sirsasana 头触膝前屈式	95
Paschimottanasana 坐立前屈式	97
Balasana 婴儿式	98
Savasana 摊尸式	100

第二脉轮

骨盆律动	113
骨盆呼吸	115
双腿如雨刷摆动	117
双膝绕圈	119
Supta Baddha Konasana 仰卧束角式（蝴蝶式）	120
Ananda Balasana 快乐婴儿式	122
Sucirandhrasana 针眼式	124
Jathara Parivartanasana 仰卧腹部扭转式	126
张开双腿旋转	128
Baddha Konasana 束角式	132
Upavistha Konasana 坐角式	134
Agnistambhasana 踝碰膝式（双鸽式）	137
Uttanasana 站立前屈式	139
Adho Mukha Svanasana 下犬式	141
Anjaneyasana 低弓步式（新月式）	143
Uttan Pristhasana 蜥蜴式（头朝下战士式）	146
开腿婴儿式到悬空眼睛蛇式	147
Eka Pada Kapotasana 鸽子式	150
Supta Baddha Konasana 仰卧束角式	155

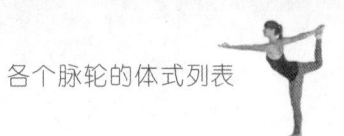

各个脉轮的体式列表

第三脉轮

Uddiyana Bandha 收腹收束法（腹锁）	167
站立侧伸展	171
Virabhadrasana I 战士 I 式	173
Virabhadrasana II 战士 II 式	176
Viparita Virabhadrasana 反转战士式	178
Virabhadrasana III 战士 III 式	179
Trikonasana 三角式	181
Ardha Chandrasana 半月式	184
Ardha Chandra Chapasana 半月式变式（甘蔗式）	186
Utthita Parsvakonasana 侧角伸展式	188
Adho Mukha Svanasana 下犬式	191
Phalakasana 平板式	193
Paripurna Navasana 船式	197
平台式（桌面式）	200
Purvottanasana 反台式	202
Vasisthasana 侧板式	204
Parighasana I 门闩式	208
Salabhasana 蝗虫式	210
Dhanurasana 弓式	212
Ardha Matsyendrasana 半鱼王式（坐立扭转式）	214
Savasana 摊尸式	217

3

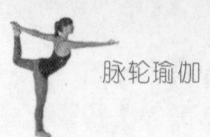
脉轮瑜伽

第四脉轮

Nadi Shodhana 清理经络调息	230
昆达里尼脉轮呼吸	233
清洁气脉	241
站立瑜伽身印式	242
抓带子伸展	245
Gomukhasana 牛面式	247
Marjaryasana 猫式和 Bitilasana 牛式	249
Anahatasana 猫伸展式	251
穿针扭转式	253
Parighasana II 半圆式	256
Matsyasana 鱼式	258
Ustrasana 骆驼式	260
Bhujangasana 眼镜蛇式	263
Adho Mukha Vrksasana 手倒立	265
Urdhva Dhanurasana 轮式	269
Makarasana 鳄鱼式	273

双人体式

站立和连接	274
肩部和手臂按摩	276
双双后仰	278
金字塔式	279
复元摊尸式	281

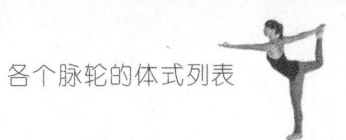

各个脉轮的体式列表

第五脉轮

Jalandhara Bandha 收颌收束法（喉锁）	295
肩部侧伸展	296
耸肩	297
颈部伸展	298
坐立瑜伽身印式	299
Setu Bandha Sarvangasana 桥式	301
Matsyasana 鱼式	303
Parivrtta Parsvakonasana 扭转侧角式	305
Bakasana 鹤禅式	309
Kakasana 乌鸦式	309
Sasangasana 兔式	313
Halasana 犁式	314
Karnapidasana 膝碰耳犁式	314
Salamba Sarvangasana 支撑肩倒立	316
Nakulasana 獴式（猫鼬式）	319
Savasana 摊尸式	321

第六脉轮

瑜伽眼睛练习	334
在山式中画线	337
VirabhadrasanaⅢ 战士Ⅲ式	339
Parsvottanasana 加强侧伸展式	341

5

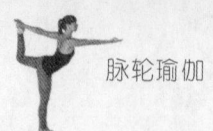

Garudasana 鹰式	343
Makarasana II 海豚式	346
Adho Mukha Vrksasana 手倒立	347
Pincha Mayurasana 孔雀起舞式	350
Savasana 摊尸式	353

第七脉轮

Natarajasana 舞王式	368
Sirsasana 头倒立	370
Urdhva Dhanurasana 轮式	375
Savasana 摊尸式	380

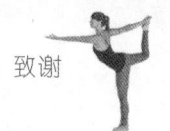

致　谢

　　如果你认为瑜伽就是一个人在垫子上的练习，那就错了。事实上，我们学习到的每一件事都是老师传学生再传学生，绵绵长长，薪火相传，一直传到我们身上。从两千多年前最初讲授的帕坦伽利（Patanjali），到今日创造力十足的合格教师，他们精练体式，同时创造新传统。我从来没有拘泥于任何瑜伽派别，或是局限于某一位老师，而是抱持我总可以从每个人身上学到东西的态度，哪怕是刚受完师资训练的新手老师。然而，有些顶尖的老师特别突出，我需要提及。

　　我要表明，沙吉难陀大师（Swami Satchidananda）和他的著作《哈达整体瑜伽》（Integral Yoga Hatha）是我在1975年踏上瑜伽之路的起点。约瑟夫·勒佩奇（Joseph Le Page）引介我进入瑜伽疗法，同时给了我这门学科的第一张证书。在人生遇到困难，我的健康出状况时，本来会让我离开瑜伽垫，而约翰·弗兰德（John Friend）激励我，让我保持练习和学习，如同阿努萨拉瑜伽（Anusara）传承中的许多优秀教师，西安娜·谢尔曼（Sianna Sherman）、乔纳斯·韦斯特林（Jonas Westring）、托德·诺利（Todd Norian）、马丁·柯克（Martin Kirk）、贝妮塔·沃尔夫·加尔万（Benita J. Wolfe Galván）对我的帮助。肖恩·科恩（Seane Corn）和希瓦·雷（Shiva Rea）持续提高瑜伽的境界，让世人看到瑜伽的真义，以及瑜伽能够对世界的贡献，对此我心怀感谢，而且一直受到启发。罗德尼·伊（Rodney Yee）让我见识到什么是精致的教学。马修·桑福德（Matthew Sanford）令那些允许自己受限于身体障碍的人感到惭愧，也鞭策我不断超越自己。热瑜伽（Bikram Yoga）和高温瑜伽（Sumits Yoga）让我排掉多年来的抗生素和毒素，帮助我恢复健康。克里帕鲁瑜伽中心（Kripalu Yoga Center）是我将近二十年以来的教学基地，我也在那里跟随许多杰出的老师学习。

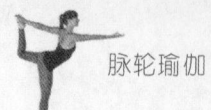

这本书能够问世，我首先要致谢的是瑜族瑜伽馆（Yuzu Studios）的博比·兰斯（Bobbi Lance）和她的助手拉里·马丁内斯（Larry Martinez），感谢她们专业的拍摄成果，以及博比耐心从数千张影像中进行挑选。对于模特儿萨拉·杰尼斯（Sarah Jennes）和马克·席尔瓦（Mark Silva），我只能致以最高的赞美，他们在耀眼、炽热的光照下，保持困难的姿势，一个小时又一个小时，精雕细琢再重复，尽管面临各种挑战（如在进入动作时）却都表现出最佳状态，而且让我们全程大笑，享受瑜伽的乐趣。

如果没有我信任的助手，这本书不可能完成，夏农·迪安（Shanon Dean），她处理"神圣中心"大大小小的所有事务，因此我才有时间写书和教学；吉安娜·佩拉达（Gianna Perada），她协助我在百般挑剔下决定这本书的形式和其他细节。我的伴侣拉莫内·亚丘（Ramone Yaciuk）忍耐我把起居室变成摄影棚，忍耐我埋首在办公室写作。谢谢尼尼·格里德利（Nini Gridley），她主持"神圣中心"的认证课程，让我可以在彩虹桥上跳舞。

我也要衷心感谢卡尔·韦斯克（Carl Weschcke）在1987年出版了我的第一本书《脉轮全书》，要谢谢卡尔在我籍籍无名的时候就相信我，协助我让世人了解脉轮如何唤起意识的觉醒。我还要谢谢卢埃林（Llewellyn）出版社负责编辑和排版的安杰拉·维克斯（Angela Wix）和贝姬·青斯（Becky Zins），以及百折不挠游说我写另一本书、锲而不舍直到促使我写下这本书的比尔·克劳斯（Bill Krause）。另外谢谢发行人凯特·桑伯恩（Kat Sanborn），她给了我非常多的支持，让这本书得以跟读者见面。

我要谢谢支持帮助过我教学的所有工作室和静修中心，在这些地方举办的工作坊让我能够持续打磨这本书。最后，当然是最重要的，我要谢谢数千名上过我的课程的学生，他们投入了时间、精神和精力来学习脉轮，并且反过来教了我许许多多。

要著书立说往往需要劳师动众，我深深感谢一路上扶持我，让我的脉轮之路走得备受恩宠的所有人。

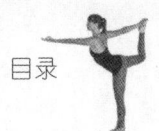

目 录

欢迎上路	1
瑜伽之轭	7
打开内心的殿堂	27
第一脉轮：进入	45
第二脉轮：顺位	105
第三脉轮：激活	159
第四脉轮：柔软	221
第五脉轮：调谐	285
第六脉轮：照亮	325
第七脉轮：唤醒	357
整合	385
梵文词汇	392
体式索引	399

欢迎上路

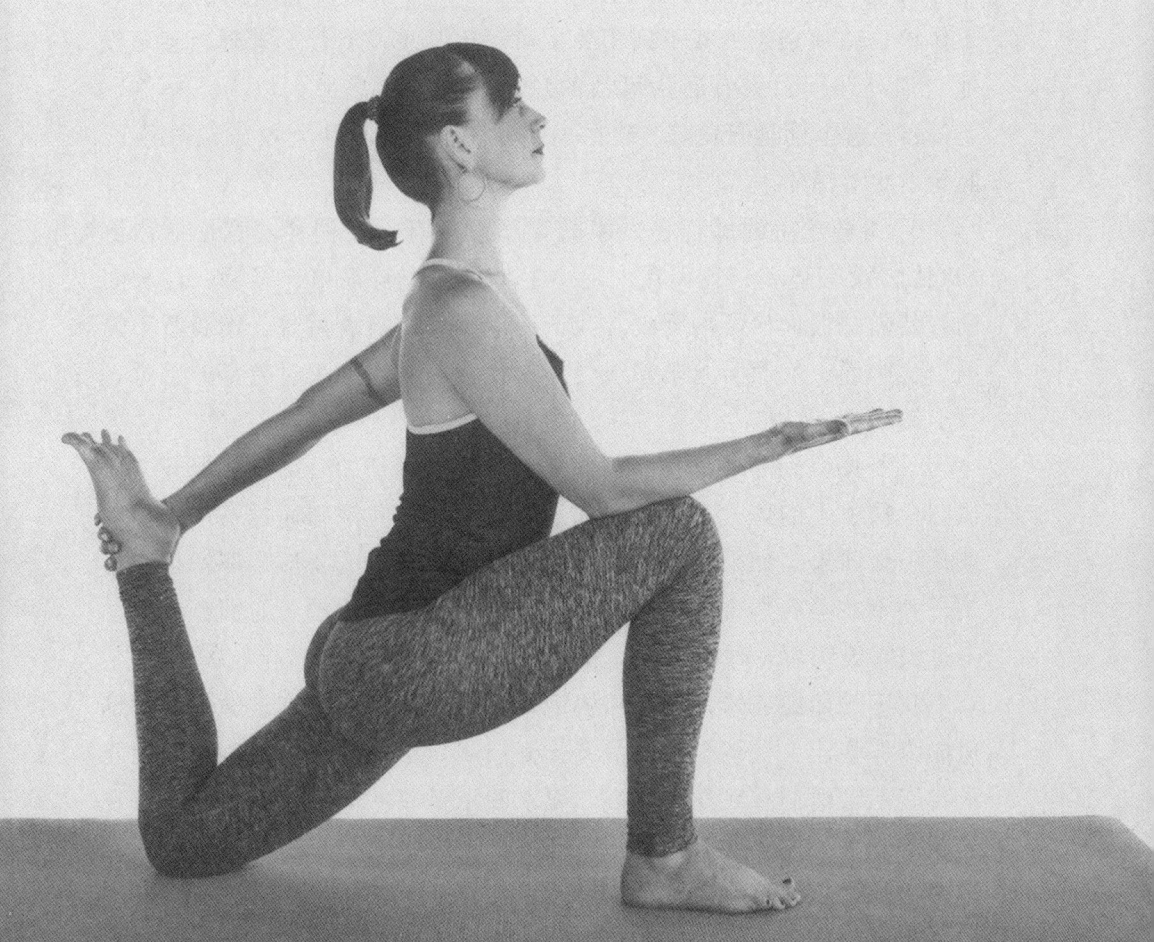

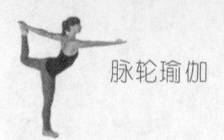

脉轮瑜伽

瑜伽修习让我们直面自身存在的
超然复杂性。
——室利·奥罗宾多（Sri Aurobindo）

我初次偶然接触瑜伽要回溯到1975年。当时没有大型的课程、工作坊，主流杂志上找不到相关文章，也几乎没有什么老师，甚至没什么训练课程，只有屈指可数的深奥著作。大多数人以为"瑜伽"（yoga）这个词是指发酵、装在小塑料杯里的奶制品优格（yogurt）。脉轮就更难懂了。

6～8名学生的课程在人家的客厅里举行。我们穿着宽松的白裤和T恤，没有垫子，我们在大毛巾上伸展。姿势简单，维持一段长时间，伴随缓慢而深沉的呼吸。我记得老师如何点着熏香，用我听不懂的语言唱诵，然而听起来却很悦耳，让我有着刚刚去过教堂的感觉。我上钩了。

只要找得到的书籍我都买下来，在位于阁楼的公寓里我摊开书，试图模仿书上的体式，尽力做到最好。因此，我深知通过书本学习瑜伽是怎么回事。如果我能摆出其中一种如麻花般的身形，那就是幸运了，并不在乎我是否做得正确，也掌握不到今日所教导的细节提示。不过我每天练习、呼吸、唱诵和静坐，直到瑜伽开始转化我。

我感觉如此美妙，不能理解为什么不是每个人都来做瑜伽。我迅速成为那些让人受不了的虔信者，开口闭口都是瑜伽。不久旁人就要求我展示给他们看我在做什么，要求我示范一些体式。受到吸引，我的朋友请我开课。那时我对师资训练，或者什么是正确的顺位技巧，都一无所知，然而一派天真的我，开始传授我所知道的。

我尽力阅读所有资料，关于意识、心理学、形而上学、神秘主

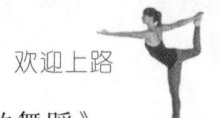

义和灵性。在拉姆·达斯（Ram Dass）的经典著作《唯一的舞蹈》（*The Only Dance There Is*）里面，我第一次读到"脉轮"这个字眼，当时仿佛有一股能量窜过全身。不知怎的，那一刻我就知道，我找到了一把深奥的钥匙，同时可以解开和连接万事万物。我无法停止去思考脉轮。

那时我也花大把时间静坐，因为早在1972年我就入门超觉静坐（Transcendental Meditation，TM）。由于老是在静坐，我每晚只睡4小时左右。有一天静坐时，我有了生平唯一一次离开身体的体验。我"看见"自己盘腿而坐，有一本书在大腿上。这本书是关于脉轮系统的，书上有我的名字。那时我就知道，脉轮系统会成为我一生的功课。

当时我是以艺术家的身份维持生计的，绘制大型的室内风景壁画。我发现自己的意识状态会影响我绘画的明晰度，因此我开始系统性地净化我的饮食，剔除咖啡和肉，同时戒除——我真不愿意承认我抽过——香烟。我已经填好了申请表要去上纽约市的艺术学校，然而在我"看见"那本脉轮书之后，我把申请表丢进垃圾桶，就此改变了我的人生轨迹。

我开始根据脉轮系统的方针来教导瑜伽，规划了七星期的系列课程，轮流聚焦于每一个脉轮。人们就在我的眼前蜕变了！40年之后，脉轮系统引领我到世界各地研究和教学，同时写了一些畅销书，起头是1987年出版的《脉轮全书》，终极则是你现在手上拿的这本书。脉轮系统成为我完整的原型，我的圣杯。

今日，到处都开了瑜伽中心，如同基督教初始几个世纪的教堂盛况。垫子排满了教室地板，几百人的课堂几乎没有多余空间。《瑜伽杂志》（*Yoga Journal*）[①]在2012年主持的一项研究显示，有2040万美国人在练习瑜伽，每一年在课堂、工作坊、产品和媒体上花费超过一百亿美元。有人发现瑜伽只是让自己身体比较健康、苗条的手段；有人把瑜伽当成减压的方法；还有些人发现做瑜伽是新潮的事。然而不管是什么动机驱使一个人坐上瑜伽垫，终究瑜伽的深厚大礼会显露出来。比较健康的身体会带来比较精细的觉知状态和比较灵敏的敏锐

---

①http: //www.yogajournal.com/press/yoga_in_america.

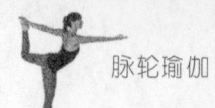

度。而柔韧性产生了新的自由，不只是身体上的，也体现在你的生活中。力量协助你度过艰难的处境。精微的能量不再那么不可捉摸，引动我们的好奇心去探究比较深层的本质。意识浮现，成为待开发的新领域。瑜伽哲学潜入你对生命抱持的观点之中。瑜伽不仅是身体上的练习，而且开始浮现为你人生的道路——哲学、修习、行为指导和洞见交织成为完整的图像，以及通向另一个世界的门户。

　　我个人的瑜伽之路走得既不轻松，也非笔直而行。在我开始修习十年之后，我染患了严重的莱姆病（Lyme），然而长达五年都没有诊断出来，使得我有坐轮椅之忧，不过从来没有到达那么严重的程度。我的肌肉组织变得非常敏感，我没有办法把前臂靠在桌子边缘，或是拍手，更别提保持下犬式，因为手和肘会疼痛。每个动作都会造成关节疼痛，跟瑜伽相关的每件事都受到影响——柔韧、平衡、力量、心智的明晰，以及身体每个部位的耐压力。连跪在垫上都会疼痛。我花了15年时间再度重建我的身体和力量，甚至用更长的时间接受我再也没有办法拿脚碰触到后脑勺，用手走过房间，或者以奇妙的体式为《瑜伽杂志》的封面增色。不过比起许多受累于莱姆病的人，我并没那么虚弱，我相信瑜伽是其中的原因之一，为此我无限感激。

　　现在，我六十多岁了，我懂得这是什么样的福分，因为这场病迫使我发现瑜伽更深的层面——精微身的瑜伽，发现觉醒的内在世界，而不是表观的外在世界。因为要用七折八扣的身体来练习，我不得不用心倾听每一个体式的内在教诲。我学会用这些姿势做动作，增强我精微能量的流动，而不是追求外在形式的完美。

　　我常常过于羞怯而无法去上课，因为在课堂上人们期待我的表现超过我的能力，于是我在家深入自己的练习，找出自己内在的线索。并不是我不跟老师学习——随着我越来越健康，我学习任何事，从阿努萨拉（Anusara）到禅——而是我自己的身体成了最根本的实验室。每当我在瑜伽垫上实验时，我内心的上师成为我最好的老师，我收获了自己的诸多发现。

　　此外，我受训成为从身体经验着手的心理治疗师，聚焦于生物能和创伤辅导，结合了我喜爱的心理学和身体锻炼，最终以"身心医学"为焦点取得我的博士学位。生物能的源头是威廉·赖希（Wilhelm Reich）和他的学生约翰·皮耶拉克（John Pierrakos）与亚历山大·洛温（Alexander Lowen），是接近人类灵魂的疗愈途径，经由调整身体生物能的过程达到目的。生物能追求的是，通过释放身体的生命力——在瑜伽称为"prana"（元气）——化解心理的防卫和身体的武装。通过学习和身体治疗师的私人执业，我找到方法引动案主和学生身上的精微能量，让能量流遍全身，之后把这些技巧设计成工作坊的形式传授，与他人分享。

由此产生了我独特的风格，把以脉轮为基础的瑜伽和生物能的技巧结合在一起，凭借这套方法，我旅行全世界主持工作坊教导了二十多年。我所传授的瑜伽更多是关于内在世界而不是外在世界，聚焦于精微能量而不是体式的机械运动。这套方法尊崇脉轮作为深入的路径，引领我们自己内在殿堂的神性觉醒，而这一直是瑜伽的真义。

谨以此书，我向瑜伽这条尊贵之道，以及它教导我的一切致敬，并谦卑地献上行走在脉轮的路途上我所使用的导航地图。通过这张地图，你可以攀上雄伟的高峰或是居于甘美的深处，在力量中光耀前程，或是在最温柔的亲密中敞开心胸。一旦你了解这张地图，便一辈子都可以使用它，它将带领你前往你想要去的任何地方。你可以使用那些转化你（不是立刻，而是久而久之、循序渐进地转化）的技巧和体式，来诊断和对治你的不平衡。

我很荣幸提供这本指南，帮助读者沿着代表七个脉轮的神秘彩虹桥踏上内在的旅程，同时通过每个人的中心连接天与地。我相信我们身为人的任务是学习在地球上创造天堂，并且学习以脉轮作为踏脚石，以脉轮作为模板，转化我们个人和我们生活其中的文化。这份地图会告诉你如何去操作。祝福这一番游历带你走上光荣之旅。

Namaste[1]。

---

[1] 梵文，意为：以我内在的神性礼敬你内在的神性。

瑜伽之轭

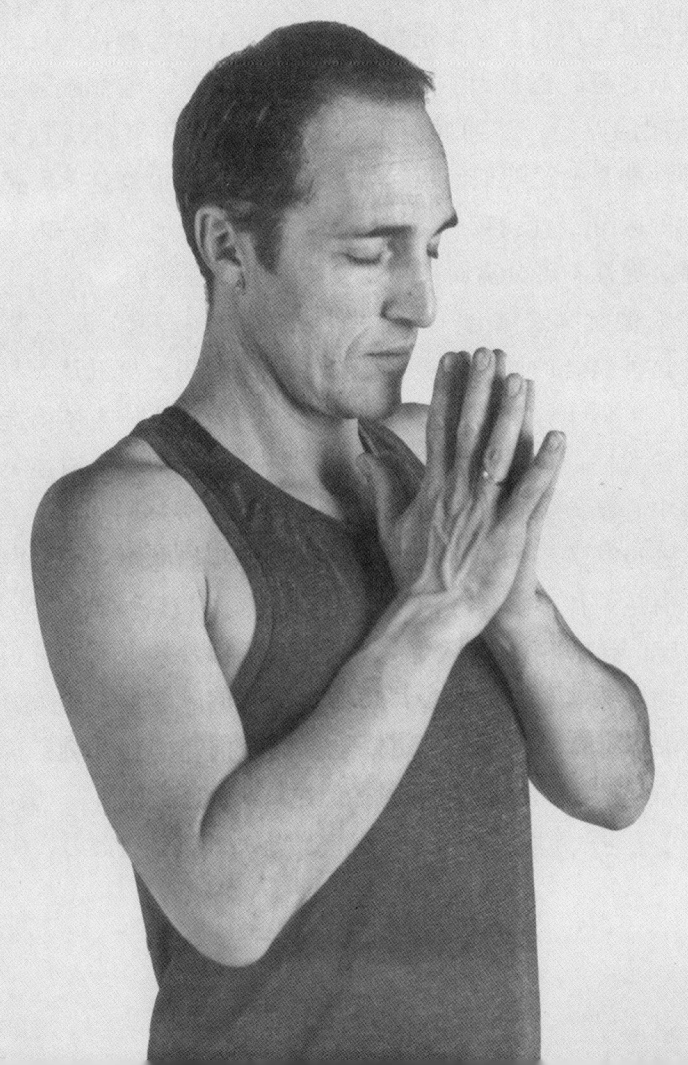

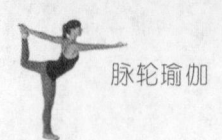

脉轮瑜伽

瑜伽是灵性的语言，
我们借之与神性诗意地共舞。
——艾诺蒂·朱迪斯

"yoga"（瑜伽）这个词意味着"轭"或"结合"。瑜伽是一套原则、信念和修习，连接了物质和精神、肉体和心智、个人与宇宙，以及必死之身与不朽。这条道路是深入打开自己与神性一致，不只是为了解放与超越，也是为了显化（具现）与内蕴。瑜伽永远是朝向更高意识状态的路径，然而同时也是将神性能量接引到我们身上的途径，让神性能量通过我们闪耀，发散到世界上。最终这条路径化解自性与神性的区分，直到我们领悟实际上二者并没有差异，内在世界与外在世界是神性不可分离而狂喜的发散，那就是我们。

如果瑜伽意味着结合——把两样事物拴在一起，那么脉轮系统就是支撑这种结合的构造，提供了全方位的地图，指引凡人与神性结合的路径。类似于解剖学通过骨头、肌肉和器官描述人体构造，脉轮系统通过从我们的核心照耀出来的七个精微能量中心，描述灵魂的构造。这些中心精致的排列与意义提供了一张地图，让我们踏上旅程领悟神性。这也是关于如何进化的地图，引领我们的文明下一次觉醒。当你打开内在的神圣中心时，你唤醒了隐伏于自己内在殿堂的神性。

作为轭，脉轮系统是对立的两极之间的桥梁——天和地、内和外、上和下、物质和意识、心和身。这座桥梁是用能量中心为踏脚石筑成的。能量中心沿着贯串我们每个人中央核心的垂直管道排列；这条垂直管道称为中脉（sushuman）。中脉是许多条称为"气脉"（nadis）的能量通道之一。气脉携带了我们源源不断流动的核心生命力。

作为踏脚石的脉轮形成了阶梯，让我们可以沿着中轴上上下下，爬上天或下到地，向上达到解放和超越，或者向下显化和内蕴。脉轮系统的目标不是开导超越现世或解脱肉身，而是完整和整合，跨越人所有可能性的光谱。脉轮系统以这种方式提供解放的阶梯和显化的地图[①]，也同时是蜕变的模板和"完整"的精深模式。

以脉轮为基础的瑜伽，其宗旨是接触在你的核心自由移动的夏克蒂（Shakti）神性能量，并且启动你所有的脉轮，借此创造出充满活力的健康及灵性的觉醒。夏克蒂是印度女神的名字，掌管原始能量。万事万物都是由她建构，她是你内在与环绕你的基本生命力量。据说夏克蒂永远在寻求她的伴侣湿婆（Shiva），而湿婆代表纯粹意识。在追寻的过程中，夏克蒂沿着脊柱上升，轮流穿透和唤醒每个脉轮。就这样，她成为昆达里尼-夏克蒂，是唤醒脉轮的关键能量。以脉轮为基础的瑜伽是把身体准备好、让你的灵性之火出现的方法。

让这本书成为旅游指南，带你走上前往神圣之地的旅程。决定好你想要探索圣殿的哪个部分，然后用书中展示的钥匙打开你内在宫殿里的神圣房间。旅行时好好关照自己，深入倾听你自己的身体，以及内在宁静、微小的声音。随着你进入、顺位、激活、柔软、调谐、照亮，以及最后唤醒你内在神性的存在时，享受每个脉轮的过程。从这样的觉醒当中，放射出光亮给他人。沿途照亮彩虹之路，帮助世界再度进入完整。

[①] 关于更多向下气流的探讨，参见作者：艾诺蒂·朱迪斯和莱恩·古德曼（Lion Goodman）所著的"Creating on Purpose: The Spiritual Technology of Manifesting Through the Chakras"（Sounds True, 2012）。

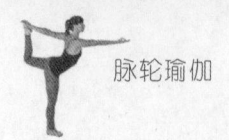
脉轮瑜伽

如何使用这本书

　　这本书是关于如何把你的瑜伽练习聚焦在脉轮上，以及如何利用瑜伽接近你的精微能量，通过体式、调息、唱诵、观想和冥想等方法。这本书是写给想要通过特定练习探索脉轮的人，写给投入瑜伽修习的初学者和学了一段时间的人，尤其是写给那些想要把这些素材带给学生的瑜伽教师。即使是资深的瑜伽士，尽管在书里面找不到新的体式，或许可以找到新的角度，从脉轮的观点来了解这些体式。

　　大多数的瑜伽书籍以坐姿、站立、后弯或倒立来组织它们的体式，而我是根据脉轮将体式和其他练习分门别类。每一章最后会列出建议的练习顺序或串联，如果你想一次聚焦一个脉轮，可以参考。大体来说，特别用来锻炼上层三个脉轮的体式比较少，因为跟这三个脉轮比较相关的练习是唱诵、观想和静坐。因此，上层脉轮的练习顺序会包括重复与之前脉轮相关的体式，然而从底层脉轮向上，连接的动作会有稍微不同的焦点。这本书没有许多复杂或高深的体式，因为我相信高难度的姿势最好是在现场跟合格的教师学习。

　　不过要把经典的体式分配给不同的脉轮，没有固定套路可以一刀切得截然分明。并非绝大多数的体式会同时影响几个脉轮。有些体式会影响这个脉轮或那个脉轮，是取决于你的专注焦点，甚至是你在体式上的变化。锻炼某个脉轮的体式，或许可以用来打开另一个脉轮。在第一脉轮建构起坚实的基础会支持心轮的扩展，或是启动权力中心。举个例子，焦点在心轮的体式或许在打开喉轮或第三眼中心时非常有用。运用你的第三眼观想较低层的脉轮，也有助于把能量送到那个脉轮所在的身体部位。因为上述理由，一些基本体式会在好几个脉轮的练习中出现。

　　每个脉轮的专属篇章一开始都是一张图表，列出基本原则、属性和每个脉轮的真意，加上一个关键词（keyword，key有钥匙之意）。正如英文名称的含义，关键词可以说是一把灵性的钥匙，通过身体力行可以打开特定的脉轮。接下来在进入特定练习实践这些概念之前，会比较详尽谈论这个脉轮的基本概念。接着是静坐（静心冥想），去感觉这个脉轮的精微能量，再去进行偏向身体动作的练习。静坐是让

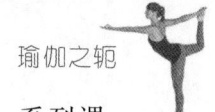

你的练习聚焦的好方法，如果你是在教授以脉轮为主题的一系列课程，静坐是用来开始上课的好方法。每一章都会包括焦点不同的摊尸式（或大休息），通常是在瑜伽课结束时进行。每一章的结尾会以连续动作的方式列出那个脉轮的所有体式，按照逻辑顺序配上缩图。

跟随指示

技巧纯熟的教师是无可取代的。在倒立姿势时阅读书上的指示，或是试图分辨左右腿时去看图片，都是非常不方便的。我知道，因为在写作本书初稿时，我查阅了一大堆书籍！

基于这项理由，我让最初的指示保持得非常基本：首先这样做，然后那样做。这些指示会编号1、2、3等。按照顺序做，不要跳过一个步骤。如果你在某个步骤发现到了自己的极限，就停留在那里，不要继续做下一个步骤，等到你准备好。

我发现还在努力把手脚放对地方的新同学招架不了太多细微的指示，而已经知道体式基本样貌的修习者只对比较精微的顺位指示感兴趣。因此，在编号的基本指示之后，我加了以小黑点标示的指导原则。大体来说，这些指导原则的顺序比较不重要。这些原则指示的是体式内在比较精微的动作，例如，抱紧你的核心、扎根到你的双腿里、转动你的大腿、抬高你的头顶等；也可能包括让初学者比较容易做到的替代姿势，以及辅具的使用。因为受伤的性质差异非常大，每个人的极限也大不相同，我列出一般的禁忌，标示为"避免或审慎运用"。有些例子身体状况可能没那么严重，仍然可以练习这个体式，然而审慎还是必要的。有许多体式对孕妇往往是禁忌，取决于你怀孕多久了。如果你怀孕了，最好找位指导孕妇经验丰富的教师，帮助你做适合你怀孕阶段和能力水平的体式。

提到体式时，只要有可能我会给出梵文名称和一般通称，不过美国人会创造出一些梵文中从来没有的体式。提到体式时，如果已经提过了，我会使用你在大多数瑜伽课上会听到的用语。举例来说，提到山式和站立前屈式时，会用它们的梵文名称Tadasana和Uttanasana。Adho Mukha Svanasana和Bharmanasana则用下犬式与台式来指称，因为很少人熟悉它们的梵文名称。

11

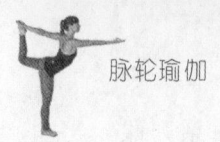
脉轮瑜伽

如今人类接受邀请，
在创造的伟大交响乐中一起演奏。
然而如同任何一位音乐家都可以告诉你的，
要在交响乐中演奏，你必须练习、练习、练习。

——艾诺蒂·朱迪斯

练 习

如果你将要进入一座寺庙、教堂、聚会场所，或是其他圣地，你会希望在门槛前停下来，花点时间调整自己的关注焦点，从俗世转移到神圣。你会知道自己正在进入一个特别的地方，需要集中注意力、需要抱持崇敬，或者至少是尊重的态度。你会把自己准备好，与神性相遇。

踏上你的瑜伽垫也是同样。瑜伽培养日常生活中的态度，每当你练习时，你的垫子变成你进入的神圣教室。因此，你的垫子仿佛成为外在的殿堂，是你怀抱尊敬和意图踏上的地方，并在你打开内在殿堂时护持你。

因此每一天在你踏上你的垫子之前，想一想你的意图。为什么你要练习？今天你希望成就什么？或许你想要把练习奉献给某个目的——帮助朋友疗愈、促进世界和平或者是化解某个困难。或许你想要安定自己的心神、疗愈自己的身体、净化能量或者发展力量。首先应制订自己的目标，然后意识清晰地踏上你的垫子。

我在教学时会要求学生在垫子中央贴一段从上到下的胶带，也可以在顶端和底端贴一小段胶带，或者有些人喜欢做记号，干脆在他们的垫子上画条线。这么做强调了中线，同时也强调了身体里面的中线。当我们在垫子上抬起和放下身体，做出各种姿势时，我们始终要让我们的中央管道，也就是中脉，对准垫子上的中线。我们也可以把身体的四个角朝向垫子的四个角。在"第一脉轮"的练习里，我们会深入检视如何让身体的四个角和四肢接地。

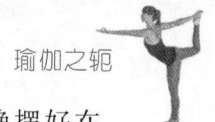

瑜伽之钿

无论是在家或是在教室里练习时，我都喜欢把垫子准确摆好在地板上。这意味着，我会考虑房间的方位或是周围其他的垫子，来摆放我的垫子。慌慌张张摆放你的垫子不利于你的顺位，而根据周围环境、其他同学、地板、家具、窗户或风景，准确定位好你的垫子，可以增强你的身体与物理空间的关系。

> 瑜伽并不是关于碰触到你的脚趾或是用头倒立，
> 或者把自己卷成麻花。瑜伽是关于你如何做
> 你在做的事，以及在分分秒秒的基础上，
> 你如何过你的日常生活。
>
> ——埃里希·希夫曼（Erich Schiffmann）

创造自己的练习

瑜伽基本上是一种练习。尽管有许多文本可以教导你瑜伽的哲学、规范和原则，你都是以自己的身体为实验室，从中学习。你的觉知是教导你的内在上师。通过练习，你进入坩埚，加热你的身体，把铅炼成金子。经过尝试和错误、努力和随顺、学习和教导，你渐渐发现瑜伽是什么，以及瑜伽在做什么。通过经年累月的练习，你学习瑜伽。

如果你约好了去做按摩或是洗牙，你多半会准时出现，这个时间不会去做其他的事。如果你确确实实以相同的诚信排好你的练习时间表，仿佛你要去上课或是赴约，你就比较可能持之以恒。

找出适合你的时间。在早上练习让你的身体一整天充满能量、开放而且平衡。在下午练习很棒，因为你的身体不会像一早起来第一件事就做瑜伽那样，感觉僵硬。晚上练习是释放白天压力的好方法，然而这个时间不适合练习激烈或赋予能量的体式。

全世界各地的合格教师提供了许多工作坊，参加其中之一，让自己有段比较长的时间沉浸于瑜伽，是提升你的瑜伽程度达到新水平的好方式。一次练习好几个小时，连续好几天，带给你的效果，会超过偶尔上课，甚至超过每天练习。你没有时间倒退回旧的模式，肌肉得

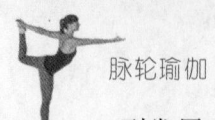

到发展、身体变得柔软，而且你拥有新的技巧（还有新朋友）引领你走在自己的路途上。保证你最后会抵达跟你开始时不一样的地方。

最终，你的练习会像是一段关系，而关系需要时间和关注。关系必须通过良好沟通、亲密和尊重来培养。而且就像关系，你可能需要不时治疗一下！跟随技巧高明的瑜伽指导老师上一堂私人课程可能很有帮助，尤其是如果你身体有伤或是有长期疼痛的部位，需要调整姿势来适应个人需求。瑜伽治疗可以通过处理你自己的内在倾向，帮助你了解自己身体如何顺位的精微处。也可以与能够根据你个人需求为你调整姿势的人一起努力，帮助你了解"你身体组织的问题"。

这本书提供的体式超过任何人在一次练习中可以进行的。因此，你会想要有方法安排自己的练习，让自己保持平衡。你可能想要聚焦于某个特定脉轮，或者你想要针对每个脉轮练习一些体式，拥有全面的经验。永远让你的身体和你的需求来引导你，但是要留心我们大多数人都偏爱容易而回避困难的事。确定你用放松来平衡吃力的体式，反过来也一样。经过一段时间之后，以下层脉轮的接地和动作来平衡上层脉轮的聚焦，后弯平衡前屈，顺其自然的体式平衡展现力量的体式。找出带给你最大益处的体式，锻炼你最僵硬的部位和最弱的脉轮。

> 你必须品味体式的芬芳。
> 除非你真正放松，不然你品味不到那芬芳。
>
> ——B. K. S. 艾扬格（B. K. S. Iyengar）

一个体式需要维持多久？

一般来说，我会避免在书中建议维持一个体式多长时间。这么做有几个理由。依我的意见，大多数的瑜伽课，一个体式接一个体式进行得太快了，学生没有时间真正去"找到"那个体式。长远来说，这会让进步变慢，因为速度可能会让坏习惯形成，而且你会错过顺位完全吻合时"啊哈"（心领神会）的那一瞬间。肌肉和结缔组织需要时间松开。在家里练习时，花时间找出你的中心，在体式中发展出你的轻松自在。这样需要花费的时间往往比你以为的要长，于是错误地把体式维持得比较久。如果可能，请等待，直到你感觉体式自己发生了——内在的随顺自然会带你进入比较深的层次。如果你保持在某个体式时间久一点会让你觉得过于不舒服，那么就稍微退一点，退到比较温和的程度。深长而不费力的呼吸是好的征象，表示你到位了。正如昔日的钢琴教师告诉过我："在你想要快速弹奏时，先练习慢慢弹。"

每个人的身体和能力是不同的。就好像在瑜伽课堂上，维持某个体式的时间对某位学员来说太短了，却已经让另一名学员感觉太长了而吃不消。瑜伽的理念是找到你的中心、你的稳定、你的优雅。在你痛苦时逼迫自己维持体式，或者逼迫自己做得太快以致无法真正感受体式的精髓，都是否定了瑜伽比较深远的宗旨。这个宗旨不在于表现，而是增强身体的意识。

我们的世界充满了告诉你如何去看、如何去动、如何去享受性爱的人，他们还告诉你要成为什么样的人。这表示你通过外在的指示而不是内在的引导来塑造自己。尽管好的瑜伽指示有其重要性，从内在找出你的身体需要什么，才能赋予你更大的力量。接受太多外在命令，会把你带出内在殿堂，而不是更深入去探索。最根本的要点是，在每个体式中，深入感觉你自己的身体和呼吸，问自己的身体要维持这个体式多久，跟随你自己的内在时间。

除非你让自己疼痛、肌肉紧绷或受伤、太过用力或是"走神了"，你不太可能会维持一个体式过久。更有可能的是，你会匆匆做完体式，维持得不够久。随着持续的练习，你获得做出各种体式的技巧，可以试着每一次都维持体式久一点。关于平衡和力量的体式，维持久一点会增强你的耐力；至于臣服的体式，你会发现比较深层的随顺自然。

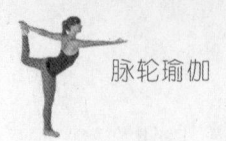 脉轮瑜伽

> 瑜伽不是关于自我改进,
> 而是自我接纳。
>
> ·············
>
> ——古尔穆克·考尔·卡尔沙(Gurmukh Kaur Khalsa)

找到你的极限

每当你的意识密切关注你在做什么,瑜伽就发生了,无论你是伸手去拿顶层架上的花生酱罐子,或是维持一个体式。当你把呼吸带进身体里,关注某种感受,或者每当你穿透念头之间的空隙,进入当下比较深层的存在,瑜伽就发生了。当你的行动是有意识的、深思熟虑的,而且与你的价值和德行一致,瑜伽就发生了。每当你与圣恩连接,瑜伽就发生了。

无论如何,当你在垫子上练习时,瑜伽发生在你的极限处。许多体式有初始、中间,以及比较进阶的体位或变式。还有非常宽广的各种可能性,就看你在这个体式中可以走多远。举个例子,像Uttanasana站立前屈式,无论你的手可以一路下到地板,还是只能到你的膝关节,都是同一个体式。事实上,只能到达膝关节的人比起已经打开腿筋完全伸缩自如的人,做动作时会有更多的事发生。重要的"发生"正是在你的极限上演。

如何找到你自己的极限?就每个体式来说,在你的舒适圈——你可以轻松动作,不会产生不适当的用力、紧绷、疼痛或抗拒的状况——中有一微妙处,在这个状态中你会变得比较用力,或者你身体的自然疼痛和抗拒会显现出来。通常推进到疼痛会让身体收缩,于是完全开放的过程就需要更久的时间。

不过要在瑜伽方面有所进展,你的确会想要温和地推进极限。如果你只是待在你的舒适圈,你无法深化你的瑜伽。这个概念并不是要跳出舒适圈,而是要扩大你的舒适圈。随着你持续练习瑜伽,你的舒适圈自然会扩大——不只是你的身体,也包括你的生活。你变得比较

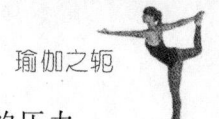

不会立即反应，比较集中心神，而且比较能够应付外在情境的压力。扩大你的舒适圈意味着，你能够更深入一个体式而依旧不会感到疼痛，连接你的呼吸，享受这个体式。

你有极限是有理由的，每个时期的极限都是在保护你的安全。它可能包含了没有感受到的情绪、压抑的记忆，或者是你仍然有待疗愈的身体伤害。如果你能把意识精准地带到那个极限，感受在那里发生的事，你的身—心可以开始处理你紧紧抓住的是什么，然后释放掉。要好奇你的极限正在发生的事。探索究竟你抓住不放的是什么地方，深入地去感受。把气吸到这里，让呼吸去执行打开身体的任务，而不是用强迫的方式。

要有好奇心不表示你需要确认不舒服的来源，需要去找出童年中哪件事教会你紧缩。这是有帮助的，然而并不是永远能转变身体。能转变身体的是，意识清楚地认知到是什么封锁住了、于是在内心里说："没问题的，你可以放松一点，不再需要像那样死撑着。"

举个例子，如果我在双脚张开前屈的体式中向前屈，我会感觉来自大腿内侧的某一个点在抗拒。如果我好奇哪些肌肉绷住了、紧缩的是哪个地方，或者我的感觉是什么，我可以开始温和地放松，顺其自然，一点一点而不强迫。我的进展可能是一次大约半厘米，然而时间一久，就会累积成长足的进步，而且是在不会受伤的情况下达成的。了解你的极限让你更能敏锐地感受到自己的身体和局限，在其他情境中对你也会有帮助。

> 让呼吸成为线，
> 把你的心和身编织在一起。
>
> ······················
>
> ——罗德尼·伊（Rodney Yee）

善用呼吸

此外，你可以用呼吸来拓展你的极限。当你发现有硬块，想象你可以直接吸气到那块地方，让那里充满空气，然后当你呼气时，让那

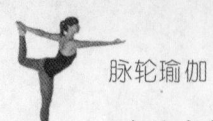

个地方松开。在你感觉到抗拒的地方多次重复这样的呼吸。呼吸是意识与无意识之间的连接，也是身与心的连接。尽管正常情况下我们的呼吸是无意识的，当我们刻意时可以把意识带入呼吸中。我们可以把呼吸聚焦在特定的脉轮、某个身体部位，或是某个念头、情绪或身形上。我们可以吸满气憋住，也可以呼尽气憋住，不过最重要的是，我们可以利用呼吸来创造身体内的空间，并且拓展空间。我们创造能量或是放松，取决于我们如何呼吸。这本书会包含许多锻炼脉轮的呼吸练习，从屏住气把吸进来的气锁进身体不同部位的"收束法"，到设计来带给不同脉轮能量的快速昆达里尼呼吸法。关于呼吸比较详尽的探讨包含在"第四脉轮"的章节里；第四脉轮的元素是风（也就是空气）。

> 瑜伽就是这么一回事。你最抗拒的地方，
> 实际上也将会是获得最大解放的区域。
>
> ——罗德尼·伊

反向的伸展

保留的模式来自过去的经验，在这些模式中我们紧缩、硬撑或者封闭。往往这些模式固定在我们体内，因为它们没有完成它们的表达，在创伤以及创伤后应激障碍（PTSD）的案例中尤其真实。

你的紧缩是随着时间慢慢发生的，很可能是几年或几十年来以特定方式支撑自己的结果。这表示要松开也是同等缓慢的过程。因为头脑—身体的接口要真正处理这样的松开，必须非常缓慢地渐次进行，非常审慎地以意识跟随自己的身体。

有一种方法可以做到，那就是首先夸张地收缩或者紧绷，然后释放，像手风琴一样慢慢地来回几次。

这里有个方法可以马上试试，以肩部为例，因为大多数人肩部这里多少有点紧绷[①]。

1. 注意力集中到肩部，留心那里的任何紧绷或不舒服。只要去感受，同时确认。

2. 留心你肌肉做了什么动作，或是用了什么力量，制造出那样的紧绷。你是否肩部微微上抬朝向耳朵，或是内缩朝向脖子？你是否隐隐憋住呼吸，头向前倾，或者紧绷你的手臂？

3. 无论你可以指认出哪些不自觉的动作，现在刻意去做出来，并且夸张地做，把动作做大，让自己能够清楚意识到。如果你只是不自觉地微微把肩部耸向耳朵，那就多做一点。如果你隐隐憋住呼吸，那就多做一点。夸张你在做的事，由此你可以充分感受。

4. 当你无法进一步做得更多时，慢慢地开始少做一点，或者"不做"你在做的事。当身体从惯性的响应中解放的时候，跟随身体。在你解开惯性的响应时，重要的是动作要非常缓慢，只要跟随你的身体移动到新的位置。停在那里，直到感觉完全松开了。花点时间去感觉这个新的位置，不要移动。

5. 当你"不做"而来到自然的休息位置时，就让自己留在那里。看看会不会出现新的东西。体验那个新变化，花点时间让它停驻在你的觉知里。

结（Granthi）

"Granthi"是"结"的梵文，指的是你脉轮中卡住的地方——中脉（或中轴）上打结之处，让元气无法通过。我相信任何脉轮都可能出现结，不过古典文献中说法不一，有的说会出现在第一、第四和第六脉轮，而有的说出现在第四、第五和第六脉轮。据说火热的昆达里尼能量穿透这些结，就像火烫的棍棒穿过竹子茎上的结。要释放这股能量让其在脊柱上上下下自由流动，我们需要打开脉轮里面的结。

[①]这是修改了斯坦利·克勒曼（Stanley Keleman）的"手风琴练习"。

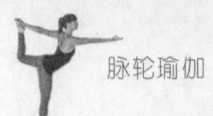

我喜欢把这些结想成是我们打不开的地方——我们不会或无法或没有走向自己内心的地方。打开结是把长期以来的"不"转变成流动的"是"，或者至少是有选择。松开这些结有时候能够产生强烈的能量流动，例如，昆达里尼的急速涌动，因此必须缓慢而审慎地进行。想要打开所有的脉轮，对于自己的根基要保持清楚的意识。

收束法（Bandha）

"bandha"这个字的意思是"锁"，不是上锁的门那样的意思，比较像是水道中的通道锁，用来保留能量。跟上述的手风琴练习一样，重新塑造我们长期的保存模式，以释放原先的存留。练习收束法好像是刻意创造一个结，以协助元气流到新的地方。当结守住时，气会逐渐积聚；当结解开时，气就会流动。

想象一根大水管，周边有足够的弹性可以挤压。如果你从底部捏住水管，水就会向上升到顶部，不过一旦你松手放掉压力，水就会再度掉下来。如果你有方法在一定的高度束紧管子，水就可以停留在接近顶部的地方。收束法就是在中央的信道上刻意制造出"锁"来，目的是把能量送往不同的脉轮。在练习体式和呼吸练习时，收束法是不可或缺的工具，因为通过这些方法可以引导精微能量。

我们会在这本书中提到的三种经典收束法是：

- 会阴收束法，或根锁，跟第一脉轮相关。
- 收腹收束法，或腹锁，跟第三脉轮相关。
- 收颔收束法，或喉锁，跟第五脉轮相关。

在某个脉轮使用收束法可以刺激在它之上和之下的脉轮，要作用于之上或之下的脉轮取决于你的意图，你做什么样的体式，以及你是在吸满气还是呼尽气时憋住。练习收束法的指导会在相关的脉轮篇章中描述。

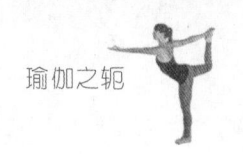

作为起点的基本体式

有三个体式会一再被提起,因为它们是进行其他体式的起点。这三个体式分别是Tadasana山式、Dandasana手杖式及台式(精确来说是Bharmanasana,不过这个名称极少使用)。

Tadasana 山式

这个体式成为你瑜伽练习的中柱,因为它是最单纯的直立姿势。整个身体就像是一根顶天立地的支柱。你的核心是垂直对齐的,所有的脉轮一个一个堆上去(手倒立和头倒立也是如此,但是比较困难,而每个可以站直的人都可以做山式)。我甚至听说,如果你正确地做出山式,且不动如山地维持一小时,那么这一天你就不需要做其他的体式了。尽管很简单,这个体式有许多作用。许多教师会给予一大堆解剖学上的指令让学生做出山式,我偏好于让学生通过他们的脉轮和精微能量找到正确的顺位。从地面往上,一个脉轮接一个脉轮,建立起你的山式。

1. 稳固第一脉轮。双脚平行张开,与髋同宽。感觉脚下的地面,向下扎根,抬起脚趾,把脚趾张开,然后不慌不忙地放在地面上。把你的重量平均分配在双脚上,或许身体微微地从这只脚摆荡到另外一只脚,来回几次找到你的重心。等到你确实找到重心,双脚同时朝下和朝外用力推,仿佛你试图加宽你的瑜伽垫,以锁定重心的位置。用双腿的肌肉抱紧骨头,微微提起膝盖骨。把尾骨指向双脚形成的正方形中心(也可以双脚并拢做山式,但这样做底部会比较小,而且接地比较困难,不过会比较着重于核心)。

2. 稳固第二脉轮。让你的骨盆和髋部轻轻地前后摆动,随着你觉知到自己的中心,动作越来越小,将第二脉轮顺位于你的底部(第一脉轮)之上。应该要有一种"咔答"卡对位置的感觉。轻轻向后转

脉轮瑜伽

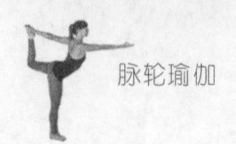

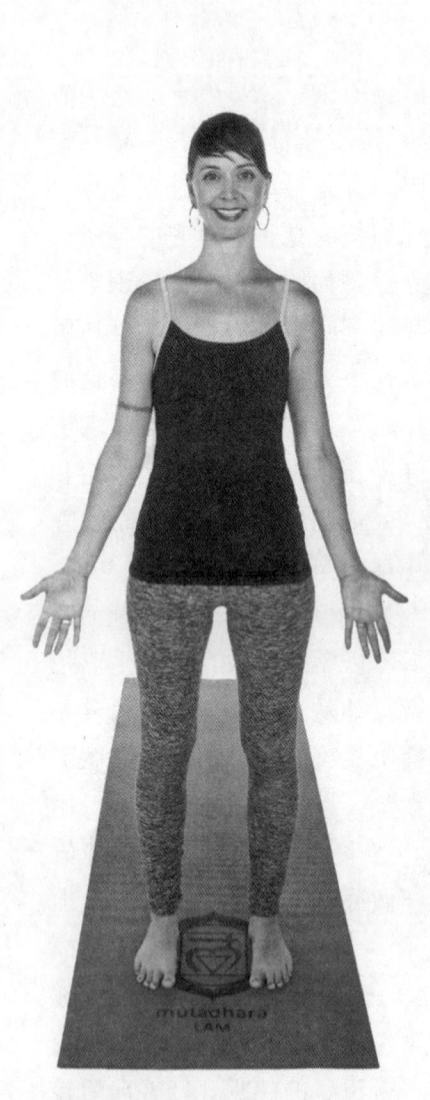

Tadasana 山式 ▲ 姿势 A

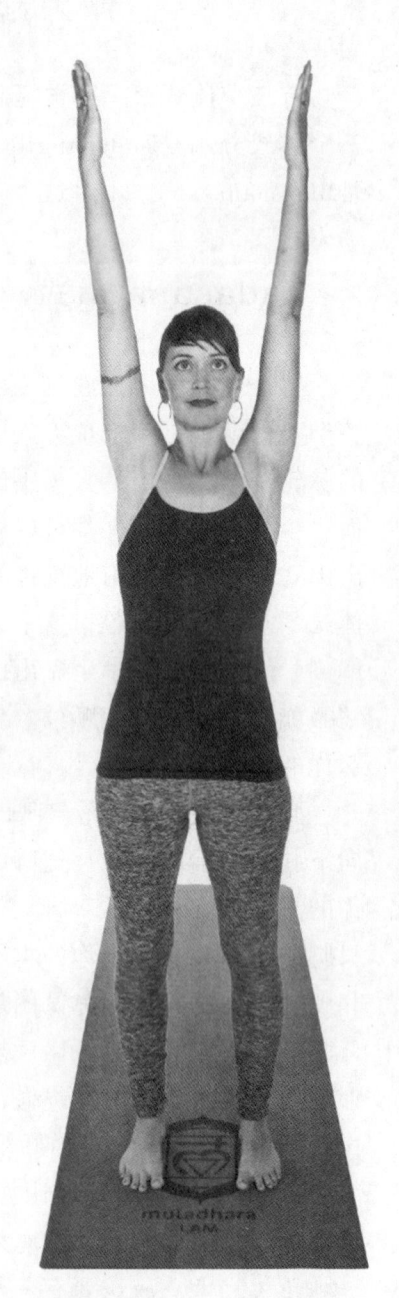

Tadasana 山式 ▲ 姿势 B

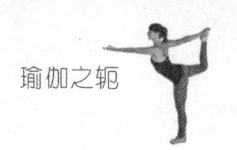

动你的大腿内侧，将髋部前面的腹股沟区域空出来。缓缓提高骶骨的弧度，接着把尾骨顶端向下延伸朝着地面。把肚脐拉向脊柱，紧实肌肉，收小腹。

3．**稳固第三脉轮**。从你的髋部向上提起肋骨，但是不要让肋骨向前鼓出来，微微朝向背后打开你的肾脏。拉长髋部和腋窝之间身体的两侧，小心不要朝着耳朵耸肩。收小腹，拥抱你的中线，点燃第三脉轮。

4．**打开第四脉轮**。提起你的胸骨，朝身体背后转动你的上臂，肩胛骨指向下。想象第三和第四脉轮可以独立移动。打开你的心轮，柔软你的胸部。

5．**第五脉轮顺位**。从你的锁骨向上拉，朝向头颅底部，带动颈部顶端向后和向上。两肩下垂远离你的耳朵。柔软你的下颚和嘴唇。放松你的舌头。

6．**聚焦于第六脉轮**。在你眼前几英尺的地方选择一个焦点。把注意力拉回你头部的中心，在眉毛的高度。柔软你的视线，甚至是闭上眼睛。

7．**提高顶轮**。向上延伸，朝着你头顶中点的顶轮，把上层脉轮跟心对齐。注意力沉静地驻留在你的莲花正中心时，想象千瓣莲花从你的头冠中绽放出来。

8．**从内在对位**。闭上眼睛，想象你从第七脉轮的中心垂下铅垂线。看看是否感觉你所有的脉轮都对齐，通过你最内在的核心。

9．**手心与核心顺位**。双手举成祈祷姿势，放在心轮前面，手指朝上，你的手心与你的神圣核心顺位。

10．**深呼吸**。呼气时，嘴角上扬，朝向你的耳朵！

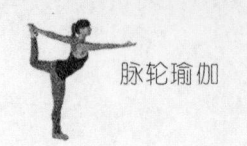

指导原则

- 压力平均分散在脚的四个角，想象第一脉轮的象征在地面上，形成你的基础（第一章会有比较详细的说明）。感觉地面的稳固支持着你。

- 膝关节弯曲然后伸直，来回几次，活化双腿。

- 从地面向上建立起这个体式。双脚下压，微微向外，通过你的髋部创造出稳定性。

- 不要绷紧膝关节或是过度挺直。找出每条腿的核心。朝着骨头拥抱你的双腿肌肉，膝盖骨微微上抬。

- 紧实腹部前侧的肌肉，但是不要变得僵硬。

- 想象你的脉轮"咔答"卡好位置，从海底轮到顶轮，一个接一个排列对齐。

- 在体式中找到轻松自在，随着呼吸让自己整个身体扩展。

Dandasana 手杖式

这个姿势是很好的起手式，适合作为坐姿、前屈和一些后弯体式的开头。这个体式同时要求上举和扎根，以及觉察你的双腿和你的核心。

1. 在地面上坐直，双腿伸出去，在你的身体前面。
2. 你的腿和身体呈"L"形，抬高你的头顶。
3. 双脚上抬，延展脚后跟，双腿并拢时，膝关节内侧朝地面下压。
4. 尾骨朝后移，收小腹，提高肋骨，两肩向后，头顶上抬。
5. 双手下压地面，放在臀部两侧，指尖向前。

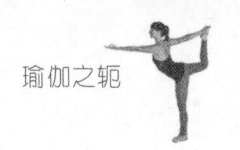

指导原则

- 如果你的腿或背部太紧绷，做不出"L"型，可以坐在折叠的毯子或瑜伽砖上把臀部垫高。避免弓背。

- 练习时背部可以靠着墙，以此检查是否顺位。让肩部和臀部顶着墙，不过要留意颈背和下背部内凹的地方不应该碰触到墙。

- 坐着的时候朝着你坐骨的前方，尾骨向后移。大腿内侧朝地板转动。看看你能否推动足够能量进入你的双腿，把脚后跟微微抬离地面。

- 下巴和眼睛的高度保持水平。

- 如果需要的话，可以把沙袋放在你的大腿上端，让大腿更深入接地。

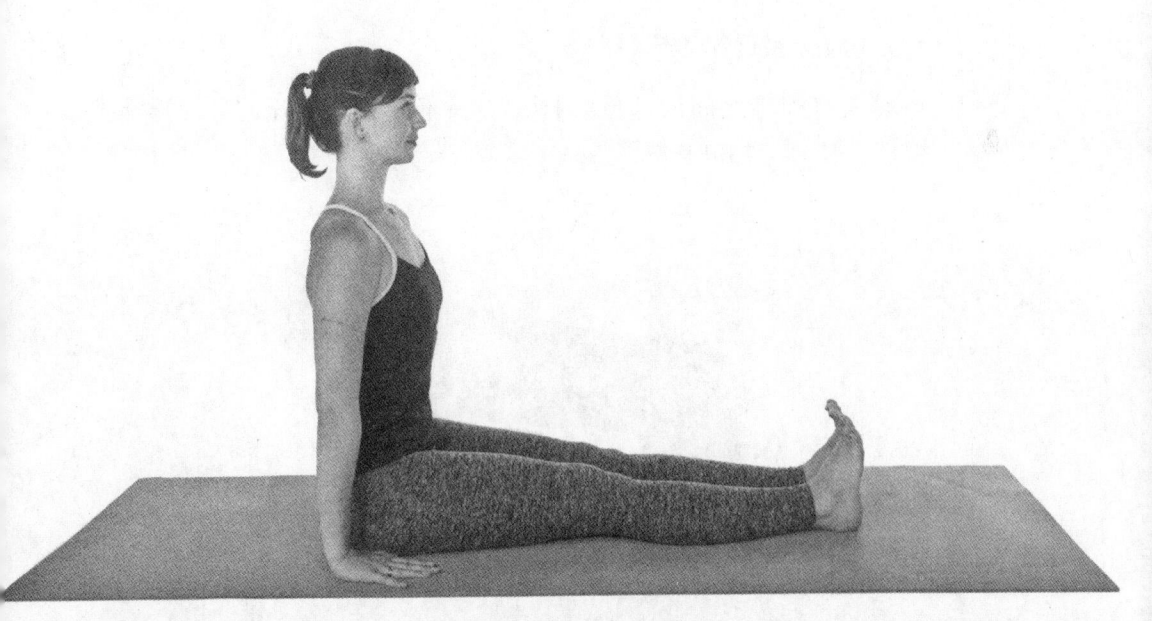

Dandasana ▲ 手杖式

Bharmanasana 台式

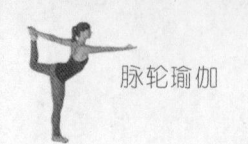

这或许是我们每个人都曾经做过的第一个体式,回溯到我们婴儿期刚刚开始学爬的时候。因此,这个体式同时去探求自我比较年轻的部分,以及我们古老的哺乳类大脑那一部分。如果你的膝部敏感,或是你面对的是粗硬的地面,折一条毯子垫在膝下。

1. 手脚放在地面上跪下来,膝关节在髋部正下方,手腕在肩部正下方。
2. 让你的脊柱保持"中立",意思是不要收缩,也不要伸展,而是相当平直,像张桌子。
3. 从尾骨尖端一直延展到头顶中央,保持头部的高度。

指导原则

- 手指张开,中间的指头互相平行,你的手腕褶痕平行于垫子前沿。

- 收小腹,接近你的核心。

- 柔软肩胛骨之间的部位来打开心,不要让胸部塌陷。手掌下压,让耳朵离开肩部。

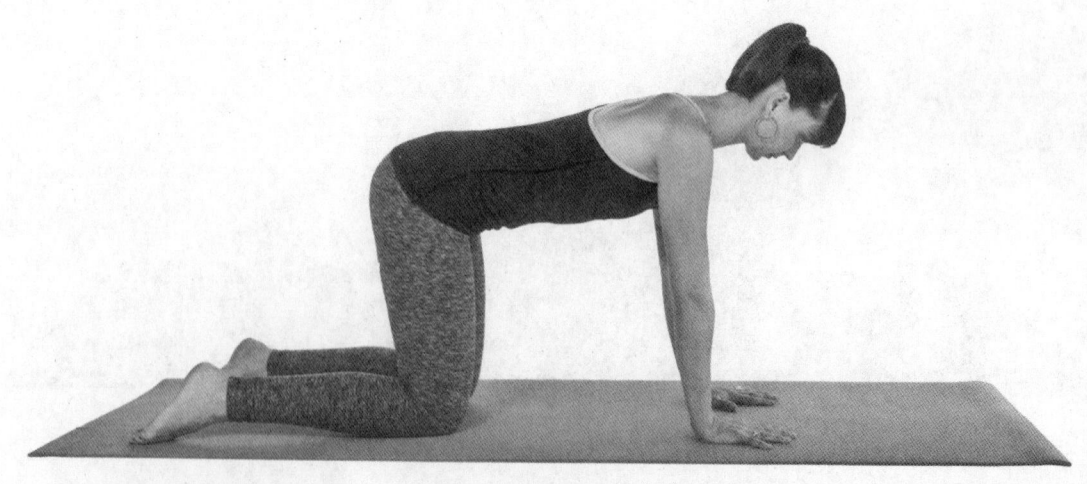

Bharmanasana ▲ 台式

打开内心
的殿堂

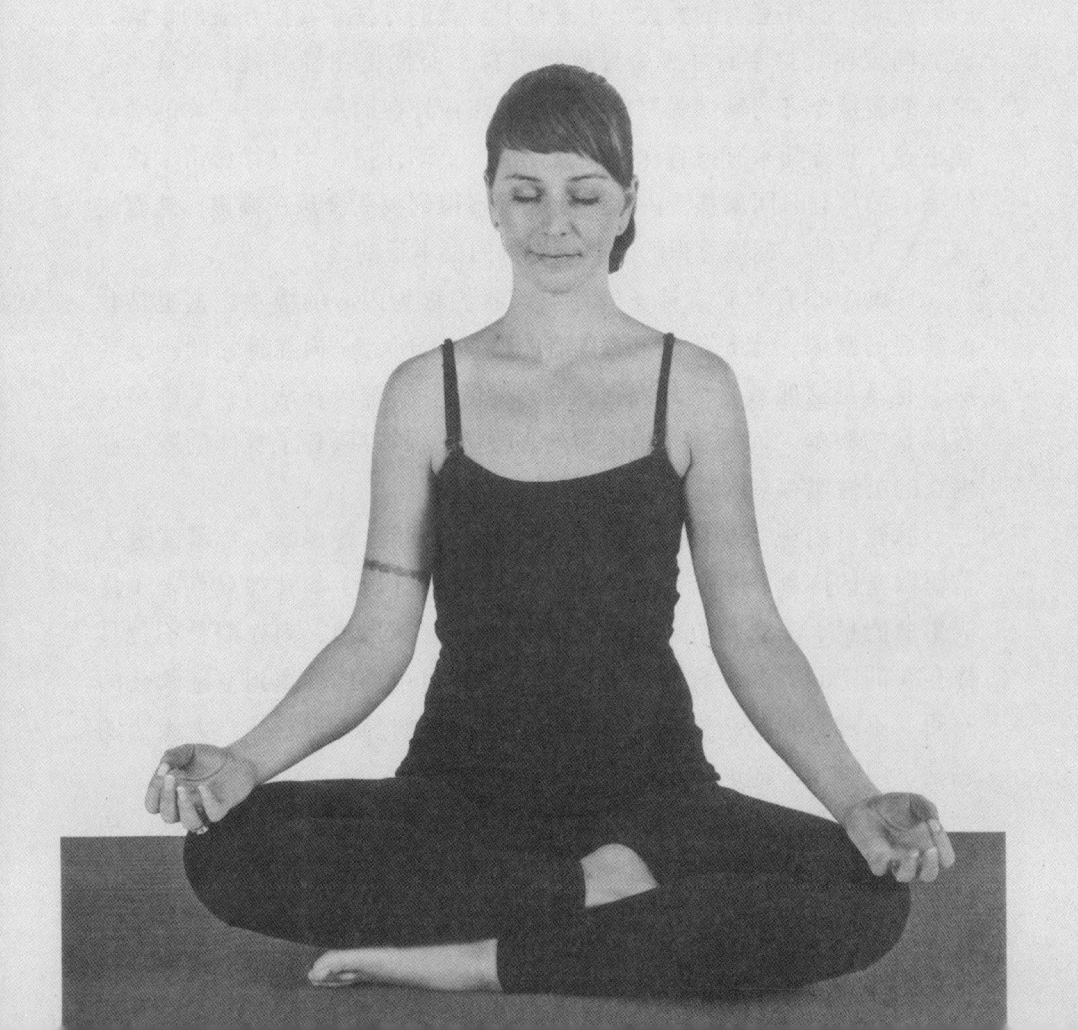

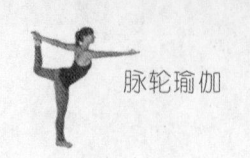

> 恩宠是绝对者的大能，
> 无穷尽地发散爱。
> ——艾诺蒂·朱迪斯

我们大多数人把自己大半时间耗费在关注外界。我们开车时，注意力聚焦在马路；我们聚焦在电视上、网络上、手机上、孩子上，或者每一天吸取我们注意力的大大小小事情上。我们专注于我们在做的事情，就如同现在我打字时注视着计算机屏幕，而你正在看书页上的这些文字。即使是今日的瑜伽练习也倾向于聚焦在外在的形式——把你的顺位摆正确，要看起来有模有样，而且往往一个动作接一个动作做得太快，结果学员没有时间聚焦于内在。我们觉察得到我们聚焦在哪里，然而注意力来自何处？拥抱意识的来源是瑜伽的根本目的之一。

你的中心有个非常神圣的地方，我们称为内心的殿堂。这里是壮丽辉煌的宫殿，也是极为和平与宁静的庇护所，是内在神性的神圣居所。身体是这座殿堂的外在形式。保持身体的健康和活力，是维护内在殿堂的根本。而瑜伽是两个世界的连接，同时服务了身体的殿堂和内在的灵性实存。

脉轮可以视为身体殿堂里面的房间。打开这些房间，你就能进入这座殿堂的内部，给予男神湿婆（代表纯粹意识）和女神夏克蒂（代表生命能量）一个地方，让二者结合在一起。当然，内在殿堂不是具体存在的空间，如果你解剖一个人，你不会在身体内找到空空荡荡的空间。不过脉轮的精微能量打开来的时候，的确会带给你广大无边的感觉，同时允许你进驻自己的内在殿堂。

此外，脉轮是内在与外在世界的门户，是心与身的连接点，功能如同电阻器和电容器，用来调节生命能量的流动。作为门户，脉轮

打开内心的殿堂

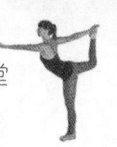

过滤或蒸馏来自外界的能量，同样也限制或增强了内在得以表达的能量。因为脉轮是出入口，通过脉轮内在与外在进行能量交换，要了解如何照顾脉轮，这样的认知是不可或缺的。

以脉轮为基础的瑜伽，目的在于发现钥匙，打开内在殿堂的每个房间，唤醒内在神性。身体是你赖以到达彼处的交通工具，而意识则是领路的司机。这本书上的练习，就是钥匙。瑜伽提供了路径，而脉轮系统就是地图。

脉轮是什么？

如果你是初次学习脉轮系统，或者你是教师，想要把这个主题教给你的学生，你都必须有能力以基本语词解释脉轮系统。我找到的最好方法是，直接经验自己的精微能量。在瑜伽系统里，精微能量称为"Prana"（气、元气、生命能量），这个字的意思是"第一单位"。气是生命的基本能量，存于万事万物——阳光、空气、食物，以及跟其他人和环境的能量交换中。身体通过称为气脉的不同管道，也通过脉轮，处理细胞内的元气。

下面是一个简单练习，帮助人们拥有具体经验，感受一下打开脉轮和体验精微能量是什么样的感觉。这个练习是关于打开位于手上的次要脉轮。因为手相对来说不会受到心理包袱的阻碍（这些心理包袱是我们的主要脉轮在成长过程中一路捡拾而来的），要打开和体验手上的脉轮容易得多，因此几乎任何人都能成功。在给予比较知性的知识之前，我喜欢以这项练习开场。

> 你的手打开、合上，打开又合上。
> 如果总是握紧拳头或者总是张开手，你将会麻痹。你最深沉的存在是在每一次小小的紧缩与扩张里面，两者美妙的平衡和协调，如鸟之双翼。
>
> ——鲁米（Rumi）

脉轮瑜伽

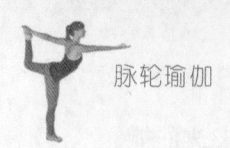

打开手上的脉轮

1. 双手向前伸出，两肘伸直，最好是一只手朝上，一只手朝下（图B）。

2. 快速张开和合上你的手掌，从完全张开到完全闭合，进行多次。确定你实实在在地把手指完全伸展开来，接着握好拳头（图A、图B）。反复进行，直到你的手开始感觉累了。

3. 然后双手张开，与肩同宽，手掌放松，让张开的手掌非常缓慢地互相接近（图C）。

从最左到右的位置▼

A. 双手张开。　　　　　　B. 握拳。　　　　　　C. 手掌相距约20厘米。

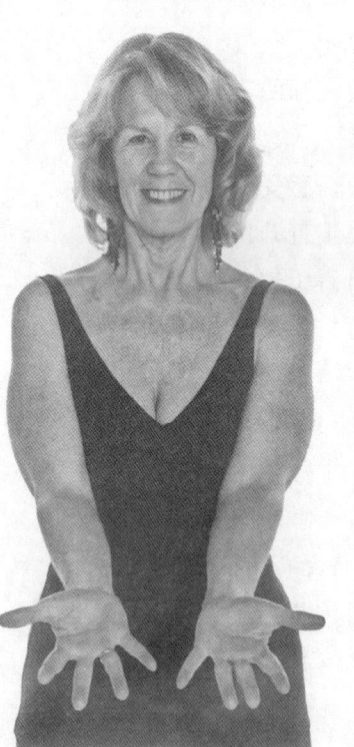

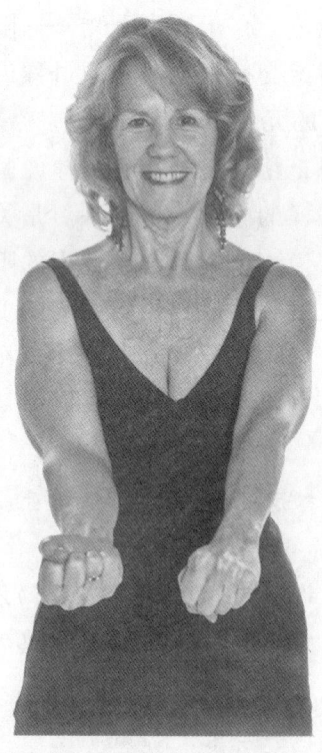

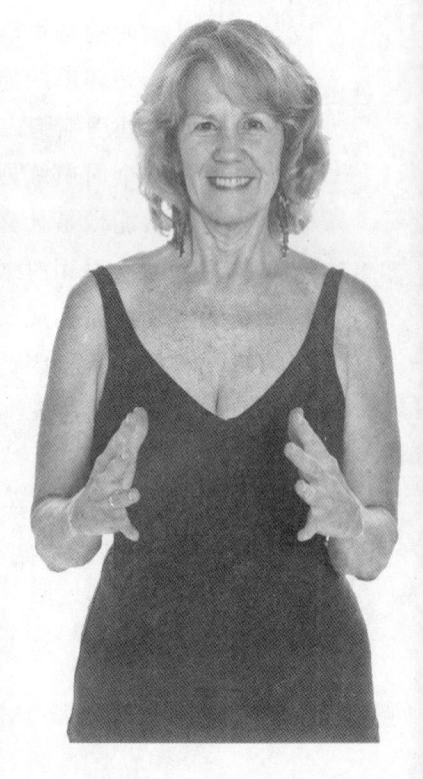

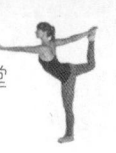

4. 当你的手掌相距几英寸时，你可能会体验到双手之间的精微能量场，几乎像是磁场那样。如果你非常仔细去感应，你甚至可能感觉到那像是旋转的能量涡轮。

这就是脉轮给人的感觉——旋转的精微能量涡轮，反映了"chakra"这个梵文的意义，那就是"轮子"。手上的脉轮要打开很简单。一旦启动了，这些脉轮不只会拥有比较多的能量，而且会变得比较敏感，因此这是体验什么是精微能量的简易方法。有些人感受不到这股能量，因为它是如此精微。不要期待感觉起来会像是插上电一样。称其为"精微能量"是有理由的！

这个练习也反映了瑜伽的一项基本原则。你是通过扩张和收缩的过程激活你手上的脉轮。扩张和收缩反映了生命的基本脉动，在瑜伽里面称为"spanda"（脉动、振动）。每一次呼吸时你的肺就在振动；每一次心脏跳动也是在振动。你以相同的方式激活体内的脉轮，只不过换成是躯干和核心的主要脉轮时，会变得比较复杂。这就是瑜伽体位法（asana）或体式的目的，某种程度上都是利用扩张和收缩来推动元气或者能量，进入身体的不同部位。

所以现在你已经有了直接的经验，感受到双手之间产生的能量，再次重复这个练习，看看你是否能感觉到你手上的脉轮本身的能量。

当你的手通过你的手掌和手指上的肉产生一个能量场，感觉是什么？你是否感觉到精微的振动，或者是温暖或发麻？你能够感觉到你手上的脉轮不只产生了能量，而且本身是能量生生不息的中心吗？你能够感觉到两只手的差异吗？有一只手比较开放吗？把你启动后的手放在心口，或者身体其他部位时，会发生什么？

定义脉轮

现在，让我们深入了解脉轮是什么，以及它有什么作用。脉轮是能量中心，是的，然而不只如此，它是为整个系统协调能量的中心，就像是为整个企业协调资源的办公室。因此，关于脉轮比较完整的定义是："身体圣殿里面的房间，接收、消化和传送带来生命力的能量。"要打开你的内在殿堂，接近它闪耀的内部，你必须有能力进入而且进驻每一个房间，同时能够在每个脉轮中心有效地运作。

脉轮瑜伽

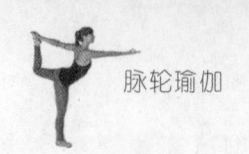

> 脉轮是身体圣殿里面的房间,
> 接收、消化和传送带来生命力的能量。

　　让我们检视你体内的脉轮和你家的房间之间的比对。很有可能你家会有个厨房,在这里你接收、处理和送出食物。你睡在卧室,在浴室洗澡。而客人来访时,你大概会在客厅招待他们;客厅就是为了这样的经验设计的。

　　每个房间在最佳状况下设定好接收、消化和传送特定形态的能量。你希望每个房间都拥有它需要的,以执行赋予的功能。冰箱、炉子和料理台在厨房;客厅里有坐的地方;卧室有柔软的地方可以睡觉。你也希望每个房间足够干净可以执行它的功能;房间不要太大或太小让人不舒服。你希望每个房间都有扇门,内外都有亮光。外面的亮光透过窗户进来;而在一片黑暗时,内部自有亮光。而且有良好的空气循环。一定有可能,你会有一间房间不具备上述的优良条件,而你不会想要长时间待在那里。

　　同样的,你的脉轮需要必要的内在结构,来掌控跟脉轮功能相关的特定形态能量。举个例子,要掌控第一脉轮的"土"能量,你必须能够食用、消化和排泄食物。要拥有健康的关系(第四脉轮),你需要良好的自尊、基本的关系技巧,以及开放的心。第二脉轮需要有能力接收、接受和表达性爱与情感的能量。第三脉轮掌控权力;第五脉轮处理沟通;第六脉轮接收直觉,转变成洞见;第七脉轮则是代表意识本身。

　　每个脉轮都需要有能力接收外界的能量,有能力消化这股能量进入身—心复合体,还要有能力表达或排除能量。这意味着每个脉轮都有出入口,让能量进入和离开房间,同时有核心来消化能量,并且把能量分配到全身。

平衡脉轮的过度与不足

　　要维持脉轮的平衡,它需要有能力执行下述三项功能——接收、消化和表达,而且要达到适当的水平。接收的能量超过我们能消化的,就好像吃了超过我们能消化的食物,会导致消化不良,无法处理

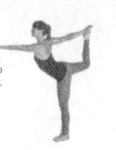

所有的材料。这个脉轮会变得过于饱满，或者如我所说的，过度。于是它无法好好运作。最终，吃得过多会变成体重过重——能量变得稠密和停滞，因为我们消化不了输入的能量。你可以说我们拥有太多第一脉轮的土元素。我们变重了。

过度的脉轮源自生命中的防卫模式，那是试图弥补我们没有获得足够满足的事物，例如安全、欢愉、关注、权力或爱。我们变得过度依附，固着于那个层次，依旧努力想要圆满或疗愈。

不过，如果我们释放或表达的能量超过我们吸收的，我们就会枯竭，导致不足的脉轮。举例来说，如果第一脉轮功能不足，我们就容易体重过轻，而且不接地，同时感觉不到自己的重要性。任何脉轮都可能发生不足的现象，因为没有能力接收，或者习惯性的释放太多。例如，太多活动（过度的第三脉轮）终究会让我们感觉疲倦，结果无精打采，就是第三脉轮不足的特征。无能接收爱（甚至察觉不到爱的存在），会导致不足的心轮。这样的不足又会让它更难接收，因为脉轮像花一样阖上了，爱难以穿透防卫的墙进入。

不足的脉轮源自回避的策略，回避我们可能没有工具或意愿去处理的事情。我们可能回避去掌握自己的权力，而感觉自己是受害者（第三脉轮不足）。我们可能藉由麻木回避自己的情绪，或是过分聚焦于自己的情绪作为补偿。依附和回避都是"kleshas"，也就是"烦恼"，形成了瑜伽修习路上的障碍[1]。

不平衡的脉轮会影响其他脉轮及能量系统的其他部分。没有好好地接地就很难产生力量，没有力量就难以表达自己，最后就会出现问题，或许表现于外在的工作或关系上，或者显现于你的内在世界，造成疾病、丧失信念或者棘手的情绪状态。脉轮过度和不足的特征会呈现在第35页的脉轮对应表。关于这些不平衡的心理成因，可以在我前一本书《东方身体和西方心智》（*Eastern Body, Western Mind*）[2]

---

[1] 传统来说，《瑜伽经》上描述了五种烦恼：（1）无知，或者avidya；（2）自我，或者smita；（3）依恋，或是raga；（4）嫌恶，或是dvesha；（5）怕死，或是abhinivesha。

[2] 艾诺蒂·朱迪斯，《东方身体和西方心智：心理学和通向本我的脉轮系统》（*Eastern Body, Western Mind: Psychology and the Chakra System as a Path to the Self*, Berkeley: Celestial Arts, 1997）。同时参见艾诺蒂·朱迪斯的《脉轮平衡：诊断与疗愈的完整进程》（*Chakra Balancing: A Complete Course in Diagnosis and Healing*, Boulder, CO: Sounds True, 2001）。

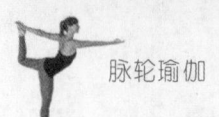

中找到比较详细的信息。而你手上的这本书，特别着重在利用瑜伽练习唤醒和平衡脉轮。

就像房间，脉轮有门户，让能量可以进出每个中心。这些门户的作用既是让能量进来，也是让能量出去，根据需要来决定。小孩可能会防御父母的有毒能量，努力不让这股能量进入他们的脉轮。或者小孩得到的讯息是，他们的内在情绪是不被接受的，于是利用这些门户抑制他们自己的生命能量，以免表达出来。这些防御策略是无意识形成的，渐渐变成好像是站岗的卫兵，监管脉轮的门户，检查进出的一切事物。这么一来，就会减慢内、外世界之间的生命能量流动。要疗愈这种无意识的策略，必须先意识到它们的存在。

从能量的角度来说，不足的脉轮需要让自己充满能量——接收和消化比较多的能量，同时学习扩张。这就需要增强焦点和注意力，或许要从能量过剩的其他地方把能量导引过来。相反的，过度的脉轮需要释放或是卸掉，甚至是紧缩能量。我们需要让那个层面稍微不那么重要一点，放掉那个领域内我们所有的依恋。

个别脉轮有可能本身就变得不平衡，而同时所有的脉轮也会努力互相平衡。有些人下层脉轮不怎么接地，可能是活在他们的头脑里，或者试图用他们过度的灵性来平衡他们与肉体的分离。有些人在情绪上有不安全感，很可能喉轮就会过度运作，话说得太多。在某些情况下，我们可能在同一个脉轮上展现出过度和不足的特征。这只是比较复杂的防卫，试图强调脉轮的某些部分而回避其他部分来创造平衡。一个人第二脉轮有强大的性能量和虚弱的情感能量，或者在工作上虎虎生风而在家里却软弱无力，都是展现了同一个脉轮过度和不足的特征。

你如何安排通过脉轮的能量有许多可能性，完全取决于对你而言过往哪些策略是可行的，哪些是不可行的。经年累月，你采取"成功"的策略，摒弃让你陷入麻烦的策略。然而，你童年时代采取的策略往往在你长大之后成为对你不利的策略。防御后来变成是封锁，凝固了你的生命力，抑制能量在你的脉轮进进出出的流动，让你无法完全进驻你的内在殿堂。这些策略变成固定在你肉体构造里面无法变更的软件，仿佛身体的盔甲，以肌肉紧绷、过重、麻木或生病的形式呈现出来。瑜伽是与身体盔甲战斗的好方法，不只是因为瑜伽能延展身体，让身体维持良好状态，也因为瑜伽能增强觉知，并且把能量分配到意识封闭的地方。

脉轮对应表

脉轮	名字：意义	位置	元素	核心焦点	目标	认同	心魔	过度的特征	不足的特征	种子咒语
7	Sahasrara（顶轮）：无限开展	头顶，大脑皮质	意识	觉察	唤醒，结合，了悟，空	宇宙认同（自我认识）	依附	过于知性，灵性上大瘾，脱离身体	学习困难，记忆力不好，视力不好，解离，忧郁	无
6	Ajna（眉心轮）：觉知和指挥	眉毛	光	直觉，想象	洞察，直觉，沉静，智慧	原型认同（自我反省）	幻觉	妄想，难以专注	记忆力不好，视力不好，否认	OM或Ksham
5	Vissudha（喉轮）：净化	喉咙	声音	沟通	真理，共鸣，沟通，创造力	创造性认同（自我表达）	谎言	声量大，喋喋不休，无法倾听	害怕讲话或发出声音	Ham
4	Anahata（心轮）：不相击的声音	心脏	风	爱，关系	爱，慈悲，放射，扩张	社会认同（自我接纳）	悲伤	匮乏，互相依存，自恋	害羞，寂寞，孤立，怨毒	Yam
3	Manipura（脐轮）：光辉的宝石	太阳神经丛	火	权力，意志	权力，意志，能量	自我认同（自我定义）	羞耻	支配，掌控，攻击性	低自尊，被动，无力，疲倦	Ram
2	Svadhisthana（本我轮）：自己的居所	自己的居所	水	性欲，情绪	流动，弹性，感受	情绪认同（自我满足）	罪咎	放纵，情绪化，上瘾	僵硬，不快乐，麻木	Vam
1	Muladhara（海底轮）：根部的支持	脊柱底部（会阴）	土	生存，接地	稳定，接地，健康，坚定，坚固	身体认同（自我保护）	恐惧	笨重，迟缓，浓稠，过重	过轻，恍神，不接地，害怕	Lam

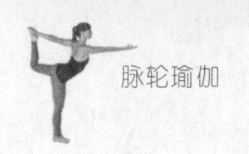

> 通过你的内在中轴获得入口。
>
> ·········
>
> ——艾诺蒂·朱迪斯

进入核心

　　生活中的万事万物都有核心：每片草叶、每根树干、树上的每片叶子、每个细胞，以及每个人。甚至概念也有核心，如同家、行星和恒星都有核心。核心是有生命或无生命的万事万物共通之处。因为这个理由，我把核心想成是神圣的中心，万事万物都源自于此，也就是所有造物的源头。核心是神/女神，或者你偏爱用来称呼神性的任何名字。

　　我喜欢把"核心"（Core）想成是代表了"根据能量组织的意识"（Consciousness Organized in Relation to Energy）。随着你生活中遭遇到的正面和负面意见，你的意识逐渐发展。如果你正在阅读这些文字，那么你从那些经验中存活下来了。然而你存活是因为你学会以某种方式应付这些经验。你可能封闭了自我的某些层面，而大大增强了其他特征。你迎向或远离一些事物，不是补偿就是回避，或者某种程度结合两者。以这样的方式，你塑造了自己的核心，以及你如何面对生活。这首先发生在你的能量身，然后进入你肉体的构造和组织里，最后呈现在你的行为中，而且会因为经验进一步加强。

　　如果脉轮代表内在殿堂的七个房间，那么进入你最深层的核心就是打开这些房间的万能钥匙。说到"核心"，我的意思不是指"核心肌群"的力量。核心肌群位于躯干中央，负责保护脊椎，目前成为运动课程的焦点。然而我指的是贯穿你最深层的中心，在你的海底轮和顶轮之间运行的垂直通道，称为"sushuman"，也就是中脉。当你的脉轮顺位时，核心是开放且扩张的"气道"，能量可以在其中轻易的上下流动，通过所有脉轮，进入身体里面，同时跟世界交换能量。把中脉想成是气运行的管道，它会把精微能量从最粗糙的形式提炼成最精致的形式。中脉也是天地之间你最直接的连接，你最深层的入口，让你得以接触"本源"。

打开内心的殿堂

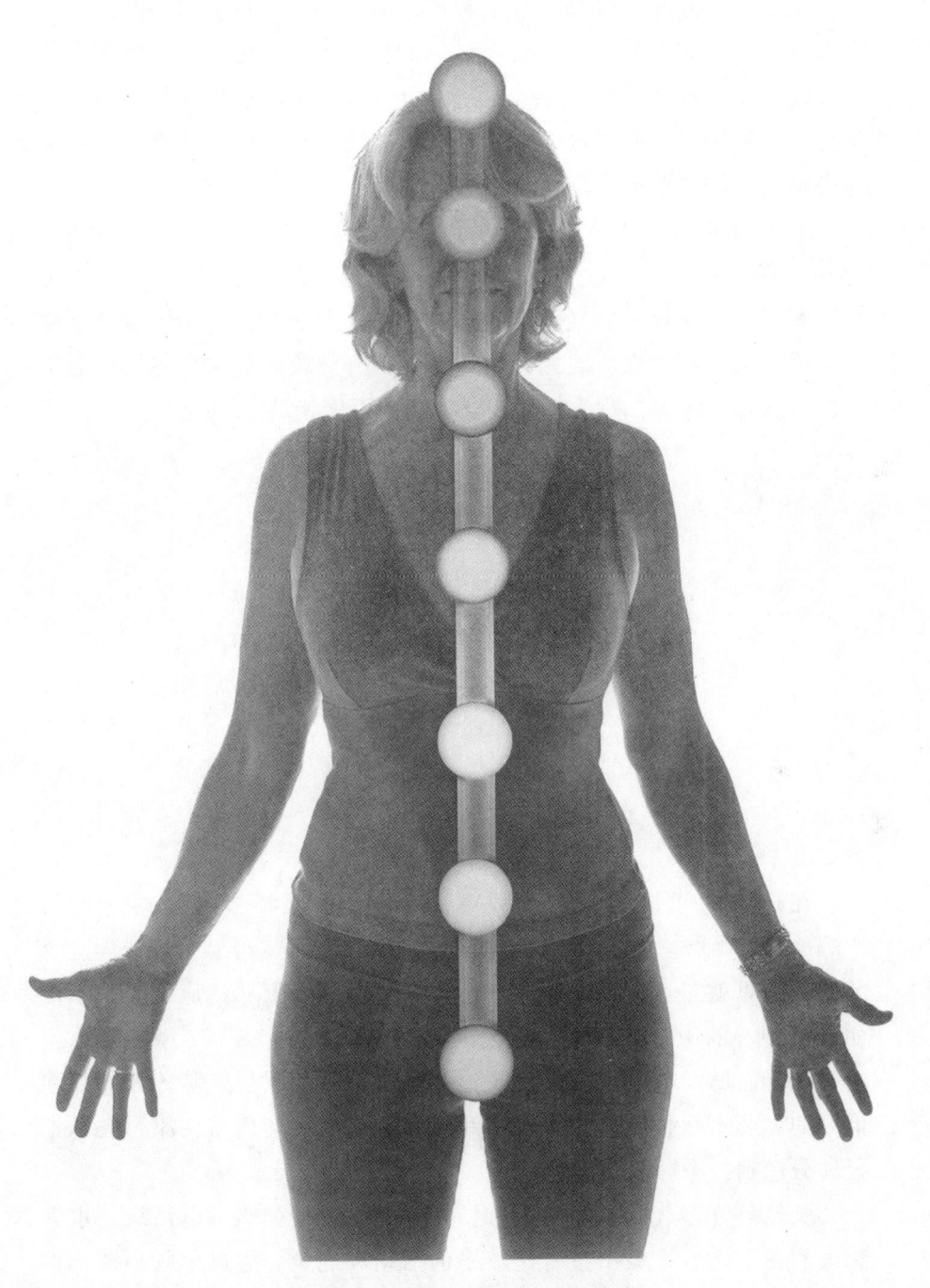

▲ 脉轮是"气道"中储存能量的袋子

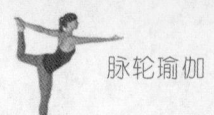

脉轮可以想成是气道中用来储存能量的袋子；这些能量会在核心上上下下移动。除了接收、消化和传送能量，脉轮也会储藏能量到一定水平，这些储存的能量是要用在你的生活里，很像是胃部储存食物来慢慢消化及释放能量。如果跟别人分享爱，你的心轮获得了美好的感受，能够保有这股能量，在你感觉孤单或害怕时会有帮助。扩张你的房间，让你能够在脉轮里面储存比较多的能量。

进入你的核心就是进入内在神性，不过那神性比我们大多数人能够容纳在核心的更大、更深、更高。事实上，因为我们大多数人都有限制，要承受神圣的气赋予的完整力量，即使我们够幸运能有这样的经验，也会有困难。因此，我们需要打开脉轮。如果身体是交通工具，而脉轮是地图，核心就是打开一切的万能钥匙。

> 是否能实现你的最大潜能，
> 与你是否有能力像清净而有效率的管道
> 那样运作，成正比。
>
> ······················
>
> ——埃里希·希夫曼（Erich Schiffmann）

清净气脉

在瑜伽的术语里，能量或"prana"（元气、炁）通过称为"nadis"（纳迪，气脉）的精微管道运行我们全身。"nadis"这个梵文的意思就是运行或流动。气脉有各种形状和尺寸，从主要的干道如通过中心的中脉，到建构完整的路径，例如成"8"字型环绕脉轮的左脉和右脉（如下页图），到流遍每个细胞的次要气脉。如同外在世界的主要干道作用是输送食物和货物到城市、商店与住家，气脉把元气分送到各个脉轮与全身。

脉轮是许多气脉汇集的地方，就好像城市是公路、电话线、水管和人们交会之处。城市里有比较多的活动和能量，胜过羊肠小道，然而这些羊肠小道依旧是重要的。

打开内心的殿堂

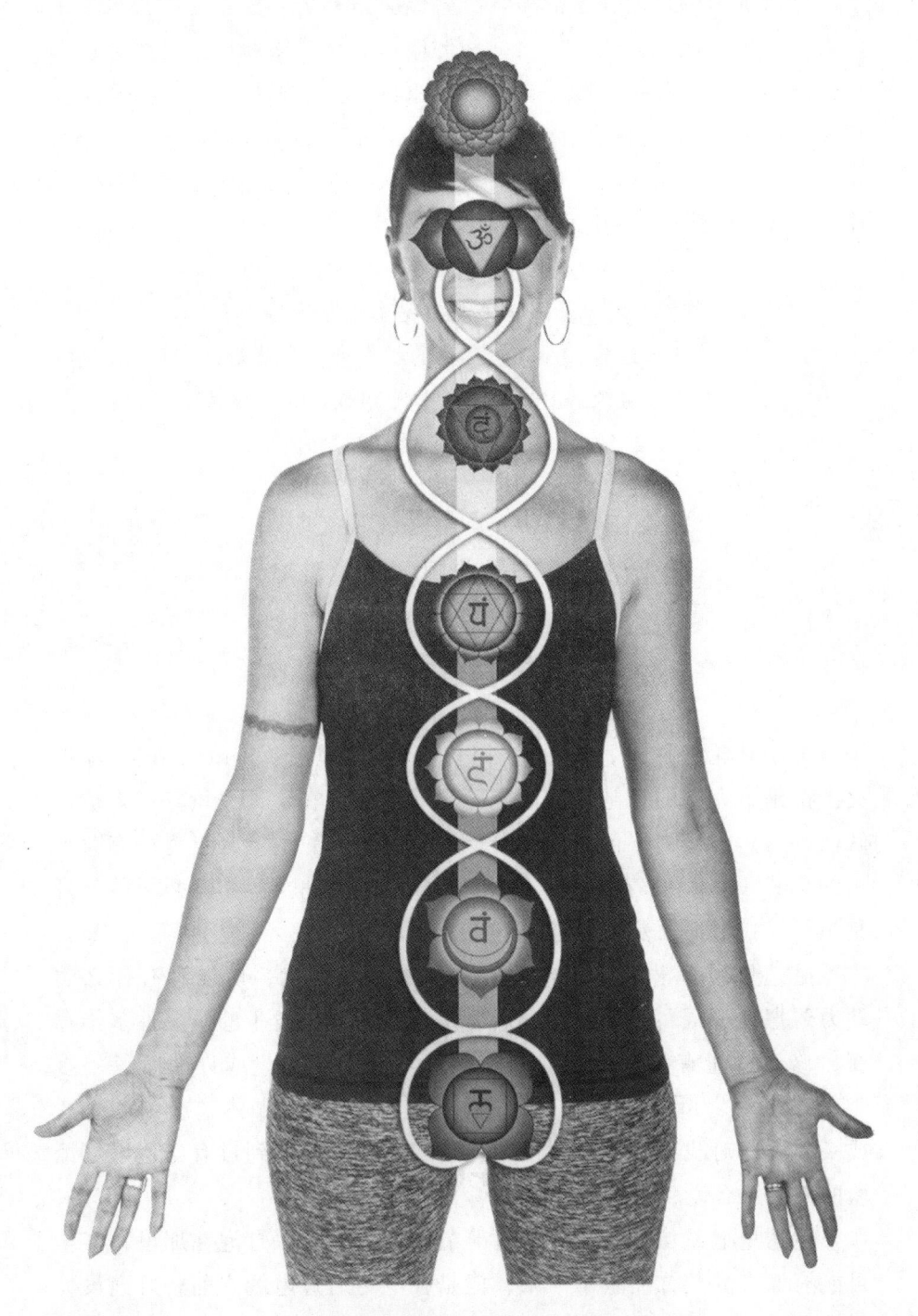

▲ 左脉和右脉环绕脉轮流动

39

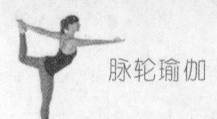

瑜伽练习的目的在于清净气脉，以获得均匀和完整的能量（或生命力），体验元气带给身体活力和健康。元气带来此地此刻的意识和存在。一旦通过修习瑜伽的体位法（asana）、调息法（pranayama）、正确行动（karma）和静坐，气脉清净了，脉轮也会随之清净，进而获得能量。脉轮开始像研磨过的宝石一样从内在放光，你感觉到身体内比较宽阔，而且比较接近你的内在殿堂。

> 在这样的时刻，我本能地感觉到生与死的斗争在我体内进行，而我，身体的拥有者，完全无力参与，被迫静静地躺着，像个观众那样注视着自己的血肉之躯展开的怪异剧目。

——戈皮·克里希纳（Gopi Krishna）

昆达里尼

关于脉轮的探讨，如果没有讨论到昆达里尼（Kundalini，即拙火）都是不完整的。昆达里尼是脉轮唤醒的潜在灵性力量，经常被误解而且总是带着神秘色彩。这位像蛇一般的脉轮女神是夏克蒂有时采用的形式，祂会沿着脊柱向上升起。身为昆达里尼-夏克蒂，祂上升是为了寻找永恒的爱人与伴侣——湿婆。

昆达里尼是潜伏在每个人内在的力量。潜伏，所以没有什么驱动力要把祂唤醒，或者驱动力大概是零散或零星发生的。灵性多半存在，修习可能有益，然而激活这些修习的潜伏力量或许缺席了。多年来许多人告诉我："噢，我试过静坐（或是瑜伽体式或是调息法或……）但对我就是没什么作用。"我从来没有遇到过有昆达里尼经验的人会这么说。

昆达里尼就像是通过一串圣诞节灯泡的电力。灯泡在那里，甚至可能有漂亮的装饰品垂吊下来，但是在电力通过电线之前，灯泡没什么特殊之处。一旦点亮了，它们会提供全新的经验。当昆达里尼赋予脉轮能量，那就不再是知性概念，而是直接经验。

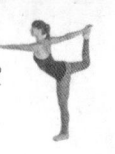

昆达里尼是原型力量，需要从象征角度来理解（如果没有直接体验的话）。就象征而言，据说祂盘绕海底轮三又二分之一圈，大概是为了把物质护持在一起（Kundala 意思是"盘绕"）。当祂醒过来，祂沿着脊柱上升，轮流穿透并激活每个脉轮。祂的最终目标是到达顶轮，和湿婆合而为一，然后与湿婆在永恒的一体中安居于心。

> 当昆达里尼赋予脉轮能量，
> 那就不再是知性概念，而是直接经验。

就经验而言，昆达里尼是为我们充电的灵性力量，这股力量流通全身，震撼你让你达到核心。昆达里尼的力量和存在可以藉由祈祷和修习来邀请，然而只能通过恩典才能激活。无论这样的恩典是来自合格上师的加持，还是多年的瑜伽修习或静坐，或是压力裂解了防御，甚至是来自药物或禁食，一旦昆达里尼被唤醒，祂就是自主的疗愈力量，根据自己的意愿在你体内运行。

绝大多数人无法随心所欲地激活或停止昆达里尼。祂可能短暂出现，断断续续许多年，或者成为持续的存在，改变你整个人生视野。祂永远是老师，寻求破解幻象或是障碍，以揭露创造的真实灵性本质。

因此，昆达里尼是难以捉摸的力量。我多年来到处旅行和教学，让我得以接触无数的人，他们告诉我他们的昆达里尼经验。这些经验都很深刻，然而不全然是愉快的。唤醒并非总是温柔的。有些人睡不好、吃不好，性生活出现问题，或者许多世俗的事之前视为理所当然现在却不想继续了。有些人看见异象，因为自发动作（kriyas，也就是具有洁净作用的动功）而身体扭曲成瑜伽体式，或者脑海里听到声音或话语。有些人以为自己要疯了，因为昆达里尼经验有时候会类似精神病发作。有些人会因为昆达里尼经验整个人完全重组，一般而言是变得比较好，仿佛他们体内及人生中的核心组织原则突然获得掌控权，以比较凝聚的形式把一切兜起来。无可避免地，昆达里尼会力推我们阻塞的地方，直到这些阻塞化解了。这个经验可能会非常不舒服。

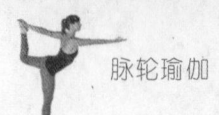

因为昆达里尼的"自发动作"往往是像波浪一样，或者是抖动的，于是被等同于蛇沿着脊柱向上滑动。自发动作往往类似瑜伽的姿势，可能是今日我们修习的一些体位法或体式的源头。刻意修习体位法是个好方法，让身体准备好忍受和应付昆达里尼强烈的气流涌动。这就是为什么会建议在引动昆达里尼力量之前，要先在真正的上师指导下投入多年的修习和研究。

因为上述理由，这本书本质上不是关于昆达里尼，而是探讨如何打开脉轮，如何让昆达里尼之路走得比较平顺，万一祂现身赐予你恩典的话。一旦你打开你的内在殿堂，祂就有比较宽阔的地方可以安身，可以比较和平地来访，不需要敲掉任何墙。如果祂现身了，让自己接地，以开放和感恩的态度迎接祂，仰赖你的修习。最重要的是，祂应该获得尊重和推崇，祂是天神之后，是流窜我们每个人身上带来进化的生命力。

> 想要达到个人生命的完整，
> 就需要以整个人的存有作为赌注。
> 少一点都不成。没有比较容易的条件，
> 没有替代方式，无法妥协。

——卡尔·荣格（C. G. Jung）

完整的公式

卡尔·荣格说过，每个人都需要一个完整的原型来指引他们的人生。就整体性来说，脉轮系统描述了深刻的完整公式，横跨人类经验的全部光谱，从肉体到最高的灵性向往，没有遗漏任何事物。脉轮系统包含了你的身体我和情绪我、"自我"的我、关系和创造力的我、直觉的我、最高层次的我，以及你最深层的内在灵魂。

打开内心的殿堂

　　脉轮地图通过跟脉轮深深链接的原型元素——土、水、火、风、音、光和思（意识）[1]，引领我们达到存有的不同层次。这样的蜕变同时发生于内在与外在。这些元素通过我们身体的固体、液体、气体或振动元素存在于我们体内，并且通过这些元素显化在世界上，环绕我们四周。我们走在土上；我们呼吸空气（风）；我们通过眼睛看见光。

　　以这种方式，脉轮成为内在与外在世界之间的门户。通过这些门户我们接触到这些元素，维持这些元素的平衡。如今的外在世界中这些元素有许多都受到严重威胁。我们的地球面临极端的环境问题；水的不平衡显现为干旱或水灾。权力被误用，然而能量的恰当运用对我们的环境是至关重要的。大气层遭到污染。我们生活在互相冲突的振动制造出来的杂音中，真理、光和意识往往晦暗不明。

　　难怪这些元素在我们内部也是一团乱。然而根据"存乎内，形于外"的灵性格言，当我们从内在平衡这些元素时，也让这些元素在世界上保持平衡。反过来也同样成立。当我们把环境清理干净，当我们坚持选择健康的食物，或是让我们的声音清楚听见时，我们同时创造了比较有利于我们灵性成长的环境。

---

[1] 传统上只有五个元素跟脉轮相关，从下到上是土、水、火、风和以太，最上层的两个脉轮没有赋予元素。七元素的系统是我自己建构的，现在也广泛被接受了。

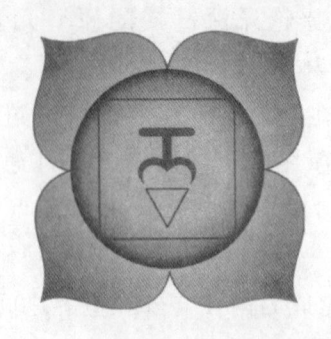

Muladhara 海底轮
根部的支持

元素	土
原则	重力、坚实
目的	基础、支持、稳定
属性	接地、稳固、坚定
身体部位	腿、脚、骨头、大肠
练习	接地、加宽根基、畅通腿的管道、加强腿部；培养沉静、坚实和稳定
行动	向下推、拓展根部、臣服于重力
体式	每个体式的基础，与站立的体式特别相关
男性	根穿透土；把能量推进成物质
女性	从根部吸取营养；从物质吸取能量
不足	溃散、不接地、不长久、体重过轻
过度	沉重、迟缓、体重过重
平衡	稳定、美丽的外形

第一脉轮 chakra one

进入

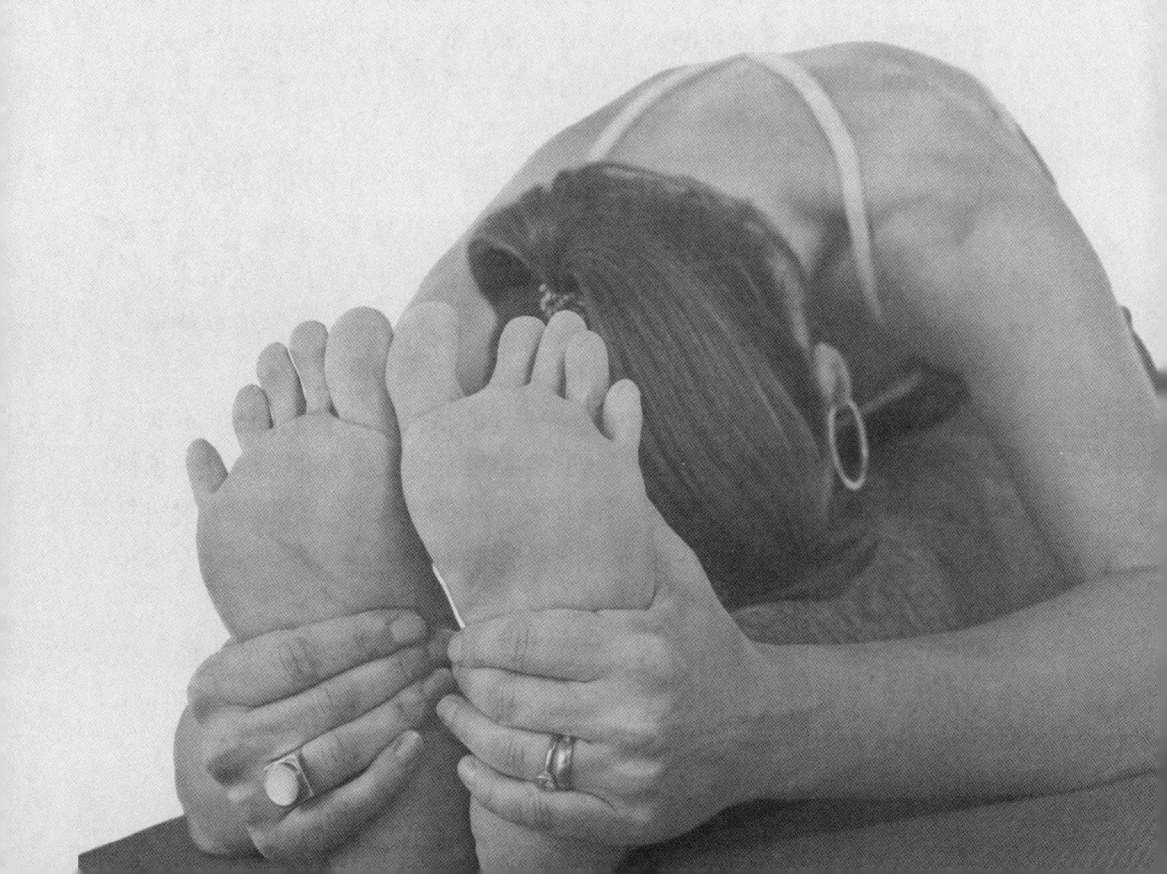

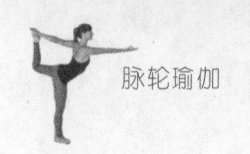

> 对于你内在进行的事要感兴趣，至少跟面对外界发生的事同样态度。如果你的内在整理好了，外在就会各安其位。
>
> ——埃克哈特·托勒（Eckhart Tolle）

打开内在殿堂的第一步是跨过门坎，真正进入你的身体领域。你必须完全进驻你的殿堂，才能打开通向神性的大门。

你的身体是带你走上这趟旅程的交通工具，也是你内在殿堂的实体面向。一生当中你只能获得一台交通工具，因此好好照料它是重要的。只要活着，你明白那是自己拥有的唯一。就像其他交通工具，在你启程旅行之前，你必须先爬进车里。你必须学习系统在哪里，以及如何加速、掌握方向盘和刹车，还有如何让交通工具平稳行进。这就是"具体显化"的任务。是你从内在学到的东西。

进入身体的关键是拥抱第一脉轮元素，那就是土。这个元素代表一切坚固的事物，不只是你脚下的泥土，而是所有实体的物质，尤其是你身上的肉和骨头。因为物质（matter）或"mater"（母亲之意），代表了母亲原则，代表原初的母体。那是我们所有人的来处，我们的根和起源。昆达里尼-夏克蒂躺在这里睡觉，紧紧地盘绕第一脉轮，等待她沿脊柱而上的神圣旅程。

土元素的根本属性就是重力和坚实，它们是成对存在的重要属性。重力把你的身体朝着土地向下拉，而坚实支撑着你。一样东西越坚实，它的重力就越大。想想看地球的质量让地球上的引力大过月球上的引力。在体式中重力永远会把你拉向地面，而你身体下的坚实地面，以及你坚实的肌肉和骨头会支撑住你。

地面是重力和坚实相遇的地方，通常是土地或地板的表面。你无法进入地面下，因为那是坚实的，而因为重力，大多数时间你也不可能升离地面。所有的动作都是源自于这基础的平面。重力与坚实相遇，所有的动作都是与之共舞。要建立你殿堂的根基，这是必须了解的重要概念。几乎每个体式中都会呈现出这个概念。

坚实给你可以用力推进的标的。你以腿和手臂用力推坚实的地面，使用的能量倒转回来充满你的身体。你现在就可以试试，只要用一只手推地板（或是任何坚实的东西，如墙或桌子），注意手臂上的肌肉如何苏醒过来。你推得越用力，就能产生越多的能量。海底轮运用重力和坚实的原则为起点，让身体充满元气。

第一脉轮的悖论"向下推以上升"，最精辟地表达了其中要义。想想为了跳跃你的身体要做什么。首先你必须弯曲你的膝盖，接着向下推进土地。如果你没有弯曲膝盖，把自己放低接近地面，你就无法跳得非常高。是推地的动作让你能够上升形成跳跃。你推地的力量越强，就可以跳得越高。比起松软的地面（如沙滩），如果地面硬而坚实，跳跃会比较容易。同样的，你越用力推你的双腿，仿佛要扎根在地里面，你就可以攀爬得越高。

通过朝地面向下推，你建构了所有体式的基础。因为地是坚实的，而且不容易穿透，用来下推的能量就会倒过来充满使力推的身体部位。当你走路或跑动时，向地面推进会赋予你双腿能量。当你用手推地板或墙壁时，你赋予双臂能量。如果你以智慧运用这项原则，你可以让能量充满整个身体，依序扩散到每个脉轮。以这种方式，你也是通过向下推来"唤醒"。

许多灵性的传统把物质世界看成是陷阱，而且抗拒身体的密实。毫无疑问，物质世界比起上层脉轮的无边疆域没有那么辽阔，然而这种密实正好让我们能够接地，与自己的身体和土地连接，而且保持聚焦，遵守纪律，同时生气勃勃地活在当下。没有一定的重量让我们接地，我们可能会感觉轻飘飘、恍惚、紧张和害怕，简而言之就是不接地。然而如果有太多的重量，我们会感觉迟钝和沉重。

许多人在他们正常的接地管道没有连接到土地时，会不自觉地增加体重，企图保持接地。尽管多出来的重量的确会让你慢下来，让你感觉实在，不过也可能宰制其他脉轮。对比之下，身体非常轻盈、瘦削的人或许会发现比较难接地。简单来说就是没有足够的组织或质量，来安定每天影响身体的能量。

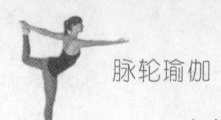

身体是精微能量的容器，是元气（或电）的蓄电池。体型小储存的空间少，充满电比较快，而体型大可以容纳比较多的电，然而要动员这股能量就比较费劲。电量平衡时身体运作得最好。电太多会让我们感觉焦虑或是涣散，而电太少会感觉昏沉或忧郁。因为第一脉轮代表了你的根基，当它失衡时会影响其他所有脉轮。

第一脉轮代表的是你的意识最原始的层次，也就是你的生存本能。生存本能是身体内不会更改的设计，目的是要让你生存下来，因此你可以继续旅程。绝大多数的生存本能是在意识的觉知之外运作的。让你的身体跟这些本能和谐一致，对于健康和具体显化是绝对必要的。充满活力的存在和容光焕发的健康是和谐带来的礼物。

Muladhara 海底轮

第一脉轮的梵文名称是"Muladhara"，意思是根部的支持或者基础。就好像你把电视机插上电接收各种频道，你把自己的根扎入土地里，启动同时接收每一个脉轮的"频道"，或是频率。然而根部必须有土的支持。家里的盆栽是由陶盆护持着土，这些土紧实地围绕着植物的根，为植物创造出足够的坚实，让它们可以成长。土会保住水分和营养，因此植物可以维生。如果你打破陶盆，土就会变得松散，植物随着扑倒，然后死亡。

同样的，对于海底轮绝对重要的是充满活力的护持，即内收朝向核心。这样的护持把肌肉抱向骨头，让身体坚实，创造出边缘和疆界。这样的护持会巩固事物，意思是让你变得坚实。

护持的核心是你的根基和你的主干。它们提供了结构来支撑你做的一切事情，而且它们充满活力，把能量来来回回导入和导出土地。当根部安全时，植物可以自由地长出枝条和开花。根部需要够强壮才能支撑植物，才能喂食和滋养植物，也才能向下挖掘进入土地。最终是根部把泥土聚拢在一起，而不是反过来，每位园丁都会告诉你这个事实。如果你抗拒生活中的结构，你就是抗拒显化需要的支撑。有结构井然的根基，牢牢扎根在坚实里，才能让上面自由。

因为第一脉轮位于躯干底部，双腿就变成你的根。你甚至可以把脊柱想成是一路延伸到地面，除了因应腿而一分为二。在"下犬式"或是"手倒立"的体式中，你的手臂也会变成根。每个体式都是根据地面定位。

根同时具有雄性和雌性的性质，两个面向都需要启动，无论你本人的性别。雄性的一面从种子推展出来，穿透土壤。在这里，你从第一脉轮向下推，通过你的双腿，然后双脚向外，扩展宽广的根基。雌性的一面接收营养和水分，透过根部向上牵引，从地面到植物。于是把土地的能量沿着腿向上牵引，滋养身体其他部分。

接地并不是对立于灵性经验，而是确确实实灵性经验的根基。就像植物必须有深根才能长得高大，你向下扎根到地里面的能力会让你伸展得更高，达到上层脉轮。在坚实的土地上建立稳固的基础，开启了沿着脊柱上升的整个历程。

以山式形成你的基础

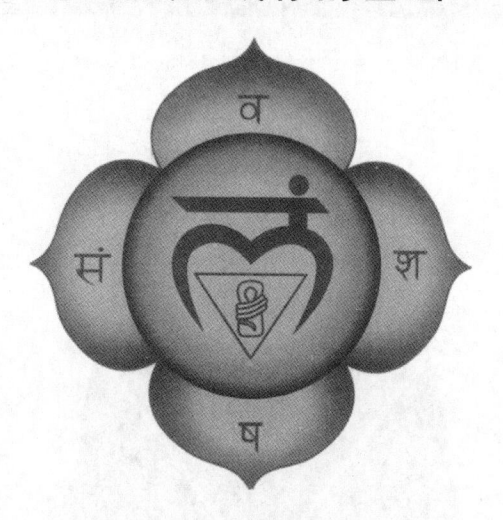

▲ 第一脉轮的象征

第一脉轮的象征是四瓣莲花，通常会包括一个正方形、一个尖角向下的三角形，以及指向上方的湿婆林伽，有灵蛇昆达里尼环绕三圈半。让我们看看你如何能够把这些象征符号融入山式的站立方式。

想象你的瑜伽垫上有个完整的第一脉轮象征符号。脚放在垫子上

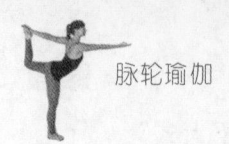

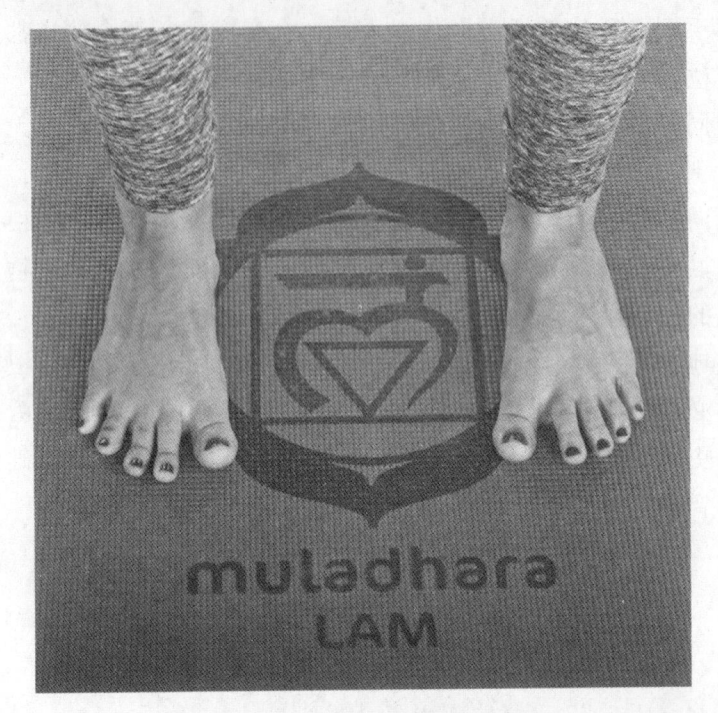

▲ 站在你的第一脉轮上

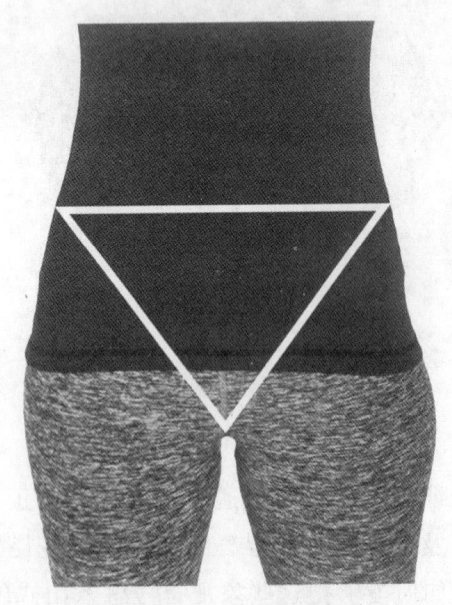

▲ 向下的三角形

的位置要让双脚的中心线——从脚后跟到脚掌心再到第二根脚趾头，构成正方形的左右两边。想象画一条线通过你的脚趾，还有一条线在脚跟后面；这两条线是正方形上方和下方的边线。你不会希望形成长方形或是梯形，而是踏踏实实、一丝不苟的正方形。

  接着，找出你身体的中线，位于身体前面后面（冠状切面）之间的横向中线。找出这个平面，它与髋部相交，想象两个端点形成向下三角形的左上角和右上角（见上页图）。你的会阴是骨盆底的中心，位于肛门和生殖器中间，同样和冠状切面相交，形成三角形的顶角。想象这个向下三角形的顶角指向你双脚之间的正方形中心。

  在正方形的中央，湿婆林伽代表中脉上升的能量。中脉是身体的中央管道，你的核心。盘绕的灵蛇昆达里尼-夏克蒂代表的是蕴含的生命能量，凝聚成固体物质藏于第一脉轮。礼敬这个象征符号，紧紧拥抱你的核心，把自己凝聚得坚实，同时向下扎根来上升。

  脉轮的四片花瓣代表四个方向——你的身体在物理空间中的方位。这把你从"体现"带到"就位"，让你入世，从你的根基和你的核心来确认方向。你可以把这个体式想成是"脚的手印"，在瑜伽垫上的神圣空间，建立你的根基。

  正方形内的梵文字母是第一脉轮的种子音，也就是"lam"。现在你可以有节奏地重复几次种子音来封印你的根基。首先大声说出来，然而越来越轻柔，直到你只能在内心听到这个声音。把种子种在第一脉轮的中央（关于种子咒语比较多的探讨，参见292页）。

第一脉轮的精微能量

Mula bandha 会阴收束法（根锁）

  这种收束法是第一脉轮所在的会阴，向内与向上收缩。会阴收束法锻炼第一脉轮周边的肌肉，肯定可以帮助你比较能够觉察你的海底轮。不过我并没有发现有助于接地，因为这套方法关闭了骨盆底向下自然的流动。事实上，一般使用会阴收束法的目的是关闭第一脉轮，让能量沿着脊柱上升。无论如何，对于过度的第一脉轮，这套收束法

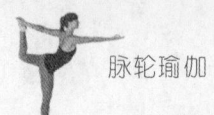

可以帮助你巩固你的能量，把能量向内收。至于不足的第一脉轮，我不建议练习会阴收束法。

因为是身体内部的练习，不可能以图示之。

1. 在地板上坐直，盘腿，右脚跟轻轻抵住你的会阴。尾骨后推来拓宽你的基底，大腿内侧微微向下转。

2. 吸气，把吸进来的空气和元气吸引到你的核心。

3. 屏住这口气数到5，并且向内和向上收缩会阴周边的肌肉，进行会阴收束法。

4. 继续进行收束法，同时慢慢把气呼干净，数到5或者更多。

5. 完全呼气后，屏住不呼吸，放掉会阴收束的动作。

6. 接着再度吸气。吸气时保持会阴开放，然后再度屏住这口气和呼气，同时进行收束法。

7. 重复5~10次。然后放松，正常呼吸，并且注意有什么效果。

第一脉轮的练习与体式

四角接地

一个正方形，有着平坦的底部，稳固地坐落在地上。上面有个平行的表面可以撑住坚固的事物。因此一个正方形，有四个角，是第一脉轮的完美意象。事实上，这是古代文献里，任何脉轮的象征符号中唯一出现的正方形——其他的象征符号都有三角形或弧线。

在瑜伽中，我们谈论脚和手及躯干本身为何有四个角。要能适当接地，脚的四个角要同等使力，向下朝地面移动。如果是手着地的话，手也一样。我喜欢把躯干的四角想成是我们拉下来包覆床垫的床套的四个角。以下行气式（见57页）躺下来时，把肩部和髋部朝地板下拉，仿佛你在拉床套的四个角去包覆床，让躯干接地，由此为身体的前面提供了支持，也让身体比较开放。以基本的立姿（如山式）站

第一脉轮 海底轮 进入

立时，你会想要把两肩往后拉，让髋部接地，同时刻意把脚的四个角安放在垫子上。

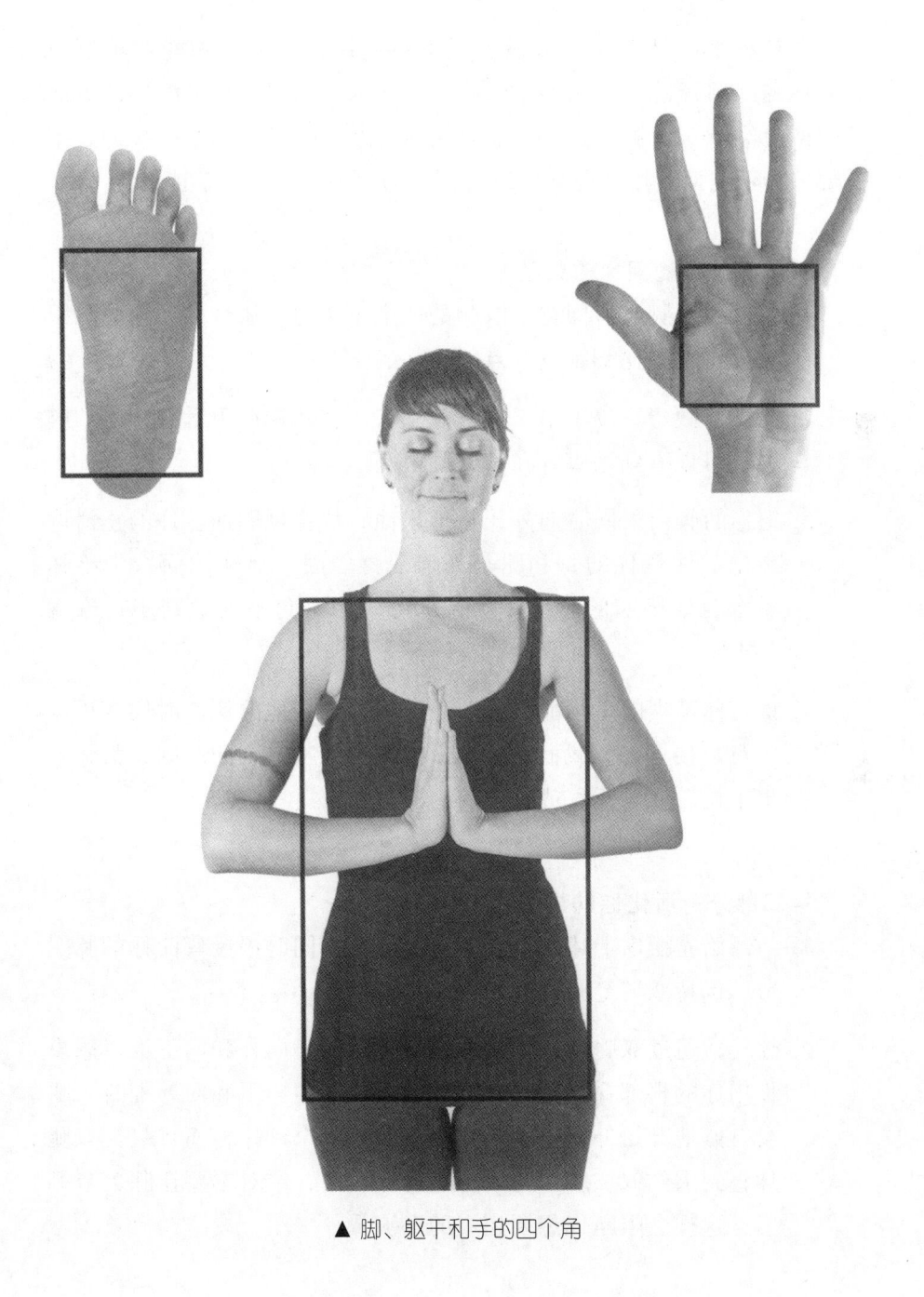

▲ 脚、躯干和手的四个角

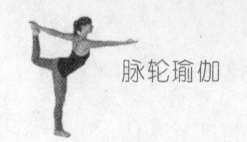

基本生物能接地

要让根部（海底轮）充满能量，首先以基本的生物能接地练习打开你腿部的管道（气脉）。以此作为你练习的开头来唤醒你的海底轮，同时给予双腿能量。第一部分让你在站立时形成基本的接地，第二部分显示如何利用"向下推以唤醒"的原则来给予双腿能量。

第一部分：稳固你的根基

1. 站立，双脚与肩同宽，双脚的四个角压向瑜伽垫。让你的脚跟分开得稍微比脚趾宽一点，让你的脚有一点点内八字。

2. 膝关节微弯，位于第二根脚趾上头，因此你低头看着自己的脚时，可以看到大脚趾在膝盖骨内侧。

3. 把你的脚向下同时向外压进地里面，好像试图加宽你的止滑瑜伽垫。注意你的脚和腿是如何变得稳固，抓住地面，带给你整个身体坚实的感觉。保持双脚的四个角平均地踏实在瑜伽垫上。

4. 这是你基本的生物能接地姿势，你需要接地的任何时候都可以练习。接下来，我们会运用"向下推以唤醒"的原则，为腿部带来比较多的元气或是电荷。

第二部分：活化你的根基

1. 一开始先摆出上述的基本姿势。吸气，同时慢慢弯曲你的膝关节，保持双肩笔直在你的髋部之上。

2. 呼气，通过双腿的核心慢慢地推进，同时向外和向下推，想象你用你的根部穿过土地。当你通过你的腿向下和向外推时，腿会自然地开始伸直。一定要慢慢进行这个动作，而且只让双腿伸直到大约90%。在这项特别的练习中，绝对不要让膝关节绷紧，这样会阻断你想要建立的电流。

第一脉轮　海底轮　进入

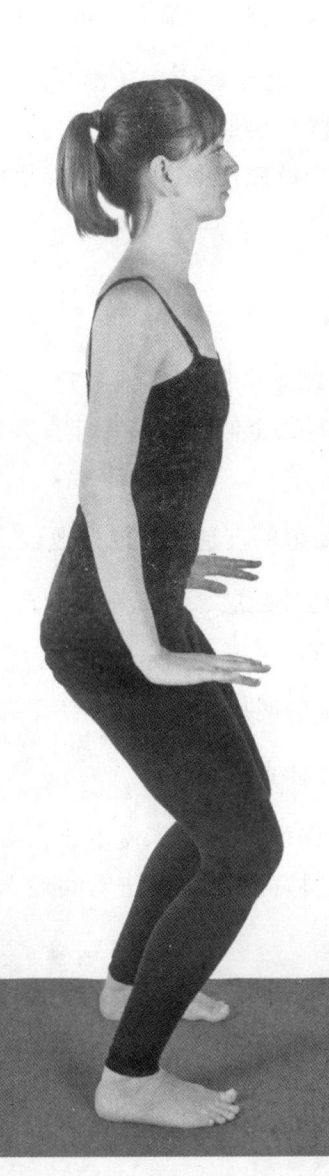

▲ 基本生物能接地

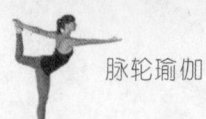

3. 慢慢地重复几分钟，吸气时弯曲膝关节，呼气时伸直双腿，每一次动作都要进行深长而完整的呼吸。

4. 很快地，你会开始感觉腿上有微微的颤抖。要花多长时间才会颤抖因人而异，而且差别很大，可能从10秒到整整1分钟。

5. 当颤抖开始时，观察是什么让颤抖增强，在上上下下的过程中，哪个位置颤抖得最厉害？你如何能刚好找到正确的放松程度和肌肉能量来极大化颤抖？你能够臣服于颤抖，让它进入你的第一脉轮吗？

指导原则

- 重要！膝关节绷紧会阻断你试图建立的电流。当你推向地面时，不要把双腿完全伸直，只要伸直大约90%，保持膝关节柔软的弯曲。

- 确保双脚的四个角一直是同等地接地。

- 双脚下压同时向外延展，可以跟地面产生动态的接触，并且给予你坚实的支撑。

- 屈膝时，保持你的两肩在臀部正上方。不要向前倾。

- 腿弯曲时吸气，伸直时呼气。

- 要有耐心，允许颤抖发生。慢下来。如果你动得太快，就比较不会产生颤抖。这个练习进行得越久，颤抖的程度会随之增强。

- 如果你的腿累了，那就休息。如果你感觉过度充电，可以原地跑、踢脚或者跺脚来放电。

- 当你伸直双腿时，想象你的根部穿透土地，这是反映了第一脉轮的阳刚能量。

- 当你弯曲膝关节时，想象你把地球的能量吸引上来，沿着你的双腿进入第一脉轮，这反映的是阴柔层面。留意是阳刚还是阴柔面向让你比较轻松舒适。

- 允许你的腿颤抖。找到产生最剧烈颤抖的动作，注意力集中在那里，让它发生。让你的组织吸收能量，享受你的海底轮激活！

功效
- 活化不足的第一脉轮。
- 让迟缓的能量在过度的第一脉轮中运行。
- 刺激昆达里尼。

避免或审慎运用
- 高度焦虑的情况下（因为会增强活力充沛的充电）。
- 膝关节有伤。

Apanasana 下行气式

第一脉轮涵盖了脊柱底部、双腿，以及双腿与躯干交会之处（就在大腿顶端）。这项练习帮助你感觉自己脊柱的下半部，同时觉察双腿与躯干的交会。下行气（Apana vayu）是向下流动的能量，因此这项练习着重的是下行气的释放。对于过度或不足的第一脉轮都有益处。

1. 腿伸直躺下来。慢慢弯曲你的膝关节，同时朝向你的胸部移动双膝。当你的脚抬离地面时，感觉骶骨后面（下背部弧形）的差异。注意尾骨的顶端是如何一起抬离地面的。

2. 随着双膝越来越接近胸部，用你的手臂环抱小腿上方，把你的膝关节朝着胸部拉近（姿势A）。停在这里呼吸几次，着重长长的呼气。

3. 放掉姿势，缓缓地把脚带回地面。注意脚碰触到地面时，下层脊柱有什么变化。你能感觉到有什么东西释放了吗？

4. 把脚抬离地面几英寸，保持不动（姿势B），然后再度把脚放在地面上，比较这两种状态。注意脚抬离地面时下半身的肌肉是如何用力的，脚触地时又是如何放松的。

脉轮瑜伽

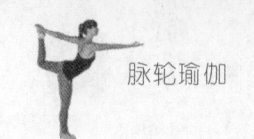

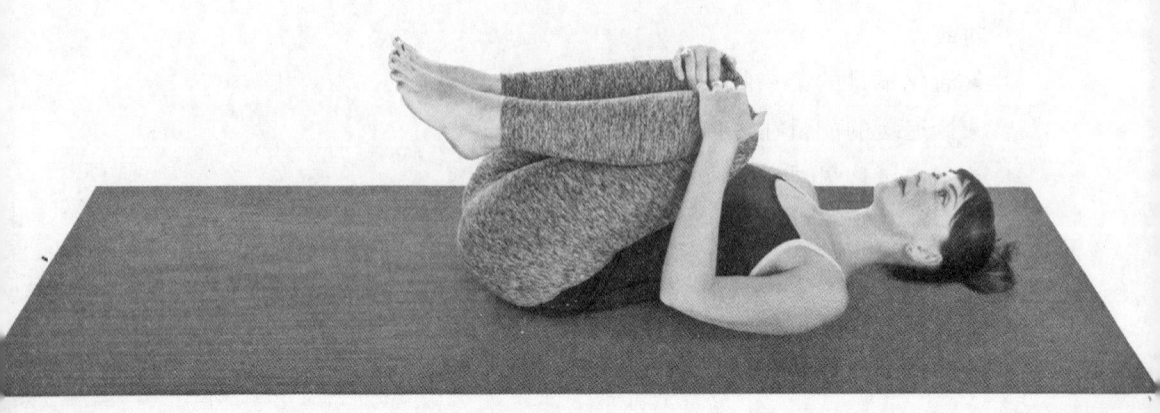

Apanasana下行气式 ▲ 姿势 A

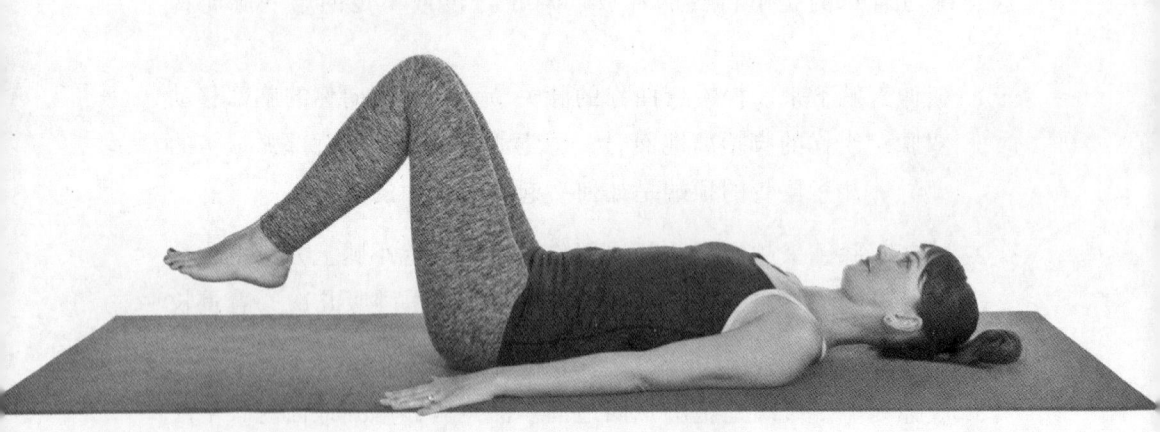

Apanasana 下行气式 ▲ 姿势 B

第一脉轮　海底轮　进入

指导原则

- 把躯干的四角拉向地面，好像是床套那样。感觉这样做如何让你更深入接触自己的身体。
- 即使在你的脚离地把尾骨向上抬时，也要用劲把尾骨向下带并接近瑜伽垫。
- 海底轮到顶轮，让自己的核心顺位整齐。
- 当你把膝关节拉近和推远时，花点时间感觉地板在按摩你的下层脊柱。

功效

- 打开，同时释放第一脉轮过度的能量。
- 通过按摩内脏，改善消化。
- 对于便秘和经痛有帮助。
- 缓解下背痛。
- 在进行更深入打开髋部的体式之前，是很好的热身动作。

避免或审慎运用

- 膝关节有伤。
- 疝气。

打开腿部的气脉

在这项生物能练习中，你可以运用带子的阻力来给予腿部能量。带子取代地面形成限制挡住推力，这会打开腿部的气脉，累积能量。缓慢而且醒觉地练习，通过抬起的腿不由自主地颤抖来充电。

脉轮瑜伽

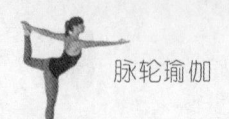

1. 向着胸部弯曲左膝,让你的右腿笔直躺在地上,脚趾朝上。即使在左腿微微将尾椎骨(脊柱底端)上抬时,也要让尾椎骨朝着地面向下伸展。

2. 把一条带子放在左脚的脚弓上,向上抬起你的左脚到髋部正上方,膝关节微弯(姿势A)。

    注意:身体柔软的瑜伽修习者在这项练习中,常会把脚朝向他们的脸,导致错误的顺位。这项练习的正确顺位是脚在髋部的正上方。

3. 双手分别抓住带子的一端,像个三角形,带子来来回回滑过你的脚数次,从脚跟移动到脚趾,让你的脚掌发热。看看你能否辨识出位于脚弓(感觉最强烈的地方)的脚底脉轮。让带子固定在脚弓上,微微弯曲你的膝关节。如果腿筋(大腿后侧肌肉

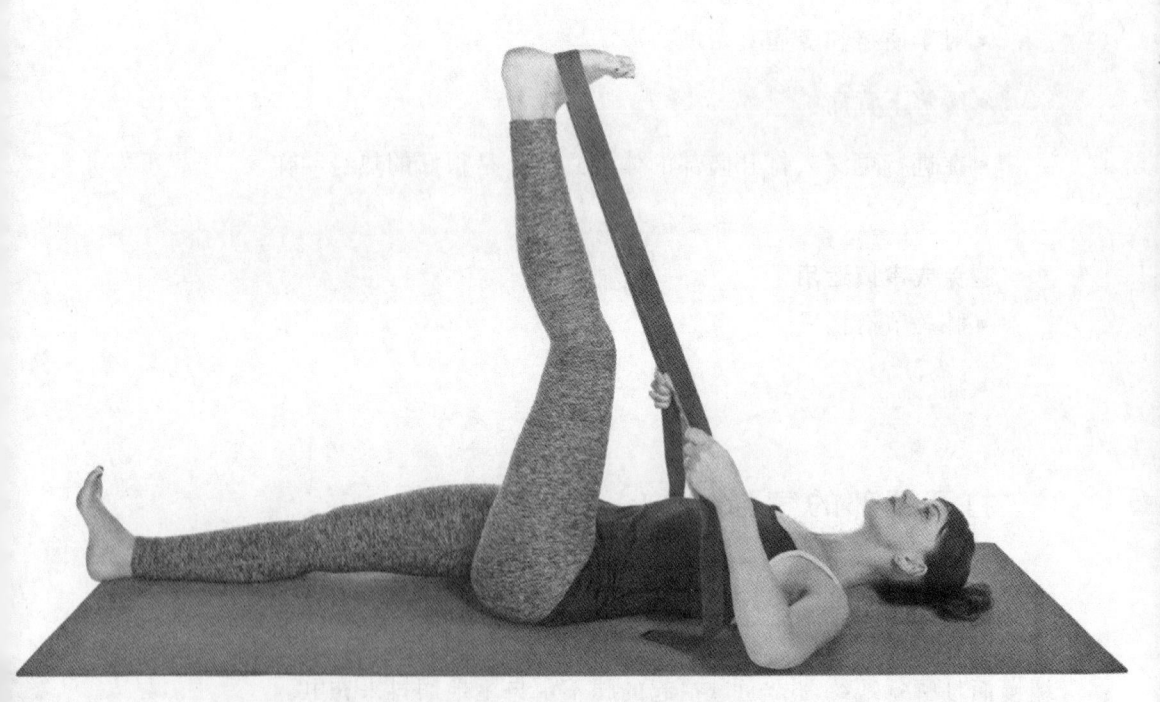

打开腿部的气脉 ▲ 姿势 A

群）非常僵硬，你的膝关节可能需要多弯曲一点，如果需要，右腿也一起弯曲。

4. 吸气时，弯曲左膝朝向你的胸部，同时维持脚底与天花板平行（姿势B）。这意味着你把大腿向内移动，然而保持你的小腿笔直指向上方，脚在脚踝处弯曲。

5. 呼气时，脚上推顶着带子，抓紧带子以创造阻力。你应该创造出足够的阻力，因此腿必须相当用力把脚上移，然而不要让阻力大到你的腿根本动不了。

6. 持续地来来回回练习，吸气时弯曲膝关节，呼气时脚顶着带子上推，缓慢而稳定地进行，伴随深长的完整呼吸。向上推时，腿不要完全伸直，只要达到完全伸展的90%。不过要充分做到90%，因为绝大多数的充电是发生在80%和90%之间。

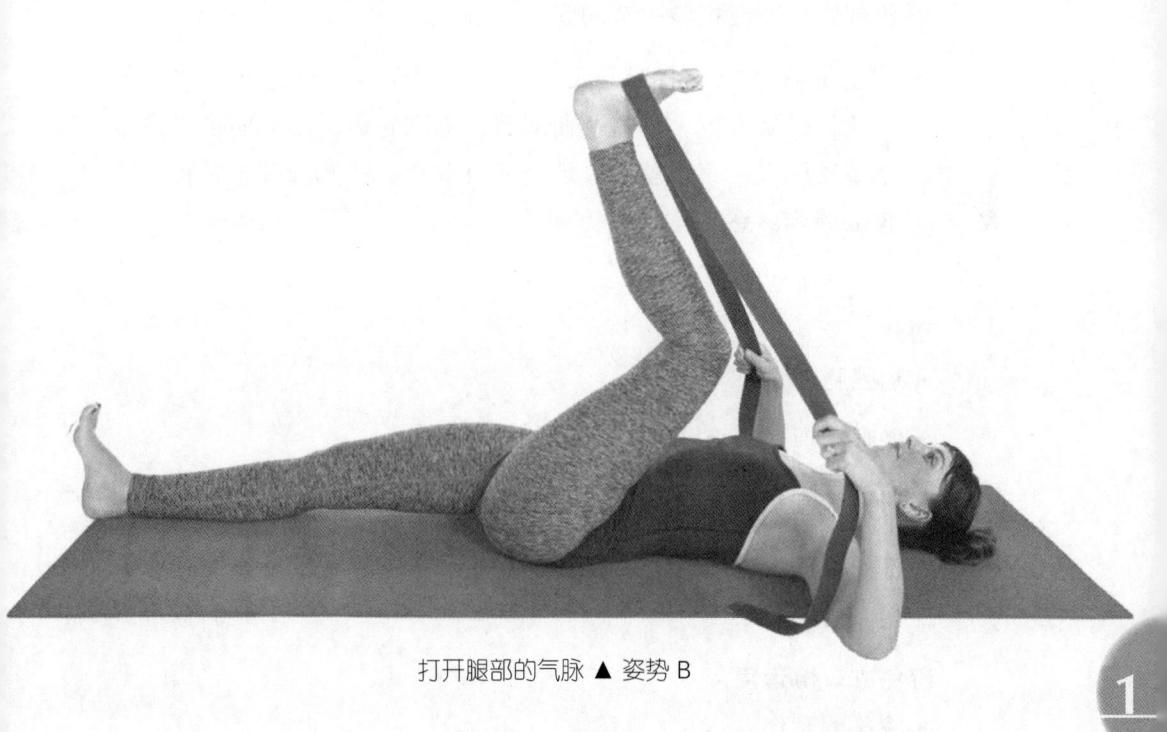

打开腿部的气脉 ▲ 姿势 B

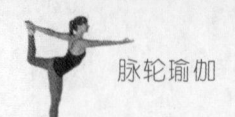

7. 经过几回合的吸气时弯曲、呼气时伸展，你可能会注意到抬起的腿有轻微的颤动。恭喜！这表示你的练习做得正确，元气涌向腿的根部。留意是多大的推力和阻力造成最剧烈的颤抖。允许自己的腿臣服于元气的运行。随着你继续练习，颤抖会逐渐变得显著，直到成为腿部不由自主的动作。顺其自然。

8. 在转移到另一侧练习之前，接续做下一页描述的"仰卧手抓大脚趾"体式。

指导原则

- 带子放在脚弓上，双手各抓住带子一端。从腿的核心用力推。利用带子的阻力来产生腿上的肌肉能量。

- 保持脚和天花板平行。不要让小腿弯下来，而是把大腿带向胸部。

- 伸展时，脚应该在髋部正上方，腿和地板垂直。不要把脚拉向脸部，也不要把膝关节绷紧。

- 这项练习会带来电能或元气，进入双腿。如果这样让你不舒服，你想要放电，那就弯曲双膝，双脚轮流踩踏地面，好像是小孩发脾气。累了就沿着地板伸直双腿，花几分钟感觉腿上和脚上的刺麻感。

功效

- 加强腿部力量。

- 增强接地和活力。

- 舒缓紧绷和下背痛。

- 打开通道，让能量进入和离开第一脉轮。

避免或审慎运用

- 膝关节有伤。

第一脉轮 海底轮 进入

Supta Padangusthasana 仰卧手抓大脚趾式

你在苗圃买一棵果树时,根部是束缚在一起包裹在麻袋里的。种植之前,你必须先把根疏散开来,放进土地里面足够大的洞之中,让根可以伸展。这个体式帮助根扩散到四边。想象你打开脊柱底端的一团根球。

1. 一旦你的左腿适度地颤抖了一阵子,用左手握住带子两端。
2. 双脚脚跟向外伸展,同时慢慢把伸长的左腿向外朝左侧移动,直到你身体的柔韧性遇上了天然的阻力,试着让右边臀部保持在地上(姿势A)。维持这个姿势,同时呼吸,直到你感觉海底轮安定下来。
3. 举起你的左腿回到中间位置。带子换到右手上,左腿跨过身体放到右侧,努力让你的左肩尽可能保持在地上(姿势B)。

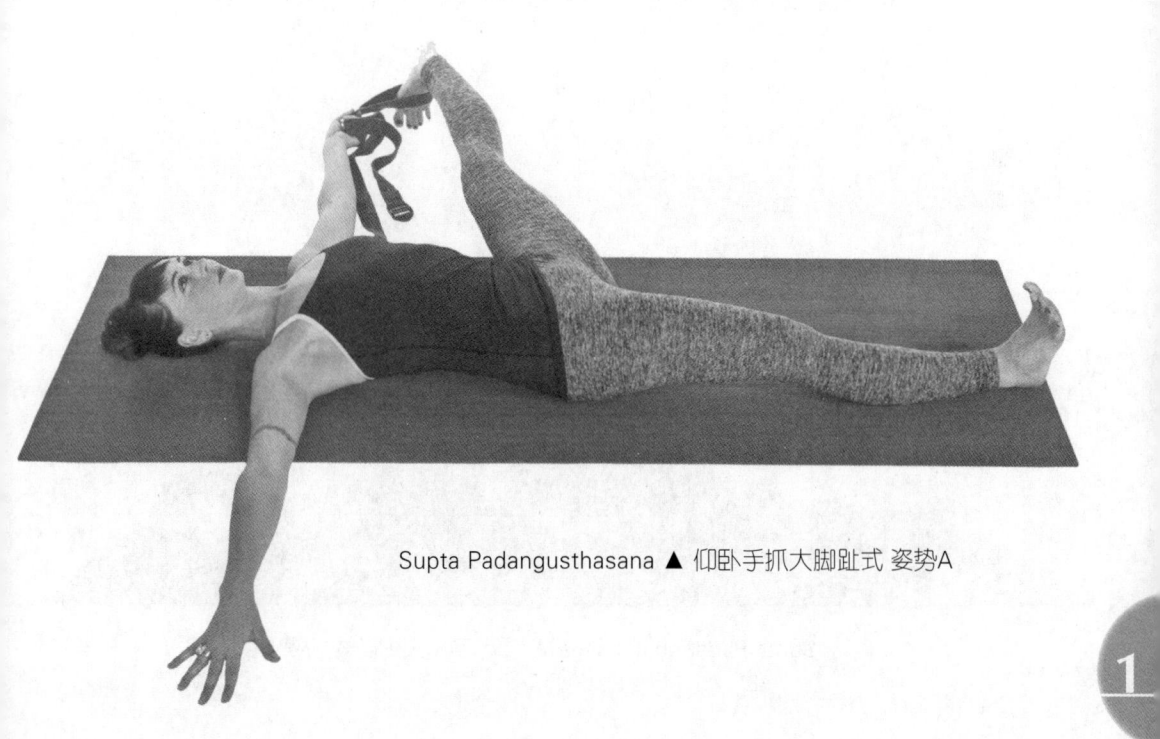

Supta Padangusthasana ▲ 仰卧手抓大脚趾式 姿势A

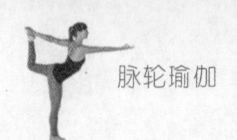

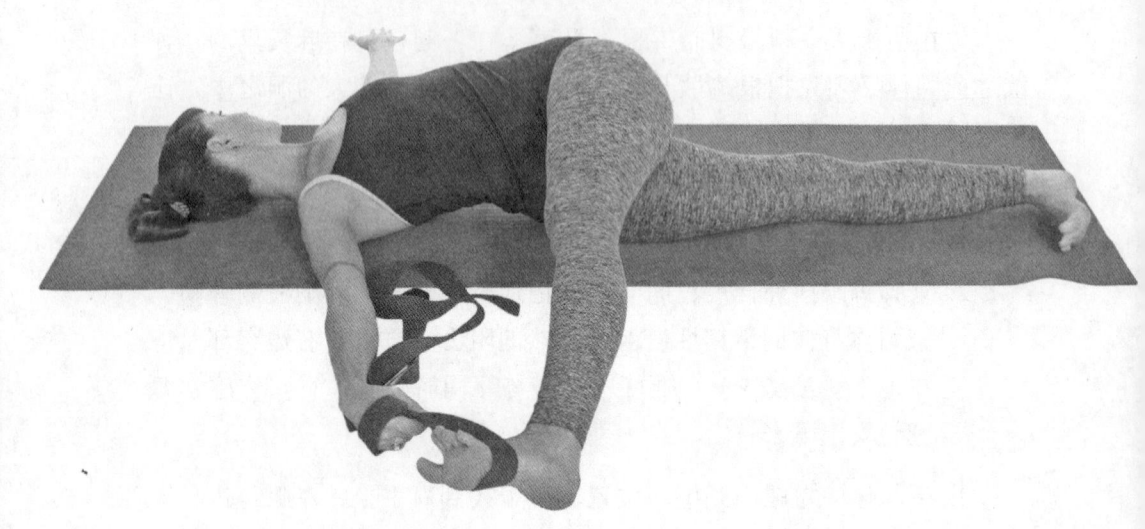

Supta Padangusthasana ▲ 仰卧手抓大脚趾式 姿势B

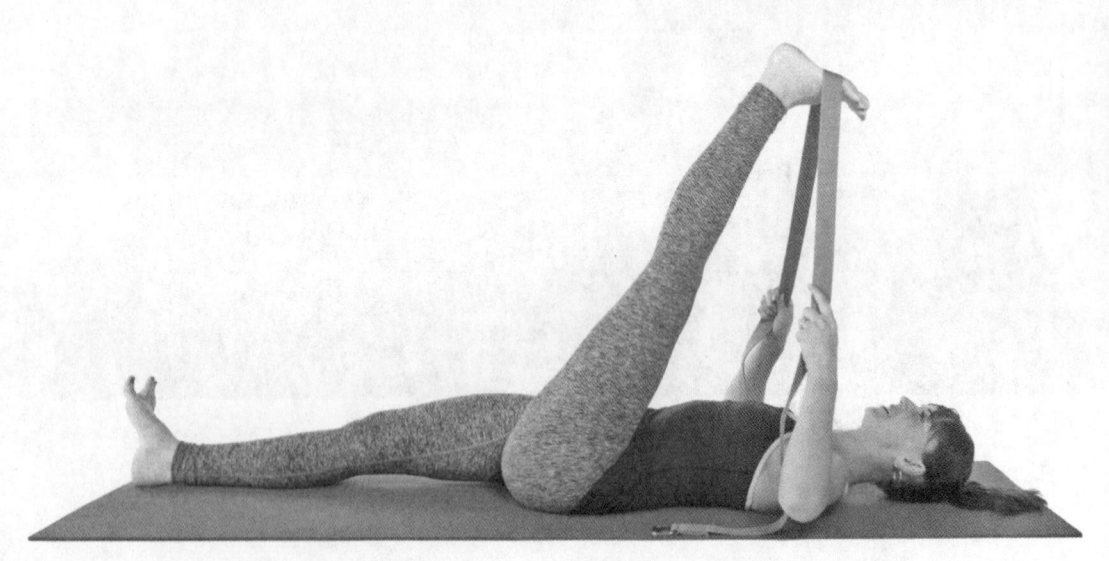

Supta Padangusthasana ▲ 仰卧手抓大脚趾式 姿势C

4. 髋部左侧朝垫子底部移动，远离腋窝。尾骨顶端向背后伸展。

5. 放掉，再度向上移动左腿。带子拉紧一点，慢慢把左腿向脸部拉近，伸展你的大腿后侧肌肉（姿势C）。

6. 慢慢放下左腿回到地板上，腿触地时松开带子。

7. 等左腿回到地面，比较两条腿，体验两者之间的差异。是否有一条腿感觉比较长、比较轻，或是比较重？哪一条腿感觉比较开放？

8. 另一侧重复整套程序，包括之前推带子的练习，接着把右腿带到右边和左边。然后再度比较两条腿。

指导原则
- 保持躯干的四角朝垫子下压。
- 感觉双腿的核心，想象你推着能量通过核心。想象你根部的能量同时从髋部流动到双腿的脚上。
- 让放在地上的腿积极参与，脚勾起、推脚跟、膝关节伸直、肌肉抱紧骨头。

功效
- 伸展大腿后侧肌肉、腰肌（髋部屈肌）和大腿内侧。
- 促进髋部稳定和开放。
- 促进整个下半身比较深层地放松和开放。

避免或审慎运用
- 髋部动过手术或者置换过髋关节。

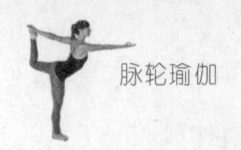

Setu Bandha Sarvangasana 桥式

如果你要在天地之间造一座桥，必须从坚实的地基开始。这个体式为你的桥奠定基础，刺激双腿和第一脉轮，同时也刺激了第三、第四和第五脉轮。这是预先为上层脉轮比较深层的后弯做好准备。可以增强臀部力量，打开髋部前面的腹股沟区域。

1. 现在你的腿已经获得能量了，背着地躺好，双手放在身体两侧，膝关节弯曲，双脚与髋部同宽，脚跟朝向你的指尖。

2. 通过双腿的核心用力推，让双脚下压地板，感觉一下脚掌如何跟瑜伽垫有了比较深的接触，还有身体下面的坚实倚靠。感觉这个动作如何赋予你的双腿能量，甚至在你还未抬起髋部之前。

3. 继续把腿推向地板，慢慢抬高你的髋部离开瑜伽垫。

4. 在舒服的情况下尽可能维持这个姿势，可以的话转动两肩互相靠近，双手交握在身体下方。

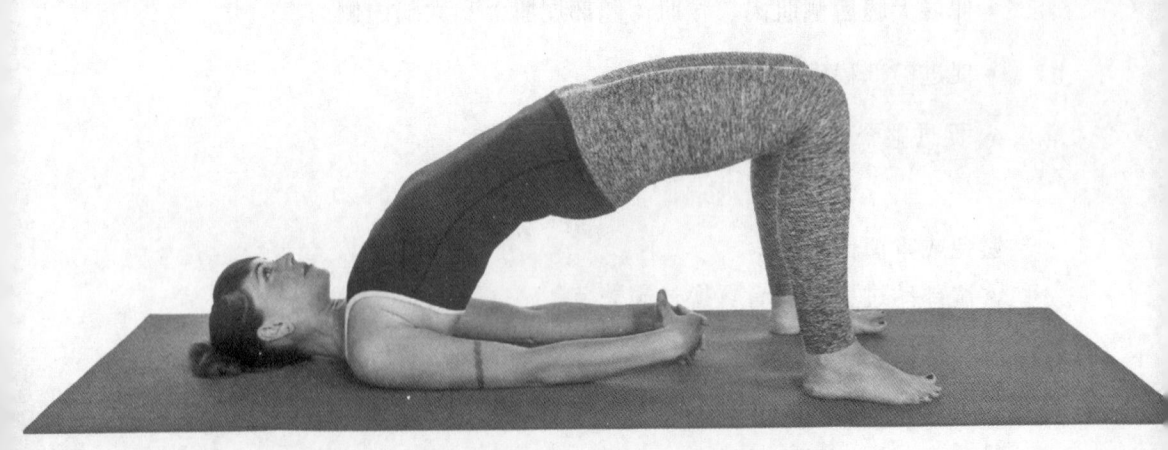

Setu Bandha Sarvangasana ▲ 桥式

指导原则

- 是腿部的动作抬高髋部，而不是腹部肌肉。想着把地板推离而不是抬高髋部。利用地板把你的髋部推得更高。

- 把你的背部中段推向天花板，尾骨朝向你的膝关节。

- 两膝互相拉近，大腿向内转。试着在你的大腿之间夹一块瑜伽砖，以加强这个动作。

- 平均施压在双脚的四个角上，脚的内缘要压得比较深沉，因为脚容易倒向两侧。

- 脚跟下压时，把脚跟拉向肩部，用上大腿后侧肌肉。要加宽和启动桥，把脚推离肩部。微微地左右摆动，摆动到你的上臂外缘，让肩胛骨互相靠近。手臂伸直，手指交握，放在身体下面。

- 手臂压向地板，让胸部抬得更高。

功效

- 强化腿部。

- 改善肩部的柔韧性。

- 刺激神经系统，抵抗疲劳。

- 帮助消化。

避免或审慎运用

- 颈部或肩部有伤。

- 下背部有伤。

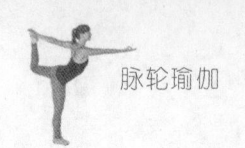

Salabhasana 蝗虫式和半蝗虫式

当脉轮正面朝下靠着地上时，可以释放到地里面。在开始这个体式之前，花点时间清空。这项练习可以锻炼脊柱底部的区域，活化双腿后侧。

1. 腹部着地俯卧，手臂放在身体两侧，手掌向下。如果可能，把手臂带到身体下面，这样，你的手掌下压地板，而手背顶着你的大腿前侧。脸面向垫子，额头靠在地上。

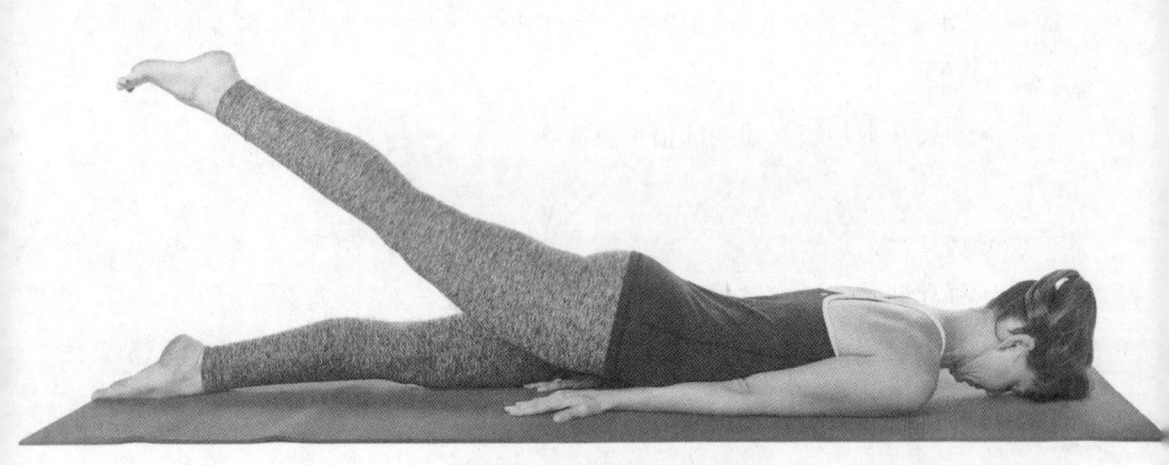

Salabhasana 蝗虫式 ▲ 姿势 A

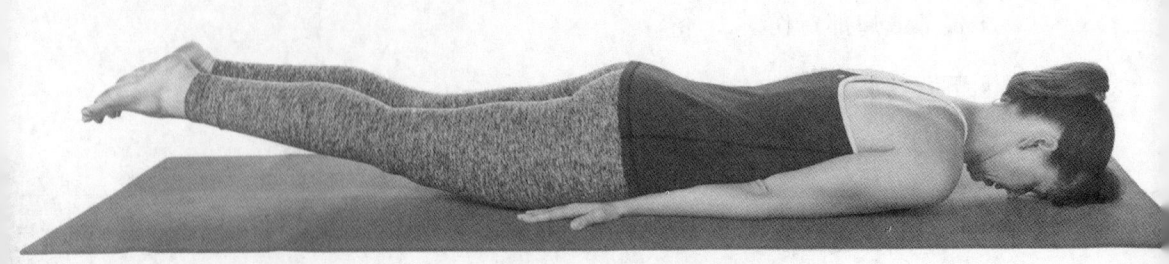

Salabhasana 蝗虫式 ▲ 姿势 B

68

2. 用力伸展你的右腿，一直伸展到脚趾。膝关节伸直，想象你提供这么多的能量进入你的右腿，由此把右腿抬离地面（姿势A）。

3. 维持姿势进行几次呼吸，然后呼气，慢慢放下右腿，保持控制。

4. 换另一腿重复步骤2和3。

5. 当你完成一次一条腿的热身后，你可以同时抬起双腿。双腿和双脚并拢，仿佛是昆达里尼灵蛇的尾巴（姿势B）。

6. 呼气时，慢慢把腿放回地面，保持控制。

指导原则

- 伸展到脚趾时，要用上双腿的核心。

- 脚趾并拢，膝关节伸直。

- 手掌下压地板。

- 脸正对着垫子。

- 呼气放下腿的时候要保持控制。

功效

- 强化和锻炼第一脉轮。

- 强化腿部。

- 帮助消化。

避免或审慎运用

- 怀孕。

- 高血压。

- 头痛。

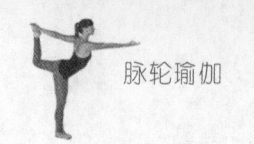

Bhujangasana 眼镜蛇式

在你还是婴儿的时候，早在你还不会走路之前，你就开始把自己的头抬离地面，观看四周。这是好奇心的开始，刺激你向前移动的渴望，引导你去匍匐、爬行和走路。眼镜蛇扎根到你的骨盆时，也开始强化你的脊柱。这个体式能触及你大脑里原始的部分，也就是我们所知的爬行脑。爬行脑是导向生存，是第一脉轮的心理层面。

1. 首先面朝下、腹部着地俯卧，两肘弯曲，手放在肩部两侧，指尖对齐肩头（姿势A）。
2. 双腿并拢，仿佛把它们变成一条眼镜蛇的尾巴。紧实你的腹部，腹肌向内缩，抱向你的核心。
3. 吸气，同时把头和胸部抬离地面，两肩向后转（姿势B）。如果是小眼镜蛇式（Baby Cobra），只要使用背部肌肉，用双手撑离地面几英寸。
4. 至于完整的眼镜蛇式，需要力量通过两条手臂的核心下压，再把胸部抬高一点（姿势C）。
5. 维持姿势，呼吸几次。
6. 在呼气中回复趴俯卧的姿势。把头转向一侧，手臂放在身体两侧，放松。

指导原则
- 从你的海底轮，通过骨盆的核心向上伸展，通过心轮，到达顶轮。
- 上臂向外转，保持两肘贴近你的身体两侧。
- 让肩胛骨互相靠近，肩胛骨尖端朝下。肩部下垂，离开耳朵。
- 缓慢抬起和放下你的上半身几次，让呼吸与动作协调，锻炼背部的肌肉。

第一脉轮　海底轮　进入

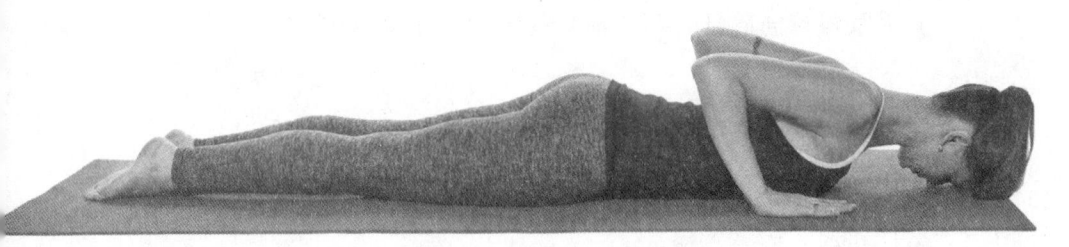

眼镜蛇式预备动作 ▲ 姿势 A

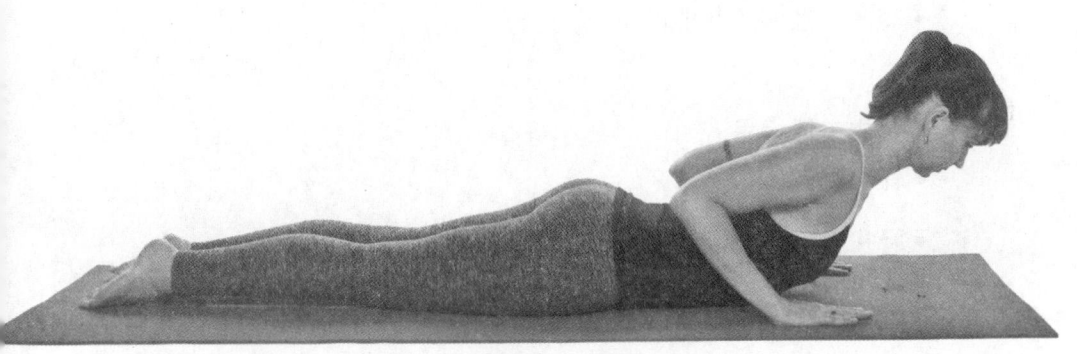

小眼镜蛇式 ▲ 姿势 B

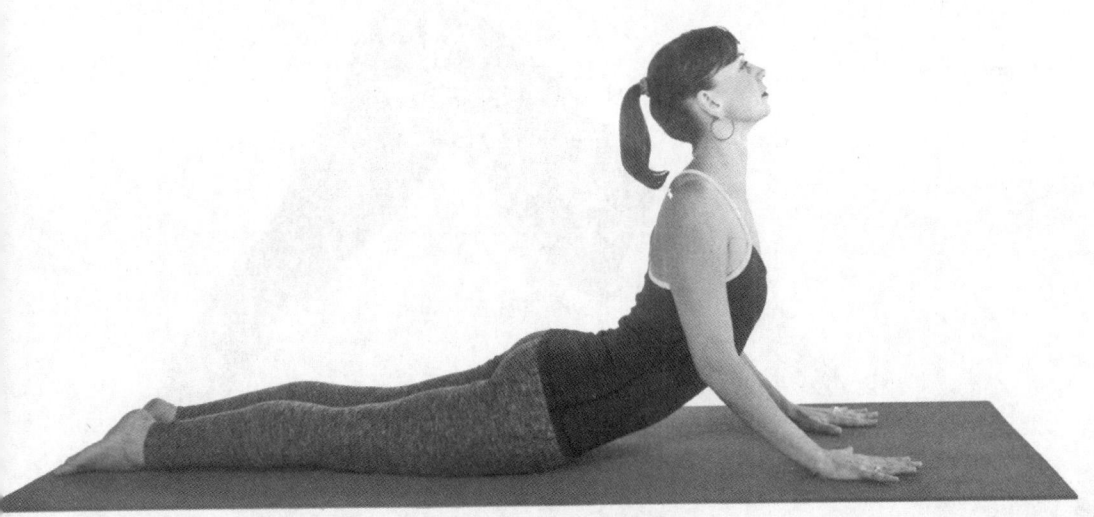

完整眼镜蛇式 ▲ 姿势 C

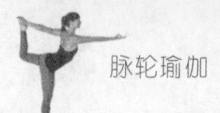

- 如果你伸直手臂时，无法保持肩部下垂，那手臂就弯曲一点，柔软这个体式。

- 手掌根拉向髋部，利用地板的阻力深化这个体式。

功效
- 让骨盆稳定。
- 打开心，澄澈心智。
- 增加脊柱的柔韧性。
- 刺激血液循环和淋巴系统。

避免或审慎运用
- 怀孕。
- 脊柱有伤。

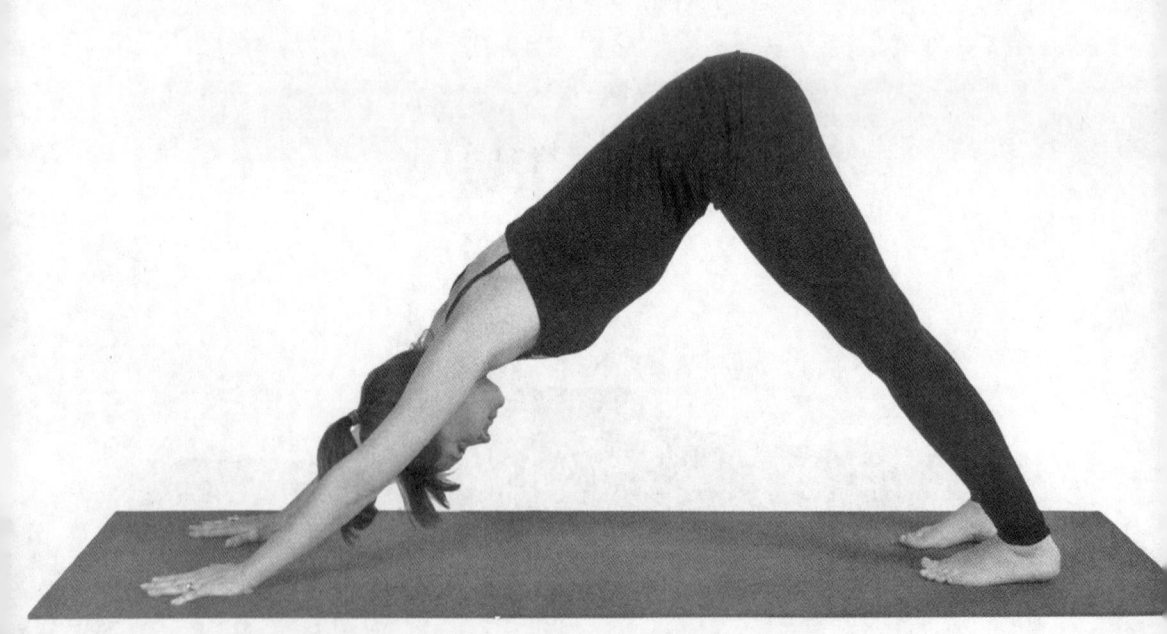

Adho Mukha Svanasana ▲ 下犬式

第一脉轮　海底轮　进入

Adho Mukha Svanasana 下犬式

　　早晨遛狗的人一天的开始是外出，走在土地上。在这个精粹的体式中，你的手臂和腿都会变成根。同时下压四肢的四个角，稳稳地与之抗衡，你也加强了躯干的四个角，双手和双脚稳稳地推向地面，你可以真实感受到向下推如何唤醒你向上。这个体式有利于平衡和整合上层与下层的脉轮，因为倒转把元气带到上层脉轮，同时通过腿和脚跟向下扎根，让下层脉轮接地。我经常称呼这个体式是"脸朝下上帝式"，想象神的智慧俯瞰大地，以慈悲守护这个星球。

1. 以台式开始。手掌稳稳地放在瑜伽垫上，手指张开，两食指互相平行，手腕横纹与瑜伽垫前缘平行。

2. 脚趾紧压瑜伽垫让腿用上力，脚和手推向地面。紧实你的肩胛骨，并向下拉。在抬高髋部之前感受四肢与地面的密合。

3. 从这样的密合中，抬高你的髋部直到你的身体形成三角形，地板是底边。

4. 你可能需要轮流弯曲和伸直你的膝关节数次，扭动身体调整出这个体式。

5. 双脚与髋部同宽，脚后跟压向瑜伽垫。不要担心脚跟是否能触地，可能需要好几年的练习，才能让你的脚跟完全放下来。

指导原则

- 双手和双脚更稳固地压向地面，仿佛你试着要从顶端到底部加长你的瑜伽垫，把重量平均分配给这个体式的四个角，也就是你的双手和双脚，借此赋予这个体式能量。留意这个扎根的动作如何赋予身体能量。

- **腿部**：肌肉抱向你的骨头，抬高膝盖骨。大腿前侧向后推，大腿内侧微微向后转，在骨盆底创造出比较大的空间，同时加宽骶骨后侧。

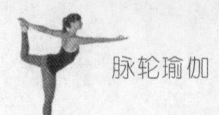

- **手臂**：拇指和食指之间的虎口包含了中医用来接地的一个穴位，把这个部位紧紧压在地上会让你的前臂微微向内转；同时向外转动你的上臂，打开肩部和胸部。从心伸展到你的手腕，并且从心伸展到你的骨盆，这样就能柔软你的心。
- 提防肩部过度弯曲。理想上，从髋部到手腕，应该是一直线。
- 试试看：弯曲和伸直你的膝关节，用脚趾站起来和放下脚后跟，以及弯曲和伸直你的手臂，体验这个体式的不同动力。

功效
- 让全身稳定。
- 创造核心力量，增加稳定性。
- 打开手臂和肩膀，伸展大腿后侧肌肉，放松髋部。
- 改善消化。
- 赋予身体能量。

避免或审慎运用
- 孕后期。
- 腕管综合征。
- 高血压。
- 头痛。

Uttanasana 站立前屈式

这是一个必要而基本的体式，应该成为任何练习的一部分。这个体式会延展身体整个后侧，尤其是双腿和下后侧，而且会按摩内脏，帮助肝、脾和肾排毒。这个体式让躯干自然放松，提升上背部的柔韧性，同时延展大腿后侧肌肉；也可以把血液带到头部，如果你常感觉头晕，这是个好用的体式。站立前屈式也是后弯式的良好平衡。对于过度和不足的第一脉轮，这个体式都是绝佳练习，因为它兼具打开和释放的功效。

1. 以山式开始，双脚与髋部同宽，相互平行。在双脚之间想象第一脉轮的象征符号，用你的脚形成正方形（参见52页）。双脚的四个角接地。

2. 向下伸展你的根部，向上抬高你的头顶，通过你的核心对齐天与地。

3. 身体向前屈成站立前屈式时，手臂张开置于身体两侧，保持脊柱伸长的状态（姿势 A）。

4. 理想上，你的双腿伸直，但是膝关节不要过度伸直或是紧绷。如果你的膝关节需要弯曲一点，经过一段时间的练习你可以和缓地把膝关节向后推，但是小心不要推得超过你身体的自然限度。

5. 吸气时慢慢起身，膝关节放松。

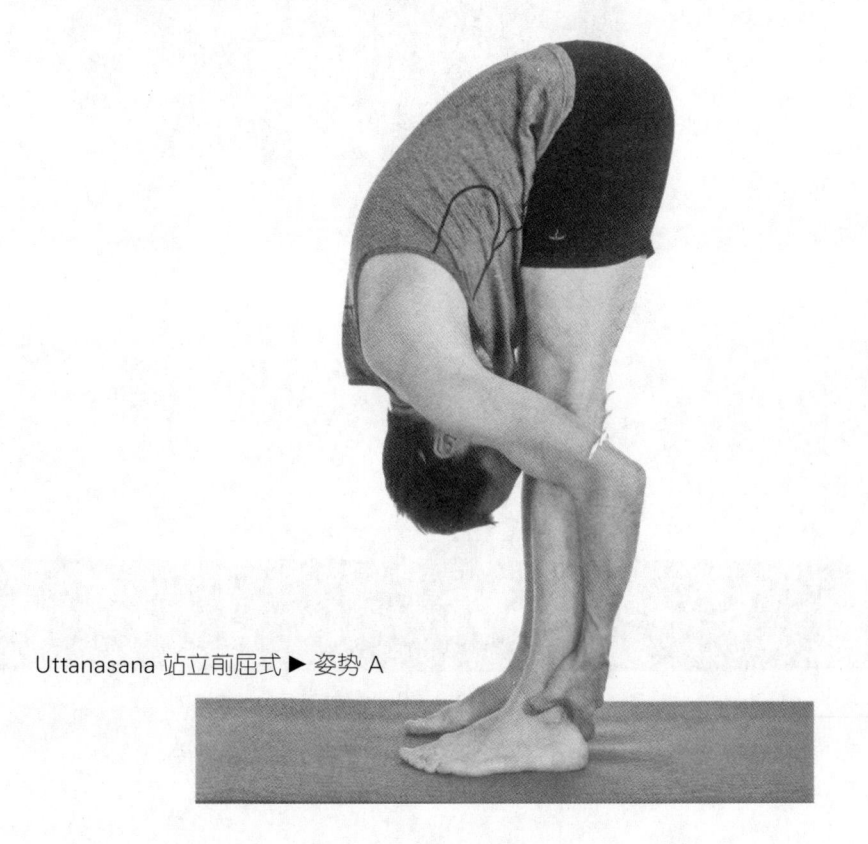

Uttanasana 站立前屈式 ▶ 姿势 A

指导原则

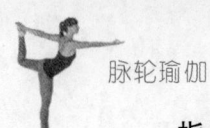

- 大腿内侧向后转，抬高坐骨时加宽骨盆底和骶骨后侧。

- 让你的双腿强壮如柱子，同时让你的躯干柔软，随顺自然。要达到顺其自然需要时间和呼吸，因此在这个体式停留久一点，让你的躯干逐渐松开。想象脊椎骨之间打开了空间。

变式

1. Ardha Uttanasana 半站立前屈式：身体抬高到背部平坦，手放在膝关节上，从海底轮伸展到顶轮（姿势B）。吸气，然后呼气，背部下垂。

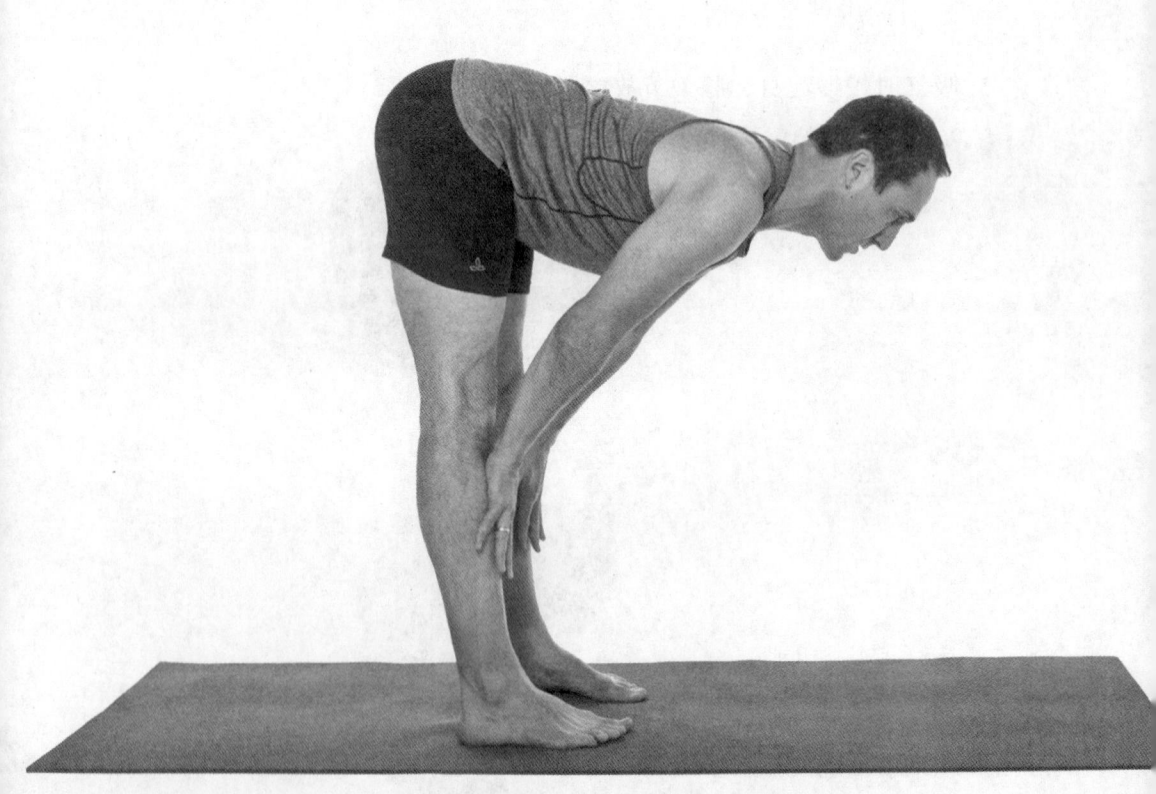

Ardha Uttanasana 半站立前屈式 ▲ 姿势 B

第一脉轮 海底轮 进入

2. 把手指放在双脚前半部下面（姿势C）。

3. 弯曲和伸直你的双腿，弯曲时吸气，伸直时呼气。

4. 把一只手放在地上的两脚之间，另一只手臂上举到空中（姿势D）。

5. 要达到比较深沉的放松，把手带到两肘处，左右摆动（姿势E）。

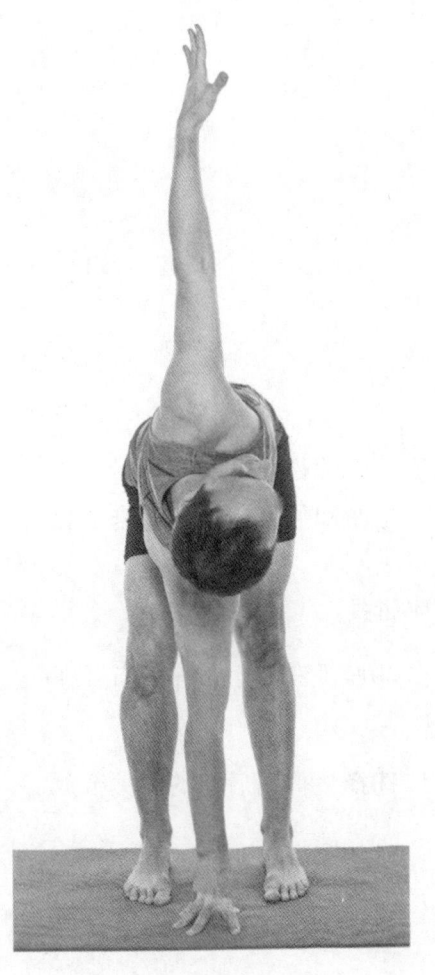

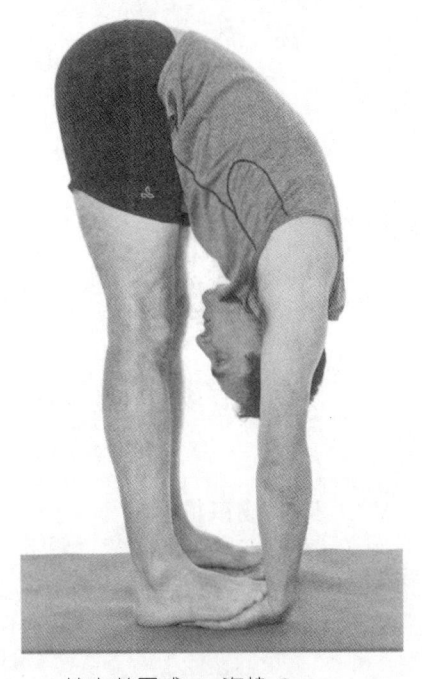

站立前屈式 ▲ 姿势 C

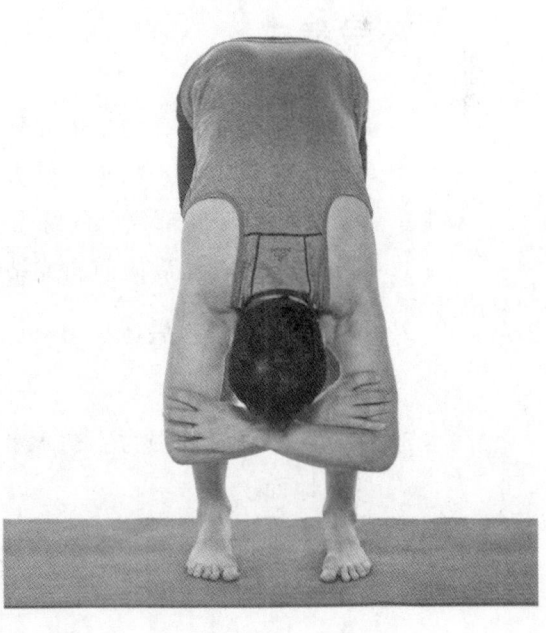

站立前屈式 ▲ 姿势 D

站立前屈式 ▲ 姿势 E

77

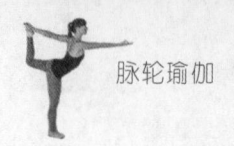

功效

- 延展大腿后侧肌肉和小腿肌肉。
- 打开髋部。
- 改善消化，舒缓月经。
- 松开背部的紧绷。
- 镇定神经系统。
- 冷却身体的过度发热。

避免或审慎运用

- 孕后期。
- 低血压（恢复站立时你可能会觉得头晕）。
- 下背部有伤。
- 大腿后侧肌肉拉伤。

高弓步式

弓步式增强腿部，有助于培养你在练习中的稳定性。保持弓步式是吸引大地能量进入第一脉轮的好方法。弯曲和伸直前脚几次来活化双腿，就像之前打开腿部气脉的练习。

1. 以山式开始，然后向前屈成站立前屈式。
2. 吸气时，左脚向后迈步约4英尺（120厘米左右），保持右膝在右脚踝正上方。
3. 保持后腿坚实而强力。初学者可以选择将他们后腿的膝关节放低到地面上。
4. 如下所述，移动成半神猴式，然后换另一侧重复这两个体式。

指导原则

- 保持你的双脚与髋部同宽。双脚压向地面，用力让两只脚互相靠近。感觉你的腿变得比较坚实。

- 肌肉抱紧骨头，让后腿变得挺直强壮。

- 用力将伸直那条腿的髋部微微向前拉，而弯曲腿的髋部微微向后拉。从后侧大腿的内侧抬高，大腿骨朝向腿后侧移动。

- 抬起你的眼睛直视前方，扩散躯干的四个角。

- 身体的中轴与垫子的中央对齐，从底部伸展到头顶。

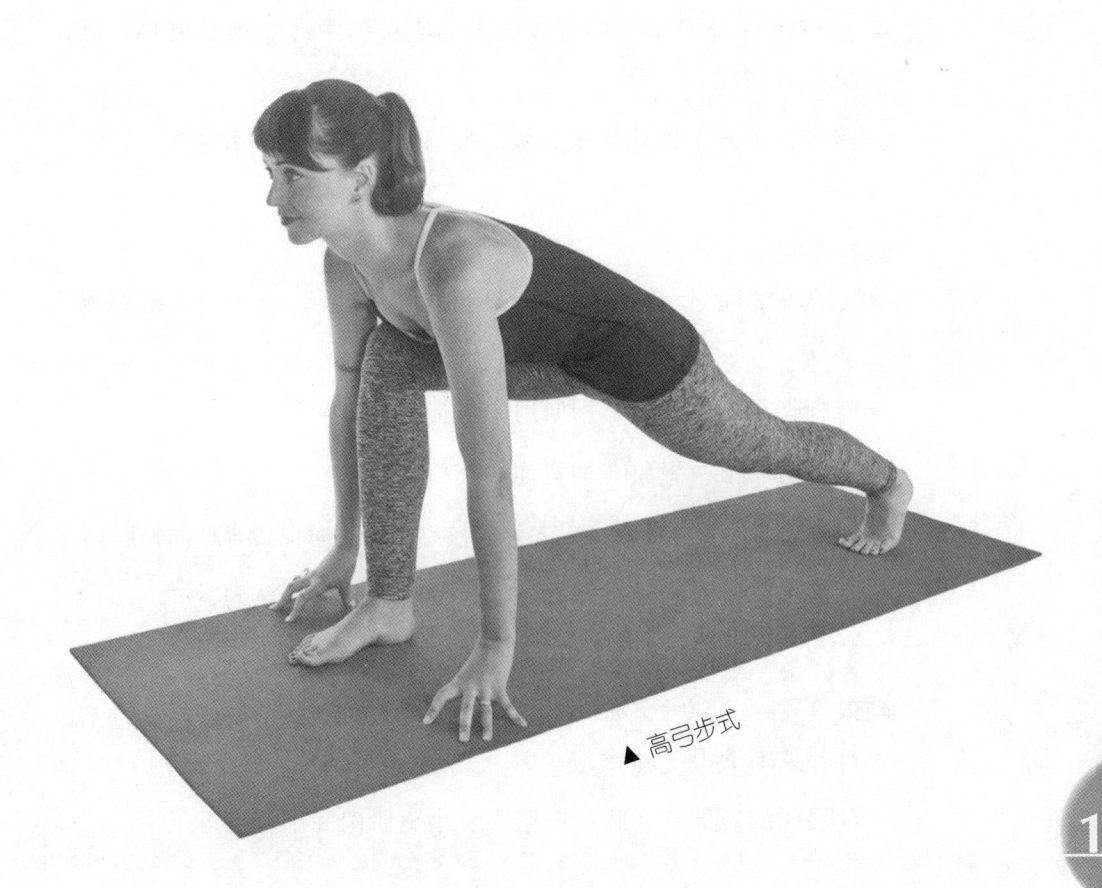

▶ 高弓步式

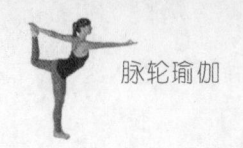

Ardha Hanumanasana 半神猴式

半神猴式有助于把根部从脊柱底部"拉出来",向下牵引到腿的后侧。这是让上层脉轮变得平实的方法,把它们带下来到腿上。当你向前屈时,尊崇带着你踏上旅程的双腿。

1. 从上述的高弓步式开始,放低你的左膝到地上。

2. 力量通过右腿的核心,把右腿推直。慢慢伸直右腿时,肌肉用力制造出阻力,把髋部带到后腿膝关节之上,手也跟着向后滑动。

3. 吸气时,伸展头顶远离底部,拉长脊柱。

4. 呼气时,延展位于伸直腿之上的躯干的中线。维持姿势,做几次深呼吸。

5. 吸气,抬起头恢复原来姿势。换另一侧重复相同程序。

指导原则

- 前脚的脚趾上抬。顺时针和逆时针旋转脚,放松和润滑脚踝关节。

- 前脚脚跟下压地板,用肌肉力量把前腿拉向髋臼。

- 尾骨向后推,想象在加宽你的髋部。

- 屈身之前向上伸展时,对齐你的核心。前屈时保持脊柱的长度。

- 初学者可以在髋部两侧各放一块瑜伽砖,辅助练习。

功效

- 打开紧缩的第一脉轮。

- 延展你的髋部、大腿后侧肌肉、小腿肌肉和下背部。

- 有益于"不宁腿综合征"。
- 润滑脚踝、脚趾和膝关节。
- 神猴式之前的良好热身。
- 镇定、抚慰和冷却。

避免或审慎运用
- 孕后期。
- 大腿后侧肌肉有伤。
- 髋部或下背部有伤。

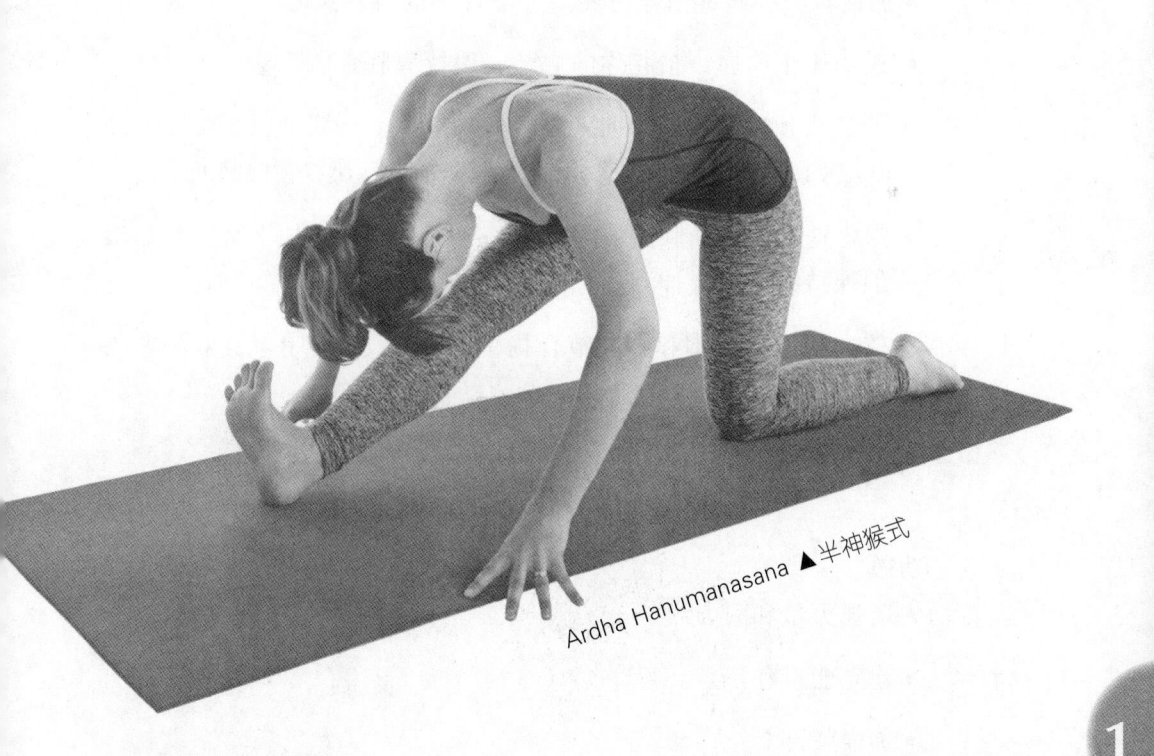

Ardha Hanumanasana ▲半神猴式

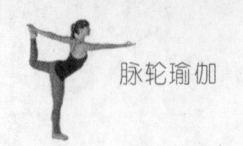

Utkatasana 幻椅式

这个体式有助于加强腿部，同时培养核心意识。把这个体式带进你的日常生活里，每一次你要坐下来时，先维持幻椅式一会儿！对于不足的第一脉轮，幻椅式是绝佳练习，因为能够培养出跟大地比较多的连接。

1. 双脚与髋部同宽。吸气时双脚向下和向外推，同时向上举起你的手臂过头。此时完整地呼吸一次，通过你的核心连接天与地。
2. 下一次吸气时，弯曲你的膝关节，尾骨向后推，抬高胸部，制造出脊柱微微的弧度（姿势A）。

指导原则

- 拥抱核心。腹部内缩时突出你下背部的自然弧度。
- 避免躯干前屈。抬起你的肩部，保持肩胛骨向下移动。
- 通过头顶伸长，眼睛向上凝视你的双手。让眼睛引导颈部的动作。如果颈部绷得太紧，那么只需向前看，维持在眼睛的高度。
- 深化这个体式，膝关节多弯曲一点，让髋部更加下沉，然而依旧保持躯干向上伸展。
- 较大的挑战：脚和膝关节合拢重复动作（姿势B），双手在头上方合掌，后三指交扣。
- 大腿之间夹一块瑜伽砖，增强拥抱核心的动作。

功效

- 增强力量和耐力。
- 建立能量和焦点。
- 加强腿部。
- 刺激消化和生殖系统。

第一脉轮　海底轮　进入

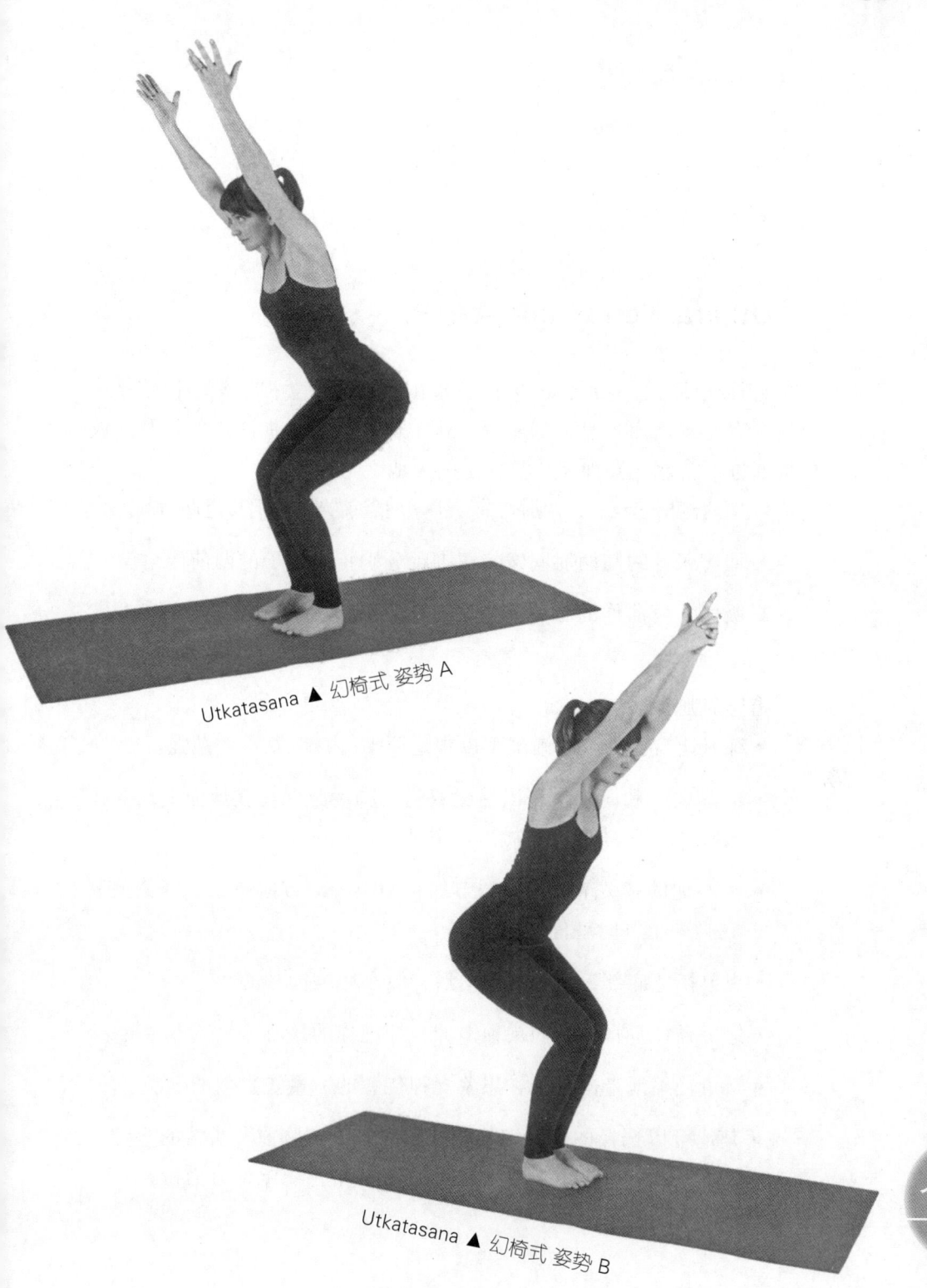

Utkatasana ▲ 幻椅式 姿势 A

Utkatasana ▲ 幻椅式 姿势 B

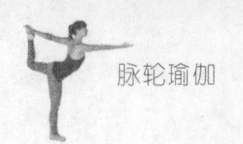

避免或审慎运用

- 低血压。

- 失眠。

- 膝关节有伤。

Utkata Konasana 女神式

男神往往与没有形体的灵性联系在一起，而女神通常是比较接近土地、有血有肉而且具体的实存。这个体式借由占据广大的根基，放低根部进入土地，女神完全掌握她的大地之力。

1. 向两侧抬起双手，两肘弯曲，手掌向着前方，两肘接近两肩高度。

2. 两脚张开约与两肘同宽，两脚趾分别指向垫子的两前侧角。

3. 吸气，弯曲你的膝关节，放低你的根部。

指导原则

- 练习让自己的大腿渐渐可以跟地面平行，但是不要勉强。

- 双脚向下和向外推压以活化双腿。脚后跟保持在地面上，双腿要张得够开才能轻松做出这个动作。

- 小心你的膝关节。让膝关节的移动跟脚的方向一致。当膝关节在脚踝上方时就停止移动。

- 想象拓宽底部，尾骨微微向后，收小腹缩向核心。

- 保持脊柱垂直，朝向头顶上伸，拥抱你的核心。

- 嘴角轻柔地带向耳朵，想象女神仁慈的力量流贯你的全身。

- 其他可以选择的手臂姿势是，双手合十在胸前（祈祷的手势）或是手臂高举过头。看看在哪个姿势中你感觉最有力量。

功效
- 加强腿部。
- 打开骨盆底。
- 建立能量、力量和信心。

避免或审慎运用
- 膝关节有伤。

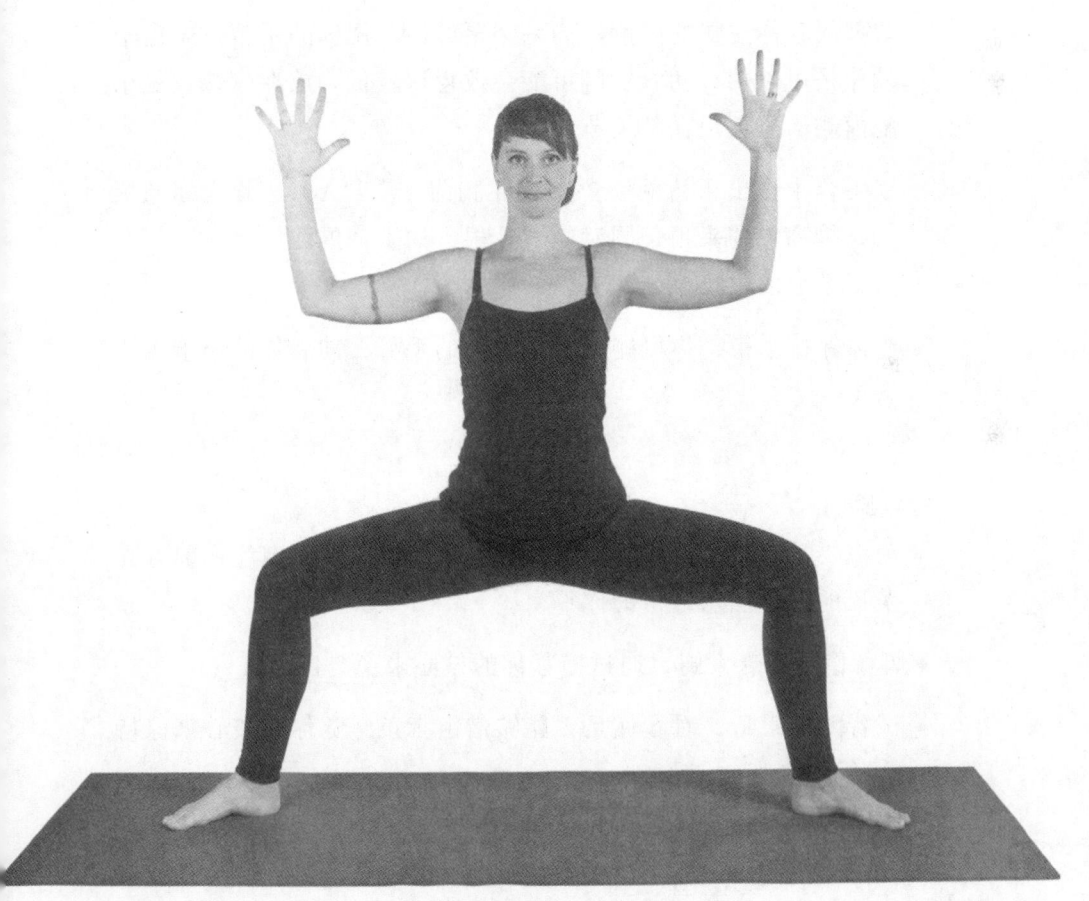

Utkata Konasana ▲ 女神式

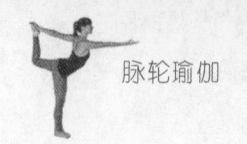

Vrksasana 树式

这是另外一个精粹的接地体式。树式邀请你扎根在自己的地面，让树干（躯干）坚实，同时向上伸出枝桠扩张自己。这个体式显示海底轮如何支撑你核心的坚实，以及上层脉轮的自由。

1. 从山式开始。站得高大挺直，找到你的核心，扎根在双腿上。想象站在第一脉轮的方形上（如52页所描述）。

2. 把重量转移到左腿上，同时抬起你的右脚，只要稍微离地。脚移动得比较远之前先稳固你的平衡。

3. 右脚顶着你左腿的内侧。如果必要的话，用你的手帮忙做这个动作是可以的。初学者脚可能会放得比较低，放在脚踝或是小腿内侧。避免顶在膝关节上。

4. 双手合十摆出祈祷的姿势，放在胸前（姿势A）。紧抱你的核心，抬高你的头顶，同时向下扎根，向下伸展你的尾骨，朝着脚下方形的中央。

5. 当你保持平稳，你可能希望举起你的手臂，伸展你的枝干（姿势B）。

指导原则

- 动作要慢，每个阶段都要保持你的平衡。眼睛固定注视前方几英尺的一个焦点，帮助你平衡。

- 脚稳稳地顶着大腿，通过抱紧你的核心来稳定自己。

- 试着闭上眼睛，看看你是否能够借由真正感觉你的核心来保持你的平衡。

- 变式：比较深地打开髋部。把右脚外侧放在左大腿顶端（姿势C），右膝关节指向地面。

功效

- 培养平衡和焦点。
- 巩固接地和自立。
- 加强脚、脚踝、小腿和大腿。
- 矫正扁平足。
- 增强对核心的觉察。

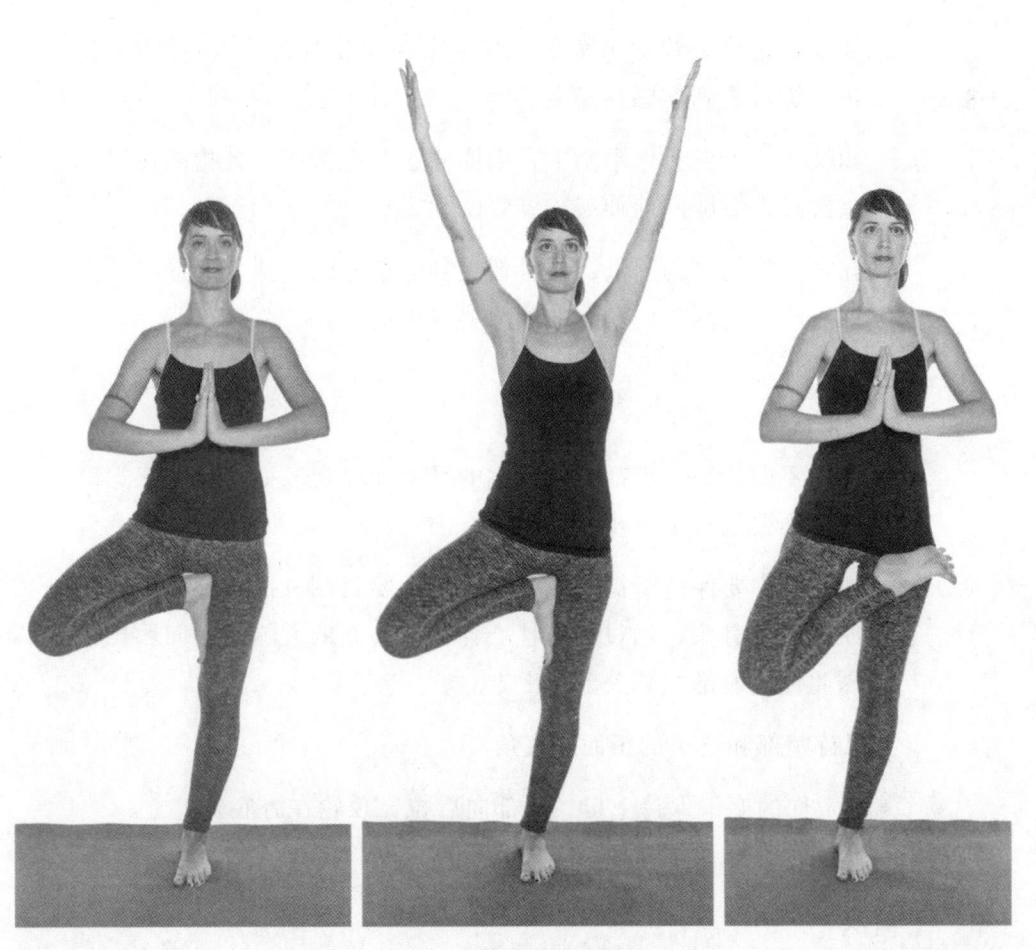

Vrksasana ▲ 树式

姿势 A / 姿势 B / 姿势 C

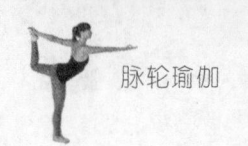

Utthita Hasta Padangusthasana
单腿站立手抓大脚趾式

这是平衡的体式，需要扎根在站立的腿上，同时抱紧核心。这个体式可以分阶段练习，掌握了一个姿势之后再进到下一个姿势。缓慢且小心地做动作。一旦你开始放掉这个体式，放下腿比恢复姿势更容易保持平衡。

1. 以山式开始，接近你的核心。弯曲右膝，手指交握放在膝关节下方，把右腿带向胸部（姿势A）。保持你的平衡和稳定。

2. 如果在这个姿势你平衡了，双手交握放在右脚下（姿势B）。再三练习直到你感觉稳定。

3. 如果在这个姿势你平衡了，用同侧手的大拇指和食指圈住你的大脚趾，右腿向前伸展（姿势C）。

4. 扎根在你站立的腿上，并且伸展到你举起的右腿，慢慢移动你的右脚，把腿举向身体右侧（姿势D）。

指导原则

- 动作要慢，每一步都要确保你的平衡和稳定。如果没有感觉稳定，不要进行下一步。

- 站立的脚要保持坚挺，但是膝关节不要紧绷。抬高膝盖骨，把肌肉带向骨头，通过腿的核心伸展。站立的大腿前侧向后拉，因此你的髋部在膝关节正上方。

- 保持髋部和垫子的正面成直角。

- 确定你的躯干保持上挺，肩部向后拉，顶轮在海底轮上方。

功效

- 改善平衡。

- 加强腿部和脚的所有部位。

- 延展大腿后侧肌肉。

- 建立专注、稳定和焦点。

- 增强对核心的觉察。

避免或审慎运用

- 疝气。

- 膝关节、脚踝或髋部有伤。

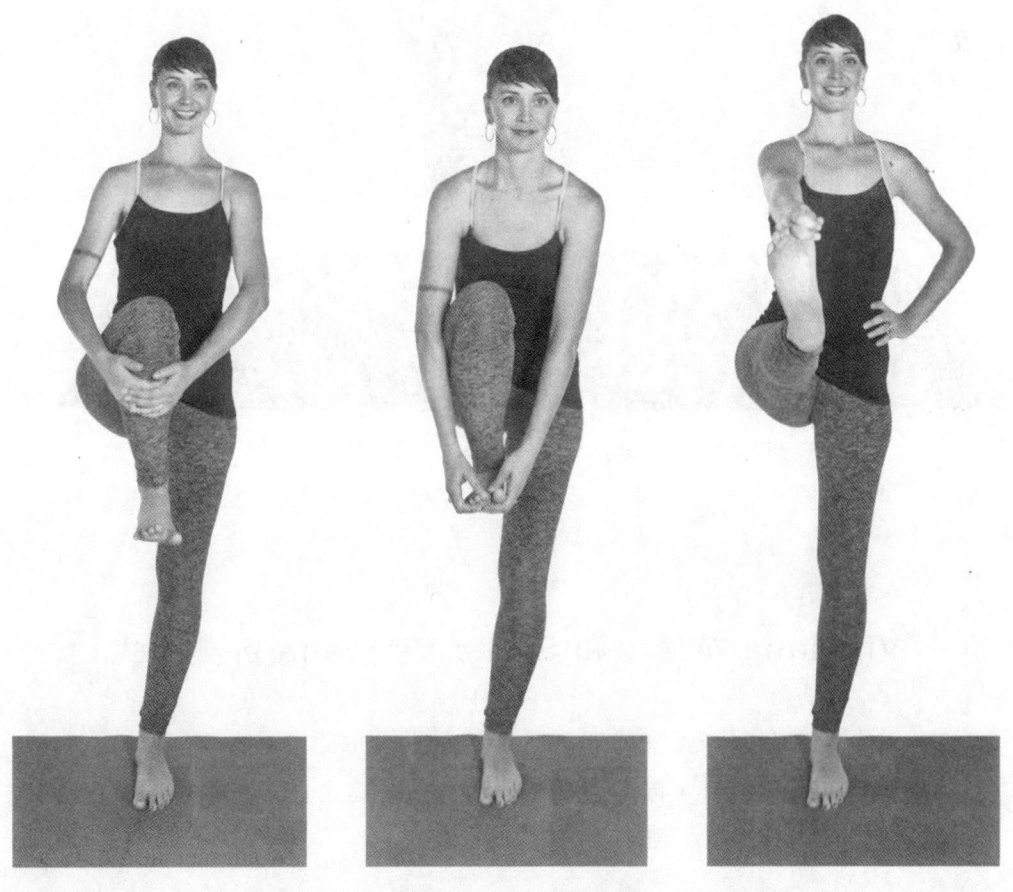

Utthita Hasta Padangusthasana ▲ 单腿站立手抓大脚趾式
姿势 A / 姿势 B / 姿势 C

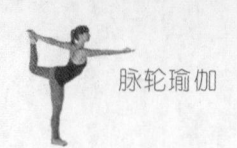

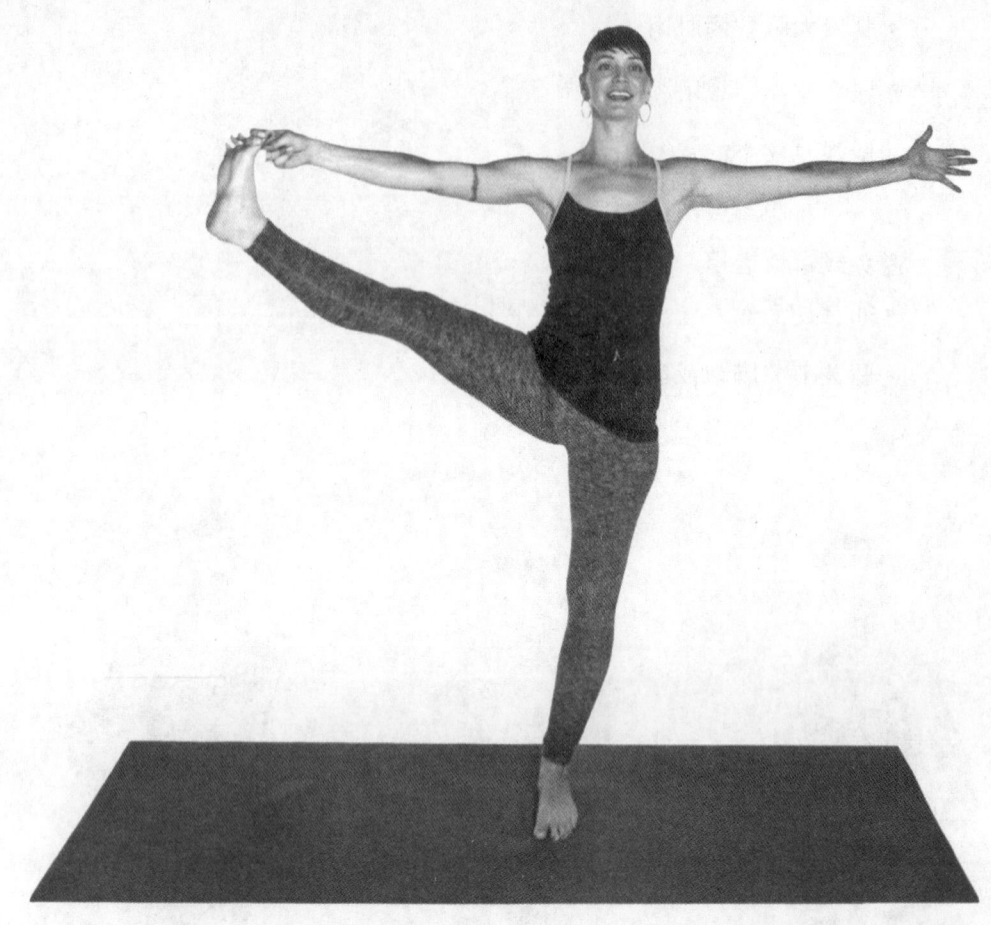

Utthita Hasta Padangusthasana ▲ 单腿站立手抓大脚趾式姿势 D

Virasana 英雄坐和 Supta Virasana 卧英雄式

这个体式会好好延展股四头肌和髋屈肌，并且打开腹股沟区域，刺激脊柱的根部。对于锻炼腿部的所有练习，这个体式是很好的反向延展，同时让身体沉入地心引力。

第一脉轮 海底轮 进入

1. 以跪姿开始，两膝与髋部同宽。两脚张开比两膝稍宽。
2. 用你的双手把小腿肚稍微向外转，朝向两侧。
3. 朝地板放低你的臀部，把臀部滑进两脚后跟之间。脚尖笔直向后，脚跟刚好在髋部外侧（英雄坐）。
4. 如果在这个姿势你感觉舒服，膝关节不会绷紧，那么把双手放到身后，放低你的双肘，慢慢把你的背放低到地板上。
5. 如果你可以舒服地躺下，试看双手高举过头，抱住另一侧的肘部（卧英雄式）。
6. 要离开这个体式，由心带领，首先用你的双肘，然后用你的手来支撑，头最后起来。

指导原则

- 你可以在臀部下面垫块瑜伽砖或是垫枕，作为额外的支撑，把你的髋部抬高一点。
- 膝盖骨朝地面下推，同时尾骨指向你的膝关节。
- 避免让膝关节张得比髋部宽，这样可能会绷紧髋部和下背部。
- 这是一个中级体式，不要期待立即的成效。

功效

- 刺激尾骨。
- 延展股四头肌和腰肌。
- 打开下背部。

避免或审慎运用

- 膝关节、脚踝或髋部有伤——避免任何疼痛。

91

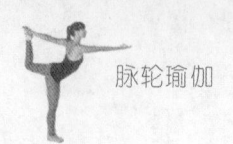

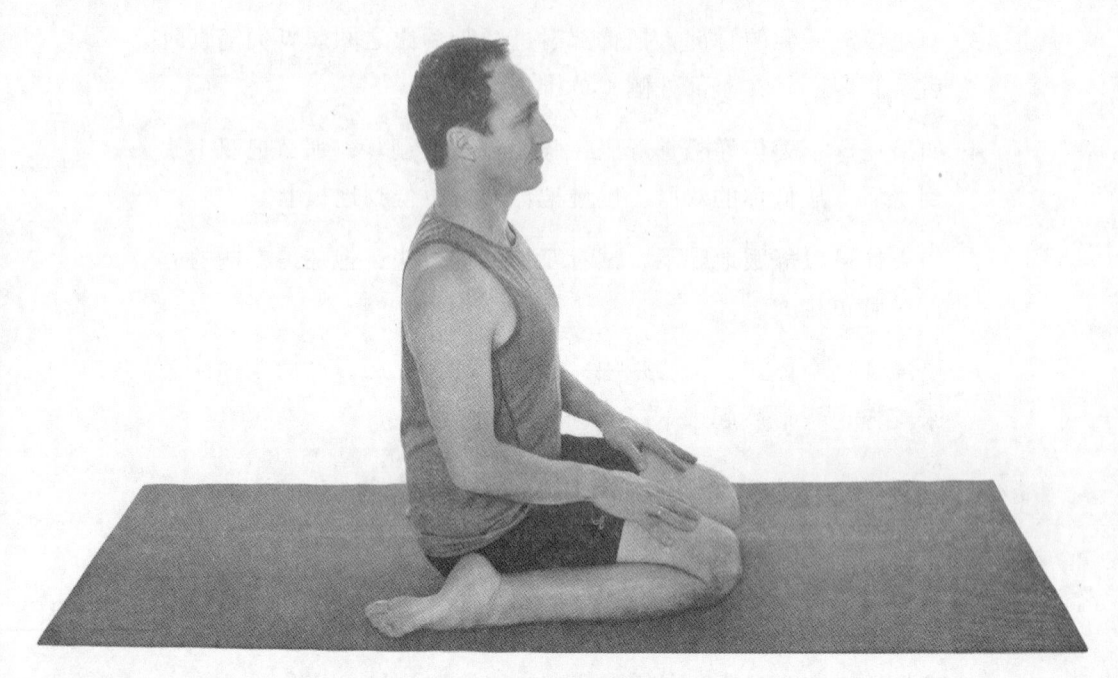

Virasana ▲ 英雄坐

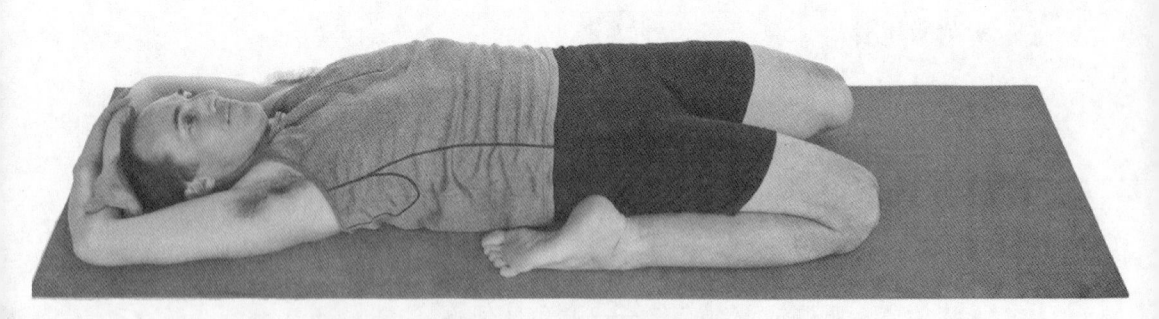

Supta Virasana ▲ 卧英雄式

Siddhasana 至善坐

植物要生长，根部必须获得滋养。像抱婴儿一样环抱你的腿是滋养自己的好方法，重视腿的下半部，同时打开你的髋部。

1. 轻松地盘腿坐好。

2. 双手抓住右腿的脚和膝部，左小腿保持在盘腿的姿势。

3. 右小腿上举朝向胸部，让右膝滑入右肘的内弯里，右脚在左肘的内弯。如果可能，沿着小腿手指交握（姿势A）。

4. 躯干的四个角向后推。

5. 轻柔地来回摇晃小腿，仿佛在摇小婴儿，慢慢让腿接近你的躯干。

6. 换另一条腿重复动作。

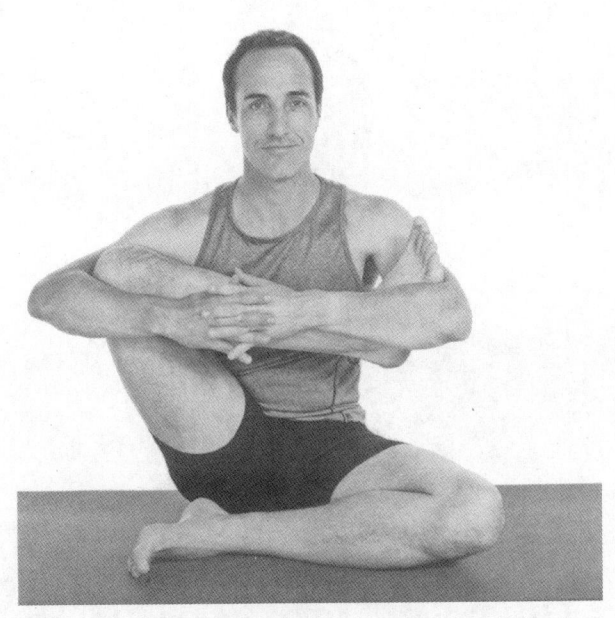

Siddhasana ▲ 至善坐 姿势A

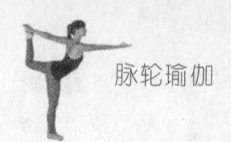

指导原则

- 这个体式比较初阶的动作是，两只手都托在小腿下面（姿势B）。
- 小心脊柱不要成圆弧形；保持脊柱挺直和伸展。尾骨朝地面下推。
- 轻柔地对待你的腿，就像你对待婴儿一样。
- 保持你抬起来的脚掌勾起、强壮和投入。

功效

- 打开髋部。
- 改善消化。
- 刺激结肠、肝脏和肾脏。

避免或审慎运用

- 膝关节或髋部有伤。

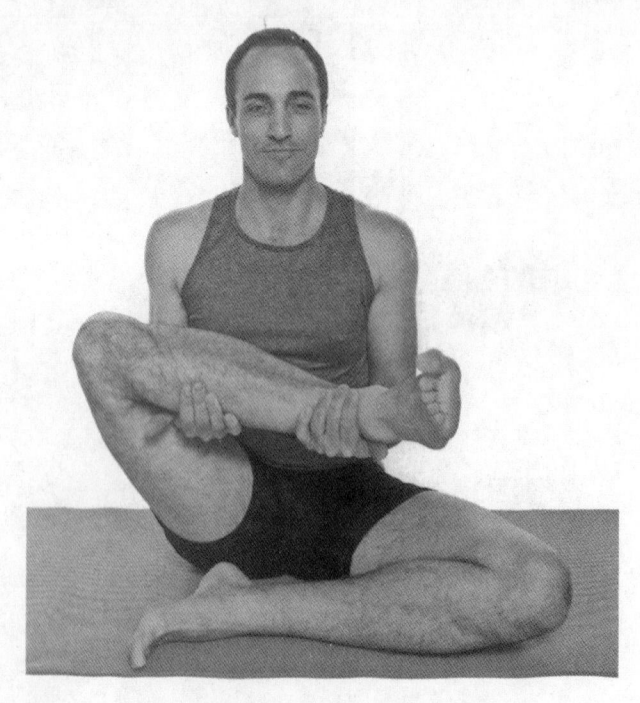

Siddhasana ▲ 至善坐 姿势 B

Janu Sirsasana 头触膝前屈式

下面介绍的两个体式能延长整个脊柱，把你的根部向下"拉到"腿的背面，同时温柔地按摩内脏。在你的练习将近结束进行摊尸式之前，用这两个体式让自己冷静下来。对于过度活跃的第一脉轮这是很好的体式，学习顺其自然和信任大地。

1. 以手杖式坐好。两腿的后侧稳稳地压在地板上，朝后伸展你的尾骨，脊柱向上朝着头顶伸展。如果在这个姿势中你无法保持脊柱的自然弧度，用折叠的毯子垫高你的臀部。
2. 弯曲左膝，把左脚拉向你的会阴部，左脚掌顶着右大腿内侧。
3. 吸气，手臂向上举高，右脚勾起，伸展右脚一直到脚后跟。向上拉长你的脊柱。
4. 呼气，同时身体向前屈至你的右腿之上，保持脊柱拉长，避免背部成圆弧形。
5. 手伸向你的脚趾，双手扣紧放在脚掌下。如果你的柔韧性不够，够不到脚趾，那就把你的手放在你可以舒服够到的地方，你的脚踝、小腿、膝关节或是右腿两侧的地面上。
6. 在这里休息一下，做几次深沉而完整的呼吸，每一次呼气时身体就松开多一点，往前推进一点。
7. 要离开这个体式，吸气的同时抬起头，等你回到坐姿之后，按摩你的腿。
8. 换另一条腿重复动作。

指导原则

- 初学者或是大腿后侧肌肉（腿筋）很紧的人，或许会希望使用一条带子套在脚上。
- 你的身体中线要对齐伸展的腿的核心。

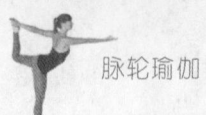

- 两肘张开以深化这个体式，把额头带到你的膝关节或小腿。尾骨向身后推。
- 保持脊柱拉长是比较好的，即使这意味着你的额头无法放到你的腿上。

功效
- 延展大腿后侧肌肉，伸展脊柱。
- 改善消化，因为按摩了腹部器官。
- 刺激肝脏和肾脏。
- 冷却和镇静。
- 打开髋部。
- 打开大腿根部的底线。

避免或审慎运用
- 膝关节有伤。
- 腹泻。

Janu Sirsasana ▲ 头触膝前屈式

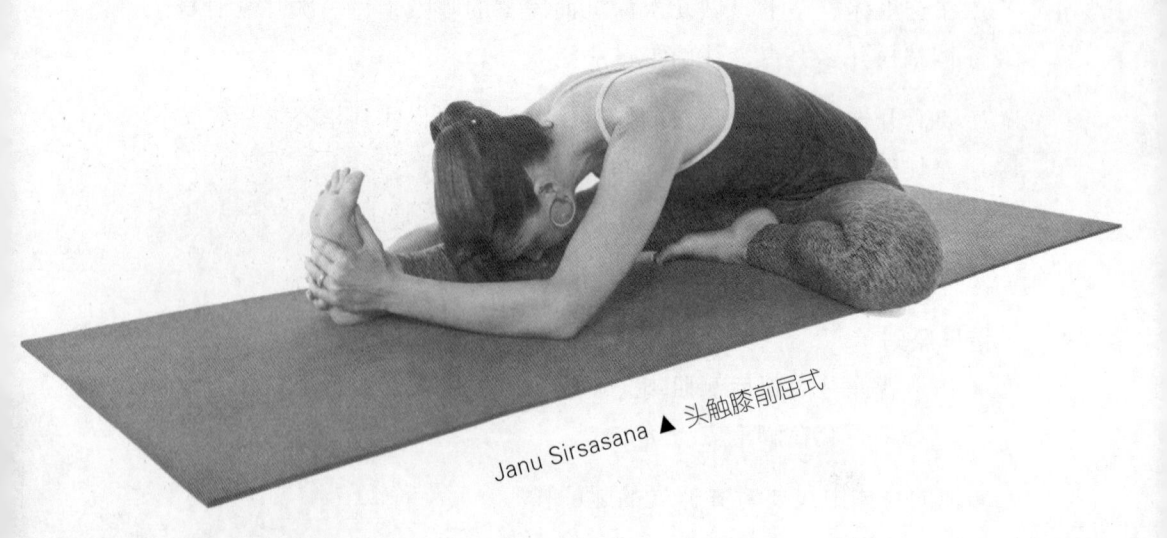

Paschimottanasana 坐立前屈式

1. 如上以手杖式开始，双腿前伸，如果需要，以折叠的毯子调整臀部的高度。

2. 勾起你的脚，通过双腿的核心伸展双腿，一直到脚后跟，将膝关节内侧推向地面。大腿上部微微向内转，不妨用你的双手帮忙。

3. 把尾骨朝身后推，身体中线朝你的头顶上引。

4. 吸气，同时双手高举过头，抬高你的肋骨，肩胛骨向下拉。

5. 保持双手上举，呼气时向前屈至两腿之上。如果这个动作会绷紧你的背，把手臂靠在膝关节上，向前屈时，让手臂跟着向前滑向你的脚。

6. 手抓住脚趾，或者双手交握放在脚掌下。如果做不到，抓住任何你可以到达的部位，你的脚趾、脚踝、小腿或膝部。先找出你最远可到达的地方，然后看看你的手自然落下的地方。

指导原则

- 两肘向外弯，胸部向前移动。
- 伸长脊柱，而不是让脊柱在腿上成圆弧形。
- 大腿内侧朝地板下推，加宽大腿骨之间的空间。
- 不要超过你的极限而导致疼痛。每一次呼气时，身体再多松开一点，往前推进一点。
- 维持一分钟或久一点，不抵抗地臣服于这个体式。

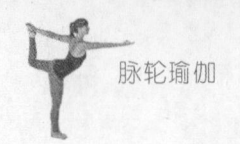

功效

- 伸长整个脊柱。

- 延展大腿后侧肌肉。

- 增进髋部的柔韧性。

- 冷却和镇静。

- 打开大腿根部的底线。

避免或审慎运用

- 背部有伤。

- 孕后期。

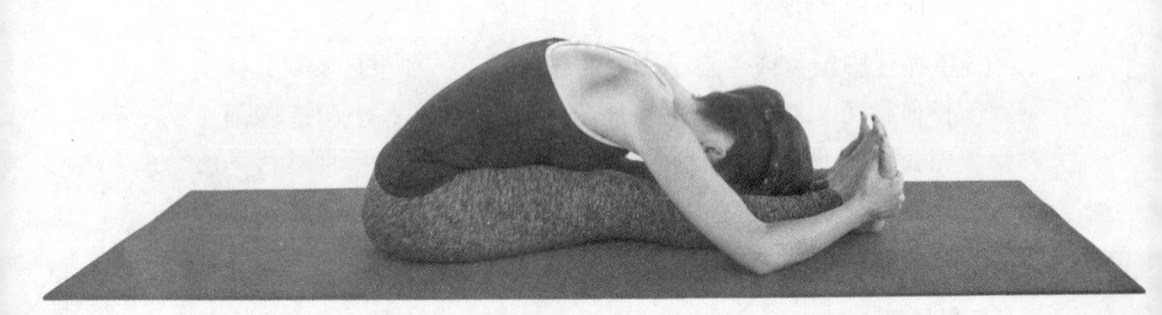

Paschimottanasana ▲ 坐立前屈式

Balasana 婴儿式

这是你可以做到的最接地的体式之一。练习当中如果你感觉累了需要休息,或者你觉得因为能量太多而神经过敏,只要让自己回到这个简单的体式,类似出生前你在子宫内被安全环抱的姿势。

1. 脚后跟稍微向外侧,两膝分开12~18英寸(30~45厘米),臀部放在脚底上。

2. 向上举起你的手臂,伸向天空,吸气时伸展你的脊柱。

3. 向前屈越过你的腿部时，从脊柱底部到头顶身体继续拉长。

4. 你可以选择向前伸长手臂（姿势A）、把手放在身体两侧，或者双手交叠成枕头放在额头下。

指导原则

- 这应该是一个舒服的休息体式。如果有困难，不妨用枕头或毯子放在膝关节后面或是额头下，或者以Apanasana下行气式（见57页）代替。

- 深沉地安定下来，让自己的呼吸变得缓慢。想象你成为单纯的婴儿，你所要做的就只是存在。

- 如果你伸长手臂时肩部会夹紧，加宽双手之间的距离，直到你舒服。

- 要让这个体式更加放松安歇，把两膝打开一点，在胸部下面放个垫枕（姿势B）。

功效

- 促进消化，按摩腹部器官。

- 镇定和安宁神经系统。

- 让身体从练习中冷却下来。

- 跟自我产生深沉的连接。

避免或审慎运用

- 孕后期。

- 膝关节、脚踝或髋部有伤。

脉轮瑜伽

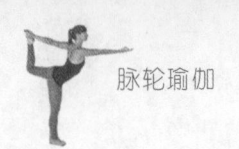

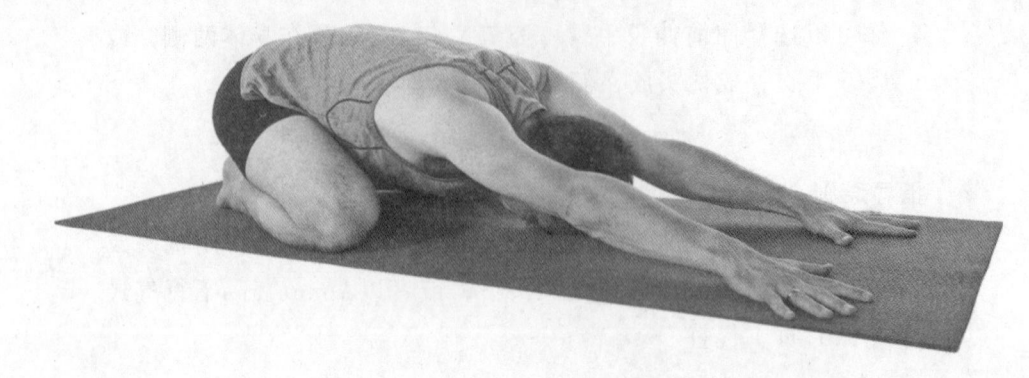

Balasana ▲ 婴儿式 姿势 A

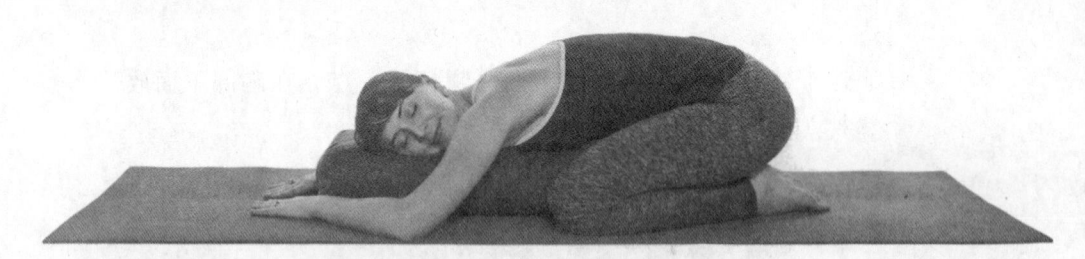

Balasana ▲ 辅助婴儿式 姿势 B

Savasana 摊尸式

几乎所有练习都应该结束于摊尸式，而对于海底轮而言尤其是不易的真理。在这个体式中，你会完全臣服于重力，静止不动，沉浸在大地里面，感觉身体下面坚实的支撑。

1. 躺在你的瑜伽垫上，从头到脚把身体聚集于中心。

2. 朝着脚向下伸展你的尾骨。

3. 手臂和腿对称地放在身体两边，手掌向上。

4. 头放在躯干正中央，拉长颈部后侧。

5. 肩胛骨转向你的身体下面，因此你的两肩朝着你的脚向下移动。

指导原则
- 放松自己进入深沉的臣服，然而保持清醒和警觉。
- 跟随身体里面坚实的线条，感觉身体的边缘和重量。
- 感觉地面是如何完美地支撑你。
- 感谢你的身体，那是带着你生活和修习的载具。
- 让你的身体休息，接受来自大地的滋养。

功效
- 给予身体深沉的休息。
- 让身体整合你的练习。
- 促进臣服和接受。

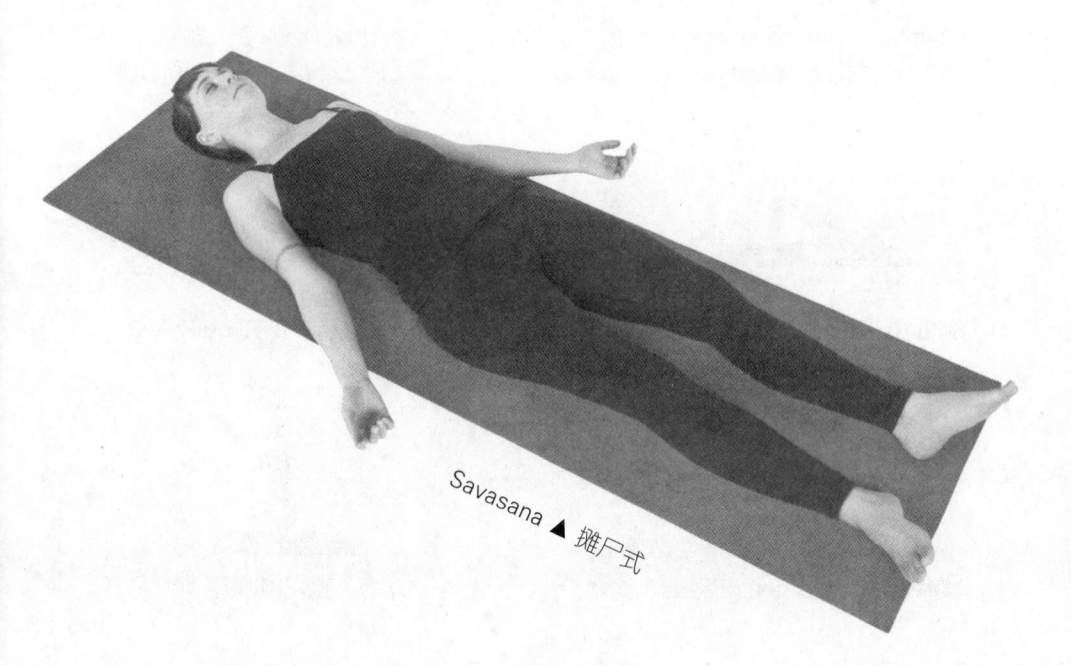

Savasana ▲ 摊尸式

脉轮瑜伽

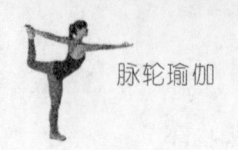

第一脉轮的体式串连

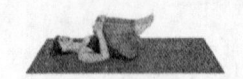

Apanasana 下行气式

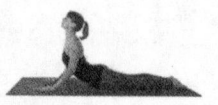

Bhujangasana 眼镜蛇式

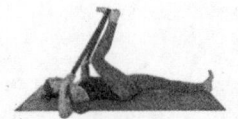

打开腿部的气脉

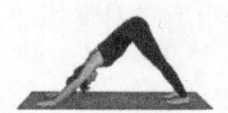

Adho Mukha Svanasana 下犬式

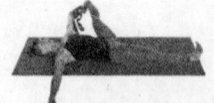

Supta Padangusthasana
仰卧手抓大脚趾式

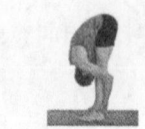

Uttanasana 站立前屈式

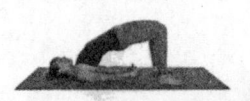

Setu Bandha Sarvangasana 桥式

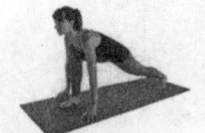

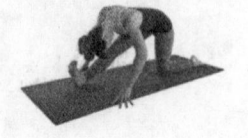

高弓步式和半神猴式

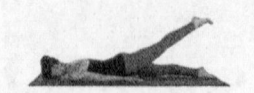

Salabhasana 蝗虫和半蝗虫式

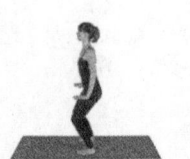

基本生物能接地

第一脉轮 海底轮 进入

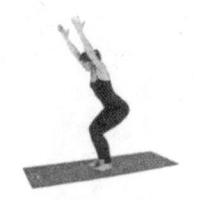

Utkatasana 幻椅式

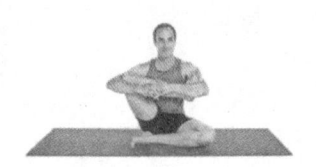

Siddhasana 至善坐

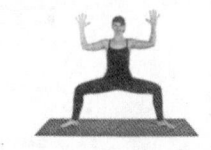

Utkata Konasana 女神式

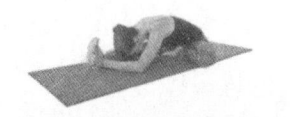

Janu Sirsasana 头触膝前屈式

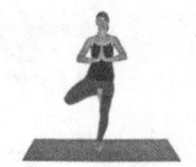

Vrksasana 树式

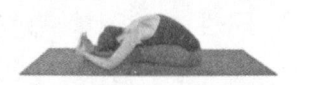

Paschimottanasana 坐立前屈式

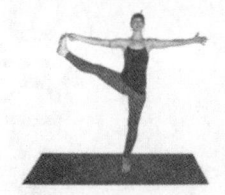

Utthita Hasta Padangusthasana
单腿站立手抓大脚趾式

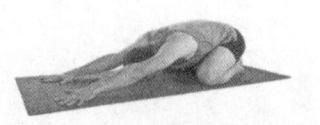

Balasana 婴儿式

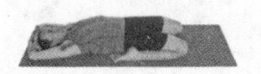

Supta Virasana 卧英雄式

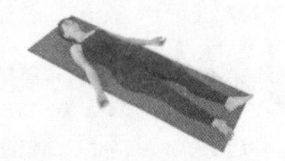

Savasana 摊尸式

103

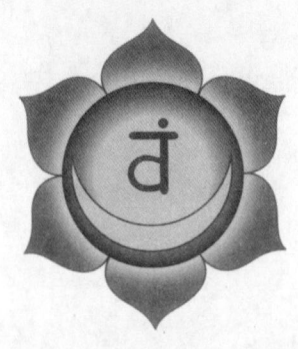

Svadhisthana 本我轮
自己的宫殿

第二脉轮 chakra two

元素	水
原则	两极对立
目的	运行、流动、扩展、愉悦
属性	流动、感受、善变、柔顺、愉悦
身体部位	髋部、骶骨、腹部、性器官、大腿内侧、膝关节
练习	打开和拓宽髋部、接听感觉和感受作为引导、整体的动作、顺应两极对立的运作
行动	大腿向内转；平衡两极对立，尤其是扩展／收缩、向下扎根／向上高举；向流动、玩笑和嬉戏开放
体式	打开髋部的体式、前屈、横叉竖叉
男性	伸展、追寻、穿透、净化、维持
女性	感受、接受、吸引、滋养、热情
不足	严苛、僵硬、枯燥、麻木
过度	泛滥、潮湿、懒散、陷溺
平衡	饱满然而克制、优雅的动作

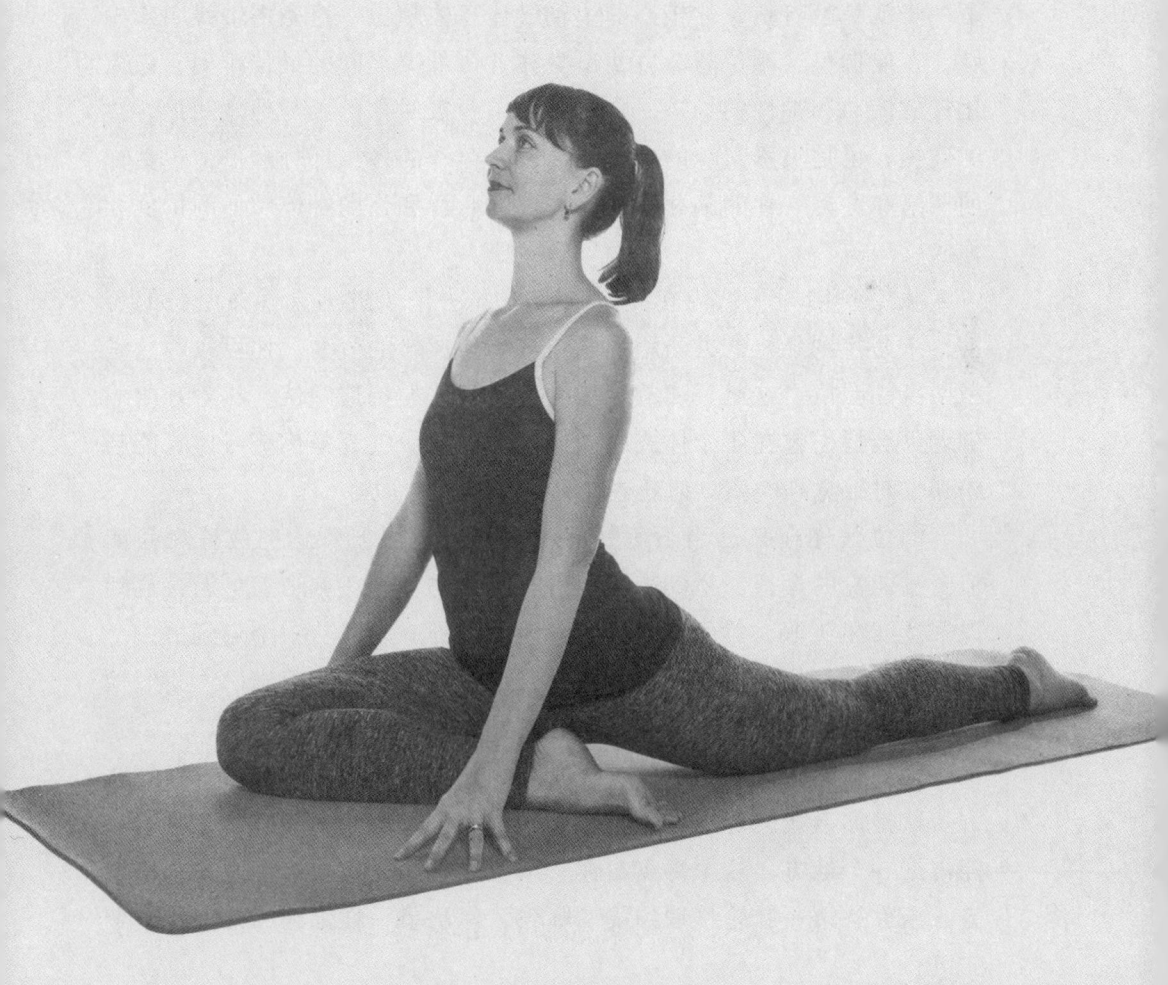

顺位

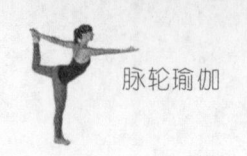

> 重点并不是在瑜伽体式中你可以做到什么样的程度,而是你在做体式时感受有多么深刻。
>
> ——艾诺蒂·朱迪斯

一旦你进入身体的殿堂,而且在第一脉轮里建立好你的根基,下一步就是沿着贯穿你核心的中轴线让身体顺位。这条中轴线叫作中脉。在瑜伽里,顺位意味着找出身体各个部位之间的最佳排列,极大化气的流动和神性的加持。你的中脉是两极对立的天与地之间最直接的连接,也是负责组织的中央管道,让存有的各个部分顺位,包括你的情绪和意志、你的脑和你的心、你的心智和你的身体、你的价值和你的行动。

脉轮瑜伽寻求从内在界定顺位,方法是通过感觉气在全身的流动,于是找到最好的方法增强气在核心与脉轮的流动。你可以称这是精微身的顺位。这是灵魂的神圣构造与身体的构造顺位。尽管好的瑜伽老师会指引你在各个体式中如何顺位,顺位终究是你练习体式能轻松到位时感觉到的事。请开放自己接受体式的加持。

顺位是你在自己当下所处的位置,以及想要到达的位置之间如何安排能量的运行。举例来说,搭车旅行时,你在旅途上可能会遇到许多迂回和转弯,然而你可以看着地图,画一条线从一个点到另一个点。开车时,你会沿着带你抵达目的地的道路和公路前进。让我们检视一下从第一脉轮移动到第二脉轮将会如何开展。

第一个脉轮代表一个点。这个点是你的根基,你的身体占据的地方。这是你自我的奇点(奇异点),因为你只有一个身体,同时间只能占据一个地方。这个奇点给你一个位置,那是在地球上的一小块地方。当你从第一脉轮移动到第二脉轮,你从单一性走到二元性,一个点到两个点。两个点就界定了一条线。

顺位将你的身体导向一条线，或者有时候是好几条线。当你以基本的站立体式（如山式）挺直站立时，你对准的是贯穿你的核心的中央垂直线。你让自己的肉体和精微能量沿着那条线对称排列，平衡左和右、前与后。借由在你的瑜伽垫上画线，无论是实际的线还是想象的线，在你向前弯腰，或是向后迈步成弓箭步时，你可以将自己的核心与瑜伽垫上的中央线对齐。进行比较复杂的体式时，例如三角式，有几条线要考虑，一条线通过两条腿，另一条线从底部到头顶，还有一条线穿行过心脏通过手臂。

尽管理论很简单，但核心的顺位不一定能轻松做到。脉轮中的阻塞会把我们带离核心，将能量卡死在繁复的防御之中。这些阻塞之后会显现在身体上，造成肌肉紧绷、僵硬，结缔组织缩短、过重、疼痛或者长期的能量紧缩。外在生活里，脉轮的阻塞显现为防御或分心的行为，以不健康的方式转移能量，因此可能导致我们的焦虑或疲惫。

善用两极对立的原则

正如同一条线有两个点，指涉了移动，数字"二"蕴含着两极对立。就是在这个脉轮你从身体的单一性移动到自我与他人、心与身、上与下、扩张与收缩、内与外的二元性，以及你会看到列在下面表格两极对立的其他属性。

两极对立可以朝着彼此移动，例如，右手掌按压左手掌，或者两只手掌分开；把手臂向外张开，让左手和右手的指尖彼此离开。同样的，一条线可以把两样东西连接在一起，也可以界定分隔，例如在沙地上画一条线。

在瑜伽里，我们有意识地运用两极对立的原则来导引气的流动。向下扎根到你的脚跟时，你也向上伸展指尖越过头顶，于是创造出一条能量线，在你身体较高和较低的两极之间流动。你抱向你的核心，并且向外伸展你的手臂，这种同步的收缩和扩张让两种表现形式的动能都变得比较强。善用两极对立同时保持你的核心是第二脉轮的主要任务之一。即使那是拓展你的局限，这样的行动带你更深入感知自己的核心。你的核心感越强,就越容易拓展。我们在第一章见识过如何通过扩张与收缩的结合来打开你手上的脉轮。下面的表显示一些两极对立的属性,瑜伽拥抱这些属性帮助能量运行全身。要拓展你的瑜伽修习,就要在体式中找到对立的两极;找到努力和臣服、抑制和自由。如果你要为一堂课或是你自己的练习规划一系列体式,试着拥抱两极对立的平衡。

向下扎根/向上升高	抑制/自由
左/右、前/后	扩展/收缩
意志/臣服	内/外
心/身	保持/释放
认知/感受	活动/休息、动/静
领导/追随	创造/消融
表达/接受	满/空
行动/阻力	男性/女性

你甚至可以说,是两极对立促成脉轮的旋转,因为往上和向下的气流经由左脉和右脉交叉通过脉轮,让脉轮像齿轮那样循着相反的方向旋转(如右页图所示)。借由修炼往上和向下的气流,你事实上是让比较多的能量通过脉轮。当一个脉轮扩张时,它的运行有助于在它之上或之下的脉轮运行。

谭崔:两极对立的瑜伽

脉轮系统是在瑜伽哲学的谭崔时期崛起的,大约是公元500—1000年。这是印度许多哲学交融为一体的时期。尽管西方人错误地把谭崔看成主要是关于性爱的修炼,事实上那是关于如何统一自我之中原型的两极对立,并且拥抱更大的脉络。谭崔拥抱的是如何将存在之中原型的两极对立交融为一,心与身、天与地、精神与物质、神与女神、男性与女性,都交织为一体。通过整合或交织这些对立的两极,生命的织锦恢复平衡。

在脉轮系统里，如同谭崔的教诲，最基本的两极对立是在物质（prakriti）与"意识"（purusha）之间。整合对立的两极是通往完整的道路，也是瑜伽的目标之一。一旦你接地了，对于较高意识的渴求会唤醒向上的旅程，带你进入下一步。

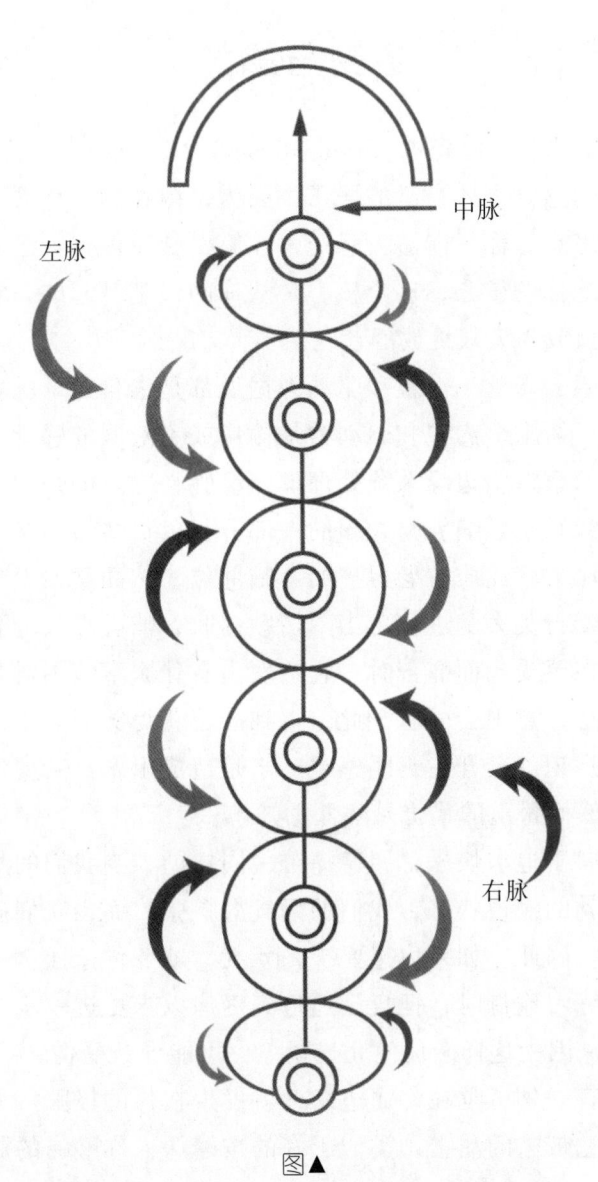

图▲

脉轮的旋转是右脉与左脉两股反向的气流动的结果

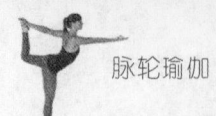

反映出脉轮系统的真正源头是谭崔，脉轮瑜伽受益于善用两极对立中固有的相反力量来帮助平衡脉轮。这样的助力有时是发生在你练习体式的过程中。其他层面则是你在身与心、自我与他人、态度和意图之间创造出来的顺位。一旦顺位了，就会产生力量，于是带领你从第二脉轮进入第三脉轮。

感受与感觉

第二脉轮的梵文名字是"Svadhisthana"，字意是"自己的居所"。你通过内在的感觉进入自己的居所。因为是内在的，你看不见它，正如你看不见思想，你只能够去感受。在第二脉轮占据自己的居所，就是去充分感受你的核心，这个核心是从你的根基升起的，它要展开旅程，到达头顶成为无限绽放的莲花。

你的欲望、需求、渴望和驱动力据说都是来自这个脉轮。你体验到这些欲望、需求、渴望和驱动力是愉快或不舒服的感觉，是你想要趋向或远离的事情。边缘系统处理你的经验，寻求的是增加快乐和减少痛苦。边缘系统是哺乳类大脑的一部分，负责情绪连接和幸福感。边缘系统是比大脑皮质古老得多的大脑部位，然而又比聚焦于生存、比较原初的爬行类大脑进化。当一切顺遂时，哺乳类大脑满盈着连接与幸福的潜在感受。而痛苦时，它会发出有什么事情不对劲的警报，需要你的注意，意识会固着于此，直到痛苦获得关照。不过如果痛苦是长期的，意识就会开始封闭感觉，于是造成阻塞。麻痹痛苦让我们能够运作，然而付出的代价是降低觉知。

我们倾向于追求快乐，回避痛苦。同样的，当我们的身体和灵魂处于生机勃勃的愉悦状态，我们的元气会扩张，而当我们痛苦时，元气就会紧缩。因此，如果你想要扩张元气，就要创造让全身愉悦的动作和流动。练习瑜伽时，把自己逼迫到疼痛以求更进一步，从长远来说是有害的，因为这样会促使元气紧缩，可能导致受伤。

不过，有一种感觉在疼痛边缘，就发生在你的极限。那是伸展激发强烈的感觉带来的甜蜜，类似于好的按摩深入你酸痛的肌肉那样。要找到这条介于有益伸展和有害伸展之间的微妙界线，全部的关键是仰赖感受与感觉的领域。什么时候要进入和离开体式，你只能在感受和感觉的领域之内寻找，觉知到你的极限。这种内在监控对于你的练习是不可或缺的指引。

感受把意识带入身体，同时把身体带向意识。感受是觉知与身体终极的连接口（接头）。我们感受自己在空间中的位置。我们感受自己受到地心引力的牵制，感受到呼吸的起起伏伏，感受到四肢或耻骨区的刺麻。在发展你的练习，逐渐了解瑜伽带给你的礼物之时，感受的功能无比重要。社会教导我们否认我们的感受和感觉，导致人们在上瑜伽课时让自己受伤。因为注意不到身体传送的关于自己局限的线索，人们逼迫过度，超越局限而受伤。

感觉也是内在与外在世界之间的门户。我们看到、听到、闻到、触到、尝到一些事物，把环绕于我们周边的各种外界知识带入我们的内在意识之中——带入我们关于自己及周边世界的"信息"。这套知识反过来又让我们在空间中移动，航行于物质世界中。我们通过感官知觉接触这个世界，我们会伸展或蜷缩来回应欢愉或痛苦。因此感受与感觉引导了我们由内而外，以及由外而内的行动。

生理上，第二脉轮的感受是朝向饥饿感和性欲的满足移动。情绪上，第二脉轮的驱动力是朝向连接和实现。精神上，强烈的渴望是朝向比较高层的意识、解放、与神连接。

情绪

感觉与感受都有助于情绪的产生。情绪是第二脉轮的另一层面。情绪的英文是"emotion"，源自拉丁文，"e"代表"外"，"movere"则是"移动"的意思。情绪是元气在全身组织内的运行；情绪总结了储存在身体内的感受。举例来说，你可能对某件事有恼怒的感受，不过如果那样的感受重复储存在你的组织里，就有可能成为愤怒的情绪。我喜欢把感觉想成是单词，感受是句子，情绪则是浮现的故事。

当你压抑情绪，你限制了身体的自然动作。你变得僵硬，恰恰成为第二脉轮如水般流动的反面，抑制了身体的柔软。因此，要培养身体的柔韧性可能需要你愿意去感受储存在你身体上的过往情绪。

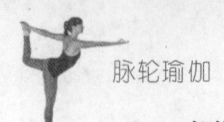

当你开始比较深入体式时，你可能会不经意发现隐藏在某个角落的情绪浮现出来，跟眼前发生的事情并无关联。我记得在一场我断了一根肋骨的车祸发生大约六个月之后，我在做扭转侧三角式练习。那根肋骨早就愈合，之后我也多次做过这个体式，但是当老师帮我调整了一下，带我比较深入扭转时，突然那几个月努力保持自己僵直避免肋骨疼痛的辛苦涌现为啜泣。每当我问学生有多少人曾经没有明显的理由在瑜伽垫上泪流满面时，毫无例外总是大多数女士都举起了她们的手，男士也一样！如果你能够允许这些情绪流动和释放，拥抱它们的真相，你的身体就会重新获得流动性和柔韧性。

终于你从"土"移动到"水"，或者从固体到液体，凭借的是融化。当你的内在能够消融进入体式，而又坚定地维持住外在身形时，你结合了物质和动作，那也是第一脉轮和第二脉轮的结合。通过这样的结合，我们创造出第三脉轮的力量。

第二脉轮的练习与体式

第二脉轮的精微能量

在第二脉轮，你接收全身，尤其是骶骨区域内的精微感觉。学习去感知越来越精微的能量，是沿着脉轮向上精修的一部分。第二脉轮通过感觉邀请意识进入。

静坐和感知

1. 找到舒服的坐姿。确定你可以轻松保持脊柱挺直。如果你盘腿坐在地板上，而膝盖位置比髋部高，那么就坐在折叠的毯子或坐垫上。如果你是坐在椅子上，确定不要翘腿，让两只脚都碰触到地面，如此你的髋部是水平的。

2. 一开始你的根部向下伸展，你的头顶向上延伸。找出在你的顶轮和海底轮之间运行的中央线，也就是你的中脉，那是你内在殿堂的中轴。想象这条中线从你的垂直中心一路向上延伸到天庭，同时向下延伸到地球的中心。

3. 随着你的呼吸加深，去感受仿佛你可以在每一次吸气时，牵引着呼吸沿核心向上，而在每一次呼气时让呼吸一路向下。吸气时伸展头顶的高度，呼气时延展根部的深度。即使吸气时也要保持根部的深度；即使呼气时也要维持伸展的高度。

4. 现在你已经确立了你的核心，和缓地增加你骶骨的弧度，仿佛有人从后面轻轻压你的骶椎。保持肩部放松，头顶向上伸展。

5. 保持骶骨的良好弧线，紧实你的腹部肌肉，把第二脉轮的前面和后面互相拉近。

6. 同时，大腿内侧稍微向下转，想象你的大腿骨精微地彼此分离，拓宽你的髋部。换句话说，第二脉轮的前面和后面互相靠近，而髋部的左边和右边远离彼此。

7. 现在慢慢地前后移动你的肚脐。注意当你改变骨盆的角度，收缩和伸展你的骶椎时，大腿骨发生了什么。你能够感觉当你增加骶骨的弧度时大腿骨会稍微分离，而你让骶骨与背部齐平时大腿骨会彼此靠近吗？你能够感觉胸廓（肋骨架）上升与下降的细微动作吗？你的核心呢？你能感觉核心的扩张和收缩吗？你的脊柱其他部位发生了什么？你能通过骨盆动作的带动，让从骶骨散发出的波动一路沿着脊柱上升吗？

8. 感觉身体前面和后面两极之间的不同，在中间找到一个休止处，在这里你能感觉到第二脉轮的核心安顿在你的中线吗？感受内在殿堂中你的位置。想象这是你莲花的茎部，像蛇一样灵动，通过美丽而神圣的一池水。

骨盆律动

骶骨因为坐得太多、压抑的情绪，或者只是要防备受伤，而变得僵硬。因此摆动你的骶骨让它松开，让它开放接受愉悦的臣服，以此展开第二脉轮的练习会大有帮助。愉悦的臣服正是第二脉轮的关键属性。

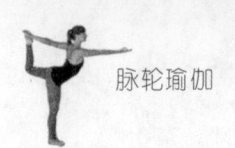

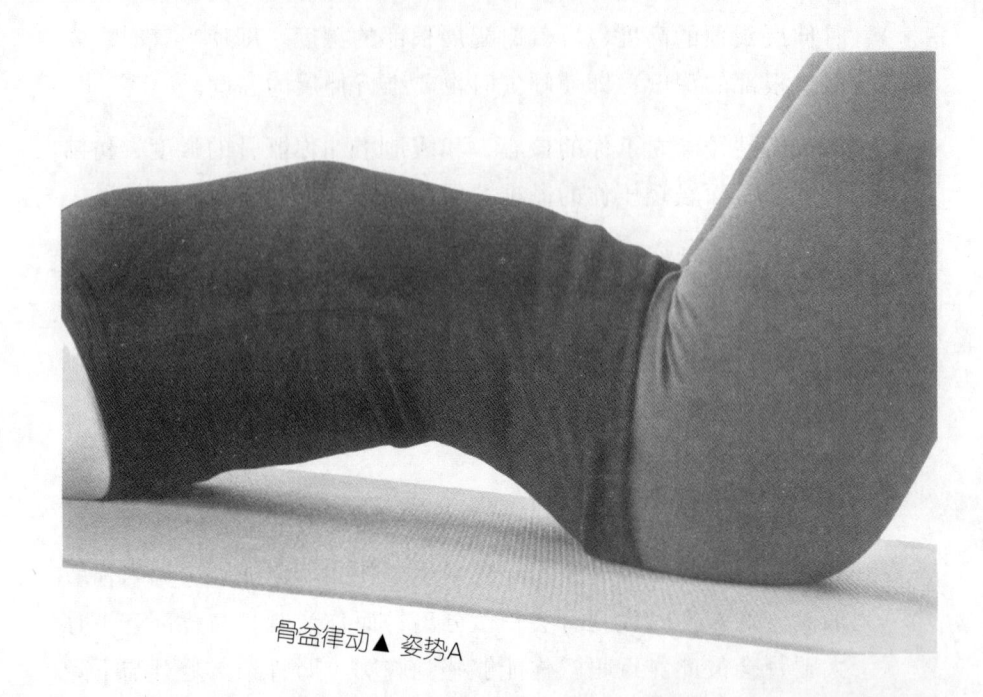

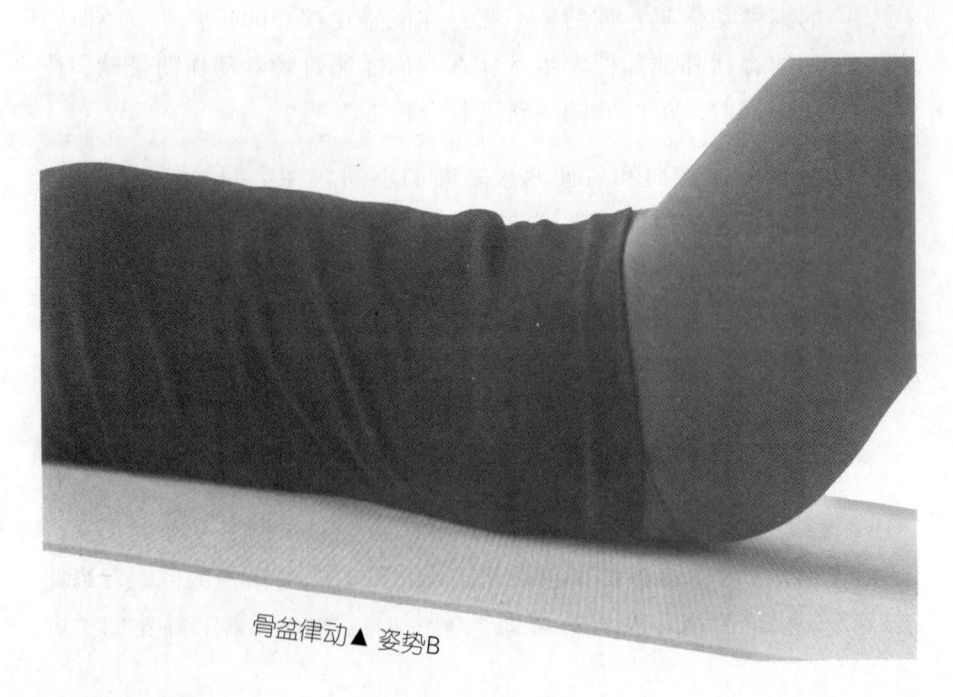

脉轮瑜伽

骨盆律动▲ 姿势A

骨盆律动▲ 姿势B

1. 背靠地躺下来，弯曲膝关节，两脚与髋同宽，脚后跟离你的臀部一英尺（约30厘米）之内。

2. 和缓地施压你的脚，有韵律而且不费力地前后摆动你的骨盆，从姿势A移动到姿势B。

3. 让全身臣服于律动，仿佛你是凝胶做的。

指导原则

- 让你的腹部完全放松，因此动作只是由双腿发动，而不会收缩你的腹部肌肉。
- 开放自己臣服于第二脉轮的流动性，让全身像波浪一样移动，整个脊柱起起伏伏，同时下颌随着每次律动上上下下。
- 找出轻松的韵律，让你不费力地臣服。让这个练习是愉悦的。

功效

- 舒缓下背部疼痛。
- 促进脑脊髓液流动。
- 放松及缓和情绪之痛。
- 有时能释放禁锢的情绪。
- 无论第二脉轮是过度或不足都有益处。

骨盆呼吸

现在你已经松开骨盆，你可以开始进行比较专注于第二脉轮的动作。

1. 首先躺下来，两脚平行，与髋同宽，脚后跟离你的臀部一英尺（约30厘米）之内。想象你两侧的肩部、髋部、膝部和脚形成两条并行线，界定了身体的两边。

115

2. 深长且缓慢地呼吸，吸气时将尾骨尖端下压到地面上，以增加骶骨的弧度（如114页姿势A）。

3. 这么做的同时，想象把呼吸一路向上牵引到你的身体前侧。

4. 深长且缓慢地呼气，把脊柱后侧压向瑜伽垫，从上背部开始向下移动。让骶骨摊平在地面上，让骨盆倾斜向上（参见114页姿势B）。

5. 在你完成呼气时，双脚下压地面，把能量从大地向上推进你的耻骨。保持骶骨后侧压向地板。

6. 吸气时重复步骤2和3，呼气时重复步骤4和5。让你的呼吸饱满而深长。继续进行3～5分钟，如果你感觉头晕或不舒服就停止。

指导原则

- 让呼吸和动作完全结合在一起。用呼吸带动身体，而且只有在吸气到顶或呼气到底时改变动作的方向。想象你能够通过骨盆直接呼吸。

- 吸满气时，你的腰背离地的弧度要足以塞进一只手。

- 呼尽气时，下压你的脚，让你的耻骨向上倾斜，把腰背推向地板。

- 永远保持腰部以上的身体贴地。不要抬高髋部。

- 让你的呼吸饱满、深沉和缓慢。

功效

- 让元气上上下下分布于躯干中。

- 增强骶骨的流动性。

- 放松下背部。

双腿如雨刷摆动 ▼ 姿势 A

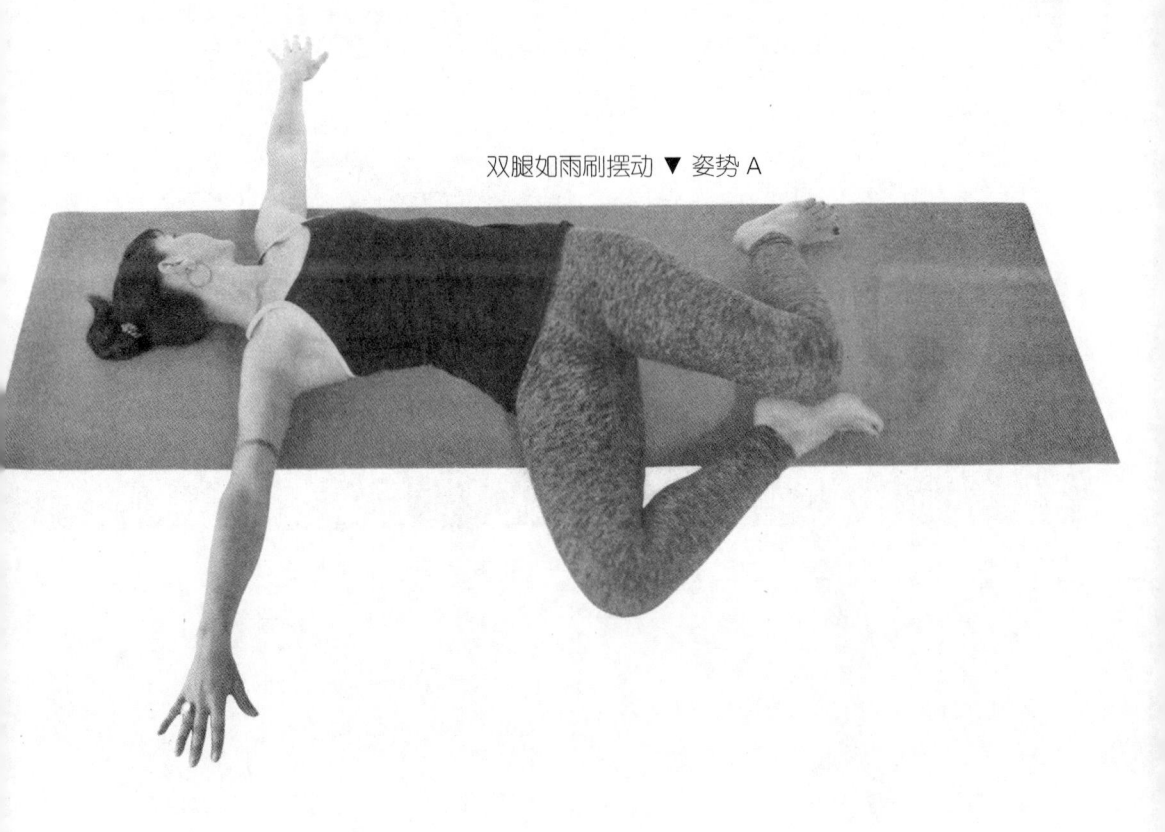

双腿如雨刷摆动

1. 膝关节仍然弯曲，移动双脚与瑜伽垫同宽。

2. 手臂向两旁伸出，呈T字形，手掌向下。

3. 吸气，同时转过你的骶骨背面，让两膝都朝向右侧的地板，头则转向另一侧（姿势A）。停住，呼气时感觉身体的伸展。

4. 吸气，把两膝移向左侧，头转向右（姿势B）。停住，感觉这一边的伸展。

5. 一旦两边都慢慢转动过，开始加快速度。把你的两膝向右接着向左转动，动作要比较迅速，让骶骨区域能够松开并随顺自然。

脉轮瑜伽

双腿如雨刷摆动 ▲ 姿势 B

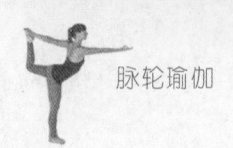

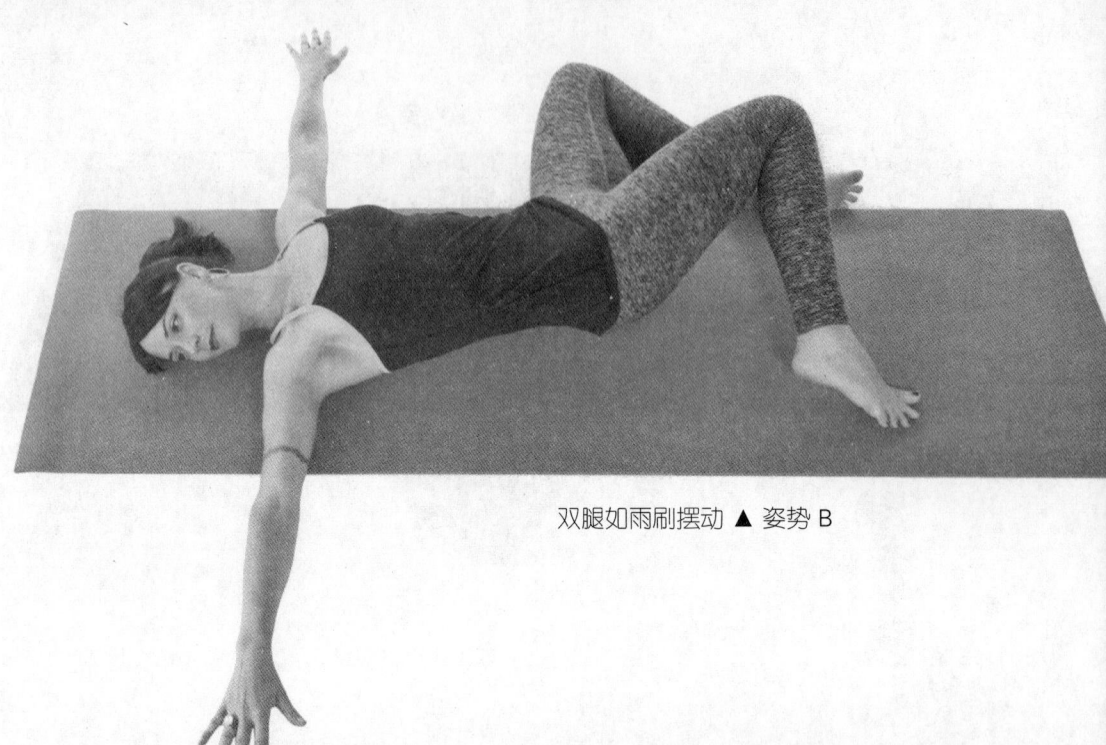

指导原则

- 在你的双腿向左右两侧转动时，感受地板在按摩你的髋部和骶骨。

- 尝试不同的节奏，快速或缓慢地转动。动作快速时，要做到顺畅和不费力。动作缓慢时，停下来感觉，同时吸气到感觉阻塞和紧绷的部位。

功效

- 舒缓下背部疼痛。
- 按摩髋部和骶骨。
- 润滑髋关节。

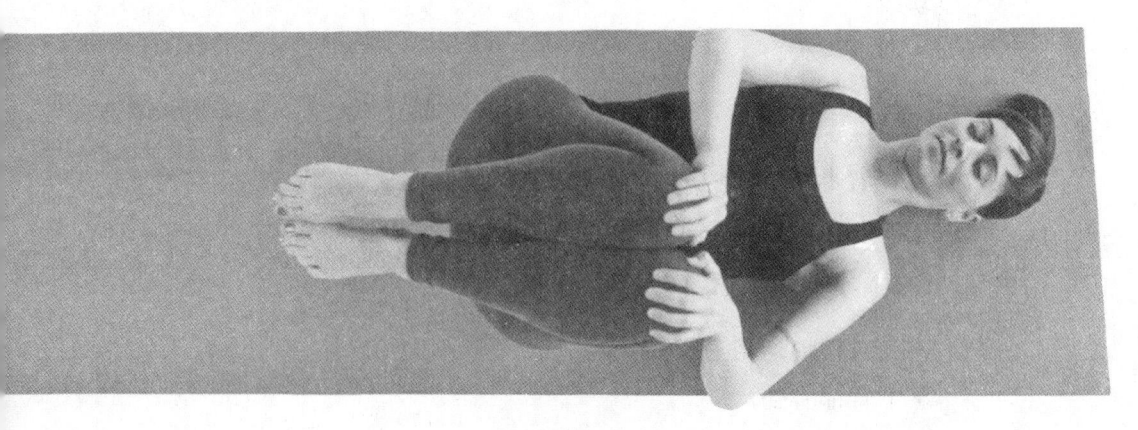

双膝绕圈 ▲

双膝绕圈

1. 把双膝拉向胸部，下背部躺平在地板上。

2. 手放在双膝上，以顺时针方向让双膝慢慢绕圈，每当你感觉紧绷时就停下来，借由呼吸来延展，两膝朝胸部移动时呼气。

3. 完整地绕圈，在呼吸和移动时，感觉在哪个位置你的背部碰触和离开地板。

4. 慢慢地顺时针绕三圈之后，改变方向逆时针绕圈。

5. 完成时再度把双膝带回胸部，肩和髋部朝向地板。

6. 重新顺位你的核心。

指导原则

- 保持双膝并拢，让双腿像一体那样地移动。

- 保持你的肩部向下拉向瑜伽垫，头位于中央，跟你的脊柱对齐。

- 放松你的脚、脚趾和脚踝。

- 想象你和地板的接触创造出一个圆，环绕着第二脉轮的后侧。

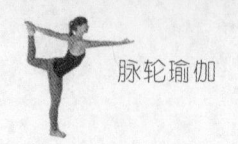

功效

- 润滑髋关节。

- 放松下背部。

- 有助于缓解经痛。

- 有益于消化。

避免或审慎运用

- 下背部有伤。

- 髋部有伤或置换过髋关节。

- 孕后期。

Supta Baddha Konasana 仰卧束角式（蝴蝶式）

第一部分：仰卧束角式

1. 背着地躺下，两膝弯曲，双脚靠近你的臀部。

2. 脚掌相对并拢，让你的两膝向外伸展。如果这么做会不舒服，在两边的膝关节下面放个枕头、瑜伽砖或垫枕，这样你就可以放松而不会疼痛。

3. 在你继续缓慢且饱满地一吸一呼时，想象打开你的第二脉轮，感觉你的骶骨随着每一次呼吸起伏。慢慢地让你的大腿内侧松开。

第二部分：拍打蝴蝶两翼

1. 从第一部分的张开姿势开始。呼气时，把骶骨压向瑜伽垫，慢慢把双膝合拢，脚掌转向地面。

2. 吸气时，慢慢把双膝分开，回到完整的仰卧束角式，脚掌碰在一起。

第二脉轮　本我轮　顺位

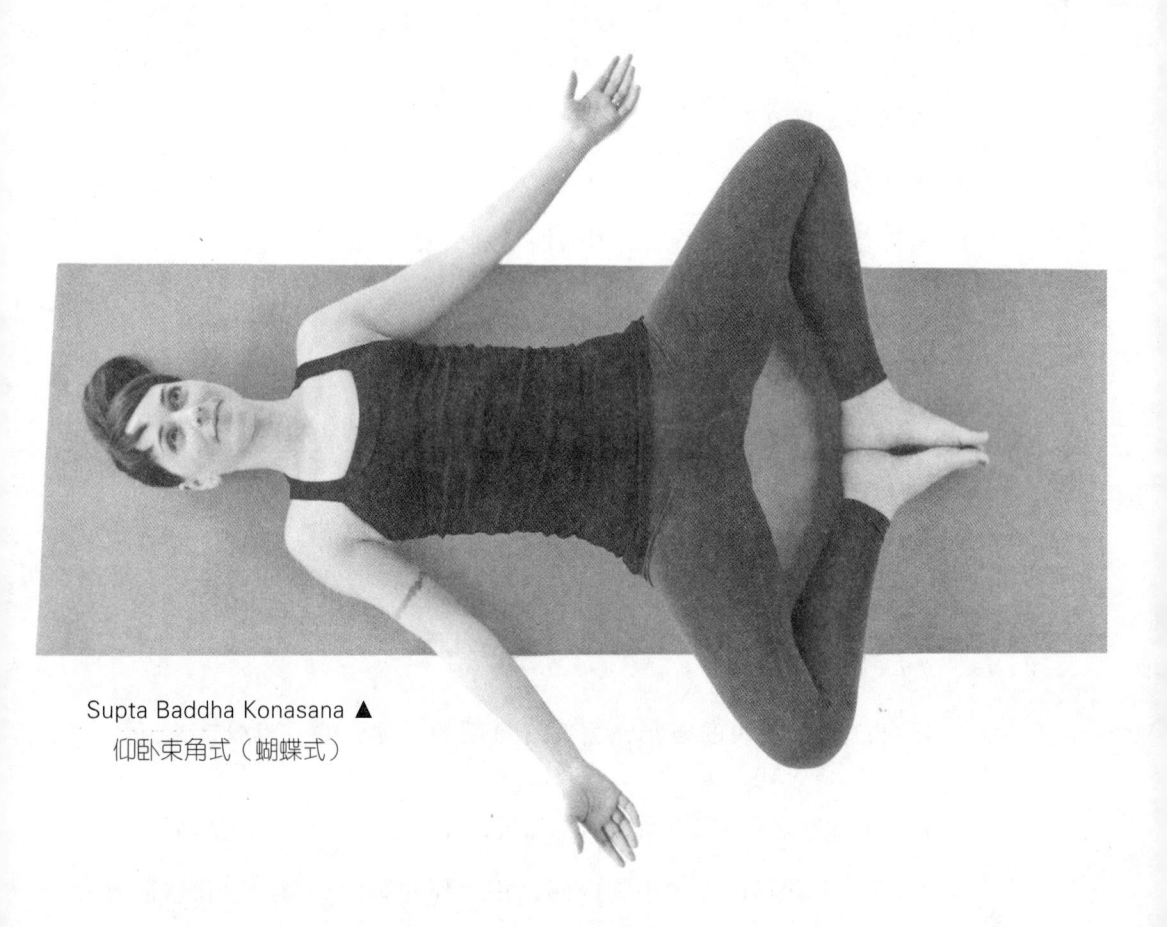

Supta Baddha Konasana ▲
仰卧束角式（蝴蝶式）

3. 继续来来回回合拢和分开双膝，动作要配合你的呼吸。一开始慢慢地做，之后尝试移动快一点，动作仍然要配合呼吸。

指导原则

- 如果你体验到大腿颤抖，让它发生。在张开和合拢的过程中，注意颤抖究竟在什么地方发生得最剧烈，花比较多的时间在那个区域做细微动作，增强颤抖的现象。

- 这项练习为骨盆区域带来许多元气，或是电。如果会让你不舒服，或是你觉得这个区域过度充电，停止这项练习，或者做一些快速动作，例如，骨盆律动或双腿如雨刷摆动，把电分送到全身。

121

功效

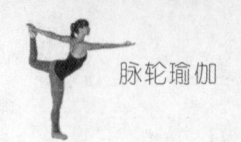

- 促进生育方面的健康。

- 润滑髋关节。

- 有益于第二脉轮不足,因为能增加骨盆的元气。

避免或审慎运用

- 髋部有伤或置换过髋关节。

- 下背部疼痛——有任何不舒服就要停止。

- 尚未疗愈的性创伤。

Ananda Balasana 快乐婴儿式

让自己像个欢快的婴儿,去发现自己的身体,并且喜爱动来动去的感觉。

1. 背着地躺好,两膝向你的胸部靠近,如同下行气式(参见57页)。
2. 伸长手臂越过你的小腿内侧,用手抓住脚的外缘。双膝靠近肩部的同时,把脚底向上抬。
3. 把你的脚轻柔地拉向肩部。

指导原则

- 对于大腿内侧紧绷的人,这个体式可能比较像是哭泣的宝宝,而不是快乐宝宝。如果你感觉不舒服,或是如果你够不到自己的脚,可以拿一条带子放在双脚上,用脚去顶带子。

- 在你左右摇摆时让自己像个婴儿那样欢快,允许你的身体找到自己的表达方式。

- 保持躯干的四个角朝着地板下拉。

- 你可以用两肘去推小腿内侧,和缓地将双腿推得比较开。

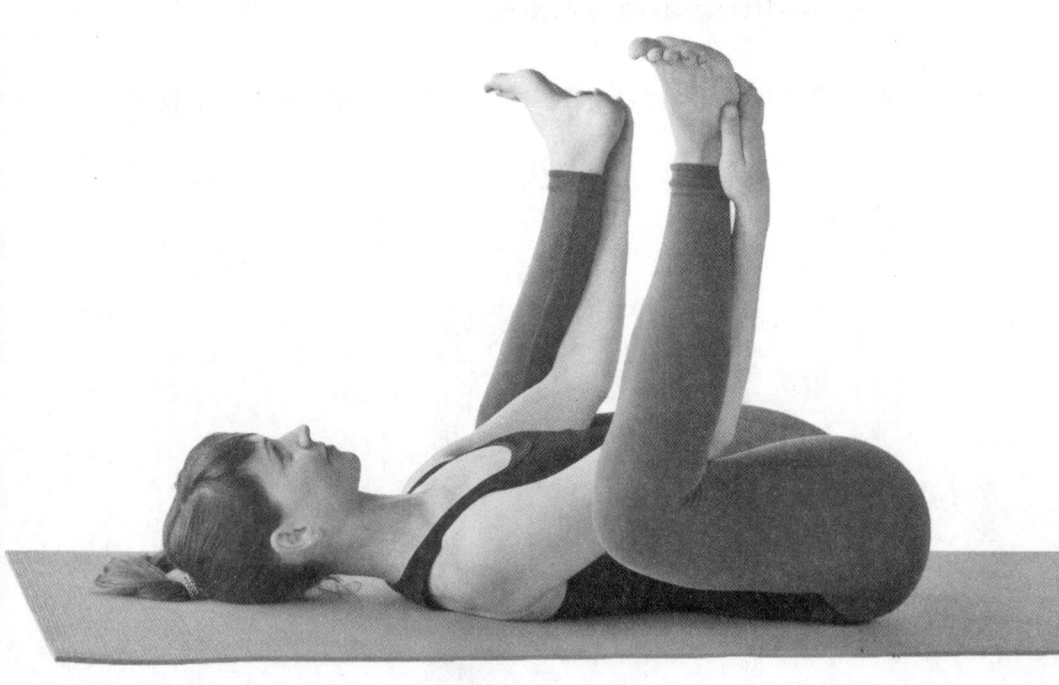

Ananda Balasana ▲ 快乐婴儿式

功效
- 促进消化。
- 舒缓经痛。
- 润滑髋关节。
- 良好的产前瑜伽体式。

避免或审慎运用
- 髋部有伤或置换过髋关节。
- 膝关节有伤。

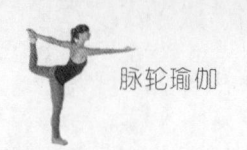

脉轮瑜伽

Sucirandhrasana 针眼式

这个练习让你充分按摩髋部,是鸽子式(参见150页)的良好准备。

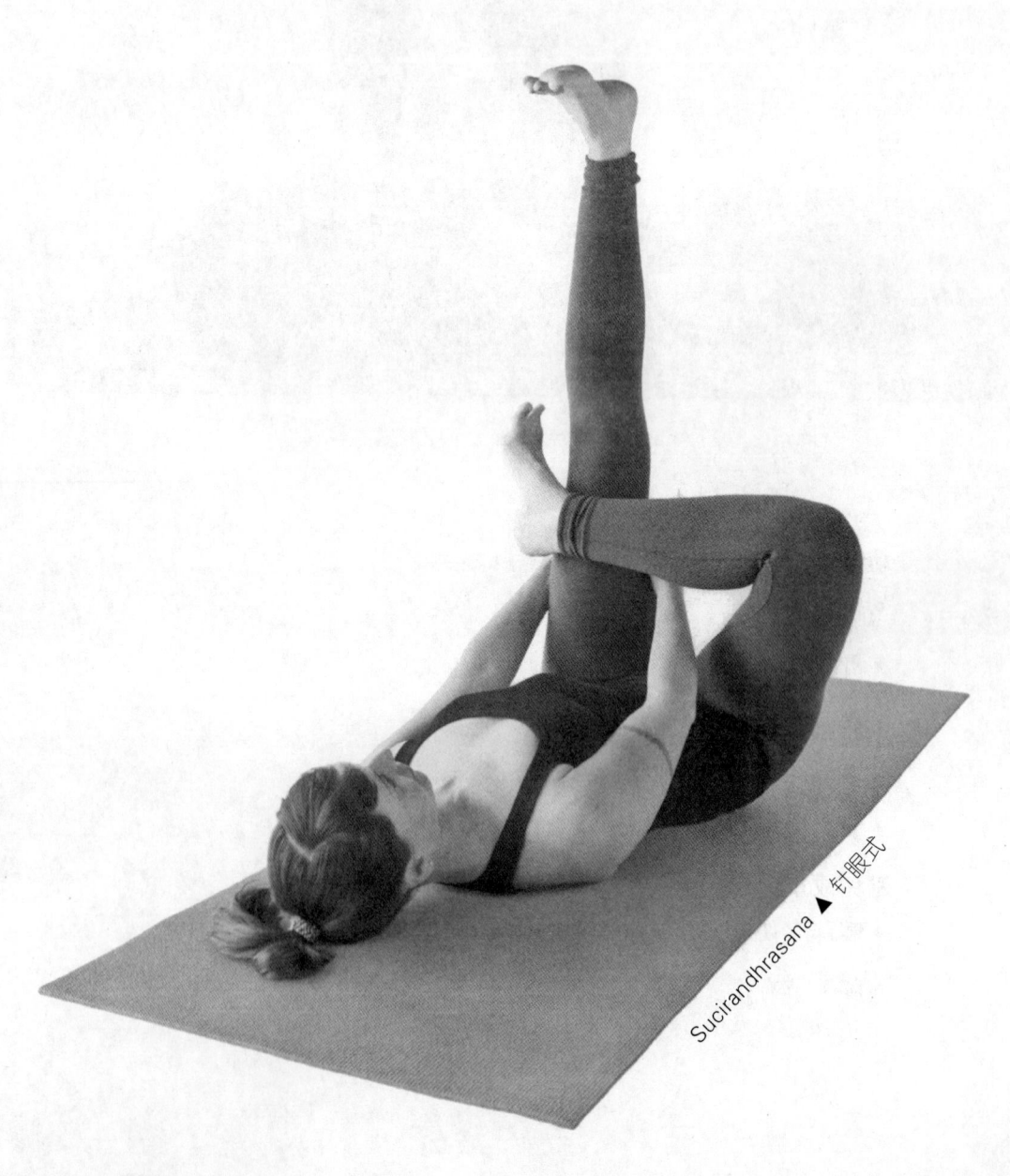

Sucirandhrasana ▶ 针眼式

1. 背着地躺好，笔直地举起左腿，正好位于左髋部之上，脚勾起来。

2. 右脚跨在你的左腿上，跨在膝关节之上的大腿下部，如图所示。保持你的右脚勾起，活动自如。

3. 两手伸出，环托在举起的腿后侧，轻柔地将腿拉向你的胸部。

4. 深沉地呼吸，感觉呼吸进入你的右边髋部。

5. 维持久一点，久到足够感觉有一点松开，然后换另一侧腿重复相同动作。

指导原则

- 你可以让这个体式做起来比较轻松，只要弯曲左膝或是用一条带子套在脚上。

- 把躯干的四个角朝瑜伽垫下拉。

- 尾骨朝背后下推。

- 脚勾起，腿用力，一直伸展到上方的脚后跟。

功效

- 放松和接地。

- 松开第一和第二脉轮。

- 润滑髋关节。

- 延展大腿后侧肌肉（拉腿筋）。

避免或审慎运用

- 髋部有伤或置换过髋关节。

- 膝关节有伤。

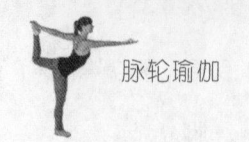

Jathara Parivartanasana 仰卧腹部扭转式

1. 背着地躺好，把手臂带到T字形的位置，手腕与肩部齐平，手掌向下。

2. 弯曲左膝，左脚轻轻放在右大腿上，就在膝关节上方。吸气，同时加长从头顶到脚跟的垂直线。

3. 呼气时，用右手引导左膝朝向身体右侧的地板。当你转向右髋外侧时，扭转下层脊柱。

4. 头转向左侧，与弯曲的膝关节相反方向。

5. 朝着瑜伽垫上的脚降低你的髋部左侧，加长左侧的身体。

6. 呼吸；维持姿势进行几次呼吸。吸气时加长身体，呼气时扭转得更深。

7. 利用一次吸气时放掉姿势，然后换另一侧腿重复动作。

指导原则
- 试着让两肩都放在地上。
- 把尾骨的尖端推向背后，增加骶骨的弧度。
- 伸直臂的手掌下压地板，加深扭转。
- 保持下面的那条腿笔直，脚勾起。把延展的脚外侧压向瑜伽垫，让你笔直的腿更加紧实。

功效
- 释放髋部中存留的第二脉轮的紧张。
- 改善消化。
- 强化下背部。

第二脉轮　本我轮　顺位

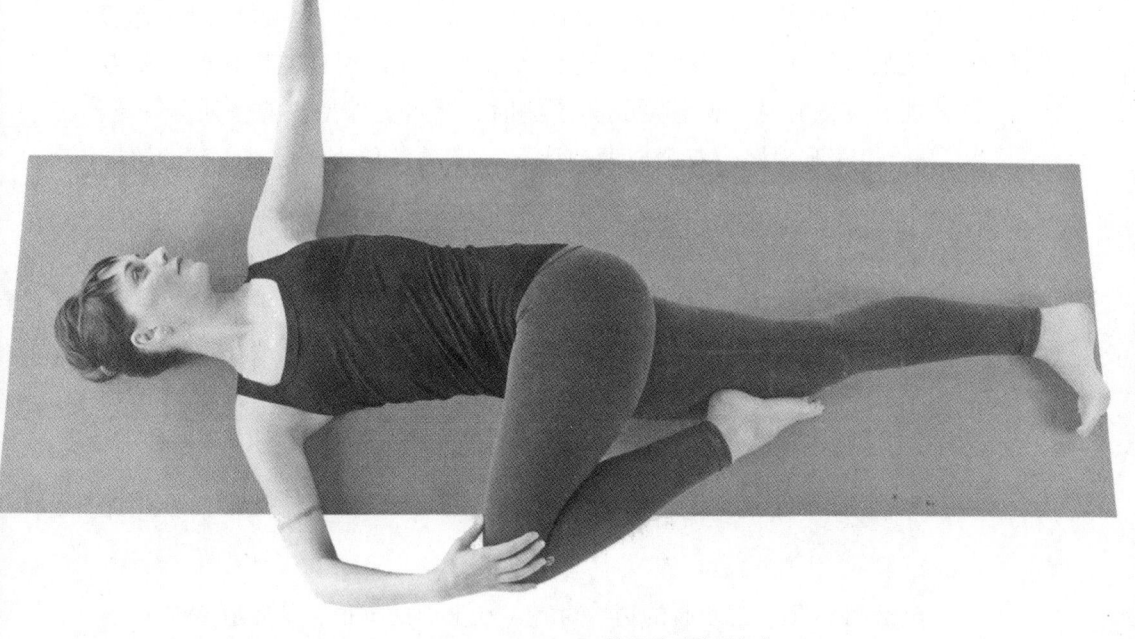

Jathara Parivartanasana ▲ 仰卧腹部扭转式

- 延长脊柱。
- 解除压力,更深沉地放松。
- 冷却和镇静。

避免或审慎运用
- 经血过多。
- 孕后期。

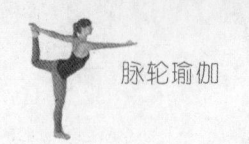

张开双腿旋转

这个动作是由莎莉娜·维嘉（Selene Vega）介绍给我的，我们合作了《七重旅程》（*The Sevenfold Journey*）这本书。这个体式有益于强化腹部肌肉，延展大腿内侧，按摩下背部，而且纯粹好玩。要专注才能在你的腿从一侧移动到另一侧时，尽可能保持双腿张开。

1. 背着地躺好，双腿向两边张开，膝关节伸直（姿势A）。如果这样会不舒服，让双腿靠近一点，或者膝关节微弯。

2. 脚勾起，推你的脚后跟。

3. 手臂放两边，形成一个T字，手掌向下。

4. 让你的右腿朝向右侧的地板移动，同时尽可能保持双腿张开（姿势B）。

5. 当右腿碰到地面时，慢慢地把左腿带过来跟右腿在右边并拢（姿势C）。

6. 停在这里，把双脚的边缘对齐（在上面的脚很容易后退一点）。

7. 尾骨朝背后伸展，轻柔地弓起你的腰背。让这个动作（能量）向上经过你的脊柱，再向外到达你的左手指尖，同时你的视线朝左。呼吸。

8. 接着，保持双腿笔直，开始抬起左腿，移动左腿离开右腿（回复成姿势B）。

9. 当你双腿张到最开，慢慢地把左腿朝左侧地板移动，保持双腿尽量张开（姿势D）。

10. 当左腿碰触到地板时，右腿慢慢移动过来，在左侧与左腿并拢（姿势E）。

11. 慢慢地在这两个姿势之间来来回回，当你进行到位于中间的张开姿势时，停一下。

第二脉轮　本我轮　顺位

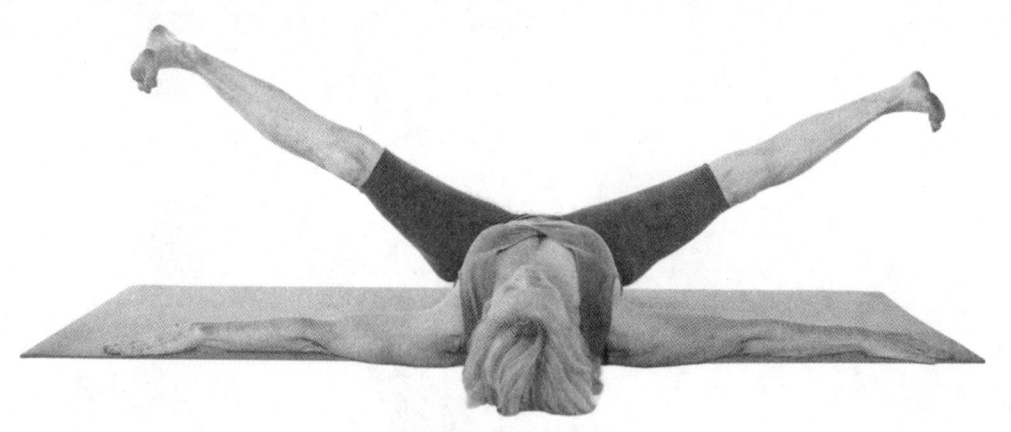

张开双腿旋转 ▲ 姿势 A

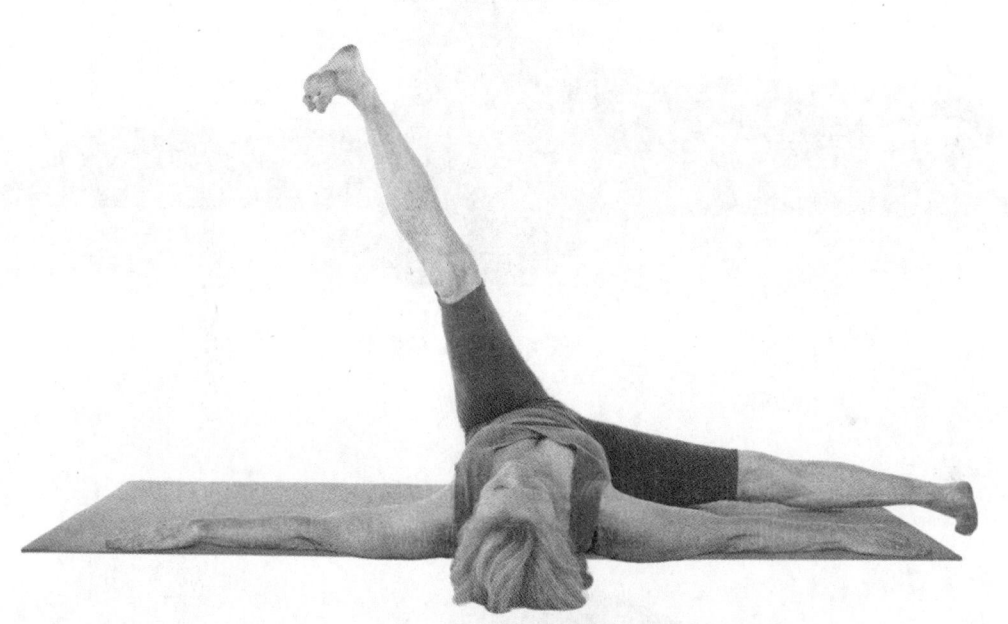

张开双腿旋转 ▲ 姿势 B

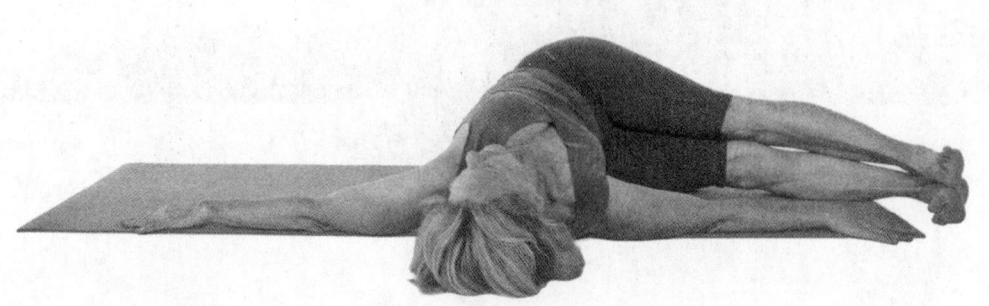

张开双腿旋转 ▲ 姿势 C

脉轮瑜伽

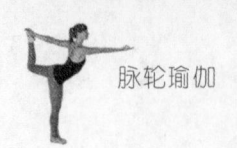

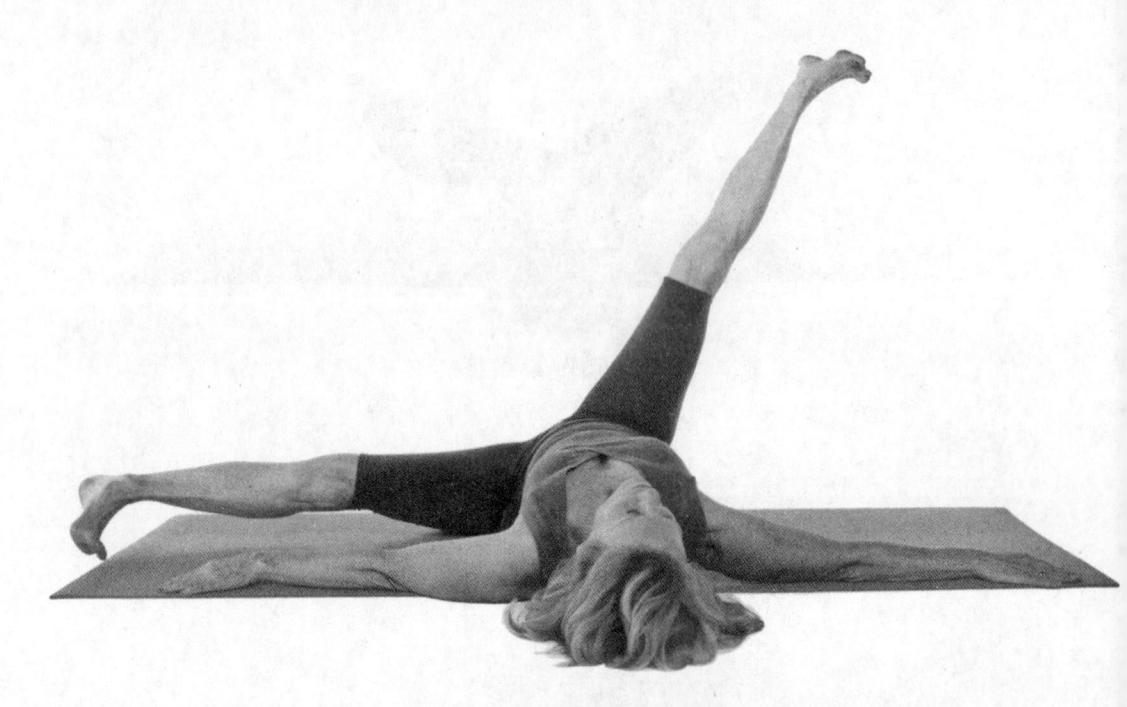

张开双腿旋转 ▲ 姿势 D

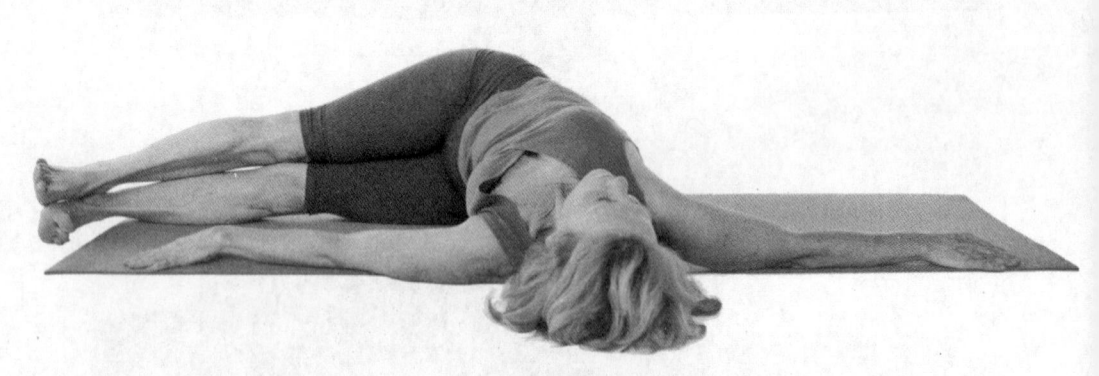

张开双腿旋转 ▲ 姿势 E

指导原则

- 当你来回在两侧移动时，你的头跟你的脚转向不同方向。

- 移动时感觉地板按摩你的骶骨和髋部的后面。

- 当你来回在两侧移动时，尽可能拉长双腿张开的时间。

- 保持双腿笔直，双脚勾起。

- 当你的腿在一侧并拢时，尽力把脚底对齐，让上面的脚在下面的脚正上方。在这个姿势时，把尾骨顶端朝向背后，加大骶骨的弧度，然后沿着脊柱把能量送上去，同时往外送到伸长的手上。

功效

- 按摩腹部器官。

- 增强核心力量。

- 拉伸大腿后侧肌肉。

- 润滑髋关节。

避免或审慎运用

- 髋部有伤。

- 下背部有伤。

- 疝气。

- 经血过多。

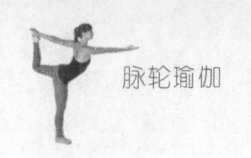

以之前的练习暖身过后,
现在你可以带着第二脉轮延展得深入一点。
如果你腹股沟内侧肌肉太紧,
用毯子或垫枕垫高你的髋部,以保持脊柱挺直。

· · · · · · · · · · · · · · · · · · · ·

Baddha Konasana 束角式

1. 以手杖式开始。

2. 弯曲双膝,把你的脚拉向腹股沟,在你舒服的状况下尽可能拉近。脚掌相对并拢。

3. 用食指和大拇指圈住你的大脚趾。

4. 伸长你躯干的正面,抬起胸骨,向上伸展直到头顶,同时尾骨朝后伸展,加大骶骨的弧度。肩部两头向后拉,肩胛骨尖端向下伸展。

5. 慢慢向前移动躯干,加深你的延展,这样做的同时要保持脊柱拉长,头顶抬高。

6. 缩回到你的核心,离开这个姿势,收拢尾骨,和缓地抬起让脊柱挺直。

指导原则

- 如果你把双脚合拢时无法把躯干拉直,坐在折叠好的毯子、瑜伽砖或垫枕上把髋部抬高,至关重要。

- 保持躯干抬高,骨盆倾斜,髋骨的正面转向地面。

- 避免为了让头放低使得脊柱弯曲。尽量保持脊柱的伸展,减少脊柱前屈的动作。

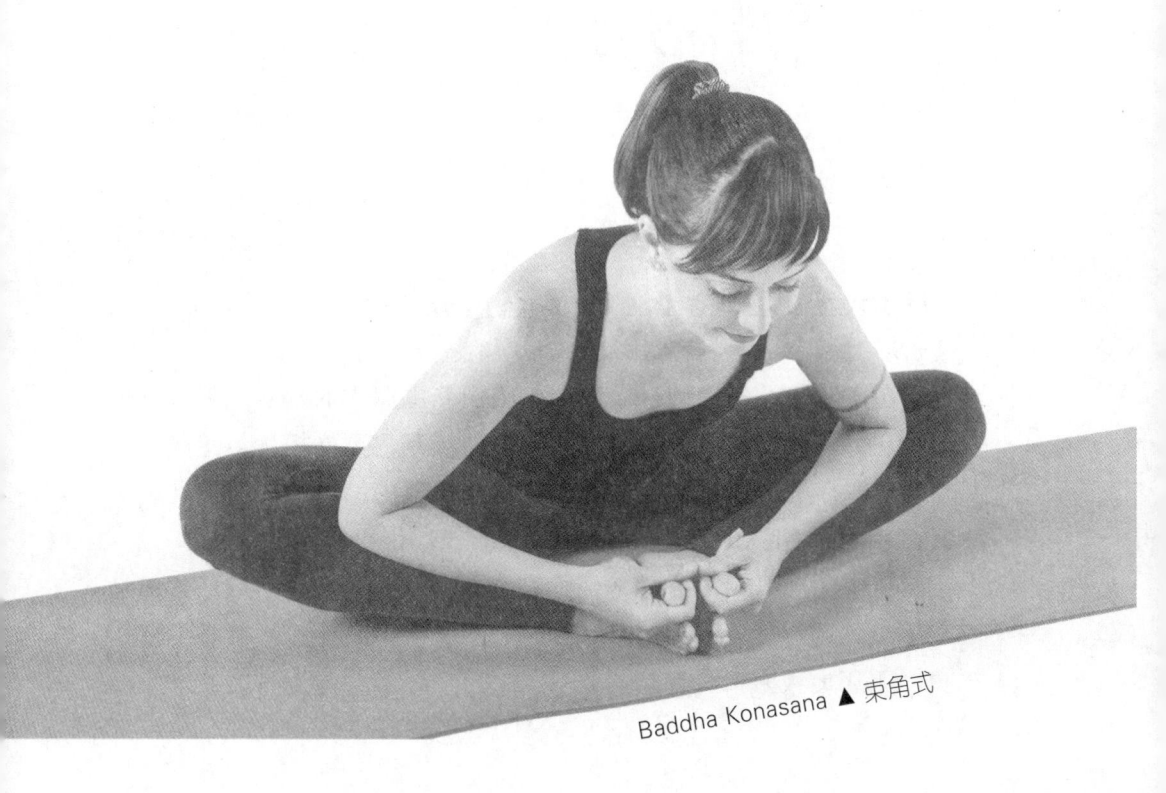

Baddha Konasana ▲ 束角式

- 到达你的极限时停下来，小心不要强迫自己到疼痛的程度。让呼吸到达你紧绷之处，让你的意识去探索你可能僵持的地方。随着每一次呼吸和缓地放松，而不是强迫自己向前。

功效

- 打开和润滑髋关节。
- 提升整体的柔韧性。
- 按摩腹部器官。
- 促进消化。
- 有益于不足或紧缩的第二脉轮。

避免或审慎运用

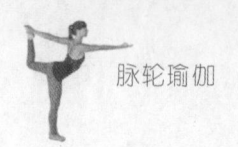

- 怀孕（怀孕第二或第三期）。
- 髋部有伤或置换过髋关节。
- 膝关节有伤。

Upavistha Konasana 坐角式

现在你已经准备好进行髋部和大腿内侧更深入的延展。如果你的姿势看起来不像我们美丽的模特儿莎拉的示范，不要担忧，绝大多数人的柔韧性都是远远比不上的。延展这些关节的结缔组织需要花很久很久的时间，而且必须缓慢、审慎地进行。

1. 从束角式开始，让你的腿伸直，向两侧张开，到达你的柔韧性允许的程度（必要时使用垫枕或折叠好的毯子）。脊柱挺直，手压地板来伸长和抬高脊柱。

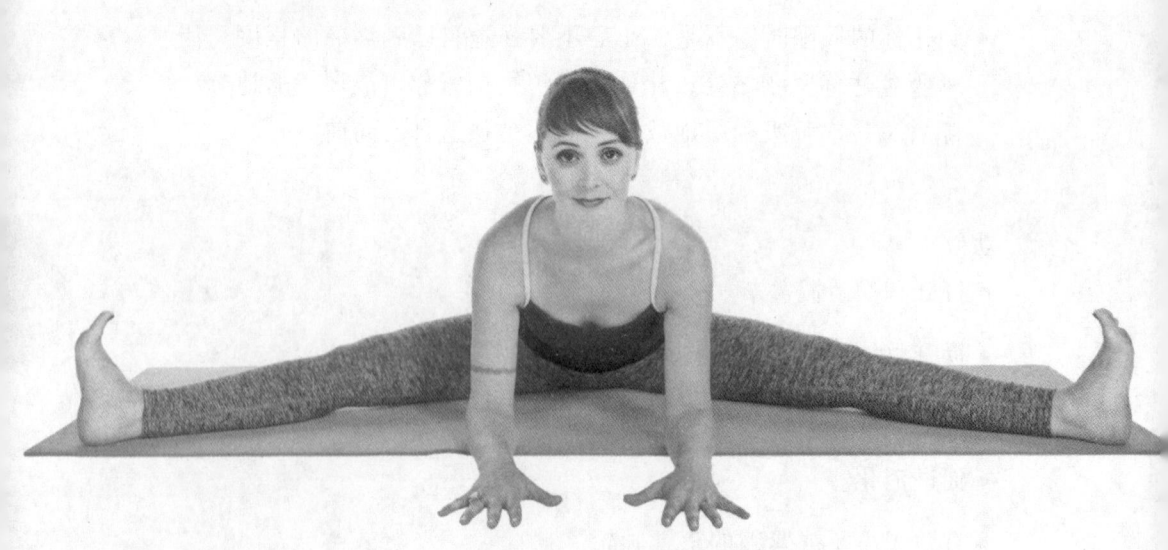

Upavistha Konasana ▲坐角式 姿势 A

2. 大腿内侧微微向下转，在髋臼创造出比较大的空间。把能量向下送，通过腿的核心到达你的脚后跟，双脚勾起，把大腿的肌肉抱向骨头，以此紧实你的双腿。以这种方式保持肌肉的活跃，有助于避免受伤，同时让你比较深入这个体式。

3. 朝背后伸展你的尾骨，同时倾斜骨盆，以突出骶骨的自然弧度。伸展脊柱，向上到头顶，向下到你的根部，抱向你的核心。

4. 抬起胸骨，肱骨的顶端转向背后。吸气。

5. 保持脊柱伸展，手伸出去放在你面前的地板上（姿势A）。当你的手下压地板时，可以吸取大地的能量沿着手臂向上。同时把手掌下缘拉向你的骨盆。呼气时在髋部的地方慢慢向前屈，尾骨向后推，小心不要让肩部拱起（姿势B）。

6. 找出你的极限，用你的呼吸和缓地软化卡住你的组织。不要强迫自己向前以致疼痛，因为会导致肌肉收缩。允许你的意识去探索你僵持的地方在哪里。随着每一次的呼气你可以更深入放松一点，而不必强迫。

7. 要离开这个姿势，吸气同时抬头，双手"走"回来时让躯干其他部分跟随。呼气时再度巩固你挺直的姿势和核心。

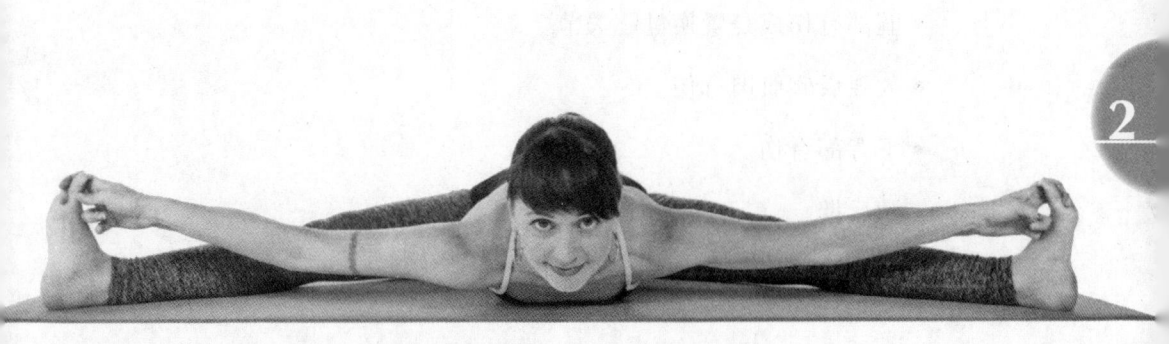

Upavistha Konasana ▲坐角式 姿势 B

指导原则

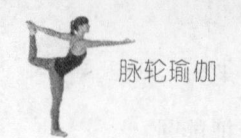

- 如果你的大腿后侧肌肉太紧，无法轻松地使脊柱挺直坐好，务必用折叠好的毯子或是坐垫抬高你的髋部。

- 如果你是初学瑜伽，膝关节会微弯，不必在意。练习一段时间后，你会渐渐可以把膝关节后侧贴近地板。比较重要的是，伸长你的脊柱。

- 宁可动作小一点也要保持脊柱的伸展。

- 花点时间慢慢做出这个体式，直到你感觉不会疼痛，或是细微地移动了你的极限。可能要花好几分钟。避免强迫。如果你不舒服，退回去一点，用你的呼吸来带动。

功效

- 深度延展大腿内侧和腹股沟区域。

- 强化下背部。

- 刺激消化。

- 按摩腹部器官。

- 有益于不足的第二脉轮，因为能对抗收缩。

避免或审慎运用

- 髋部有伤或是置换过髋关节。

- 大腿后侧肌肉有伤。

- 下背部有伤。

- 孕后期。

Agnistambhasana 踝碰膝式（双鸽式）

1. 以简单的盘腿姿势开始，脊柱挺直。

2. 左小腿放在右小腿的正上方，像堆烧火的木材那样对齐你的小腿。如果你的髋部太紧无法挺直以伸展你的脊柱，那就坐在折叠好的毯子或坐垫上。如果让小腿正好堆叠在一起太困难，你可以从比较简单的盘腿姿势开始。

3. 保持你的脊柱伸展，手伸出去放在前面的地上，手下压地面。吸气，同时从骨盆向上伸展，通过心到头顶，尾骨推向背后。呼气时慢慢从髋部前屈，保持胸部抬高，肩胛骨下滑。

4. 找出你的极限，用你的呼吸和缓地软化卡住你的组织。不要强迫自己向前以致疼痛。允许你的意识去探索你僵持的地方在哪里，随着呼吸慢慢释放那里的紧绷。

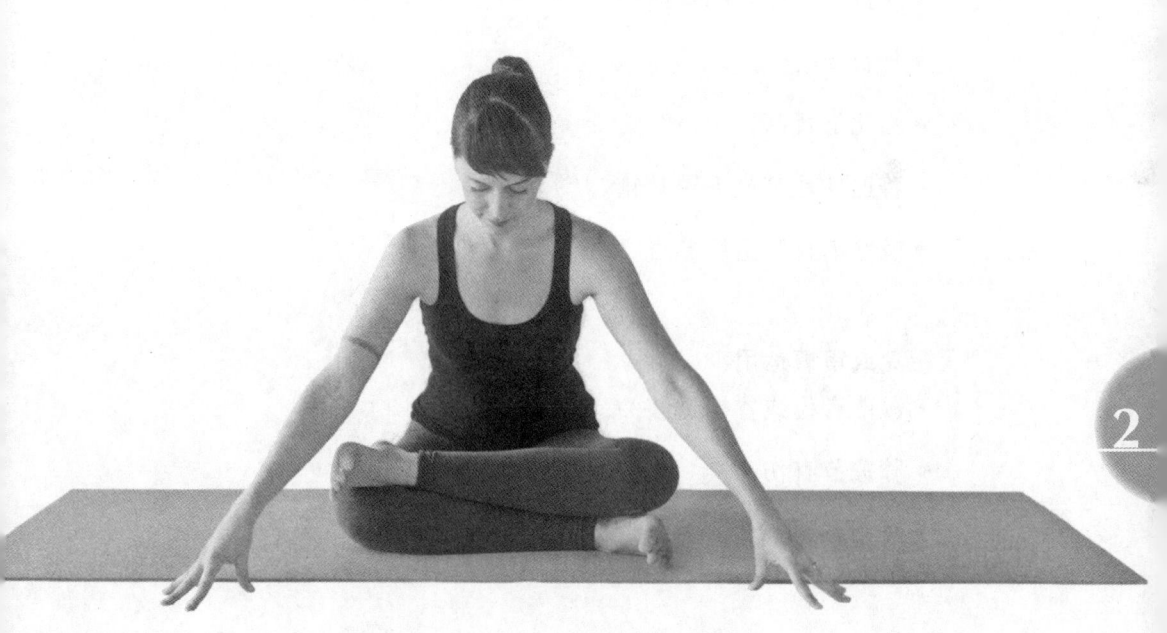

Agnistambhasana ▲ 踝碰膝式（双鸽式）

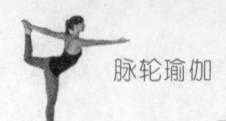

5. 要离开这个姿势，吸气的同时伸长并抬起你的头，双手"走"回来时让躯干其他部分跟随。呼气时再度巩固你挺直的姿势和核心。

6. 交换双腿的位置。换另一侧重复动作，注意出现的任何差异。

指导原则

- 小腿堆叠在一起。勾起脚以启动肌肉。

- 朝身后伸展你的尾骨和肩部。同时向上和向下伸展你的脊柱，抱向你的核心。如同之前的前屈式，向前屈时保持脊柱的伸展。

- 到达你的极限就停止，同时呼吸。

功效

- 提升髋部柔韧性。

- 对抗第二脉轮的紧缩。

- 延长脊柱。

- 强化下背部。

- 普遍性地刺激下层脉轮。

- 按摩消化和生殖器官。

避免或审慎运用

- 髋部有伤或置换过髋关节。

- 膝关节有伤。

- 经期。

现在你已经让第二脉轮区域好好伸展过了，
你站立的姿势会感觉有点不同。当你站起来的时候，
你的髋部应该感觉比较开放和广阔。

Uttanasana 站立前屈式

这个体式也在第一脉轮介绍过。如果聚焦第二脉轮，双脚内缘下压瑜伽垫，大腿内侧向后转，同时想象拓宽骶骨后侧。向前屈时让你的上半身流动而且放松。尝试着前后摆动，抬起和放下，去感觉你的脊柱如蛇般灵动。

1. 以山式开始，双脚平行，与髋同宽。双脚的四个角接地。

2. 向下伸展你的根部，向上抬高你的头顶，通过你的核心对齐天与地。把你的大腿骨推向大腿后侧肌肉，向下伸展你的尾骨，抬高髋部以上的躯干，加大腹股沟前面的空间。

3. 身体向前屈成站立前屈式时，手臂张开置于身体两侧，保持脊柱伸长的状态。

4. 理想上，你的双腿伸直，但是膝关节不要过度伸直或是紧绷。如果你的膝关节需要弯曲一点，经过一段时间的练习你可以和缓地把膝关节向后推，但是小心不要推得超过你身体的自然限制。

5. 吸气时慢慢起身，膝关节放松。

指导原则

- 大腿内侧向后转，抬高坐骨时加宽骨盆底和骶骨后面。

- 让你的双腿强壮如柱子，同时让你的躯干柔软，随顺自然。要达到顺其自然需要时间和呼吸，因此在这个体式停留久一点，让你的躯干逐渐松开。想象脊椎骨之间打开了空间。

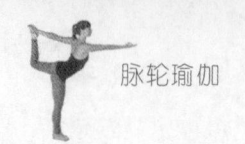

变式

- 参考第一脉轮中的相关内容（76~77页）。

功效

- 延展大腿和小腿后侧肌肉。
- 打开髋部。
- 改善消化。
- 舒缓月经。
- 松开背部紧绷。
- 镇定神经系统。
- 冷却过热。

避免或审慎运用

- 孕后期。
- 低血压（直起身时可能会头晕）。
- 下背部有伤。
- 大腿后侧肌肉有伤。

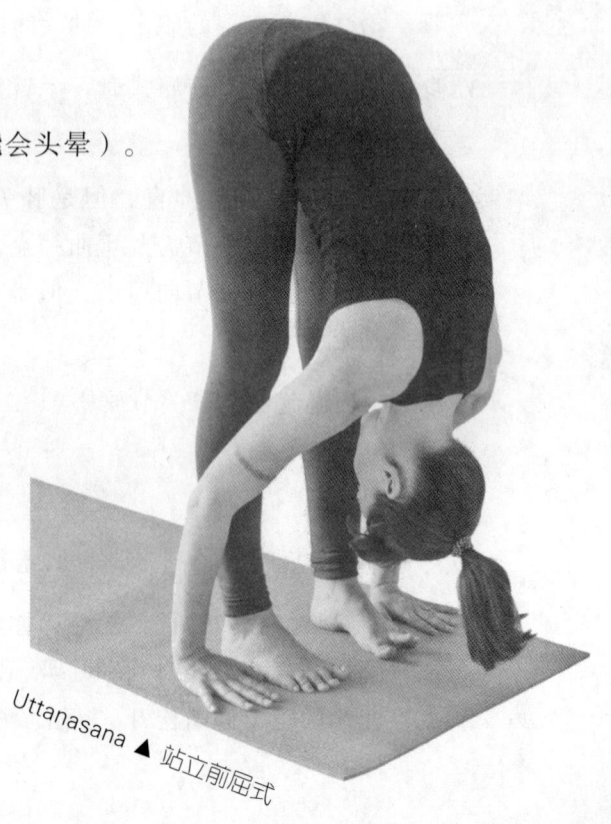

Uttanasana ▲ 站立前屈式

Adho Mukha Svanasana 下犬式

这个体式在第一脉轮也介绍过。如果聚焦第二脉轮，通过大腿稍微内转加宽骨盆底和骶骨后侧。体验双手、双脚推向瑜伽垫产生的能量，焦点放在骨盆。把耻骨向后和向上拉，收缩小腹。轮流弯曲和伸直一条腿，扭动你的髋部。

1. 以台式开始。手掌稳稳地放在瑜伽垫上，手指张开，食指互相平行，手腕横纹与瑜伽垫前缘平行。
2. 脚趾紧压瑜伽垫让腿用上力，脚和手推向地面。紧实你的肩胛骨，向下拉。在抬高你的髋部之前感受与地面的密合。
3. 从这样的密合中，抬高你的髋部直到你的身体形成三角形，地板是底边。

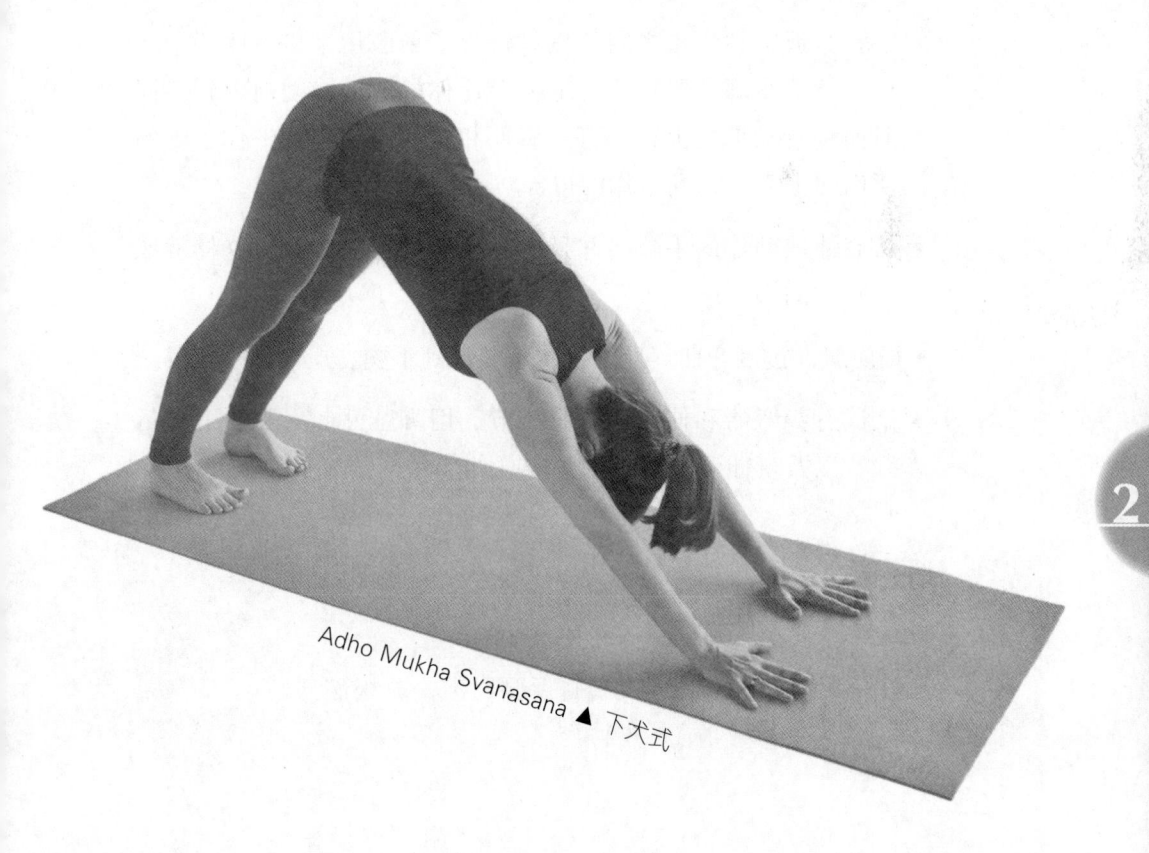

Adho Mukha Svanasana ▲ 下犬式

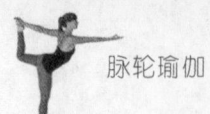

4. 在你"遛狗"时，你可能想要轮流弯曲和伸直你的膝关节数次，扭动身体调整出这个体式。

5. 双脚与髋部同宽，脚后跟压向瑜伽垫。不要担心脚后跟是否能触地，可能需要好几年的练习，才能让你的脚后跟完全放下来。

指导原则

- 双手和双脚更稳固地压向地面，仿佛你试着要从顶端到底部加长你的瑜伽垫，把重量平均分配给这个体式的四个角，也就是你的双手和双脚，借此赋予这个体式能量。留意这个扎根的动作如何赋予身体能量。

- 腿部：肌肉抱向你的骨头，抬高膝盖骨。大腿前侧向后推，大腿内侧微微向后转，在骨盆底创造出比较大的空间，同时加宽骶骨后侧。

- 手臂：拇指和食指之间的虎口包含了中医用来接地的一个穴位。把这个部位紧紧压在地上会让你的前臂微微向内转。同时向外转动你的上臂，打开肩部和胸部。从大地把你手臂的肌肉向上牵引，到达你的肩部。

- 从心伸展到你的手腕，并且从心伸展到你的骨盆，这样就能柔软你的心。

- 提防肩部过度弯曲。理想上，从髋部到手腕，应该是一直线。

- 试试看：弯曲和伸直你的膝关节、用脚趾站起来和放下脚后跟，以及弯曲和伸直你的手臂，体验这个体式的不同动力。

功效

- 创造核心力量，增加稳定性。

- 打开手臂和肩部，伸展大腿后侧肌肉，放松髋部。

- 改善消化。
- 赋予身体能量。

避免或审慎运用
- 孕后期。
- 腕管综合征。
- 高血压。
- 头痛。

Anjaneyasana 低弓步式（新月式）

1. 从下犬式开始，吸气，左脚迈步向前，放在两手之间，对齐髋部左侧。

2. 把后腿的膝关节放低到地上，在你让前腿的膝关节向前移动以深化延展时，双手放在前腿的膝关节上。尾骨朝下，把第二脉轮的前面和后面拉向中线。

3. 吸气时抬起手臂，高举过头，同时背部后仰，掌心相对（姿势A）。

4. 要离开这个姿势，手放低回到地板上，前脚退后成下犬式，或者后脚向前成站立前屈式。

5. 换另一侧重复动作。

指导原则
- 前脚和后膝都压向瑜伽垫，并且用力将它们彼此拉近。
- 让你的肩和胸部放松，同时头抬高，眼睛凝视正前方。肩胛骨的尖端指向下背部。
- 后腿的大腿向内转，后面的髋部稍微拉向前。

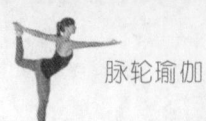

- 保持髋部和肩部正对前方，避免转向一侧。
- 要更深入地延展，后腿朝向你的臀部弯曲（姿势B）。

功效
- 借由伸展髋部屈肌和股四头肌打开第二脉轮。
- 促进平衡和稳定性。

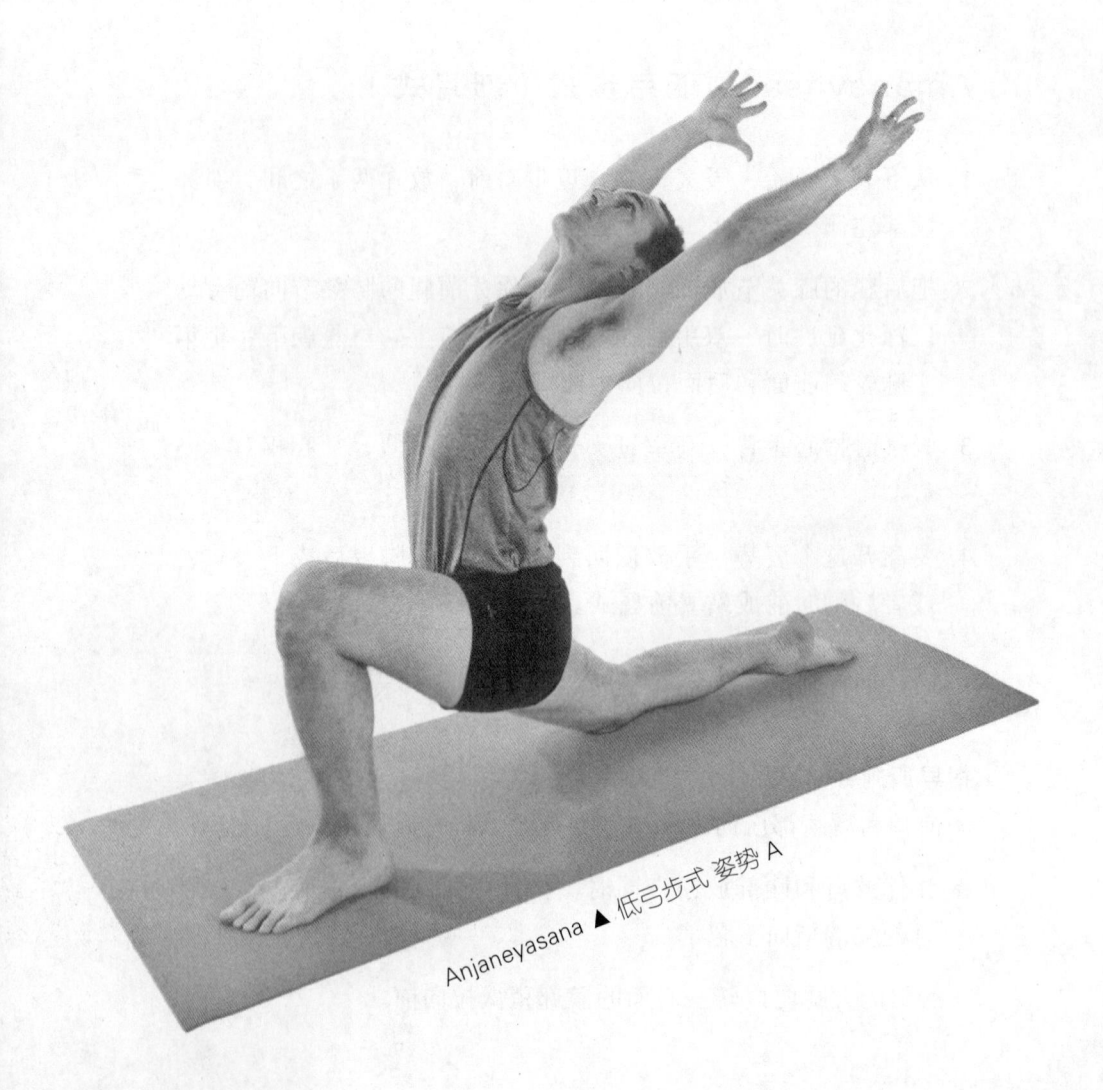

Anjaneyasana ▲ 低弓步式 姿势A

- 赋予活力。
- 可以缓解坐骨神经痛。
- 对于运动员和跑步者是绝佳的练习。
- 刺激心轮。

避免或审慎运用
- 心脏有问题。
- 疝气。
- 髋部有伤。

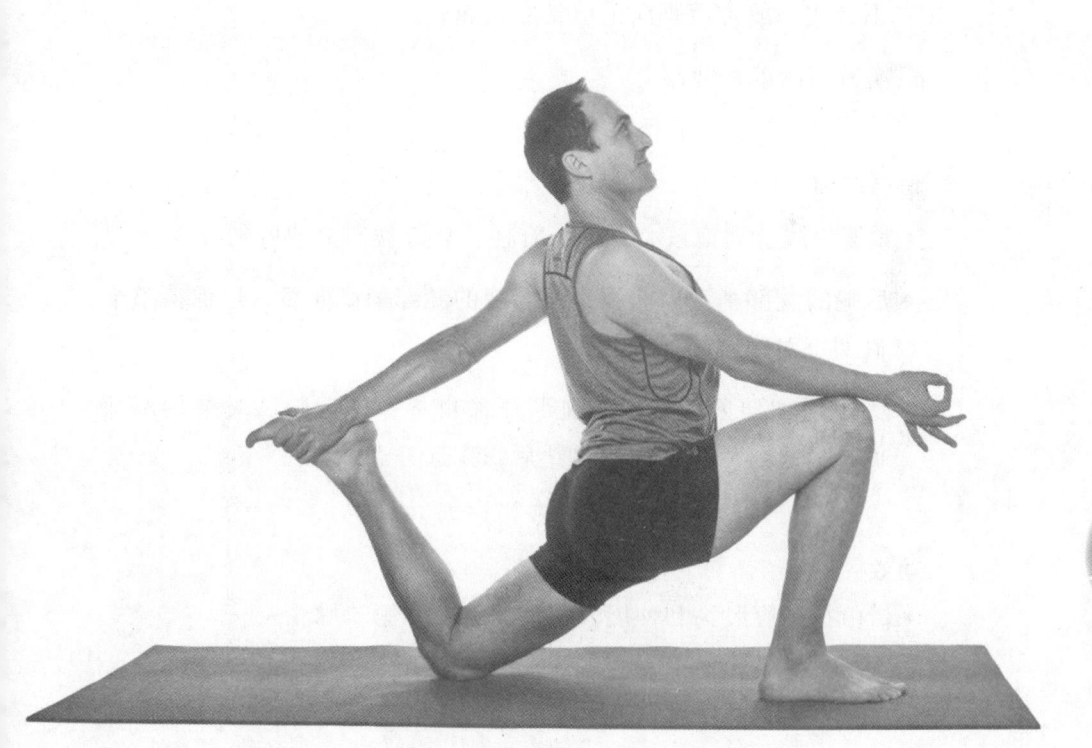

Anjaneyasana ▲ 低弓步式 姿势 B

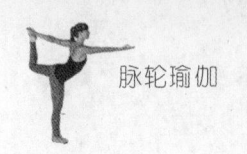

Uttan Pristhasana 蜥蜴式（头朝下战士式）

1. 从站立前屈式开始，右脚退后成弓箭步，双手放在左脚两侧。你的左膝应该在左脚踝正上方。

2. 右膝放低到瑜伽垫上。（如果你想要深化这个体式，之后你可以再抬起右膝。）

3. 把左手臂放在左腿内侧，左手放在右手旁边，同样位于左脚内侧。如果这样的伸展对你已经足够，就停在这里。

4. 要深化这个体式，放低你的前臂，让左膝紧靠左肩。

5. 要离开这个体式，手臂伸直，左手回到左膝外侧，前脚退后成下犬式，或者后脚向前成站立前屈式。

6. 换另一侧重复动作。

指导原则

- 紧缩小腹，拥抱核心。伸长脊柱，从骨盆向上伸展到心。

- 后腿的髋部稍微向前拉，而前腿的髋部稍微向后，以保持整个髋部正对瑜伽垫前缘。

- 为了增加伸展，后脚脚趾紧压瑜伽垫，把后腿膝关节抬离地面，后脚脚后跟朝向瑜伽垫后缘拉远一点。

功效

- 借由打开腹股沟和伸展髋部屈肌来打开第二脉轮。

- 锻炼腹部器官，强化双腿。

第二脉轮 本我轮 顺位

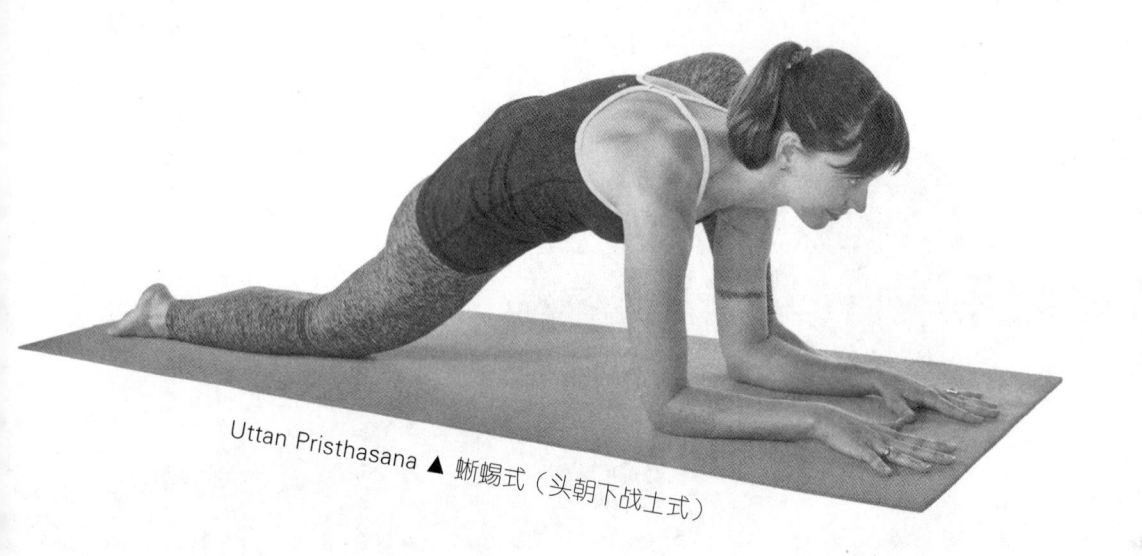

Uttan Pristhasana ▲ 蜥蜴式（头朝下战士式）

避免或审慎运用

- 如果你有低血压，头部要保持比心脏高的位置。
- 膝关节或髋部有伤。
- 怀孕。

开腿婴儿式到悬空眼睛蛇式

这不是寻常的体式串连，但却是打开髋部的绝佳练习，而且我发现这个体式同时包容了第二脉轮的男性与女性层面——在这个层级的重要特质！

第一部分：开腿婴儿式

1. 坐直在你的脚后跟上，脊柱挺直。

2. 两膝分开，大约与你的瑜伽垫同宽，保持双脚的大脚趾靠拢。
（注意：如果是在硬地上，你或许可以垫个毯子在膝下。）

3. 把你的根部向下伸展，头顶往上伸展，跟你的核心对齐。

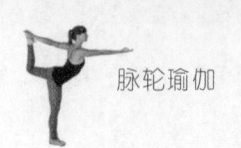

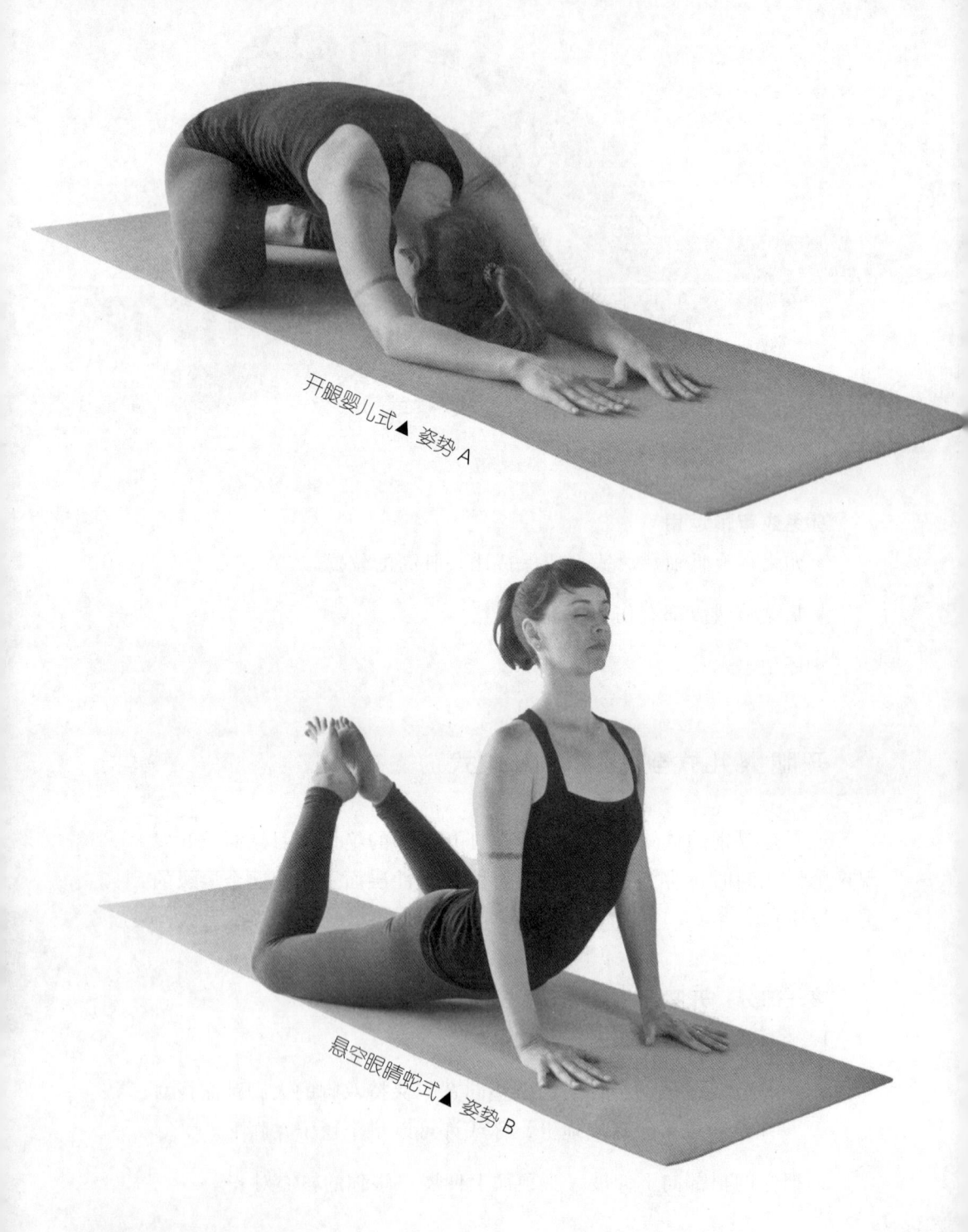

脉轮瑜伽

开腿婴儿式 ▲ 姿势 A

悬空眼睛蛇式 ▲ 姿势 B

4. 保持脊柱伸长，屈身向前，位于两膝之间。手臂向着瑜伽垫的前缘伸展。

5. 髋部下沉在两大腿之间时，让你的骶骨放松。

第二部分：悬空眼睛蛇式

1. 抬高你的髋部，来到你的双手和双膝之上，同时保持双膝与瑜伽垫同宽。

2. 重量放在手腕上，让你的髋部向前，悬在空中。

3. 两肩转向后面，上臂向外转，抬起你的胸部和头，向上看。

4. 手下压地板，身体左右扭转，分别着重于右边和左边腹股沟的延展，然后回到中间的位置。

第三部分：流动

1. 在第一部分和第二部分的姿势之间慢慢地来来回回，花时间真真切切去感受每个姿势的延展，包括姿势之间的过渡。

2. 吸气时身体向前，呼气时身体后退。

指导原则
- 在开腿婴儿式中，感受第二脉轮女性、接受的层面。在悬空眼镜蛇式中感受男性的扩展。
- 对于那些身体极为柔软的人，骨盆或许可以一直下到地板。可以在双手下面各垫一块瑜伽砖，让上身抬高一点。
- 悬空时停留久一点，以完全松开下背部。如同在正规的眼镜蛇式中一样，把胸部推向前，上臂向外转。

功效
- 延展腹股沟前面，打开髋部。

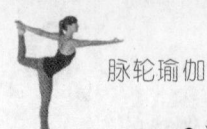

- 润滑髋关节。

- 在第二脉轮中，从主动移向被动。

避免或审慎运用
- 下背部有伤或疼痛。

- 双腿张开把骨盆向前推，如果保持得太久可能会挤压到下背部。这个体式的最佳功效来自左右扭转。

Eka Pada Kapotasana 鸽子式

1. 从下犬式开始。

2. 稳稳地压向你的双手，右腿向身后抬起，膝关节伸直，脚尖向后伸直。深深吸气时从你的手掌根一路伸展到你的右脚趾。

3. 呼气，右腿摆回来，放在两手之间，弯曲膝关节，把右小腿外侧放在瑜伽垫上，在舒服的状况下右脚尽量向前移动。

4. 左腿在你背后伸直，后腿顶端向内转，这样整条腿、膝关节、脚踝和脚以正面下压在瑜伽垫上。

5. 尾骨朝瑜伽垫的后端伸展。双手下压，抬高你的头顶，肱骨（上臂骨）顶端向后移，深呼吸（姿势A）。

6. 呼气，朝地板放低你的上半身，保持脊柱伸长，同时你的核心对齐瑜伽垫的中央。你可以用手枕住自己的额头，或是手臂向前伸直，额头贴着地面（姿势B）。

7. 保持这个姿势几分钟，以获得这个体式的完整益处。练习随着每一次的呼吸顺其自然。

8. 要离开这个姿势，吸气，抬起你的头，手在地上走回来，放在前腿的两侧。手下压瑜伽垫，抬高你的髋部成下犬式。

9. 换另一侧重复动作。

指导原则

- 重要的事：进入这个体式之前，身体要先热身好。鸽子式的良好热身式是之前列出的坐姿体式，例如，踝碰膝式（双鸽式）的髋部伸展，以及弓步式和前屈式。

- 和缓地让前脚外侧逐渐朝瑜伽垫顶端移动，直到你找到自己柔韧性的极限。这个体式的进阶形式是让小腿平行于瑜伽垫上缘，但是如果没有多年的练习，几乎没有人做得到。

- 保持前脚勾起和用力。你可以用手来移动前脚向前，找到你的极限。

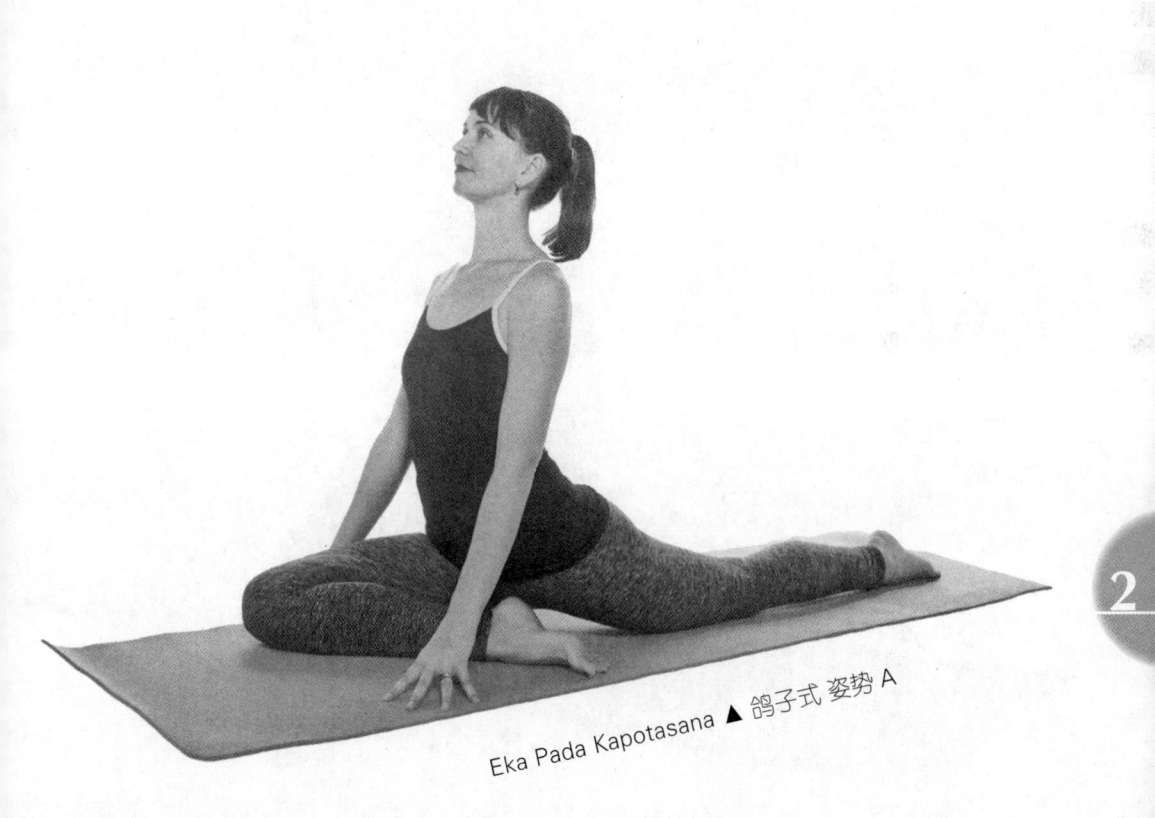

Eka Pada Kapotasana ▲ 鸽子式 姿势 A

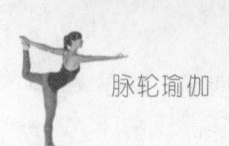

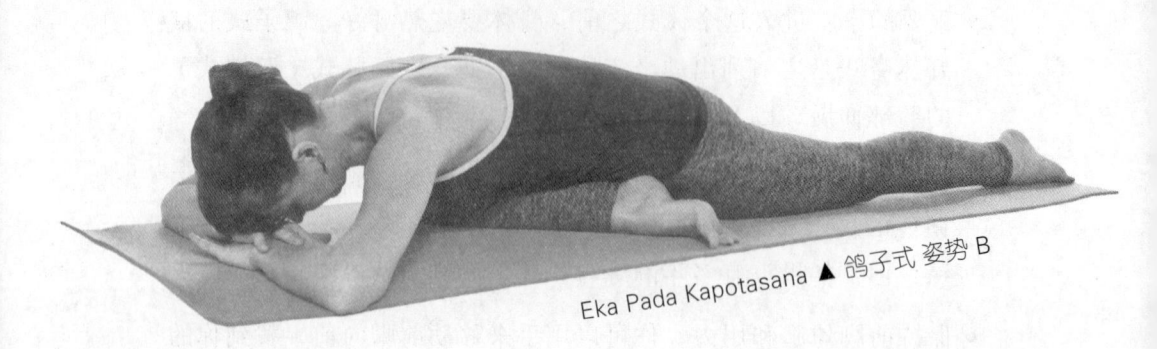

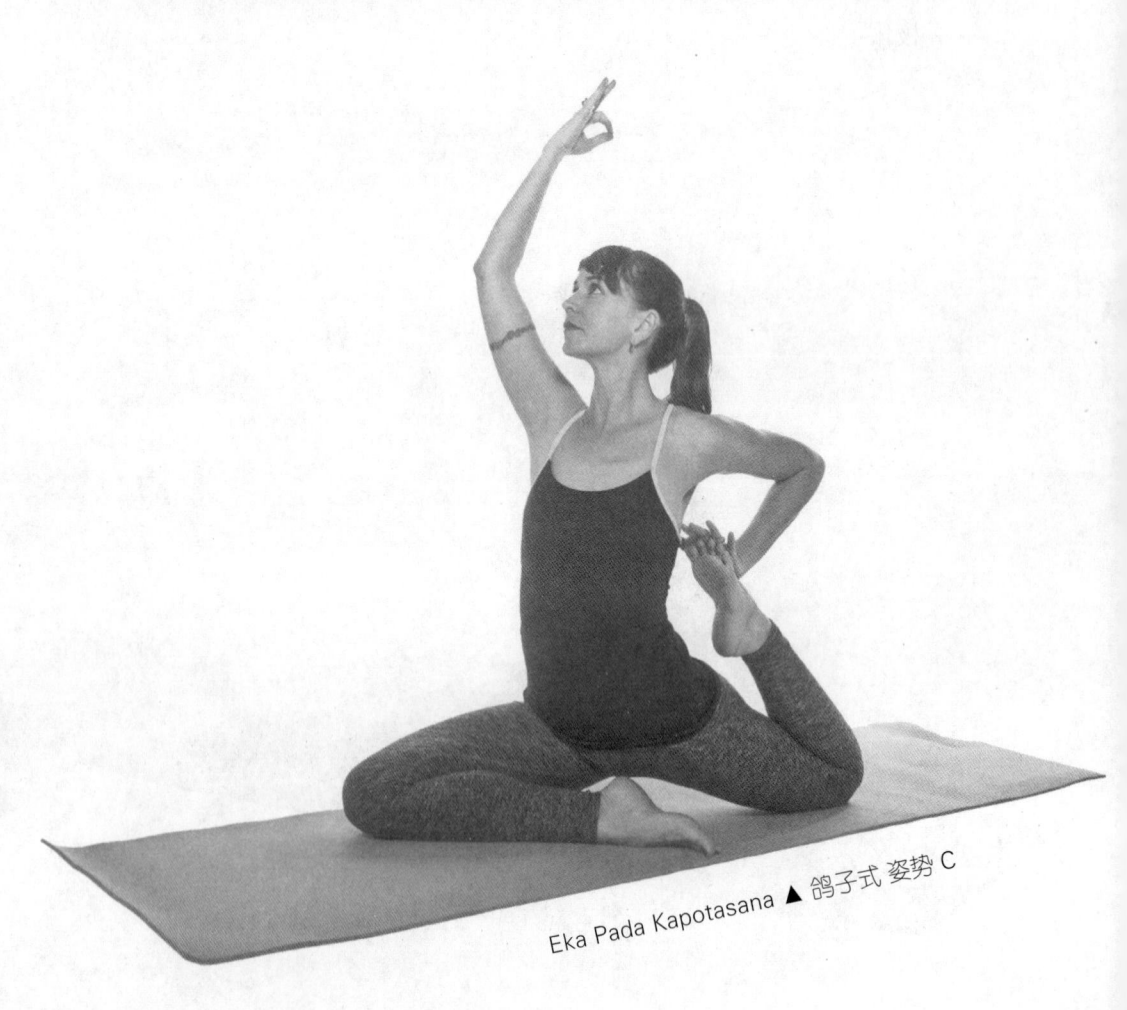

脉轮瑜伽

Eka Pada Kapotasana ▲ 鸽子式 姿势 B

Eka Pada Kapotasana ▲ 鸽子式 姿势 C

- 如果你的髋部没有正对瑜伽垫，把髋部后侧稍微向前伸展一点，而髋部前侧稍微向后拉。髋部前侧下压，朝向瑜伽垫。

- 面朝正前方把两肩摆正，脊柱对齐瑜伽垫的中线。

- 尾骨指向瑜伽垫的后端，头顶朝着瑜伽垫前面伸展。

- 对于初学者，在膝关节弯曲的这一边，髋部下面垫条折叠的毯子会有帮助。

- 要增加延展，后脚的脚趾紧压瑜伽垫，后膝抬高，腿伸直，脚跟朝瑜伽垫后端拉。

- 在这个体式中停留得比其他体式都要久一点。要让髋部松开顺其自然需要一点时间。用呼吸让自己在这个体式中放松。

变式

1. 弯曲后腿的膝关节，向着臀部抬起你的脚。用同一侧的手抓着脚，按压脚的上端来加深延展（姿势C）。

2. 后脚搭在同一侧的手肘内侧。另一侧的手向后伸长，双手手指相勾。确保两肩正对前方，因为手向后伸出很容易让身体朝后腿扭转（姿势D）。

3. 完整的体式是双手向后伸出，握住脚顶着后脑勺。没有示范的图，因为模特儿做不出这个体式。这个姿势非常难做到。

功效

- 打开第二脉轮，化解来自髋关节的淤塞。

- 活化全身。

- 增进脊柱柔韧性，对于后弯动作是很好的准备。

- 延展大腿、腹股沟、背部和腰肌。

- 打开胸部和肩部。

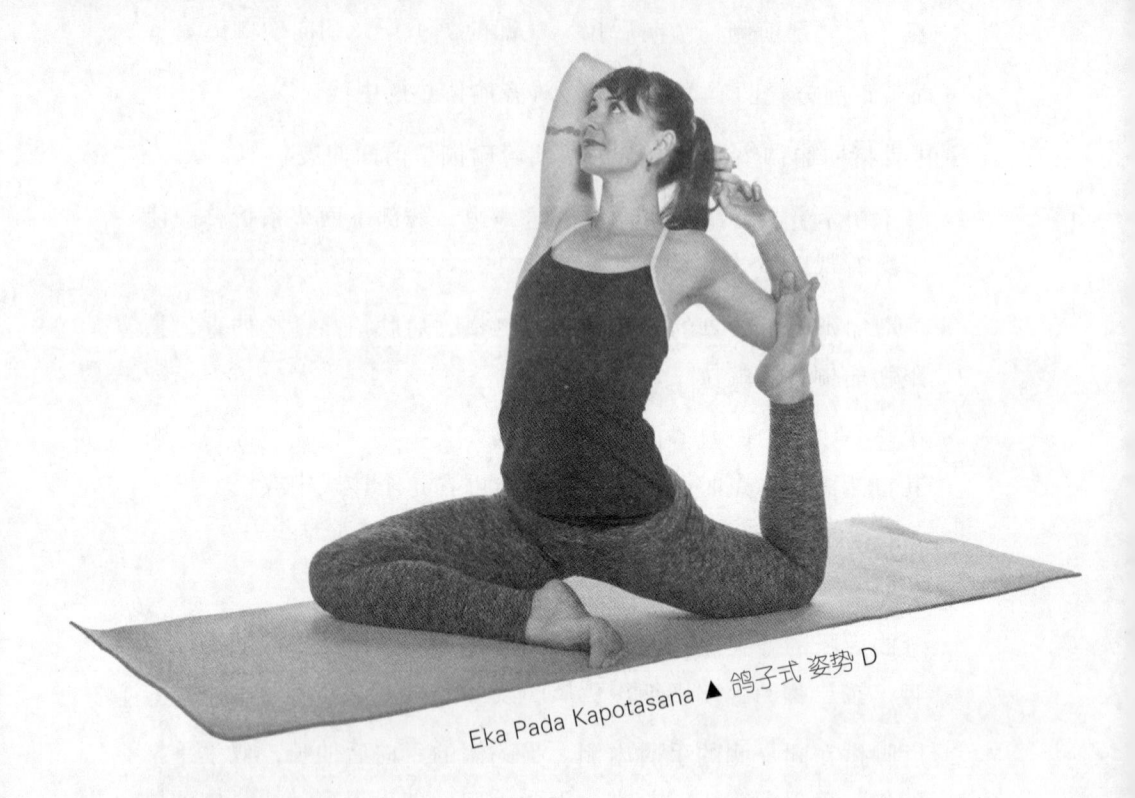

Eka Pada Kapotasana ▲ 鸽子式 姿势 D

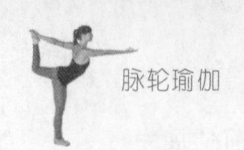

避免或审慎运用

- 髋部或膝关节有伤，或者置换过髋关节。

- 孕后期。

- 肩部有伤（如果要伸手抓后面的脚）。

Supta Baddha Konasana 仰卧束角式

第二脉轮大休息的焦点是反映水的元素。引导你的意识去充分感受身体的经验。让自己臣服于身体里面元气的流动。注意哪些部位的流动是自由的，让这种自由流动的感觉流动到任何紧张或淤塞的地方。注意在良好的练习之后，身体放松而能自然流动时，可能出现的深刻愉悦状态。让这样的愉悦深深刻印在你的意识里，成为你生活中的基线。

关于第二脉轮大休息的选择，可以考虑仰卧束角式。如果这个姿势会不舒服，可以用垫枕支撑你双腿的膝关节。确保你大腿内侧不会紧绷，以使你可以完全地放松。

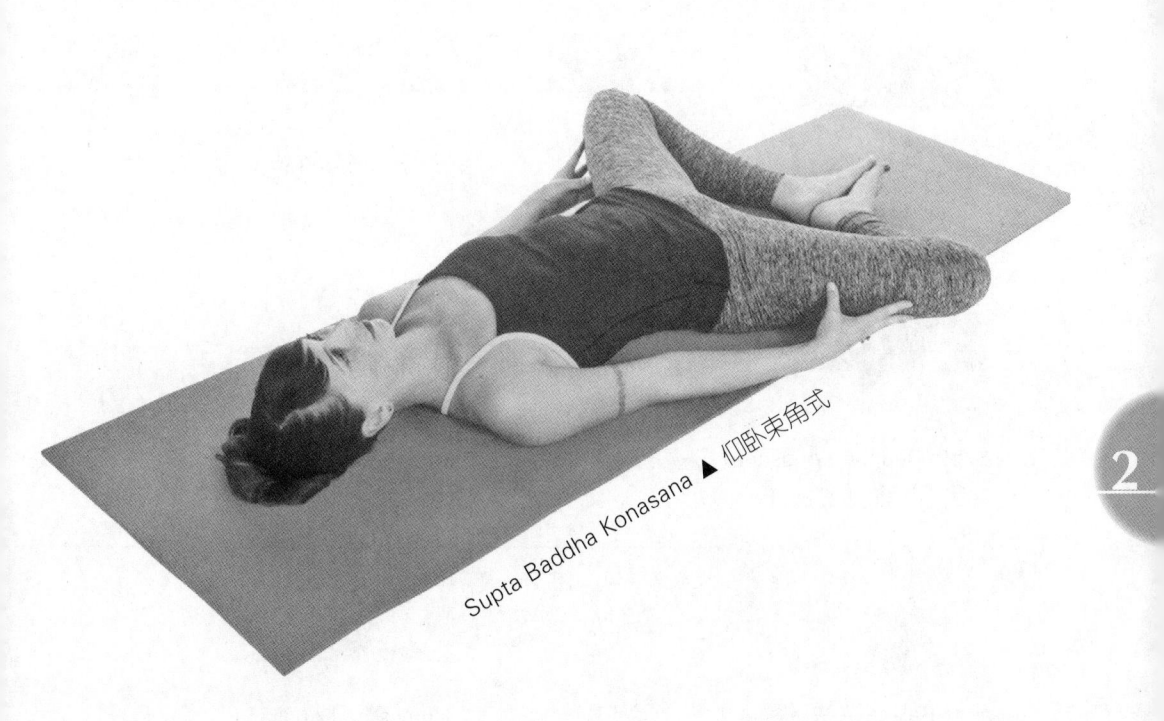

Supta Baddha Konasana ▶ 仰卧束角式

脉轮瑜伽

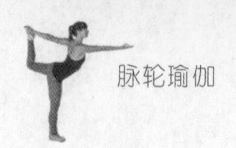

第二脉轮的体式串连

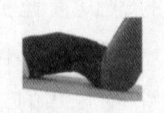

骨盆律动

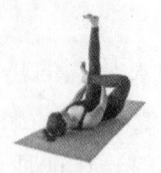

Sucirandhrasana 针眼式

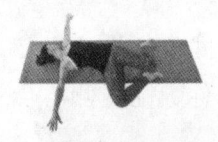

双腿如雨刷摆动

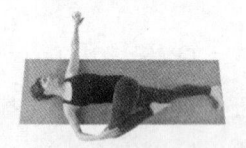

Jathara Parivartanasana
仰卧腹部扭转式

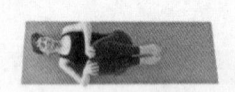

双膝绕圈

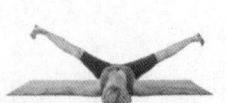

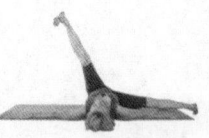

张开双腿旋转

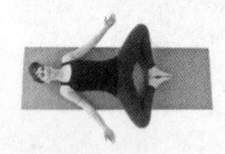

Supta Baddha Konasana
仰卧束角式（蝴蝶式）

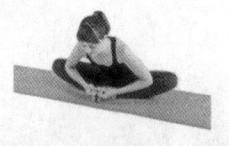

Baddha Konasana 束角式

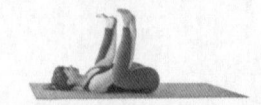

Ananda Balasana 快乐婴儿式

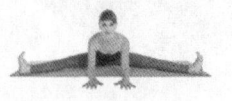

Upavistha Konasana
坐角式

第二脉轮 本我轮 顺位

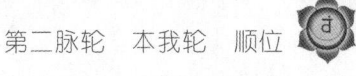

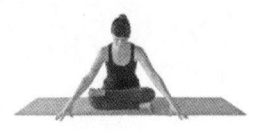

Agnistambhasana
踝碰膝式（双鸽式）

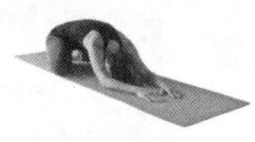

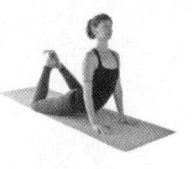

开腿婴儿式到悬空眼睛蛇式

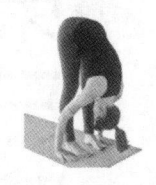

Uttanasana 站立前屈式

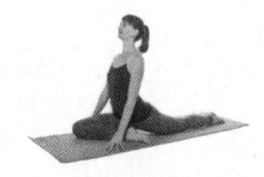

Eka Pada Kapotasana 鸽子式

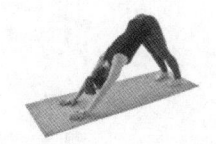

Adho Mukha Svanasana
下犬式

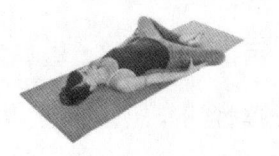

Supta Baddha Konasana
仰卧束角式

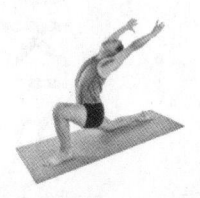

Anjaneyasana
低弓步式（新月式）

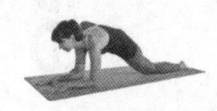

Uttan Pristhasana
蜥蜴式（头朝下战士式）

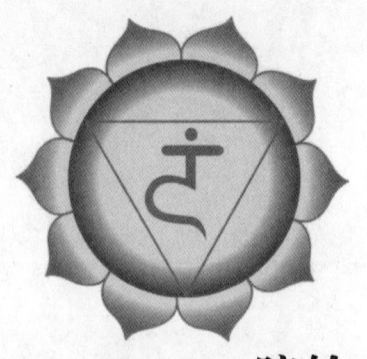

Manipura 脐轮
光辉的宝石

第三脉轮 chakra three

元素	火
原则	燃烧
目的	能量、力量、意志、游刃有余
属性	热、力量、权力、深思熟虑、能量
身体部位	肋骨、肾上腺、太阳神经丛、消化器官
练习	通过纪律强化意志、利用两极对立创造力量、利用动作产生能量、强化核心、平衡意志与臣服
行动	伸长侧边的身体、结合物质和移动产生能量、引导元气的流动朝向希望的结果、克服惰性；练习、练习、练习
体式	平衡、战士式、锻炼躯干、扭转式、平板式
男性	创始、意愿、出力、制造
女性	温暖、灵巧、技术、光辉
不足	虚弱、被动、疲倦
过度	宰制、操控、持续活跃
平衡	驾轻就熟

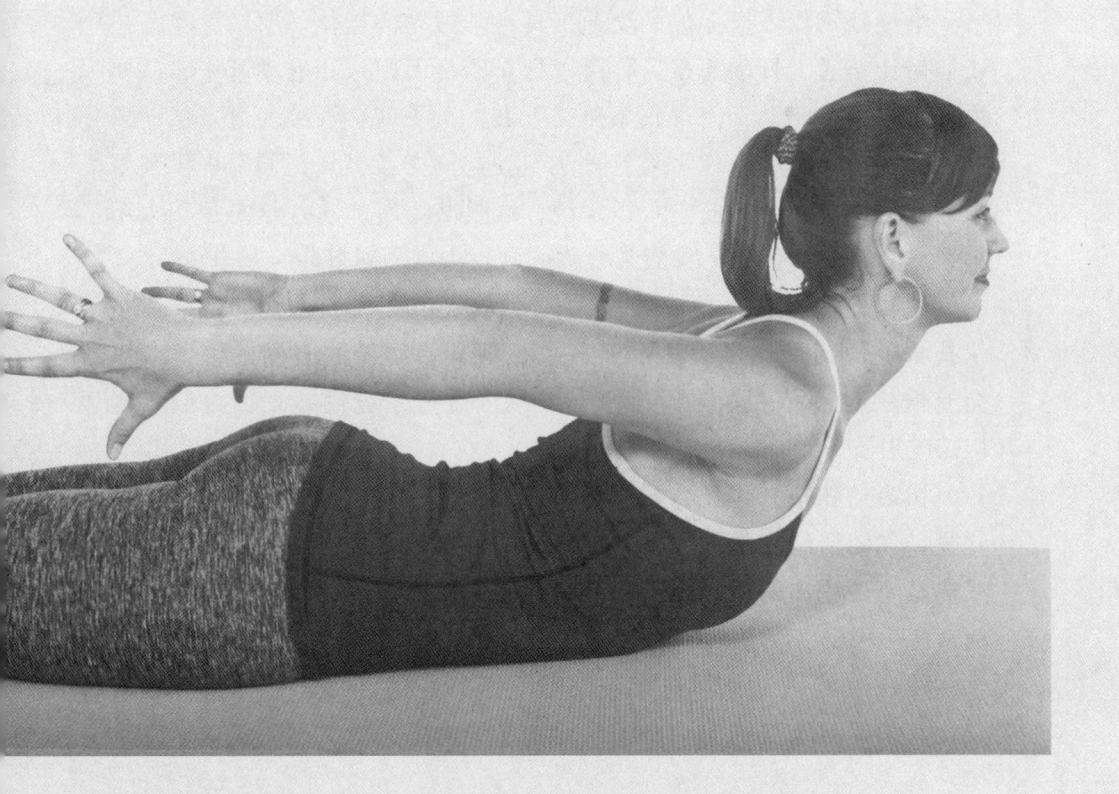

激活

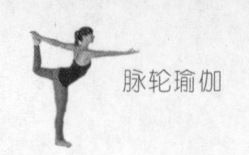

> 身为战士就是去学习，
> 在你的人生中时时刻刻保持真诚。
>
> ——丘扬创巴（Chogyum Trungpa）

你在第一脉轮进入自己的身体，在第二脉轮于天地之间顺位你的核心，之后下一步是激活你的能量身，游刃有余地导引这股能量。我们在第二脉轮讨论过一条线的两个端点，现在我们要在第三脉轮加进第三个点。有了第三点就可以界定出一个面。在你的内在殿堂找到比较多的空间，于是昆达里尼开始跳舞，累积能量。

第一脉轮代表搭上你的交通工具，学习它的操作。第二脉轮是关于如何让交通工具动起来。你可以把车子推下山丘让它动起来，只要没有东西挡在路上，而且整条路是下坡，车子就会继续前进。然而要有一趟成功的旅程，你需要有方法驾驶这辆交通工具，同时提供引擎来维持它的动力，如此它可以爬坡，或是必要时加速。这是位于太阳神经丛的脉轮的任务，我们常常称此脉轮为"力量脉轮"。

让我们以另外一种方式来检视。第一脉轮赋予你基础，给你一块扎根的地面让你可以伸手抓星星。缺少了物质的坚固性，你就不会有框住的边界或界限，没有方法累积能量，也没有东西可以下压以求上升。

在第二脉轮，你让物质运行。你移动你的身体、你的关节、你的呼吸、你的情绪和你的元气。你移动得越快，就创造出越多的热。这股热是摩擦造成的，物质与物质在移动中对撞。因此物质和运行结合起来产生了第三脉轮的元素，那就是火。

在吠陀神话中，阿耆尼是火神。祂的名字"Agni"是最古老的经典《梨俱吠陀》的第一个字词。祂是原初的火，触发了其他所有的火,由此我们获得了"点燃"这个词。身为祭品的接受者,祂永远年轻,生命的火焰不断更新祂的能量。在你开始第三脉轮的练习以点燃你的火之时,召唤阿耆尼。

拥有强盛的内在之火给了你火花去做你人生中的一切事情。在瑜伽体系里,内在之火称为"tapas"(陶铸、苦修),通过练习、纪律、苦行、专注、聚焦的行动和个人意志产生的火。一旦点燃了,就成为灵性之火,烧毁堵塞。陶铸(苦修)是瑜伽的原则,经常相连的是"svadhyaya"——自我探寻和研习,以及"isvara-pranidhana"——献身于神。

培养身体内的火

之前你学习了如何借由迅速开合手掌来打开手上的脉轮。现在手张开,双手密合摩擦30秒左右。注意热是如何创造出来的。只需要正确结合阻力和自由,就能产生热。如果你摩擦手的时候动作太少,或是双手不够密合,你就制造不了太多的热。太多的动作,能量就会分散。限制太多,能量甚至无法激活。物质与运行的结合是第一脉轮和第二脉轮特质的结合,在一起它们创造了第三脉轮的火。

快速活动你的身体,你就会变得暖和。事物开始松动,这就是为什么优秀的瑜伽课程总是以热身练习开场。你的关节润滑了、细胞新陈代谢了,你甚至会流汗。能量产生并且释放了,其他练习则是涉及如何把这股能量导引到身体的不同部位。这是第三脉轮的运作。

脉轮所在的精微身经常称为"能量身",因为它是由精微能量或生命力构成。脉轮掌管这股生命力,作用很像是电力设备的电容器和电阻器。脉轮如果不是增加能量(赋能),就是让它慢下来(阻挡)。脉轮不是能量的来源,而是组织者和经营者。这股能量潜伏在你身体里面,好像是一座火炉,需要点燃,同时适当导引。

激活你的能量身意味着你正在点燃你体内的元气,把元气分送到你想要它去的地方——由你的意志来指引。激活能量身会唤醒你的意志;你的意志就是你内在的指挥,导引你的能量沿脊柱上升或是向下运行,把能量送入你的核心或是让能量扩散出来进入四肢。能量是行

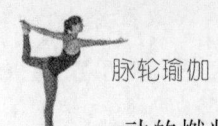

动的燃料，以及第三脉轮的火。缺少能量，意志背后就没有力量，意图无法实现，而且意志的强度会衰微。

要在练习中产生能量，就得找到阻力和自由、限制和释放、把持和放手的正确组合。这就是瑜伽的艺术。瑜伽的目标是游刃有余，游刃有余地掌控自我和生活。要达到目标所需要的一切就是觉知和努力，以及许多许多年的练习。

你工作的动机应该是，
以身教让别人走上正道。

——《薄伽梵歌》（The Bhagavad Gita）

力量和游刃有余

人类是唯一能控制火的动物。唯有我们有能力实践意志主导的复杂行为。唯有我们能够超越我们的本能，选择进化，改变我们的世界。人类已经在时间的长河中进化，因此我们现在个人拥有的力量，胜过历史上的任何时刻。拥有这样的力量，我们可以拯救或是摧毁我们的世界。

我们要拿这股力量做什么？尽管这个问题的答案众说纷纭，瑜伽修习者发展他们的力量是为了游刃有余地掌控。如果激活能量身是第三脉轮的任务，掌控就是终极目标。这是要经过长时间的磨炼和耕耘，精准地组合意志与臣服、目的和练习，才能达成。

掌控是把意图转化成现实的能力，是深思熟虑地活着，并且怀抱目的创造自己的生活。不过更重要的是，掌控是游刃有余地实现你的意图。如果一名肖像画家迅速地草草几笔就能捕住小孩脸庞的神韵，你可以说他或她是绘画大师。一名技艺超群的歌唱家或钢琴家可以完全沉醉在音乐里，因为唱歌或弹琴的技巧已经不再需要努力或专注来达成。真正的大师能够举重若轻地创造。瑜伽大师能优雅而细致地做出一个一个体式，如行云流水般轻轻松松。要达到这样的水平，需要的是专心致志和勤奋练习。

关于瑜伽的练习，需要多年的努力和纪律让你达到轻松自如的程度，才能游刃有余。在《瑜伽经》中帕坦伽利陈述："要达到瑜伽体式的完美，得要等到能够毫不费力做出体式，并且能企及内在的无限存有时。"①以瑜伽的术语来说，就是结合了"abhyasa"（修习、努力）和"vairagya"（舍离、放下）。我们专心致志地练习，却又放下对目标的执着。

练习需要热切的努力和严格的纪律，需要强大的意志带你熬过经年累月的努力，才能达到轻松不费力的境地。练习的时间久了，就会越来越轻松，于是比较能领略体式的精微之处。过程中动作会越来越优雅，你也越来越享受，因此收获也越大。你的骨头渗进了瑜伽的感觉，于是当你错过几天的练习，你会渴望那个感觉。

意志是第三脉轮的引擎。意志克服了第三脉轮的惰性，因此你可以朝着你希望的目标前进。因为第三脉轮的层级高于第二脉轮，于是当欲望想要朝不同的方向前进时，意志会胜过第二脉轮的欲望。我们可能早晨想要赖床，但是意志会让我们起身活动，很快地我们就不再爱困。不过你必须把意志训练得比第二脉轮的欲望强大。底层两个脉轮的物质和运行创造出能量，而意志就是利用这股能量。

不过意志也需要意图，意图则源自意识。意识下降到第三脉轮，遇到上升的能量。你设定一个意图，想要静坐或是想要维持一个体式多长时间，或者只是想要准时去上课，然而需要能量才能实现你的意图。当你的意志可以成功驾驭你的能量为你的意图服务时，你就拥有了真正的力量。

培养你的能量以备不时之需。确定意图，然后让你的能量流贯其中。对准你的目的，培养你的意志；选择目标然后去完成。运用你的肌肉——身体的肌肉和意志的肌肉，来建构你的力量。成为自己人生的导演，同时你也会成为人生的创造者。

---

①此段《瑜伽经》的英译见于"*Light on the Yoga Sutras*"（London：Thorsons，1996年Harper Collins 印行），159页。译者：B. K. S. Iyengar（艾扬格）。

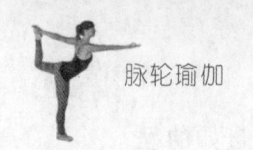

三种属性

在第二脉轮你利用两极对立的原则找到内在的顺位。而在第三脉轮，你从驾驭两极对立，移动到探索基本的三位一体，也就是物质、能量和意识。在瑜伽术语中，实相的这三个基本层面与三种属性相关，那就是"tamas"（惰性）、"rajas"（变性）和"sattvas"（悦性）。

有如一条辫子的三缕头发，物质、能量和意识总是以各种不同的组合方式存在。举例来说，静坐时悦性最突出，因为当身体和它的行动冷静下来时，意识最鲜明。在活跃的流动练习或是充满活力的操练中，变性最突出，因为你运行和扩张能量，但是你不会有很多思考。而在你检视身体阻力的物质层面，甚至是骨头和血肉时，你处理的是惰性。吃和睡是非常惰性的，不过任何经验及每个体式中都会同时存在这三种属性。永远会存在意识的层面，永远会有能量的流动，也永远会有臣服于重力的肉体限制。

此外，脉轮本身也与这三种属性相关，最下面的两个脉轮比较属于惰性，中间三个脉轮偏向变性，而上面两个脉轮则是偏悦性。要达到比较好的平衡，你会想在练习中重视每个层面，从开场的静坐到渐入高峰的体式，再到结尾的大休息。

传统上，这三种属性的重要性并不相等，惰性往往被视为灵性成长的障碍。就我个人来说，我不同意这种看法。我觉得身体的接地和限制，以及物质世界，是同等重要的，甚至是支撑另外两种属性所不可或缺的。不过，如果任由惰性主宰，那么的确我们会感觉迟钝、呆滞，从而缺乏点燃意志所需要的能量。

第三脉轮　脐轮　激活

下表检视这三种属性在瑜伽中的作用：

惰性	变性	悦性
物质 静止的惯性状态	能量 运行的惯性状态	意识 平衡的中介
第一和第二脉轮	第三、四、五脉轮	第六和第七脉轮
个人脉轮	人际脉轮	超个人脉轮
身体	**能量**	**意识**
阿育吠陀体质 Kapha（土）	Pitta（火）	Vata（风）
瑜伽焦点		
姿势、身体顺位 饮食、营养、健身 休息、静止	运行、流动、呼吸 调息、情绪、行动、 行动瑜伽	静坐、静止、哲学 了解、觉知、研究
目的		
基础 稳定 限制 一致 坚定	能量 运行 力量 意志 活力 元气 勇气	智力 意识 指引 意图 知识 智能 觉知
学员经验		
形式、功能、紧张、 痛苦、抗拒、自由、 紧绷、接地、顺位、 本体	充电、情绪、颤抖、 扩张、热、动作、 发麻	觉知、洞见、觉醒、 知识、洞见、记忆、 信仰或故事的改变

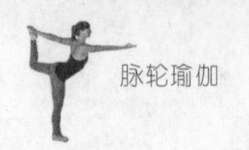

感受精微能量

用力就会产生能量，因为用力需要能量。停止用力时，产生的能量就可以流进组织里面。当电荷自由地流窜全身时，感觉好像是一阵阵的温柔暖意渗进你的血肉。就是这股精微能量，你想要通过意志冷静地发号施令，分送到身体各个部位。

1. 挺直站好，手掌顶在墙上，大约在你的太阳神经丛或是第三脉轮那样的高度。这使得你的前臂与地板平行，两肘在身体两侧。

2. 找出你的垂直顺位和核心，仿佛那是树干，而你的手臂是树枝，从树干向外伸展。通过你的腿向下扎根，找到你的根基。朝头顶抬高你的身体。

3. 手紧紧地压向墙，直到你感觉手臂温和地颤抖。进行的时候记得深沉地呼吸。小心身体不要前倾，而是保持核心挺直。从你的核心把力量推出来，但是不要把核心本身推向前。

4. 在舒服的情况下尽量维持久一点，然后非常缓慢地放松手臂，但是双手仍然放在墙上。

5. 感觉用力产生的能量和放掉力气后流动的能量，两者有什么不同？再度用力推墙几秒钟，然后再放掉，去体会两者的区别。想象在练习体式时，你如何去感受用力和放松的区别。

6. 来个有趣的变化，把墙换成人试试看。站直，跟你的伙伴面对面，在你们第三脉轮的高度手掌相对互相推压。进行的时候眼睛对视，使尽全力，面对同样使尽全力的伙伴。

7. 从你的核心把力量推到另一人手上，以此点燃能量。慢慢释放掉能量而不要把手抽离——只要放掉力气。注意其中的差别，你能够感觉到能量在你体内流动，也在你们两人之间流动吗？

第三脉轮的练习与体式

Uddiyana Bandha 收腹收束法（腹锁）

收腹收束法收缩腹部的第三脉轮区域，牵引元气向上进入心脏。这套收束法也会按摩许多消化器官，因此改善消化。尽管对于过度活跃的第三脉轮有益处，但练习这个体式时务必要空腹。

1. 以山式开始。膝关节微弯，背部微拱，双手放在大腿正面，就在双膝之上。

2. 深吸一口气，扩张你的肋骨，然后把气完全呼尽。收缩你的腹部肌肉，尽可能把气从你的胸部和腹部推出去。

3. 憋住不呼吸，避免又把任何气吸回来，同时扩张你的胸部，仿佛你正在吸气。结果是一种真空状态，把你的肚脐朝脊柱拉近。

4. 此时，你可以维持收缩，或是让腹部来回地缩起再鼓起，仍然不要让任何空气进入你的肺部，这个动作称为"Agni Sara"（火净）。

5. 当你的身体发出讯号需要空气时，深沉地吸气，并且回复站姿。

6. 重复三次。

指导原则

- 利用憋住不吸气而扩张胸部的动作，让腹部内缩。
- 尽管似乎是违反直觉，但放松腹部肌肉会让收缩更深沉。
- 再度吸气之前放掉收束法。缓慢而稳定地吸气。
- 不要在满腹食物或者尚未完全消化时进行这套收束法。

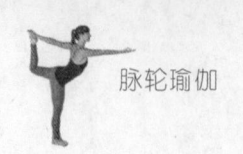

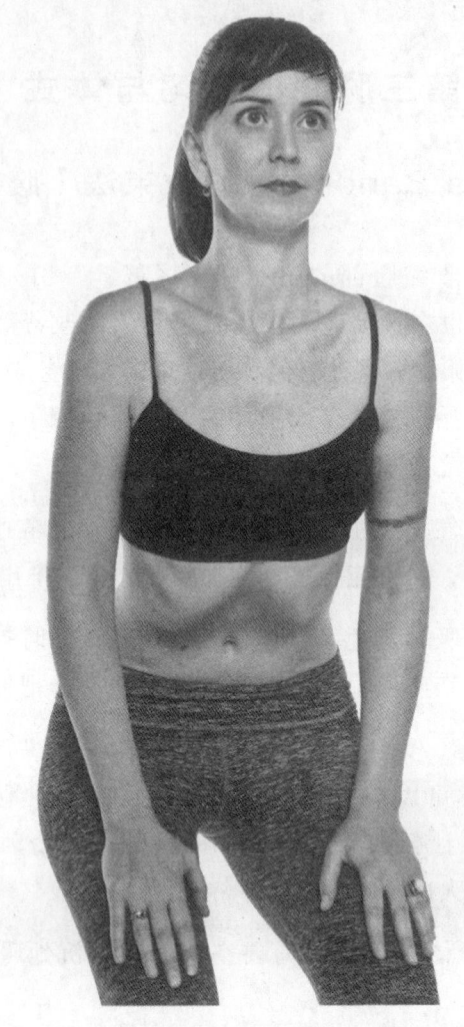

Uddiyana Bandha ▲ 收腹收束法（腹锁）

功效

- 改善消化。

- 有益于缓解便秘。

- 锻炼腹部肌肉。

- 净化。

- 有益于过度或不足的第三脉轮。

避免或审慎运用

- 怀孕。

- 经期。

- 高血压。

- 青光眼。

- 头痛。

- 胃或肠溃疡。

Kapalabhati 圣光调息

"Kapalabhati"这个名字的意思是发光的头颅。这是一种快速的横膈膜呼吸法,以快速的连续动作主动而猛然地将腹部内缩,然后被动地放掉,让腹部向外。这套动作能锻炼太阳神经丛上面的肌肉,既能赋予活动力不足的第三脉轮能量,对于过度活跃的第三脉轮也是放电的好方法。同时反映了第三脉轮"用力—放松"的动能。维持挺直的姿势时都可以自由使用这套方法来活跃第三脉轮。

1. 脊柱挺直坐好,嘴巴闭上,通过鼻子进行几次饱满而自然的呼吸。在你聚焦于把气吸进腹部时,手放在第三脉轮上感觉腹部的移动。

2. 准备好开始时,吸气,然后横膈膜快速地猛然一动,向着脊柱收缩你的腹部肌肉。注意空气是如何迅速地一喷就从鼻子呼出去了。这是主动的呼气。

3. 接着,只要放松你的腹部肌肉,观察在不用力的状况下空气如何通过鼻孔进入体内。这是被动的吸气。

4. 等到自然的吸气过程完满时,再度猛然一动你的腹部。

5. 像风箱一样快速重复动作,找到韵律之后加快速度。

6. 回复自然的饱满呼吸。留意观察效果。

指导原则

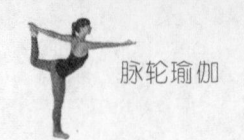

- 一开始是20~30回合的横膈膜快速动作，接着要有至少4次完整的自然呼吸。慢慢增加到100次或更多次的横膈膜呼吸。

- 慢慢加快你的速度，达到一秒钟两回合。

- 一旦你可以坐着练习这套调息法直到精熟，便可以运用在其他腹部挺直的体式之中。

- 身旁准备好清洁鼻子的卫生纸，往往会派上用场。

- 用两个鼻孔体验了这样的呼吸之后，或许你会想尝试一次压住一个鼻孔呼吸看看。要结束练习时，恢复成两个鼻孔吸气和吐气。

功效

- 排毒。
- 锻炼腹部。
- 净化和赋予能量。
- 刺激第三脉轮，同时降低过度活跃。

避免或审慎运用

- 高血压。
- 心脏疾病。
- 经血过量。
- 怀孕。
- 吃过东西后不要练习这个调息法。

站立侧伸展

培养你的内在火焰来开始第三脉轮的练习是好的选择。在这个体式中,想象你的火焰从你的核心升起,并拢的双手成为火焰尖端。在你的火焰左右摇曳时,要保持你的核心稳定。

1. 以山式站好,一路下压到达你的脚,抬高头顶,启动核心。

2. 手臂高举过头,双手合拢后三指交叉成尖塔状,食指朝上。手臂紧贴耳朵,双肘尽量伸直。

3. 抬起你的胸部,两肩向后拉,缩小腹。向上伸展时进行几次深沉的呼吸。每一次呼气时腹部向内缩。垂直站立时你也可以选择进行圣光调息练习。

4. 吸满气,然后呼气,身体向右侧弯,保持伸直的手臂紧贴耳朵两侧。抱向你的核心,让左肩向后,胸骨抬高。

5. 维持姿势,进行几次饱满的呼吸。

6. 吸气,回到中央,然后呼气,向左边伸展。现在要留意让右肩向后,胸部抬高。

7. 吸气,回到中央。

8. 接下来,从髋部向上抬高你的肋骨,微微向后仰,你的指尖指向身后的墙壁。想象你通过抬高限制你力量的格架(胸廓)为第三脉轮创造空间,向外照耀。

9. 吸气,回到中央。手臂放低到两侧时,保持躯干抬高,并且维持身体两侧的长度。

脉轮瑜伽

指导原则

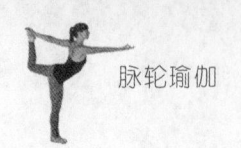

- 保持手臂贴着耳朵，双手紧握。

- 位于上方的肩要向后拉，避免胸部塌陷，即使这意味着你的侧弯弧度不大。

- 想象你在两片平板玻璃之间练习这个体式。保持躯干正对前方，只是向侧边移动。

- 在松开和扩张你的上半身时，抱向你的核心，从腰部一路向下到双脚。

功效

- 强化核心。

- 延展肋间肌，同时扩张胸廓。

- 打开肩部和胸部。

避免或审慎运用

- 肩部有伤。

- 高血压。

- 头痛。

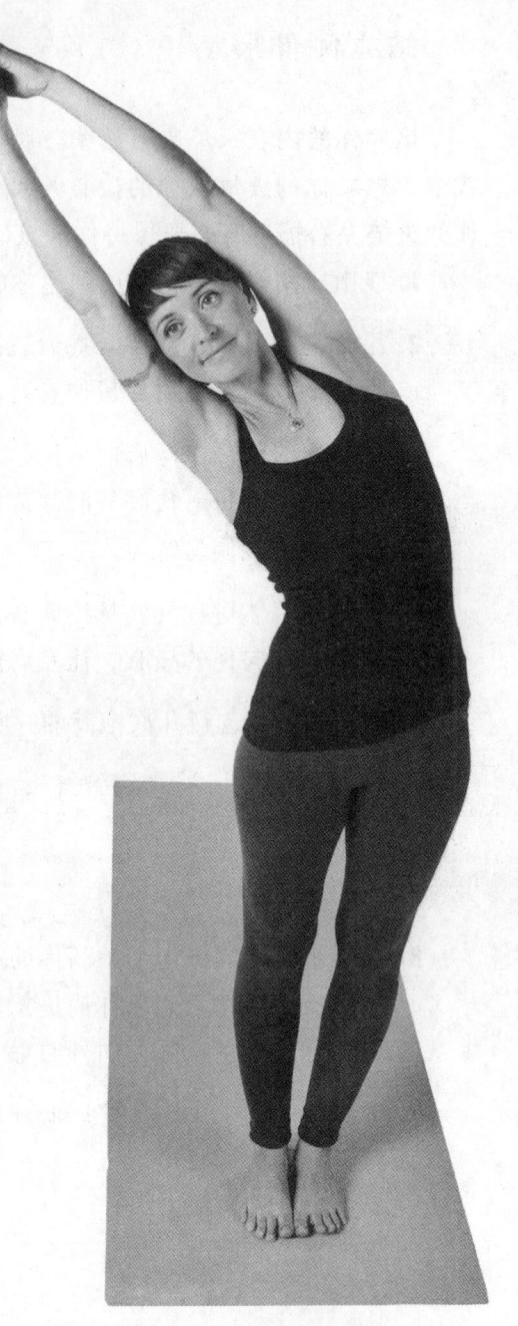

站立侧伸展 ▲

Virabhadrasana 战士式

"Virabhadra"（雄贤，音译维拉巴德纳，湿婆的化身之一）是印度教神话中的古代战士。"vira"的意思是英雄，而"bhadra"是吉祥之意。当湿婆因妻子萨蒂（Sati）之死扯裂自己的头发时，雄贤从湿婆的卷发中蹦出来。想象这个画面，你的灵性战士从第三脉轮的力量之中胜利地升起。这个体式有许多变式，全部有利于第三脉轮。以坚定的决心练习战士式，唤醒你内在的战士。

战士I式

1. 以山式开始，手臂高举，站在瑜伽垫的前端。肋骨上抬，赋予躯干能量，一直伸展到你的指尖，两肘伸直，手臂紧实。手指张开，感觉它们是你第三脉轮之火的火焰。

2. 呼气，身体向前屈成为"站立前屈式"。腹部朝向大腿，紧实双腿，加宽你的髋部，朝地板向下伸展你的肋骨。手放到地面上，位于脚的两侧。

3. 下一次吸气时，左脚向后迈步大约4英尺（约120厘米），保持右脚在双手之间，右膝在右脚踝正上方。肌肉抱向骨头，紧实你的后腿，同时把后腿的脚后跟放到地面上。

4. 前腿的臀部稍微朝后，而后腿的大腿向内转。感觉到这个姿势在你的海底轮创造出稳定感。

5. 一旦你感觉到了稳定，向上抬高你的躯干。通过前腿的核心下压，带进大地的能量。

6. 稳定后，手臂高举过头，通过双手的核心把能量推向指尖，仿佛你的手臂是光线，从你的第三脉轮放射出来。用这股能量完全伸直你的手臂。

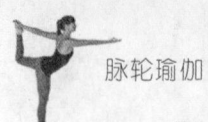

7. 维持姿势，进行几次呼吸，抬高和扩张肋骨。你可以选择进行圣光调息。

8. 离开这个姿势，回复成山式或站立前屈式，也可以移动成下犬式。

9. 换另一侧重复动作。

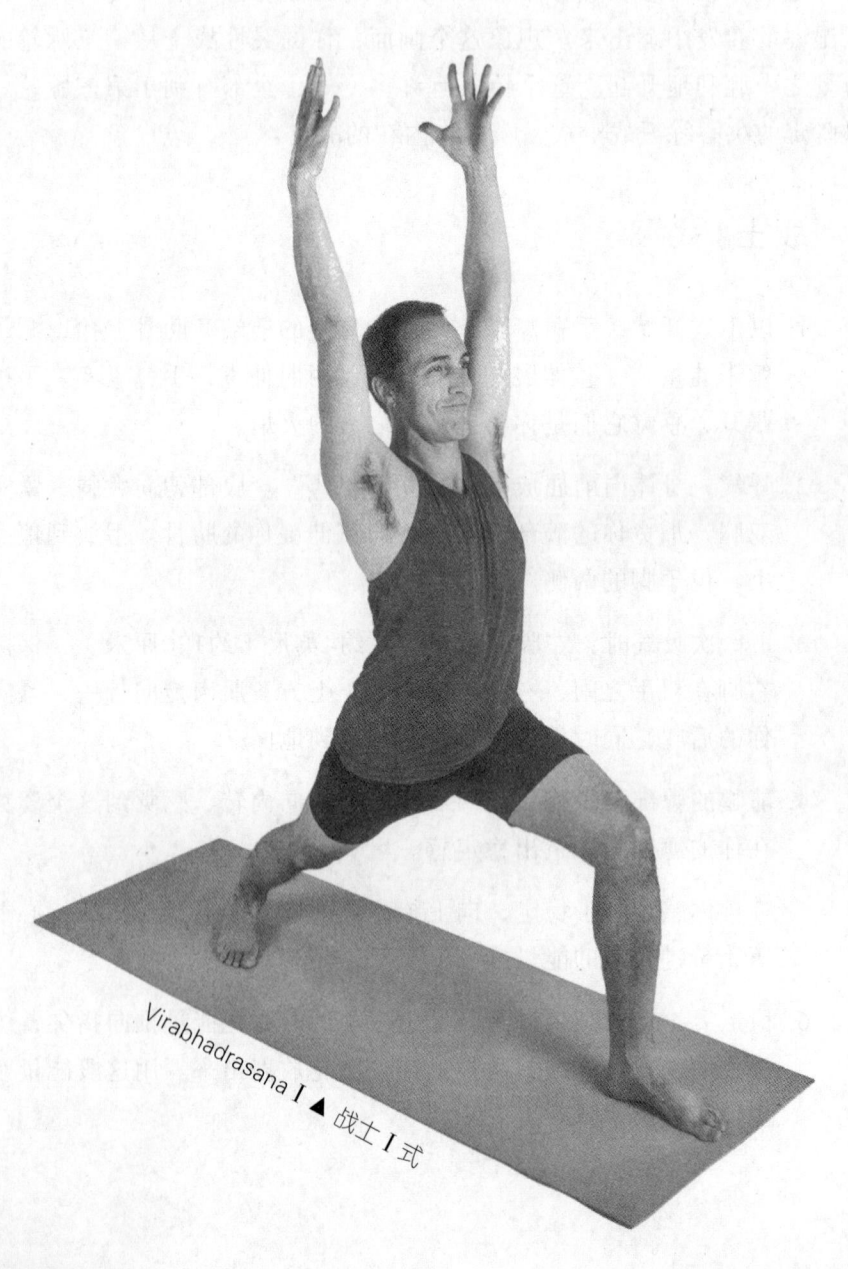

Virabhadrasana I ▲ 战士 I 式

指导原则

- 如果你感觉摇摇晃晃，把两只手放在前脚的膝关节上，直到你感觉稳定。

- 双脚紧紧下压瑜伽垫，同时微微拉近双脚。

- 后腿的大腿向内转，前腿向外转，借此让自己平稳。

- 理想上，前腿的大腿后侧应该跟地面平行。

- 后脚的内侧应该对齐你的前脚脚后跟。

- 从髋部抬高你的肋骨，不过要保持髋部平稳和接地。

- 让你的手臂"放光"，仿佛它们是光线，而你的手指是光芒。手臂的肌肉下拉至肩部，紧实肩胛骨。

- 就体内来说，把第一脉轮放在第二脉轮正下方。这样会让你的上半身拥有比较多的自由，让你的肋骨可以向上移动，创造出微微后仰的空间。

- 逐渐增加你维持这个体式的时间，以培养力量和稳定性。

功效

- 强化腿部和髋部。
- 打开肩部。
- 拓宽胸部。
- 产生能量和焦点。
- 舒缓坐骨神经痛。
- 强化意志。
- 建立焦点。

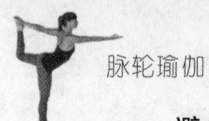

避免或审慎运用

- 高血压。

- 心脏有问题。

- 脖子有伤——视线保持水平。

战士 II 式

1. 面朝瑜伽垫的长边迈开大步站好,双脚平行或者脚趾微微向内。通过双腿的核心伸展,每只脚的四个角稳稳地按压地面。

2. 抬起手到肩的高度,位于身体两侧,通过指尖向外伸展。

3. 看向你的右臂,右脚向外转90°,脚趾并拢指向瑜伽垫前端。

4. 弯曲右膝,让右膝在右脚踝的正上方。比较资深的练习者可以寻求让右大腿后侧平行于地板。

5. 要离开这个体式,右腿伸直,右脚再度转为平行。

6. 换另一侧重复动作。

指导原则

- 一开始伸展手臂时,试着把手掌转向上,让你的上臂向后转。紧实你的肩胛骨,并使其尖端朝下,然后手掌转回来面向地面。保持胸部和双肩一直是同样开阔。

- 让你的手臂像箭一样从你的核心射出去。保持你的视线稳定不动。

- 弯曲的那条腿往往容易觉得疲劳,这时要把那条腿更加坚实地推向地板;从腿的核心用劲推,如同在"第一脉轮"学习到的。

- 从大地吸取能量,通过你的腿进入你的核心。

- 提升第三脉轮，让它发散出力量。
- 找出在自己的生活中成为战士的决心，让这股精神在你的姿势中表现出来。
- 你可以选择使用圣光调息，进一步赋予第三脉轮能量。

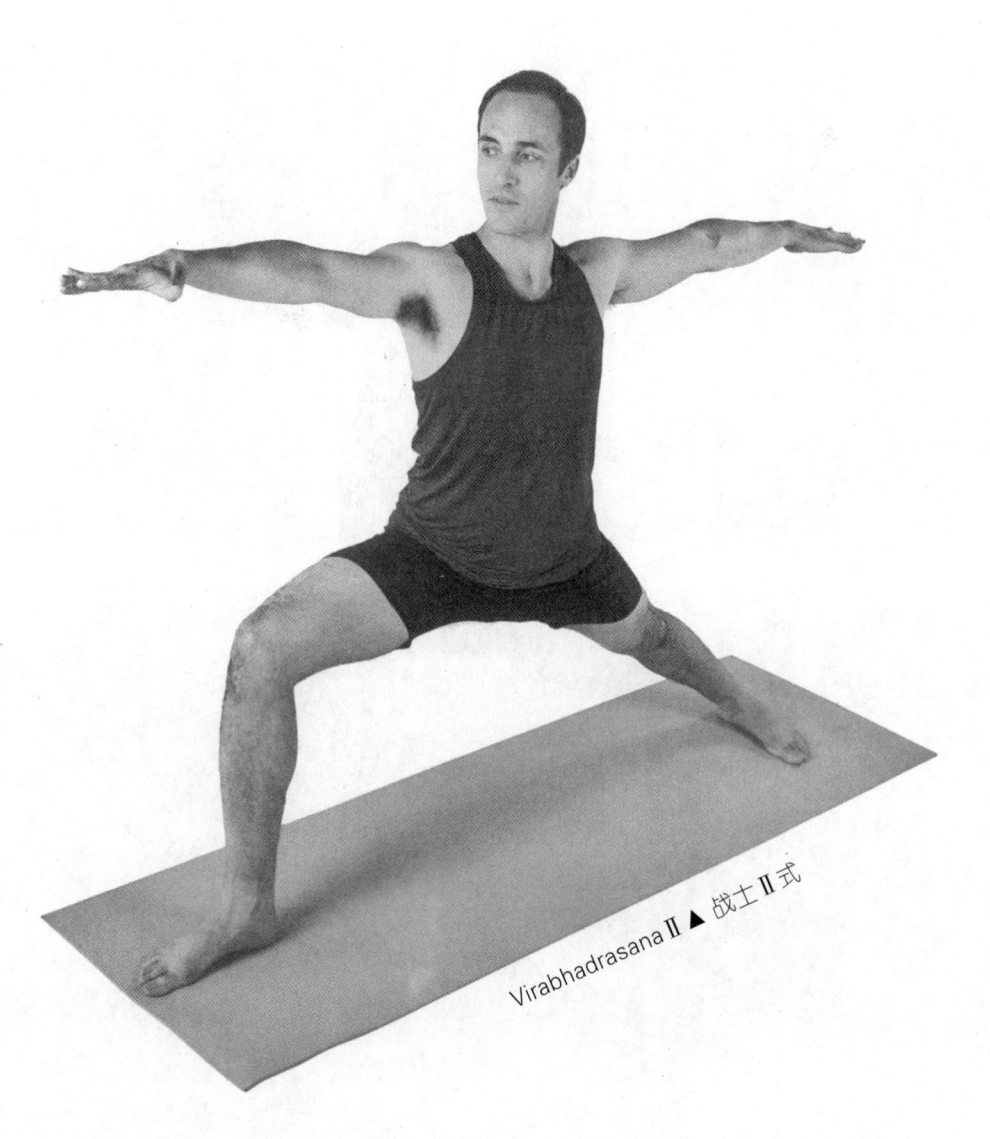

功效和提醒
- 同战士 I 式。

Virabhadrasana II ▲ 战士 II 式

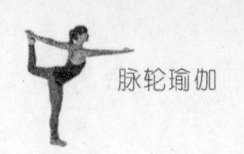

Viparita Virabhadrasana 反转战士式

要维持力量，战士有时候需要向后退。这就像是把箭搭在弓上向后拉，蓄积能量瞄准你的目标。这是关于第三脉轮能量的根本原则——有时候为了保持前进，我们必须撤退。在这个体式中，战士是反向的，反求诸己，追求神性。

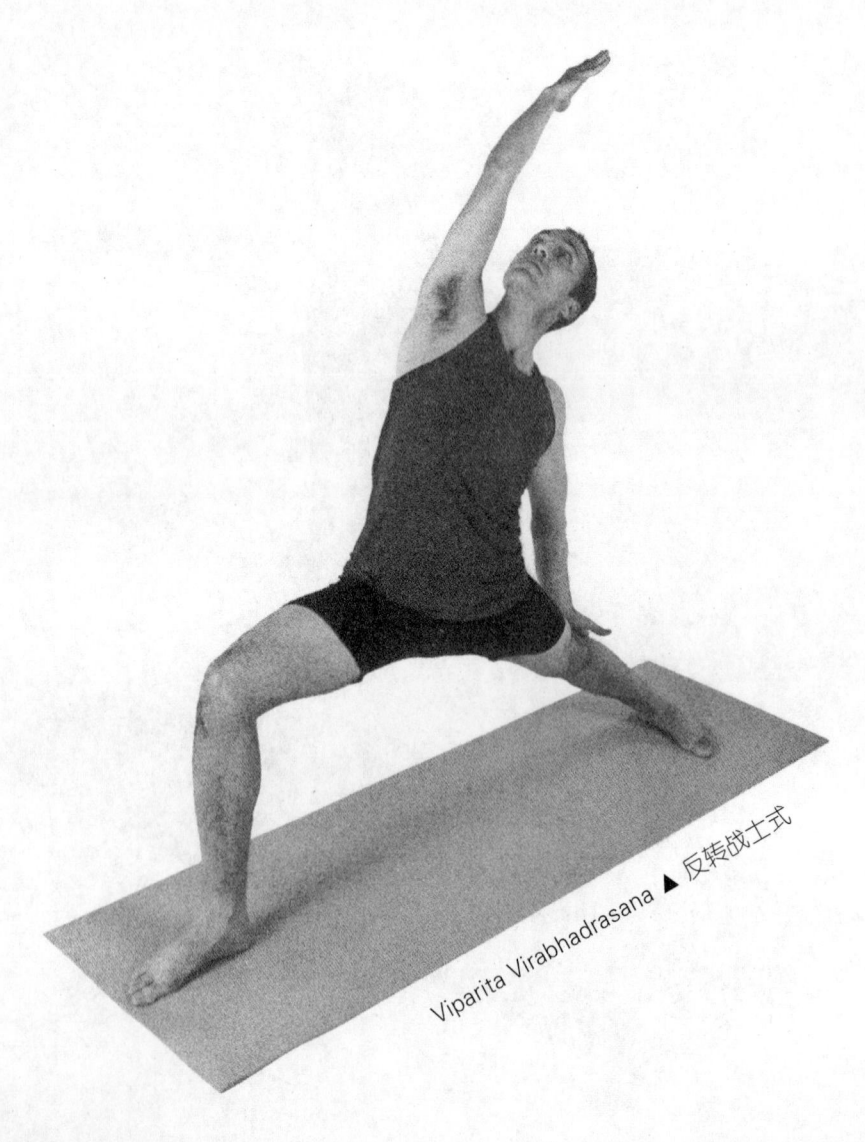

Viparita Virabhadrasana ▶ 反转战士式

1. 右脚转向前，右膝弯曲，如战士Ⅱ式，右手掌转向上，右手向前伸展超过你弯曲的右膝，身体向着右手微微前倾。

2. 保持双手完全伸展，而且用力，左手臂向着后腿下滑，右手臂向上高举。

3. 右肩向后推压，伸长右侧身体，同时打开胸部。向上看，视线越过你上举的手臂。

4. 吸气，离开这个体式回到战士Ⅱ式。然后换另一侧从战士Ⅱ式开始，重复动作。

指导原则

- 从后腿核心往上通过躯干、上臂，一直到指尖，有一条线，赋予这条线能量。从骨盆伸展，通过心脏到颈部，延展肋骨。

- 保持你的前腿膝关节弯曲，膝关节在脚踝上方。前腿下压地面，带着守护根基的决心。

- 坚定地伸展你的手，仿佛你要抓取上面来的力量。

VirabhadrasanaⅢ 战士Ⅲ式

1. 从山式开始。

2. 右脚后退一步，位于左脚后方大约2英尺（约60厘米）。

3. 把你的重量放到左腿上，稳定你的核心。双手放在髋部，确保你的髋部正对瑜伽垫前端。

4. 整个躯干倾身向前成水平，同时通过你的后腿延伸出去，右腿抬高，与地面平行。

5. 扎根在你站立的腿上，双手放在髋部，找到你稳定的力量。试着让髋部正面与地面保持平行。

6. 稳定之后，双手向前伸展，手掌相对。

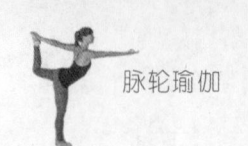

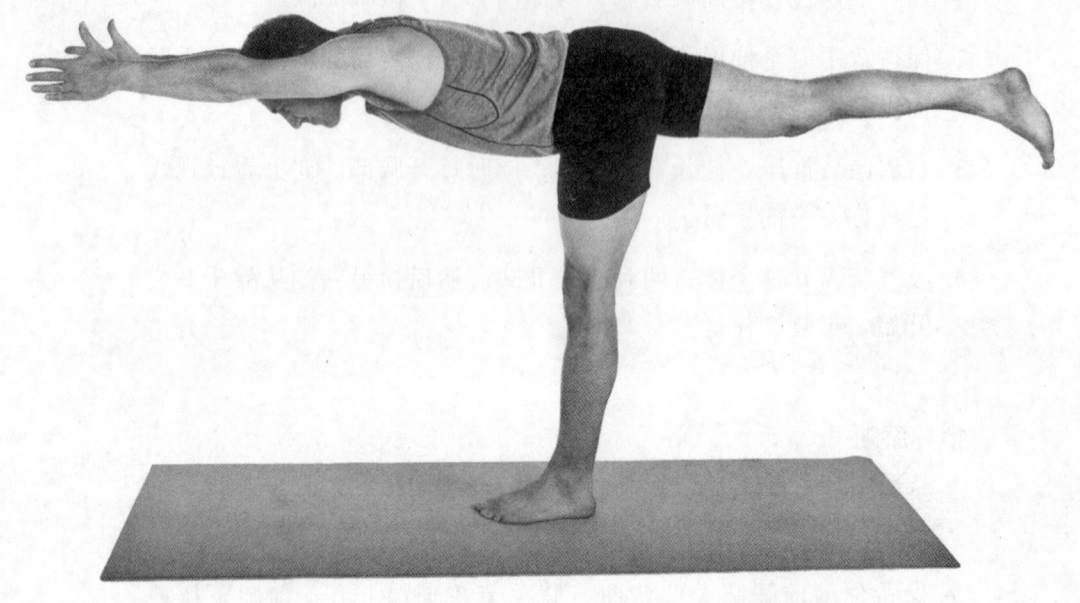

Virabhadrasana Ⅲ ▲ 战士Ⅲ式

7. 从第三脉轮向外放射。把力量向下推进你站立的腿，向外推朝向你举起的腿的脚趾，向上推通过躯干的核心进入双手。感觉头上的顶轮与你的海底轮对齐，抱向你的核心。

8. 只要你感觉稳定，尽量维持姿势久一点。要离开这个体式时，吸气，在你要把身体摆正时双手高举过头，双脚合拢成山式，手臂放在身体两侧。

9. 换另一侧重复动作。

指导原则

- 缓慢且审慎地进入动作，每个阶段都要寻求稳定和平衡。如果一个不稳脚落地，你总是可以再度恢复姿势。

- 肩胛骨互相拉近，手向前伸展时紧实你的背部。腹部紧实缩向你的肋骨，朝地面放松你的心（上背部）。

- 后面腿的脚趾向下朝着地板，帮助抬起腿的髋部成水平。
- 从后腿脚趾开始伸展，一直伸展到举在前面的指尖，这是一条赋予能量的直线。

Trikonasana 三角式

这是一个你可以一做再做的基本体式，经年累月你就会找到更深层的顺位。是导引能量线通过腿、躯干、手臂，全部往不同的方向运行，藉此来协调第三脉轮的复杂属性。想象这些能量线全部从你的第三脉轮放射出来，就像太阳的光线一样。

1. 面对你瑜伽垫的长边，双脚开大步站好。
2. 右脚向外转90°，与左脚及瑜伽垫的后缘垂直。
3. 通过双腿确立你的根部。肌肉抱向骨头，汲取大地的能量向上进入第三脉轮。
4. 手臂抬高到肩的高度，双肘伸直。
5. 上臂向外转，让双肩向后，紧实你的肩胛骨。
6. 通过右手臂向外伸展，尽你所能越远越好，保持海底轮和顶轮之间的核心有一条强力的线。
7. 无法再伸展得更远时，右手臂倾斜向下，去碰触右肩正下方的地面，手放在脚踝后面或前方都可以。另外一个选择是，手放在瑜伽砖上。举起左手臂，因此有一条笔直的线从右手指尖到左手指尖。手指张开，让两只手充满能量。
8. 朝着你上举的指尖看，保持颈部与脊柱一条线。
9. 吸气，离开这个体式，紧实你的双腿和小腹来支撑自己。
10. 换另一侧重复动作。

指导原则

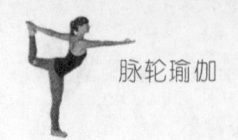

- 从髋关节而不是腰部弯曲。想象你是在飞机的航道上练习瑜伽,身前身后的空间都非常小。

- 后脚的足弓和前脚的脚后跟对齐瑜伽垫的中线。

- 如果你放低的手无法轻松碰触到地面,用一块瑜伽砖,或者让你的手落在你的膝关节、小腿或是脚踝上。

- 如果向上看时你的颈部会不舒服,你可以向前看或是向下看。

- 如果你的身体已经能够完全伸展,不妨把手放在脚踝后面的地板上。

- 抬高外侧的髋部,下层肋骨转向前。

- 让手臂散放能量。手指张开,上方的手臂骨(肱骨)顶端向后拉,扩张肋骨和胸部。

- 理想上你的双腿要分得够开,以双腿的长度和双脚的距离形成一个等边三角形。站得太近时,侧弯会比较困难。双手举高时,两脚踝应该跟两手腕同宽。

- 想象能量线从你的第三脉轮流出,到达你身体各个末端部位。每个方向都是同等地放射。

- 移动成下述的半月式,或者换另一侧重复动作。

功效

- 改善消化。

- 舒缓坐骨神经痛。

- 强化腿部和上腹部。

- 打开胸部。

- 培养力量和稳定性。

- 强化意志。

避免或审慎运用

- 低血压。
- 心脏有问题。
- 髋部有伤或置换过髋关节。

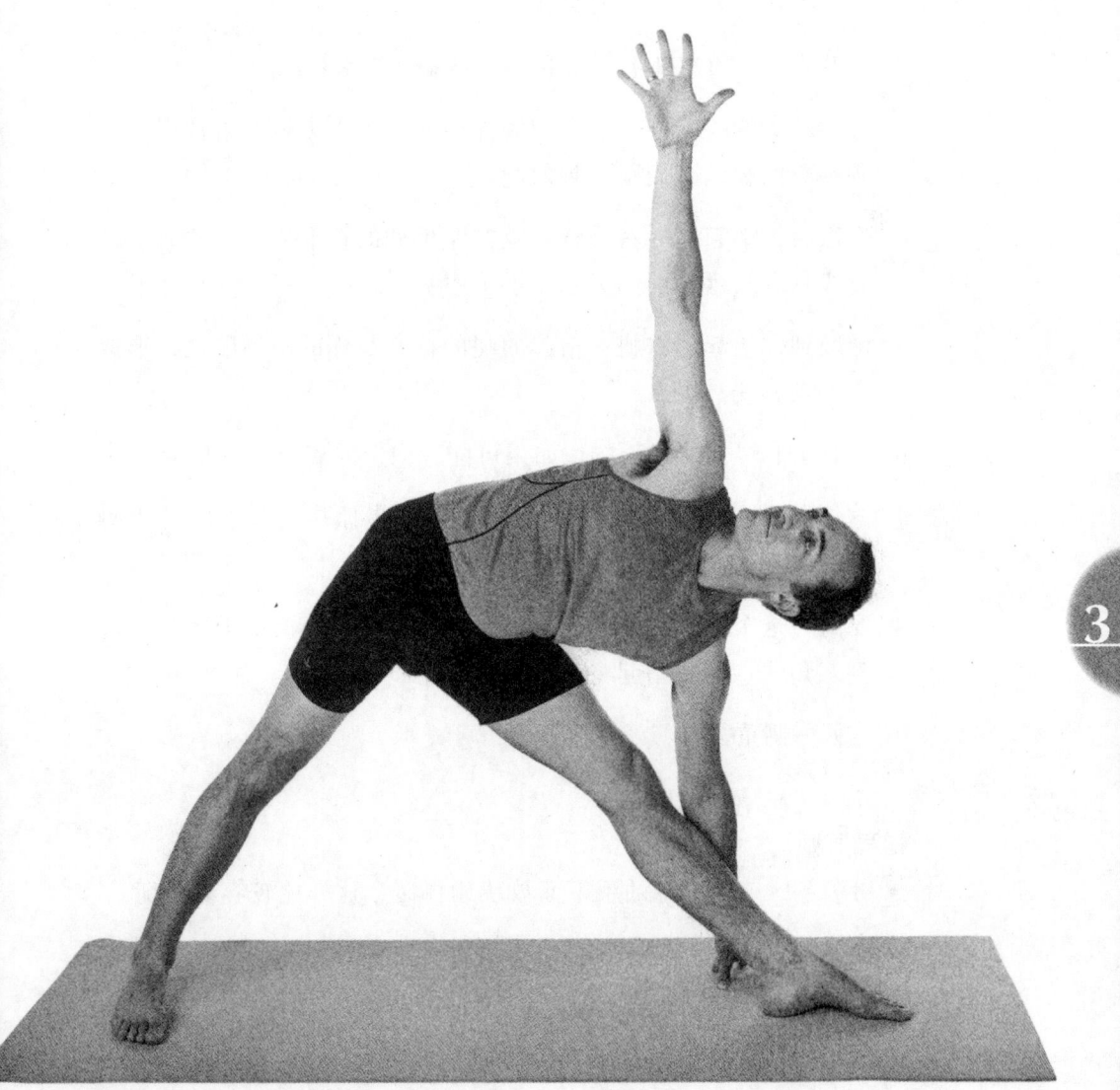

Trikonasana ▲ 三角式

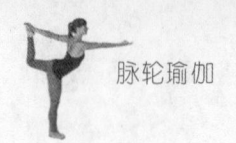

Ardha Chandrasana 半月式

我认为这个体式比较像是发光的星星，而不是月亮。平衡需要核心力量，巩固第三脉轮，让伸展的力道进入你的双腿，并且向外延伸到手臂，鼓动你的能量像星星那样向外放光。

1. 从三角式开始，弯曲左膝，伸长左手放到地面（或是瑜伽砖）上。手放在左脚前方20厘米左右（姿势A）。

2. 右手放在右边髋部上，举起你的右腿（姿势B）。

3. 通过站立的腿下推，上方的髋部转向空中，力量一直伸展出去到举起的腿的脚后跟，脚勾起。

4. 平稳后，举起你的右手臂，就在左手臂的正上方，因此有一条直线从一只手伸展到另一只手（姿势C）。

5. 伸展到你抬起的右腿；抬起的腿的核心与你的头顶顺位，形成另一条直线。

6. 胸部向上转，朝着天空。如果可能，向上看着上方的指尖。

7. 这个体式的完整表现是，用食指和中指抓住上方的腿的大脚趾，把腿举高。

8. 要离开这个体式，弯曲前腿的膝关节，把上方的腿放下来，回到三角式，然后站起身。

9. 换另一侧重复练习。

指导原则

- 初学者应该在下方的手下面放块瑜伽砖，这样比较容易平衡。

- 在你逐渐习惯用这个体式打开髋部的过程中，用墙壁来支撑你的后侧，帮助你平衡。上方的髋部和大腿骨后推，按压墙壁。

第三脉轮 脐轮 激活

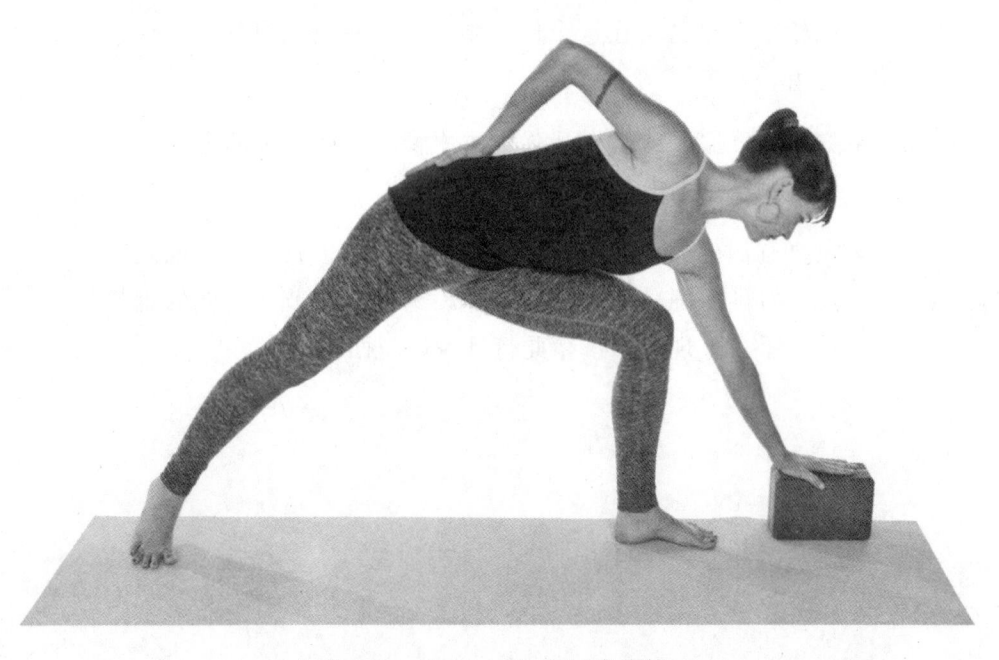

Ardha Chandrasana ▲ 半月式 姿势 A

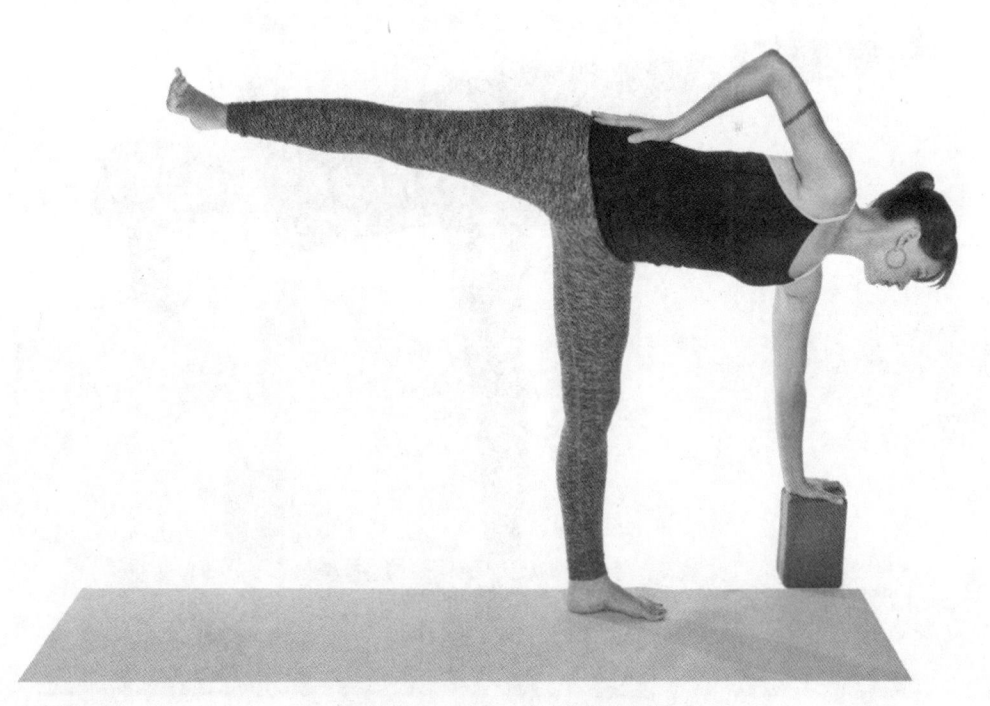

Ardha Chandrasana ▲ 半月式 姿势 B

脉轮瑜伽

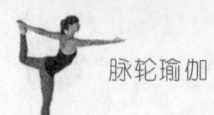

- 记得第一脉轮的"手抓大脚趾式",让双腿成为根,从第一脉轮平衡自己。在这个体式中,让海底轮的根部支持带给你自由。

- 如果不舒服,或者会让你失去平衡,不要为了向上看而强迫你的颈部。向前看就可以了。

- 想要有额外的挑战,试试半月式变式,也就是"甘蔗式"。用上方的手抓住上方的脚外侧,弯曲膝关节,上方的脚紧紧按压手,呈现弓形,藉此打开身体正面。

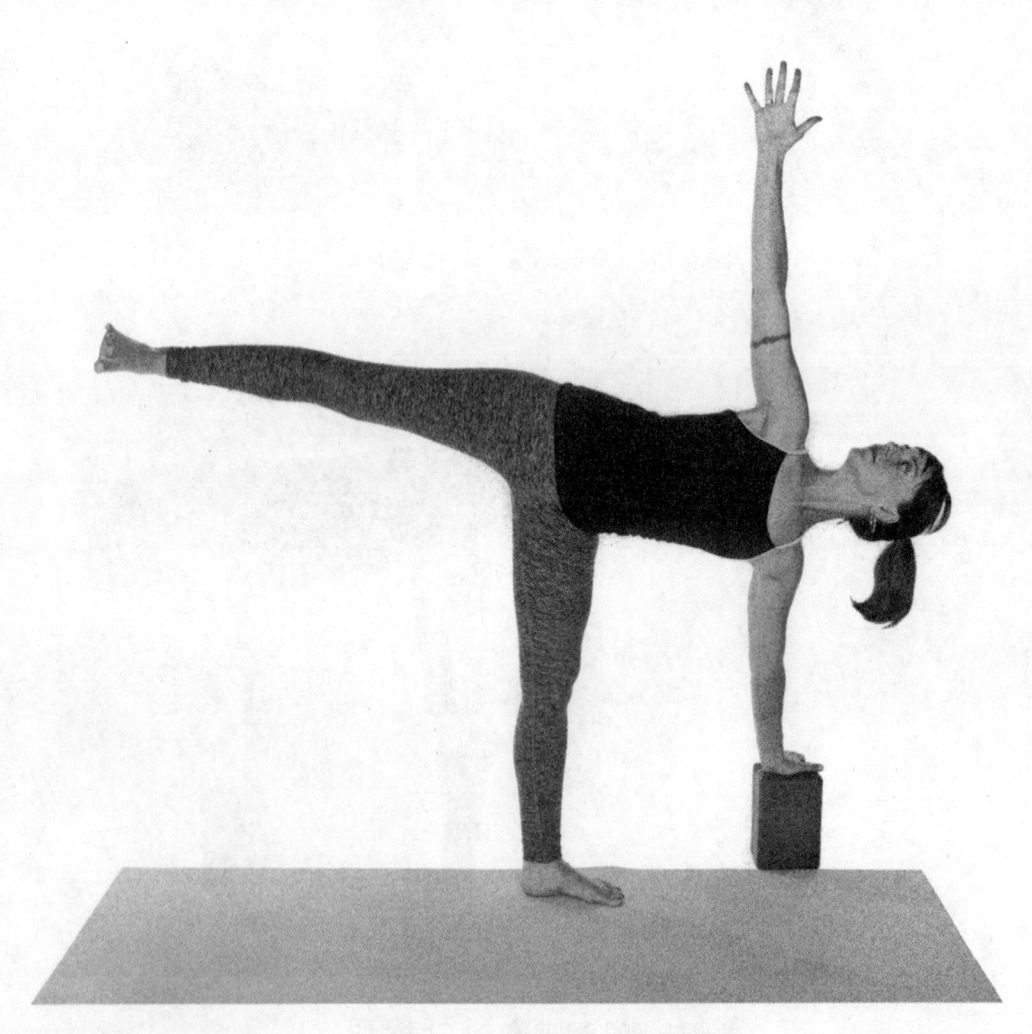

ArdhaChandrasana ▲ 半月式 姿势 C

功效

- 赋予能量。
- 对抗疲劳。
- 培养力量和平衡。
- 改善焦点和意志力。
- 强化腿部。
- 打开胸部和髋部。
- 改善便秘。
- 加强消化。

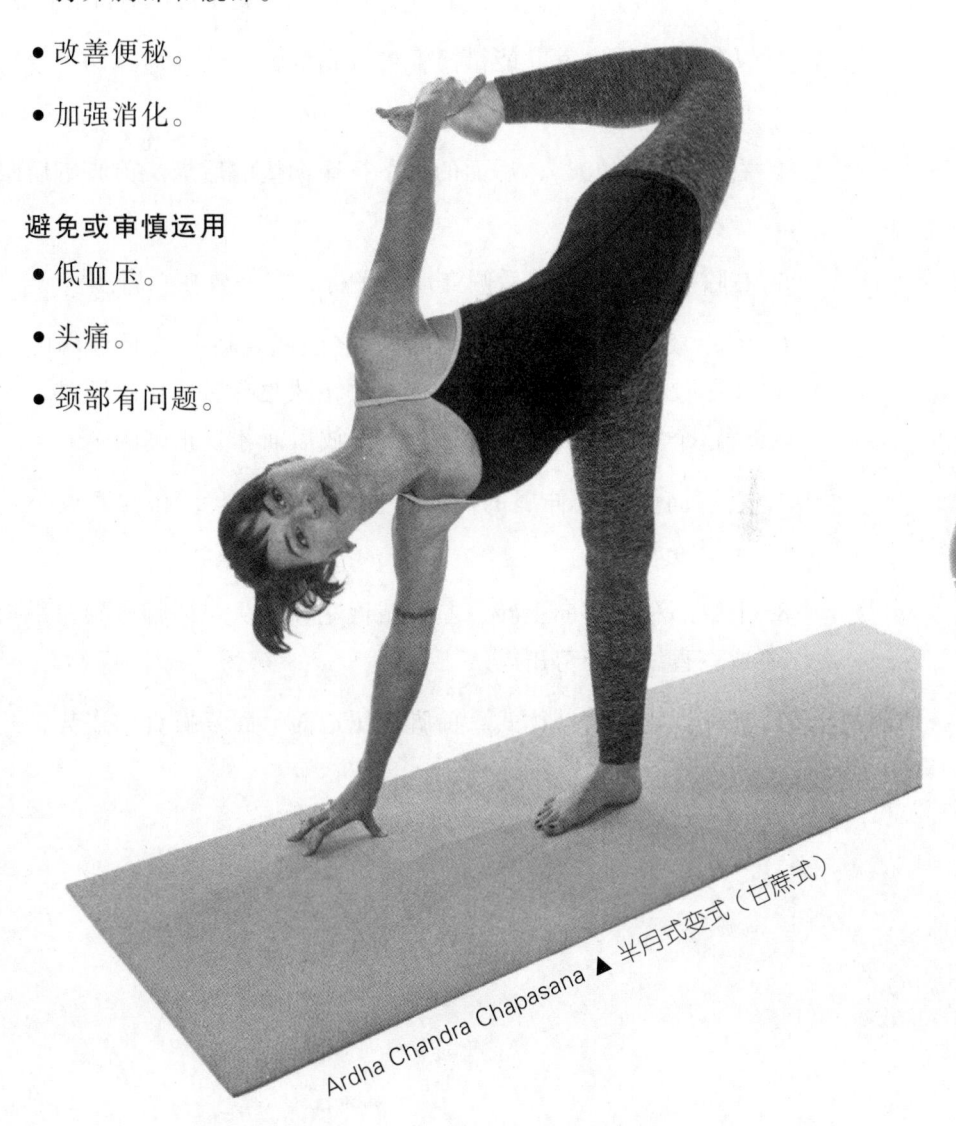

避免或审慎运用

- 低血压。
- 头痛。
- 颈部有问题。

Ardha Chandra Chapasana ▲ 半月式变式（甘蔗式）

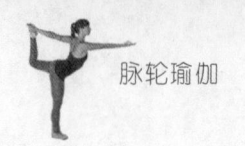

Utthita Parsvakonasana 侧角伸展式

这是一个基本的站立体式，着重在侧边的伸长延展，从脚后跟到指尖，伸展了肋骨之间的肋间肌。从第三脉轮出发练习这个体式，向下放射到双腿，向外到你的指尖。这个体式强化和伸展双腿、腹股沟及大腿后侧肌肉，同时打开胸部和肩部。

1. 面对瑜伽垫的长边，迈开大步站好。
2. 双手举到肩的高度，手掌向下。上臂稍微外转让肩部转向后。
3. 从第三脉轮出发，能量向下扩散到双腿，向外通过两条手臂，向上进入你的头顶。
4. 右脚向外转90°，后面的脚平行瑜伽垫的后缘。前脚脚后跟对准后脚中间。
5. 右膝弯曲，右大腿后侧与地面平行，左手放在左臀上。
6. 右手放到地面上，放在右小腿之前或之后，或是瑜伽砖上面（手放在前面比较容易一点，放在膝关节后面比较困难，不过就这个体式的完整形式来说，手放后面才是正确的）。
7. 右臂向下完全伸展的同时，左臂笔直向上，和右臂成一直线（姿势A）。
8. 下腹部和胸部向上转，左臂贴近左耳，从左脚脚弓到左手指尖成一直线（姿势B）。
9. 吸气，离开这个体式，前脚下压地面。回复挺直的姿势，开大步站好。
10. 换另一侧重复动作。

第三脉轮 脐轮 激活

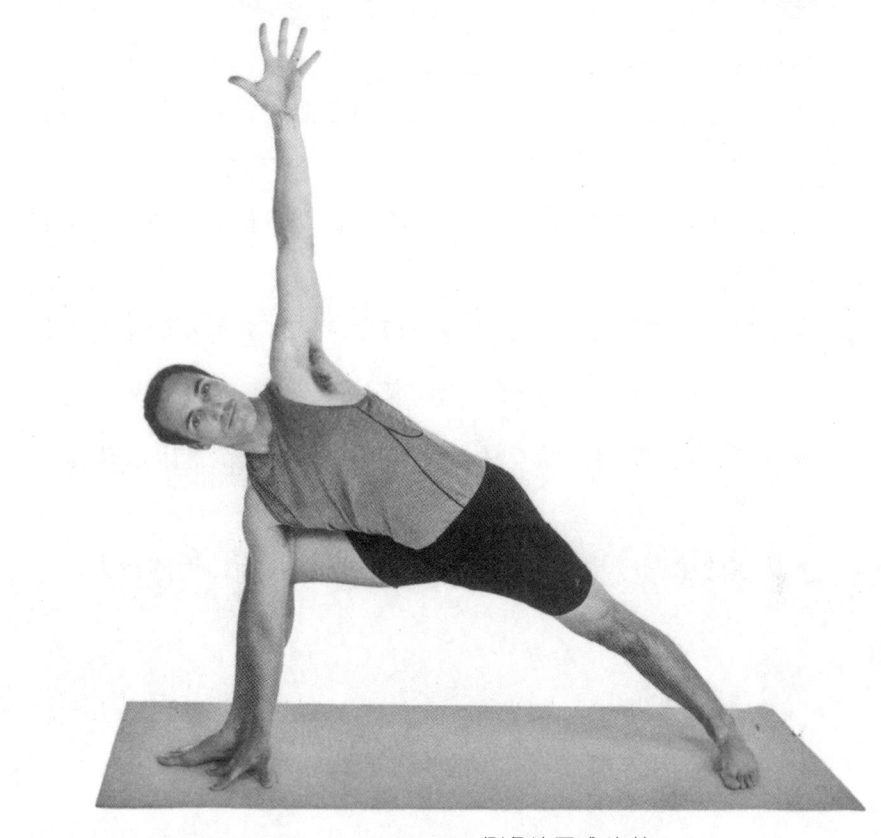

Utthita Parsvakonasana ▲ 侧角伸展式 姿势 A

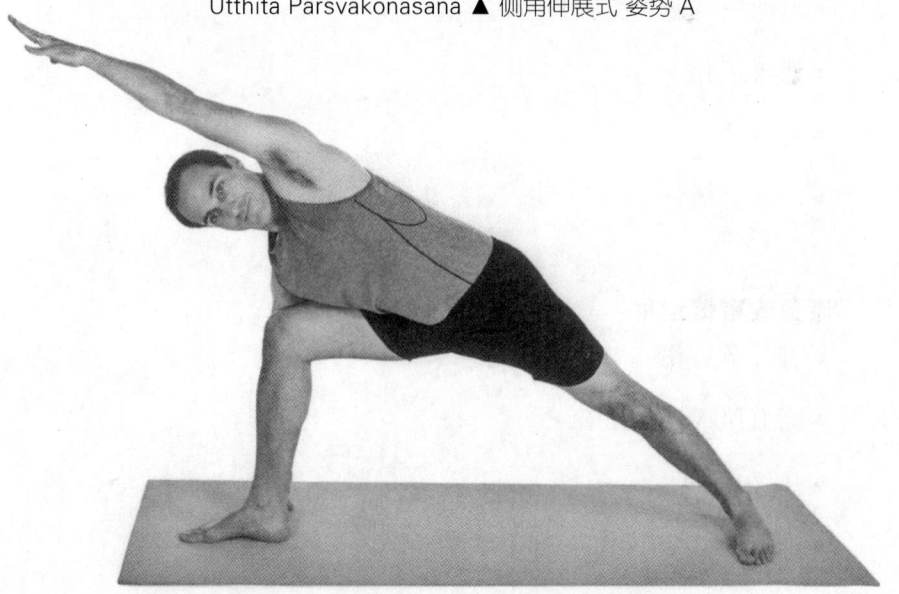

Utthita Parsvakonasana ▲ 侧角伸展式 姿势 B

指导原则

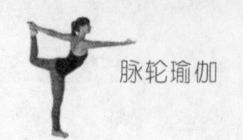

- 要让这个体式简单一点，可以右肘弯曲放在右大腿上（膝关节上方）。

- 想要更加延展身体侧边，可以将上臂贴着你的耳朵伸展（姿势B）。

- 下层肋骨推向前，上层肋骨向后按压。试着伸长躯干两侧。

- 紧实你的肩胛骨，顶着背部肋骨。

- 上方的肩部朝后拉。右臂按压你的膝关节，让扭转更多一点。

- 从你的第三脉轮放射能量线，从伸直的腿到伸展的指尖。

功效

- 培养全身的能量和力量。

- 打开肩部和胸部。

- 刺激第三脉轮，强化意志。

- 改善消化。

- 舒缓便秘。

- 增加肺活量。

避免或审慎运用

- 膝关节有伤。

- 高血压或低血压。

- 疝气。

- 失眠。

Adho Mukha Svanasana 下犬式

我在初学阶段练习这个体式时，记得有位老师说下犬式是用来休息的体式。我以低不可闻的声音自语："你开玩笑吧！"然而这么多年过去了，我渐渐爱上这个体式并体会到，在流动的练习之中或是其他激烈的体式之间，下犬式是休息的稳定时刻。针对第三脉轮，用这个体式来建立力量、顺位和决心。下犬式强化手臂和腿，帮助身体稳稳地界定边界和范围。要让第三脉轮的焦点比较突出，做动作时想着把你的太阳神经丛带向大腿。

1. 以台式开始。手掌稳稳地放在瑜伽垫上，手指张开，食指互相平行，手腕横纹与瑜伽垫前缘平行。

2. 脚趾紧压瑜伽垫让腿用上力，脚和手推向地面。紧实你的肩胛骨，向下拉。在抬高髋部之前感受与地面的密合。

3. 从这样的密合中，抬高你的髋部直到你的身体形成三角形，地板是底边。

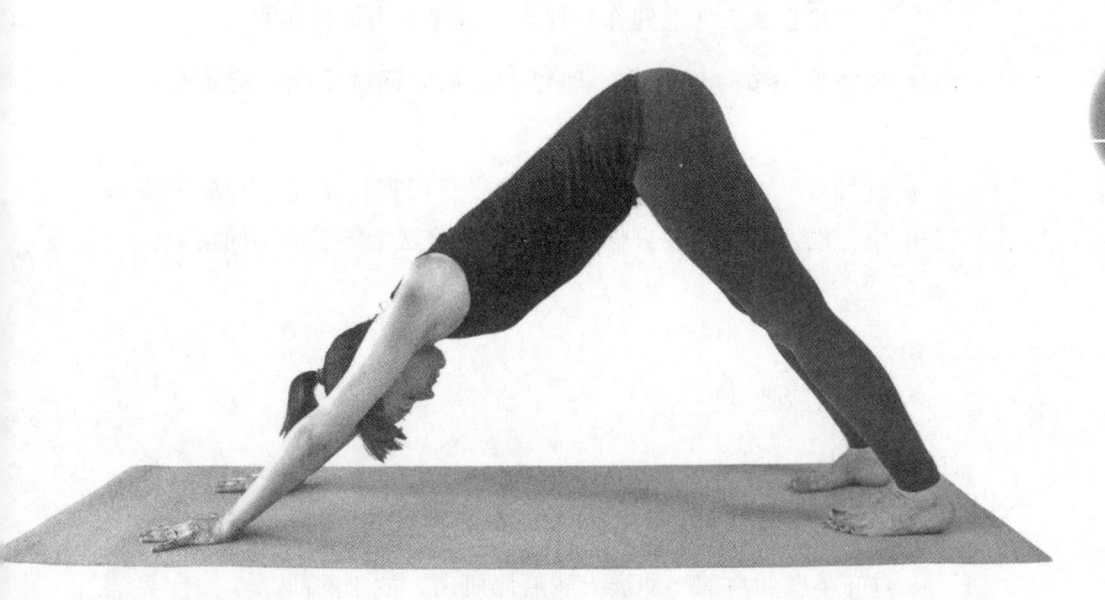

Adho Mukha Svanasana ▲ 下犬式

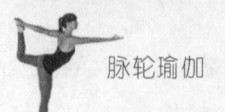

4. 在你"遛狗"时，你可能想要轮流弯曲和伸直你的膝关节数次，扭动身体调整出这个体式。

5. 双脚与髋部同宽，脚后跟压向瑜伽垫。不要担心脚后跟是否能触地，可能需要好几年的练习，才能让你的脚后跟完全放下来。

指导原则

- 双手和双脚更稳固地压向地面，仿佛你试着要从顶端到底部加长你的瑜伽垫，把重量平均分配给这个体式的四个角，也就是你的双手和双脚，藉此赋予这个体式能量。留意这个扎根的动作如何赋予身体能量。

- 腿部：肌肉抱向你的骨头，抬高膝盖骨。大腿前侧向后推，大腿内侧微微向后转，在骨盆底创造出比较大的空间，同时加宽骶骨后侧。

- 手臂：拇指和食指之间的虎口包含了中医用来接地的一个穴位，把这个部位紧紧压在地上，会让你的前臂微微向内转。同时向外转动你的上臂，打开肩和胸部。你从心伸展到你的手腕，并且从心伸展到你的骨盆，这样就能柔软你的心。

- 提防肩关节过度弯曲。理想上，从髋部到手腕，应该是一直线。

- 试试看：弯曲和伸直你的膝关节、用脚趾站起来和放下脚后跟，以及弯曲和伸直你的手臂，体验这个体式的不同动力。

功效

- 让全身接地。

- 创造核心力量

- 增加稳定性。

- 打开手臂和肩部，伸展大腿后侧肌肉，放松髋部。

- 改善消化。

- 赋予身体能量。

避免或审慎运用

- 孕后期。

- 腕管综合征。

- 高血压。

- 头痛。

Phalakasana 平板式

当你踏上架在深坑上的平板时，你信任它有足够力量而且坚实，能撑住你。同样的，平板式请你让自己的身体坚实和强壮。这个体式可以用来让全身产生能量。它需要你稳住自己，抱向核心。它会强化你的手臂、背部和你的腹部肌肉，锻炼整个第三脉轮的区域。这个体式往往会融入拜日式，不过单独练习并且维持一分钟，可以让你感知到，如何运用你的力量和意志来创造能量。变式可以用来增加核心力量或是内在之火——第三脉轮的元素。

这个体式可以从台式、下犬式进入，或者从站立前屈式双脚向后跳进入。这里我们从下犬式开始。

1. 从下犬式开始，紧实地推向你的双手和双脚，赋予你四肢能量。

2. 吸气，放低你的髋部，躯干向前拉，直到你的肩在你的手腕之上，通过核心尽力形成一条笔直的线，从头顶中央到尾骨，一直到双脚之间。

3. 如同下犬式，你的上臂稍微外转，而前臂稍微内转，通过双手大拇指的这一侧用力下压。

4. 全部的肌肉抱向骨头。

5. 要离开这个体式时，弯曲双肘放到地面上，保持身体挺直，直到碰触到地面。如果这样做太困难，先放低膝关节，接着慢慢把腹部和肩部放低到瑜伽垫上。也可以身体向后、向上推，回到下犬式。

指导原则

- 初学者可能需要放低膝关节，让这个体式变得简单一点。

- 紧实你的肩胛骨，顶着你的背，内缩到第三脉轮，保持腹部紧实。从头到脚肌肉抱向骨头。

- 不要让背部或腹部向地面下垂。保持腹部紧实内缩，而第三脉轮后侧的肾脏区域朝后背抬高。

- 手掌根部拉向你的脚，促进第三脉轮的活跃。

- 维持这个体式，直到你感觉力量到顶了。如果你在维持姿势时数自己的呼吸，那么你就可以知道，经过一段时间的练习你维持姿势的能力是否增强了。如果平板式是串连流动练习的一部分，就像在拜日式中，那么维持的时间就会很短暂。

- 当你开始疲累时注意会发生什么事。如果你感觉有趴下的需求，试着再多停留几秒，看看召唤你的意志是什么感觉，体验一下能量通过你的手臂及身体其他部分产生出来。

- 不要去想撑住自己，那会让人疲累，想着把地板推开，你会得到比较多的力量来支持下去。

功效

- 增加全身的力量和耐力。

- 激活核心，锻炼腹部；有益于不足的第三脉轮。

- 维持姿势时赋予身体能量，停止时释放能量。

第三脉轮 脐轮 激活

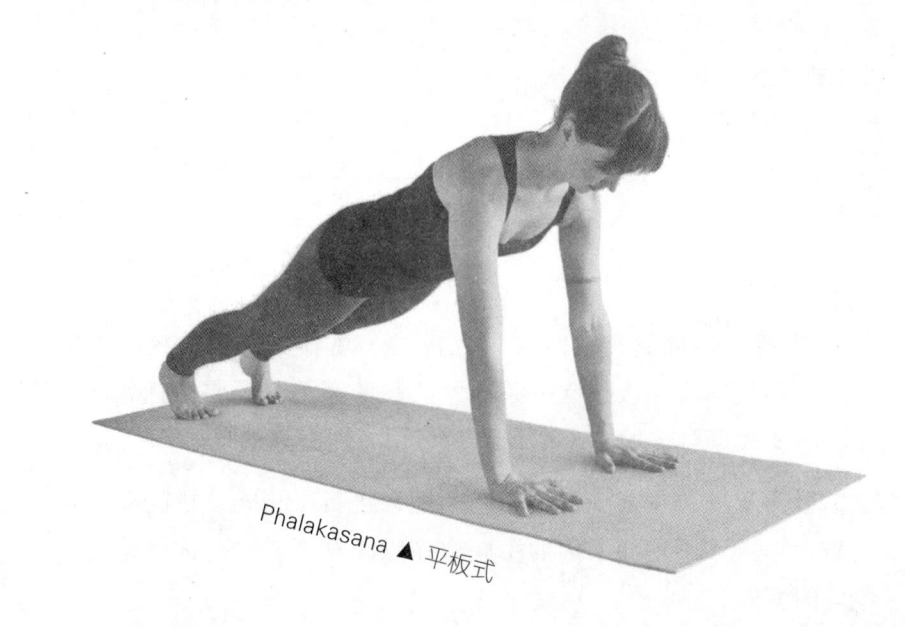

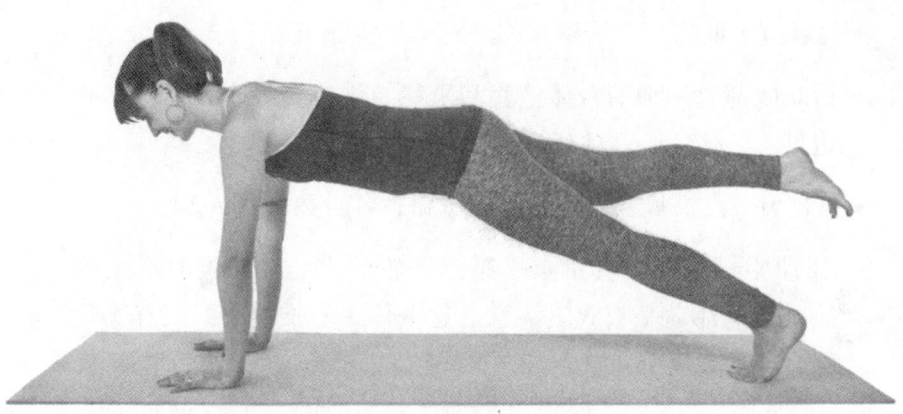

Phalakasana ▲ 平板式

平板式 ▲ 腿上抬的变式

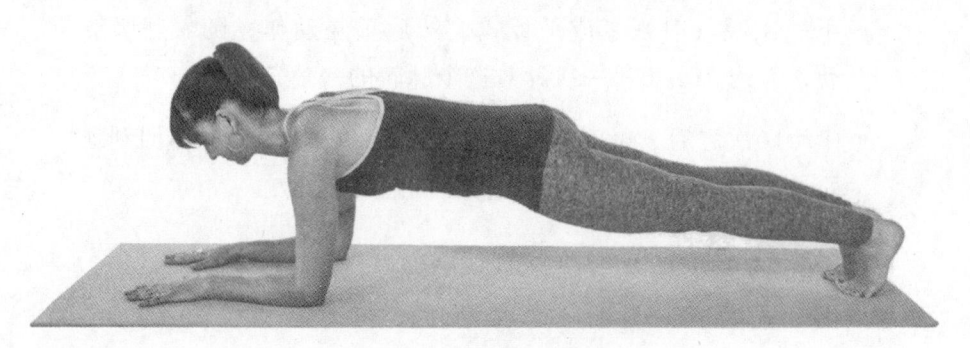

平板式 ▲ 前臂贴地上的变式

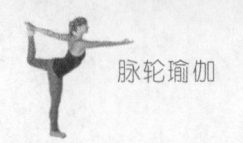

避免或审慎运用

- 腕管综合征。

- 手腕和肩部有伤。

变式

1. **抬起腿**：要挑战比较困难的平板式，培养比较多的核心力量，那就练习一次抬起一条腿。两腿的膝关节都要伸直。试着不要失去身体的中央线，但是更用力拥抱你的核心。

2. **前臂平板式**：依靠前臂而不是手腕来进行平板式，挑战会稍微大一点，不过如果你的手腕有痛点，这个姿势对你也是个好的变式。

- 两肘位于两肩下，前臂互相平行，手指张开。

- 抬高髋部直到你的身体笔直和平稳，维持姿势直到达到你的边界。

- 想要多一点挑战，分别抬起左右腿，各自数到10~20。

3. **律动平板式**：要真正点燃第三脉轮的火，体验实时产生的热，试试律动平板式。注意，这个体式不推荐孕妇或有腕管综合征的读者尝试。

- 维持平板式，首先吸足气，呼气时迅速把髋部往上推，仿佛要变为下犬式，但是不要做到底成为下犬式。

- 下一次吸气时恢复成平板式，然后重复动作，随着呼吸律动，大约10次（每一次针对这个脉轮的一片花瓣）。

- 律动10次之后，再度维持平板式片刻，然后放松身体回到地面上。感觉由第三脉轮之火产生的热流。

Paripurna Navasana 船式

这个体式有益于培养核心力量，锻炼腹部肌肉，以及集中意志。除非你感到疼痛，不妨迎向挑战，每次练习时都维持得比上一次更久一点。

1. 从坐姿开始，膝关节弯曲，与大腿成直角，双脚放在地上，与髋部同宽。

2. 双手放在双膝内侧，手指环抱大腿。

3. 躯干后仰，与大腿成直角，胸部或腹部不要塌陷。

4. 从你的尾骨伸展到头顶。抱向你的核心，把肌肉拉向骨头。紧实你的腹部，抬高肋骨，肩胛骨稳固在背部。

5. 视线固定在眼前的一个焦点，双脚抬离地面，用坐骨平衡自己。从姿势A开始，如果足够平稳和强壮，继续移动到姿势B。

6. 只要你能保持脊柱挺直、胸部挺起，从底部伸展到头顶，就继续举高双脚，越久越好。

7. 完整的体式要笔直伸展双腿，跟地面成45°，手臂与地面平行，胸部挺起（姿势B）。

8. 尽可能地维持稳定几个呼吸。如果你垮下来，重复以上的步骤，再度回到这个体式。

9. 要优雅地离开这个体式，慢慢弯曲你的膝关节，把脚放回地面。

10. 脊柱挺直坐好，以简单的方式盘腿。

11. 呼吸几次，感觉对于第三脉轮产生的效果。

指导原则

- 弯曲膝关节能让这个体式比较容易。在培养力量时，初学者可能会希望抓住大腿背面。你也可以用条带子套在大腿后面。

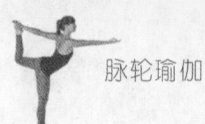

- 把你的根部按压到地面，通过骨盆向上伸展。小心背部不要拱起，而且要保持骶骨的自然弧度。
- 双腿并拢，拉向核心。
- 脚踝半勾来锻炼你的脚，脚趾勾起同时张开。
- 保持胸部挺起。用肌肉力量把手臂拉向肩部，上臂骨（肱骨）的顶端向后转，肩胛骨往背后下压。

功效

- 培养全身的力量和能量。
- 着重核心。
- 锻炼第三脉轮上面的腹部。
- 增强意志。
- 改善平衡。

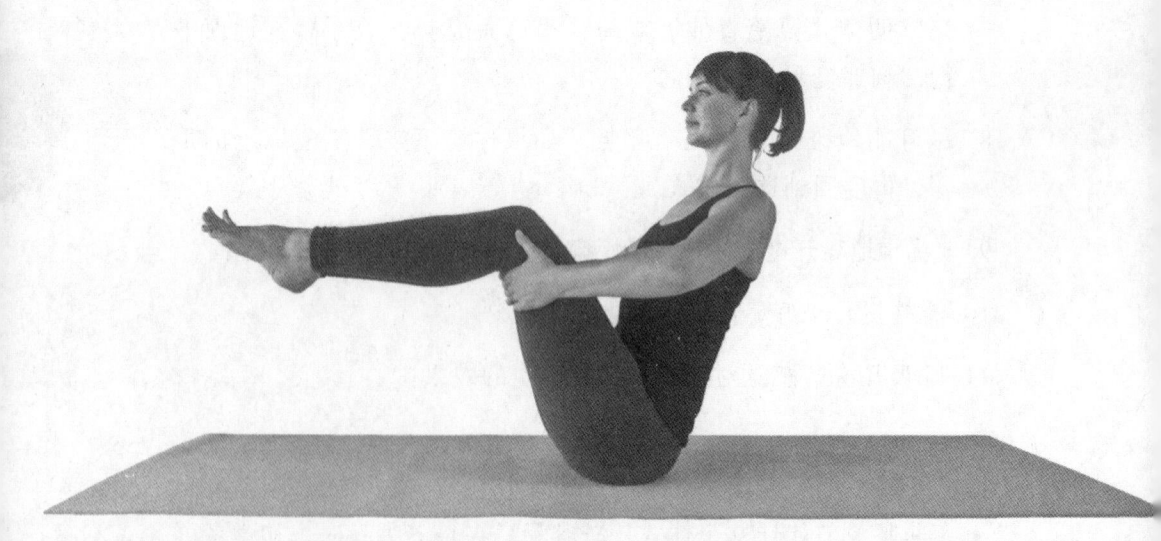

Paripurna Navasana ▲ 船式 姿势 A

- 促进循环。
- 改善消化。
- 对于不足的第三脉轮是绝佳练习。

避免或审慎运用
- 怀孕。
- 下背部有问题。
- 低血压。
- 经期。
- 心脏有问题。
- 失眠。

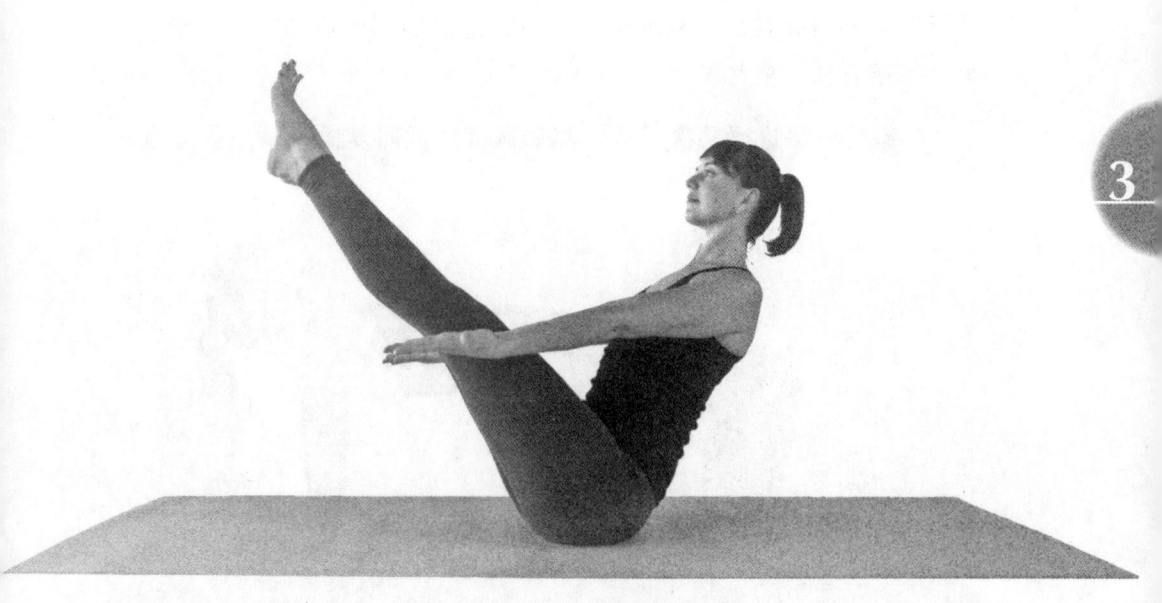

Paripurna Navasana ▲ 船式 姿势 B

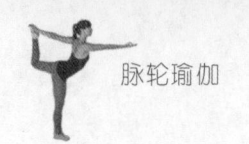

平台式（桌面式）

平台式是个好体式，可以抵消老是坐在桌前的后果，它的名称源自这个体式就像是一张平坦的桌面。平台式强化你对脊柱的感知。脊柱就在第三脉轮后面，是产生热的地方。以这个姿势展开律动，可以激活更多的热。

1. 从手杖式开始。
2. 弯曲膝关节，脚掌放在瑜伽垫上，与髋部同宽。
3. 手放在瑜伽垫上，就在髋部两旁，指尖朝前。
4. 尾骨向下扎根，抬高你的头顶，藉此延长脊柱。强化你的腹部。在这个体式中，初学者胸部常常会塌陷，因此要保持挺胸，上臂向外转，肩胛骨往下。
5. 吸气进入你的核心，下压一直到脚，尤其要把脚的内缘推入地面。
6. 向上抬高髋部，从你的膝关节，通过髋部到肩部，努力形成一条直线（姿势A）。
7. 维持姿势进行几次呼吸，然后髋部放低回复成手杖式。

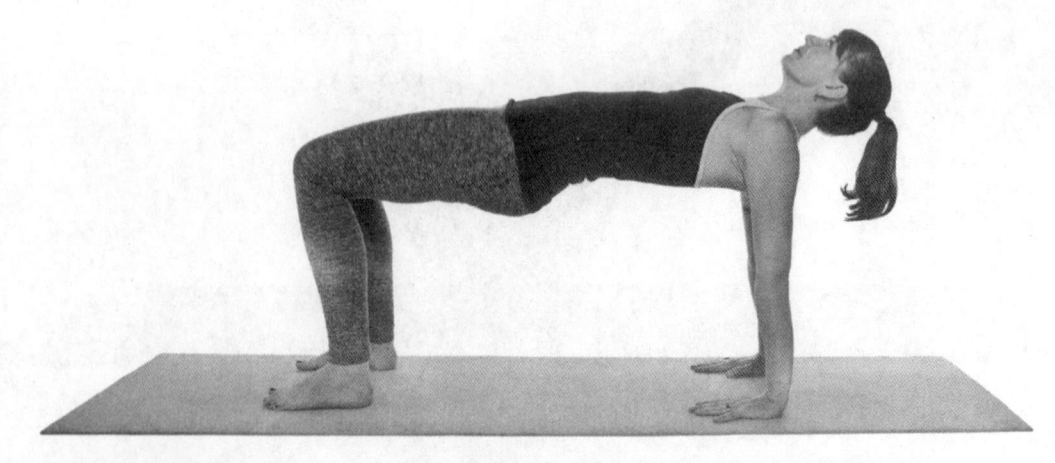

平台式（桌面式）▲ 姿势 A

指导原则

- 保持胸部挺起，尾骨朝向膝关节伸长。
- 从第三脉轮向外推。
- 如果手腕疼痛，可以把手腕放在卷起来的瑜伽垫上，或者手腕微微向外转。

变式

- 想要有更多的挑战，可以维持这个姿势，同时一条腿向前笔直抬高（姿势B），然后换腿。
- 要产生比较多的热，可以快速律动髋部，呼气时向上，吸气时放低，类似律动平板式。感觉那股热流！

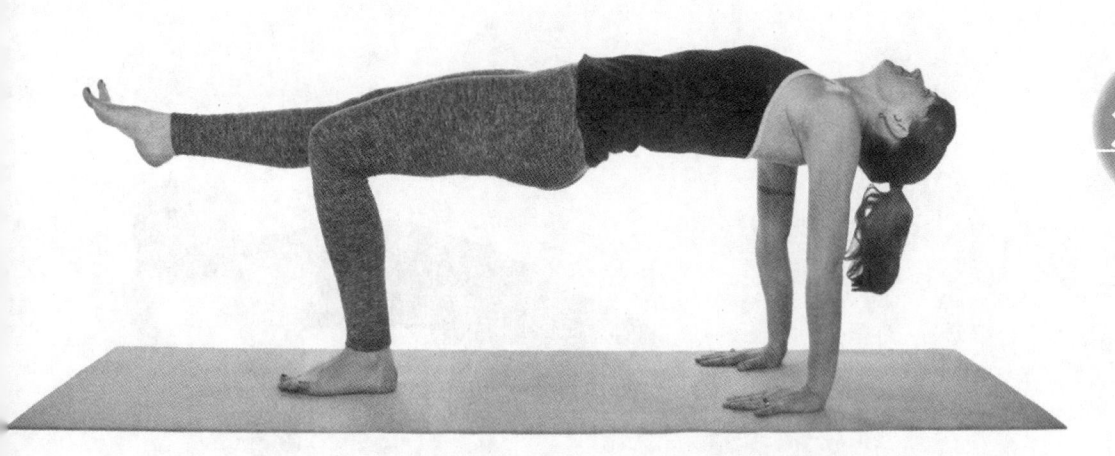

平台式（桌面式）▲ 姿势 B

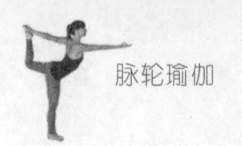

Purvottanasana 反台式

如果平台式有困难，继续练习，直到你的髋部可以跟膝关节齐平。等到你做起来比较舒服时，反台式会带你进入下一步。

1. 以手杖式开始。

2. 双脚并拢，脚趾也并拢朝前。

3. 双手放在臀部后面不远的地方，指尖朝前。

4. 向上伸展到头顶，向下扎根到底部。

5. 吸气，抬高髋部，直到你的身体从脚跟到头顶形成一直线。抱向核心。上臂向外转，保持胸部挺起，肩部扩张。

6. 做几次深呼吸，或是实行圣光调息（169页）。

7. 要离开这个体式，呼气时将你的髋部放回到地板上，恢复成手杖式。接着来一个前屈的体式，例如坐立前屈式（97页）也是不错的。

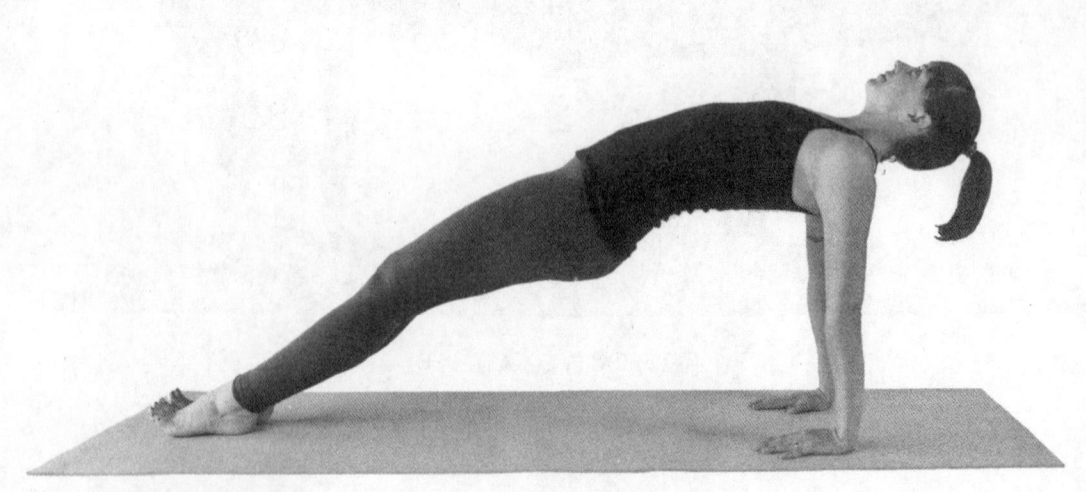

Purvottanasana ▲ 反台式

指导原则

- 如果你的手腕有痛点,双手稍微向外转,或者把手放在卷起的瑜伽垫上。

- 双腿和双脚并拢,让它们更强壮。

- 两肩抱向背部的核心。

- 朝着脚伸长尾骨。

- 呼气时抬高身体。

- 如上述律动身体,以激活更多第三脉轮的热。呼气时上抬,吸气时恢复齐平的直线。

- 有一进阶和比较困难的版本用来培养背部的力气:前臂放低到地面上,两肘位于两肩下,以此为起点抬高身体。

功效

- 产生热,增加能量。

- 培养焦点和意志力。

- 强化手臂、手腕和背部。

- 锻炼腹部。

- 着重核心。

- 释放肩部的紧张。

- 缓解便秘。

- 促进血液循环。

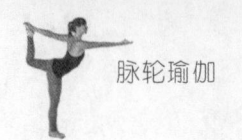

避免或审慎运用

- 腕管综合征或手腕有伤。

- 肩部有问题。

- 高血压。

- 孕后期。

Vasisthasana 侧板式

"Vasistha"（瓦希斯塔）是位伟大的智者，这个词的意思是"最卓越的"。这个体式需要力量和平衡，有助于培养强大的核心。在这个体式中，如果你感觉到颤抖，让它发生——通过颤抖去找到你手臂、躯干和腿的核心。

1. 从平板式开始，但是双脚并拢。

2. 转到右侧去，以右手和右脚外侧支撑自己，左脚直接放在右脚上。

3. 紧实你的核心，右手臂直接推向地板，左手放在你的髋部上。右手不应该位于肩的正下方，而是稍微偏向瑜伽垫的前缘，如图示。手臂的肌肉抱向骨头，手掌后缘向地面扎根，让自己得以平稳。

4. 肩胛骨向背后紧实，双腿并拢，通过你的脚后跟扎根。全身沿着中线顺位。朝着脚向下伸长你的尾骨。

5. 如果你在这个姿势平稳了，左手臂向上举起，通过两肩形成一条直线，右手下压，力量上推到左手（姿势A）。

6. 要离开这个体式，上方的手臂转回地面上，身体跟着向左侧转，回复成平板式或进入婴儿式。在换另一侧练习之前，下犬式也是很好的休息姿势。

7. 换另一侧重复动作。

指导原则

- 找到从一只手流过双肩和胸部再到另一只手的能量线。下方的手坚实地推向地面扎根,让能量上升到上方的手。
- 把支撑的肩胛骨按压到心脏正后方。
- 保持颈部和躯干一直线,上方的肩部向后。
- 脚勾起,双腿并拢。
- 找出并且维持你的中线。

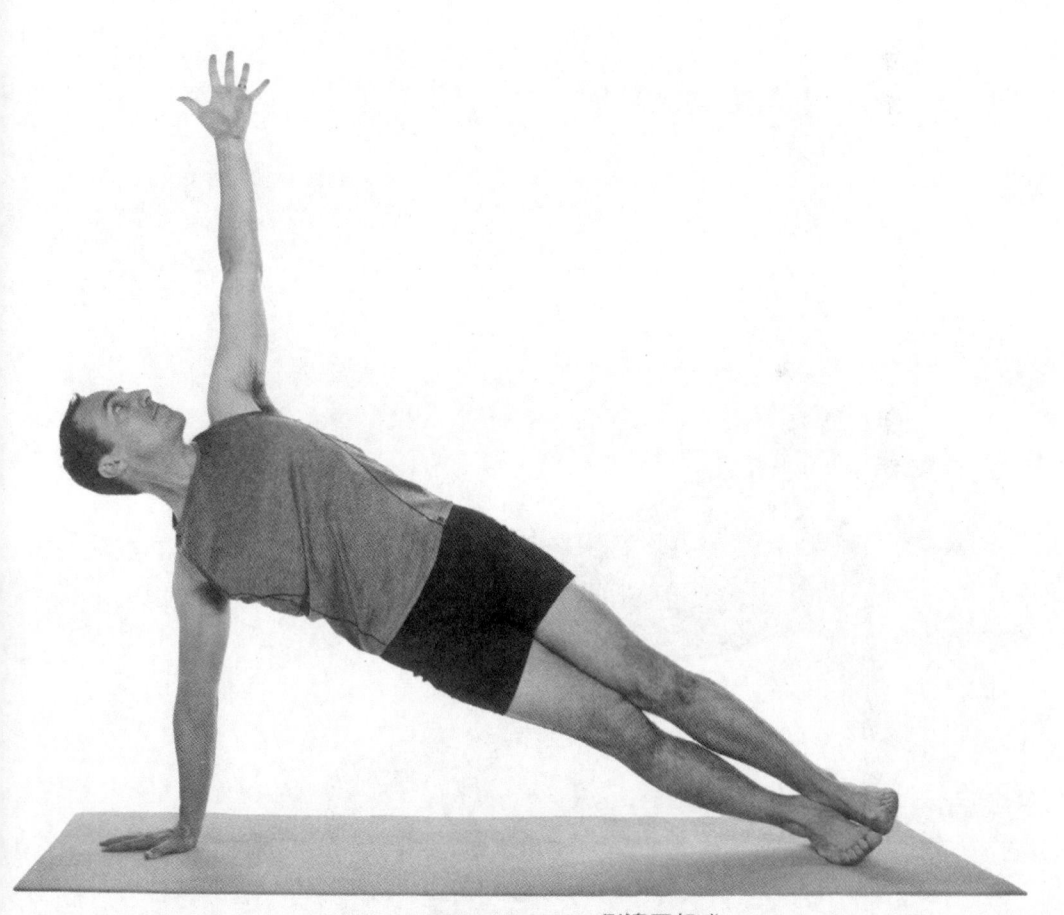

Vasisthasana ▲ 侧板式 姿势 A

变式

- 要让这个体式简单一点,弯曲上方腿的膝关节,把脚放在地上,位于下方笔直的腿的前方以平衡自己(姿势B)。

- 举起上方的腿,跟地面平行。如果这个姿势你能平稳,弯曲你的膝关节,用前两个手指抓住你的大脚趾,然后把腿举高,做出完整的体式(姿势C)。

- 另外一个选择是上方的脚顶着下方的小腿或大腿,如树式。

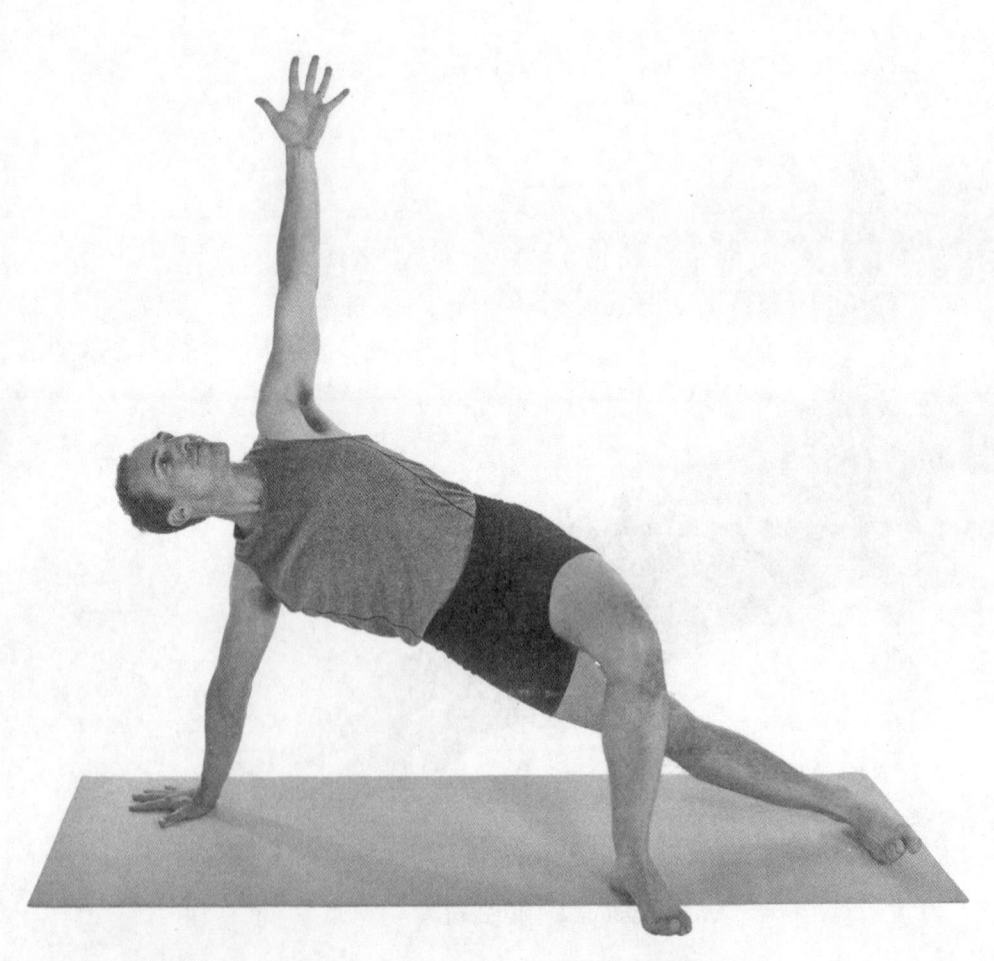

Vasisthasana ▲ 侧板式 姿势 B

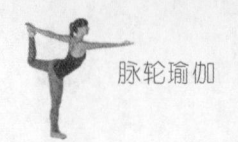

功效

- 培养平衡。
- 培养上半身、双腿及躯干整体的力量。
- 着重核心。
- 为将来手臂的平衡建立手腕的稳定性。
- 赋予能量。
- 培养意志和焦点。

避免或审慎运用

- 腕管或手腕有问题。
- 肩部有伤。

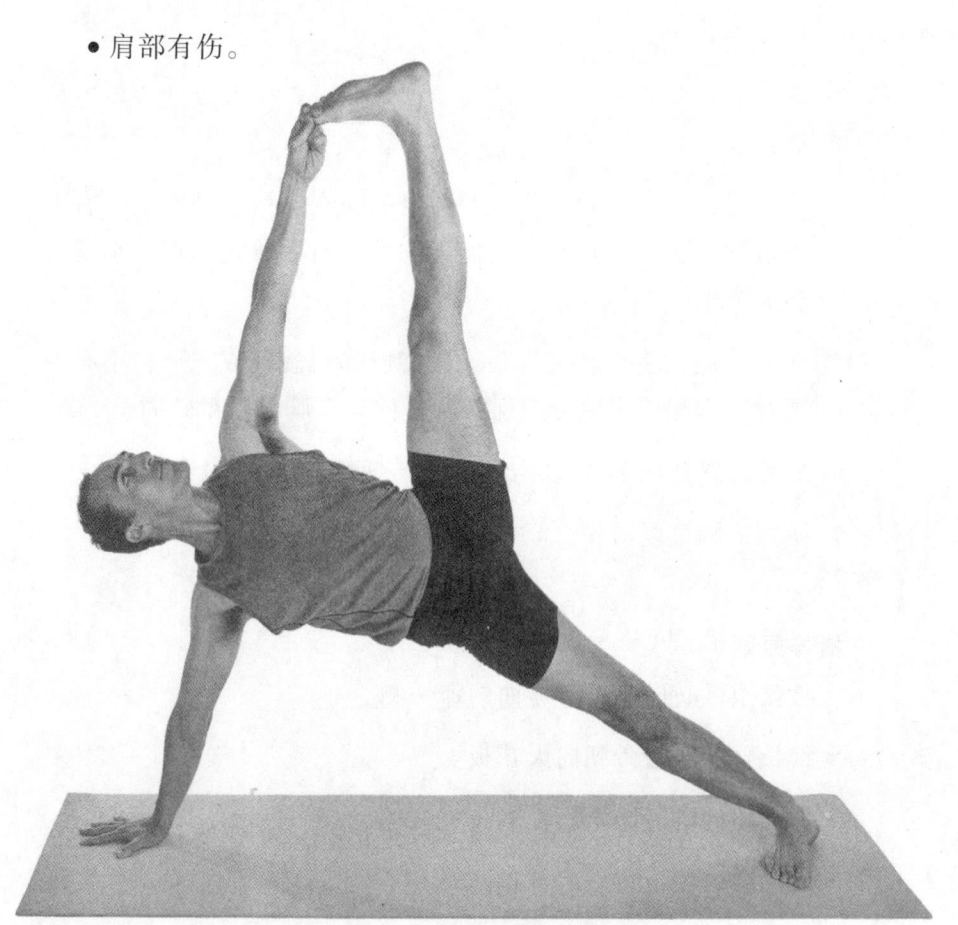

Vasisthasana ▲ 侧板式 姿势 C

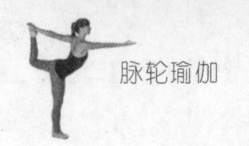

Parighasana I 门闩式

在这个体式中,当你伸展肋骨时,想着你是在打开门闩,通往你的力量。用上方的手抓取能量,用下方的手接收能量。回到中间的位置时,手掌覆盖在第三脉轮上面。

1. 从跪姿开始,两膝与髋部同宽。抬起你的胸部和头顶,两肩向后,伸长你的脊柱。

2. 右腿向右边伸展出去,膝关节伸直,转动腿让膝关节朝上,脚趾也并拢朝上。如果你需要的话,可以卷条毯子放在伸出去的脚趾下,也可以把脚勾起来。挺起膝盖骨让腿部肌肉都用上力。

3. 双手向两侧伸出,与肩同高。通过心脏,手臂张开,尽力延展。吸气。

4. 呼气时,躯干弯向右侧,和伸直的腿在同一个平面上,右手下滑到右腿上。根据自己的柔韧性,右手放在脚踝、小腿或膝关节上。

5. 向上伸展左手,越过耳朵。保持肩部与髋部成方形,小心不要让胸部塌陷。侧弯时保持脊柱伸长,胸部微微转向上。

6. 吸气时离开这个体式,抬起身体,回到原来的跪姿。

7. 换另一侧重复动作。

指导原则

- 骨盆微微转向膝关节弯曲的那一侧。
- 伸长腿的膝盖骨朝向天花板。
- 伸长腿的脚后跟下压,避免过度伸展。
- 下层肋骨朝上方的肩部抬高。
- 如果跪着会不舒服,折起瑜伽垫放在膝关节下面。

功效

- 伸长身体侧边，伸展肋间肌。
- 锻炼腹部和身体中段。
- 打开肩部。
- 增加肺活量。
- 赋予能量和温暖身体。
- 培养意志和焦点。
- 改善消化。

避免或审慎运用

- 膝关节有伤。
- 高血压。

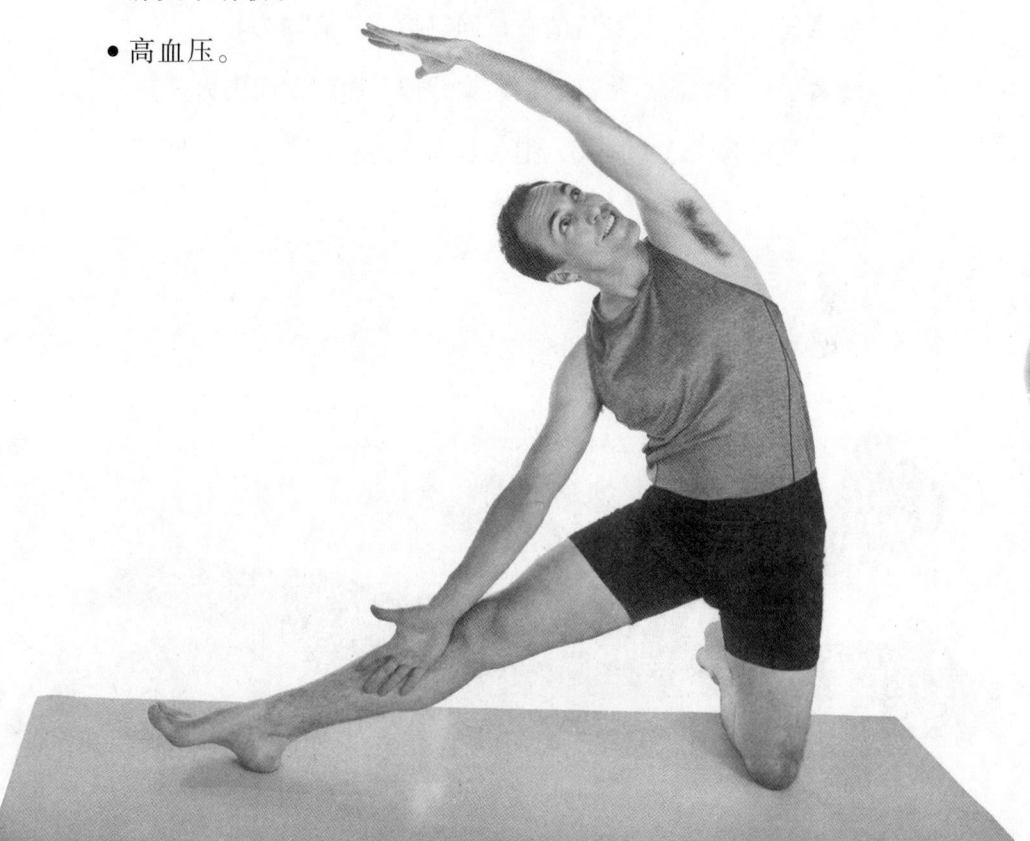

Parighasana I ▲ 门闩式

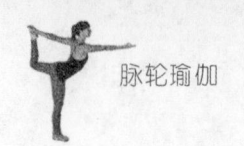

Salabhasana ▲ 蝗虫式

我们在第一脉轮提过这个体式，那时只有把双腿抬起来。接着我们学习了小眼镜蛇式，只用到背部肌肉来抬高胸部和肩部。现在这两个体式要结合起来。这需要第三脉轮聚焦的决心，而且可以带来非常多的能量。维持这个体式有益于不足的第三脉轮，而离开这个体式会释放掉过度活跃的第三脉轮淤滞的能量。

1. 腹部着地俯卧，下额居中靠在瑜伽垫上，顺位你的核心。
2. 放在身体两侧的手臂向外转，手掌向上。
3. 双腿互相靠近，一直下推到脚趾，让双腿用上力。
4. 吸气时向上抬起身后的腿，同时抬高双肩和头。
5. 双手朝着脚向后抬高，运用你背部和腹部的肌肉力量。
6. 呼气时离开这个体式，把头转向一侧靠在地上，放松。

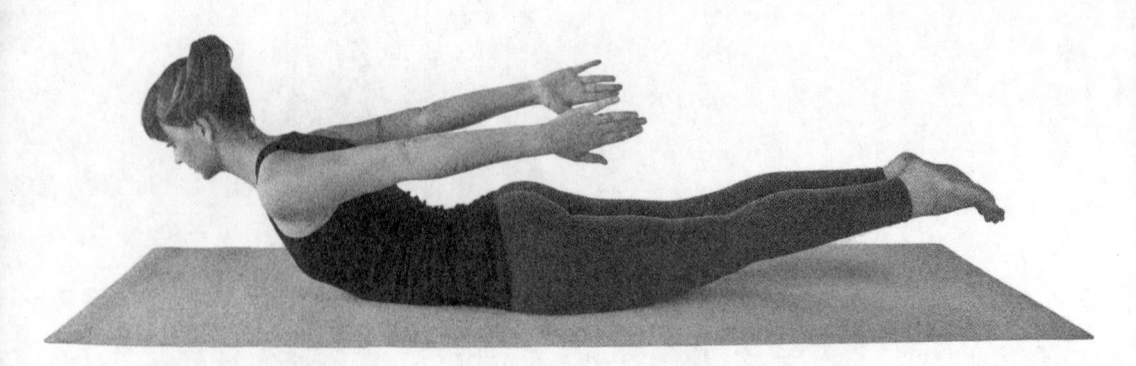

Salabhasana ▲ 蝗虫式

指导原则

- 首先用蝗虫式、小眼镜蛇式或其他后弯的体式热身。
- 用呼吸抬高和降低你的肋骨。肩胛骨向背后拉。
- 通过大腿内侧的伸长，用力并拢双腿。保持膝关节伸直。
- 尾骨向下扎根。
- 手臂用上力，一直伸展到指尖，肌肉抱向骨头。

功效

- 强化脊柱。
- 赋予能量和激活第三脉轮。
- 锻炼腹部器官。
- 改善消化。
- 打开胸部和肩部。
- 培养双腿的力量，锻炼大腿后侧肌肉。
- 刺激循环。
- 将压力导引为力量和焦点。

避免或审慎运用

- 怀孕。
- 头痛。
- 胃痛。
- 高血压。

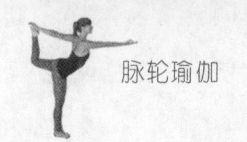

Dhanurasana 弓式

抬起身体做这个体式时，想着把意图的箭架在意志的弓上。想象那枝箭从你的第三脉轮直直射出去，命中你需要处理的无论是什么任务。弓式会帮助你营造能量，刺激你的消化，同时打开你的脊柱，帮助你做出后弯姿势。这个体式同等地刺激第三和第四脉轮，然而跟第三脉轮比较相关，因为它要求努力和决心。用你的呼吸来前后摆动身体。

1. 腹部着地俯卧，手放在身体两侧，手掌向上。呼吸几次，感觉每一次吸气时第三脉轮压在瑜伽垫上。

2. 弯曲膝关节，把脚带向臀部。脚趾张开赋予你的双脚能量。向后伸出手，用手环抱脚踝外侧，手指朝内。

3. 压出一条能量线，从第三脉轮到你的膝关节，赋予大腿前侧能量，由此它们开始抬离地面。

4. 抬高胸部、两肩、颈部和头时，从第三脉轮送出另外一条能量线，往上送到顶轮。

5. 维持姿势，进行几次呼吸，前后摆动。

6. 呼气，身体慢慢放下来，松开你的脚踝，把头转向一侧，双手放在身体两侧。花几分钟放松，让产生的能量分送到全身。

指导原则

- 让双手和双腿用力，避免拉伤背部肌肉。用脚去推你的手。练习的目标是，腹部用力，而让背部肌肉柔软。

- 保持两肩下垂，离开耳朵。肩胛骨朝背后下压，让第三脉轮的火融化心。

- 深呼吸，体验呼吸如何带你前后摆动。

- 如果抓不到你的腿，可以用条带子套在脚踝上，两端抓在手里（参见变式）。

第三脉轮 脐轮 激活

- 在这个体式中，两膝很容易张得太开。大腿互相拉近，让两膝保持与髋部同宽。
- 如果想要深化这个体式，将大腿、两膝和双脚互相靠近。脚举高一点。

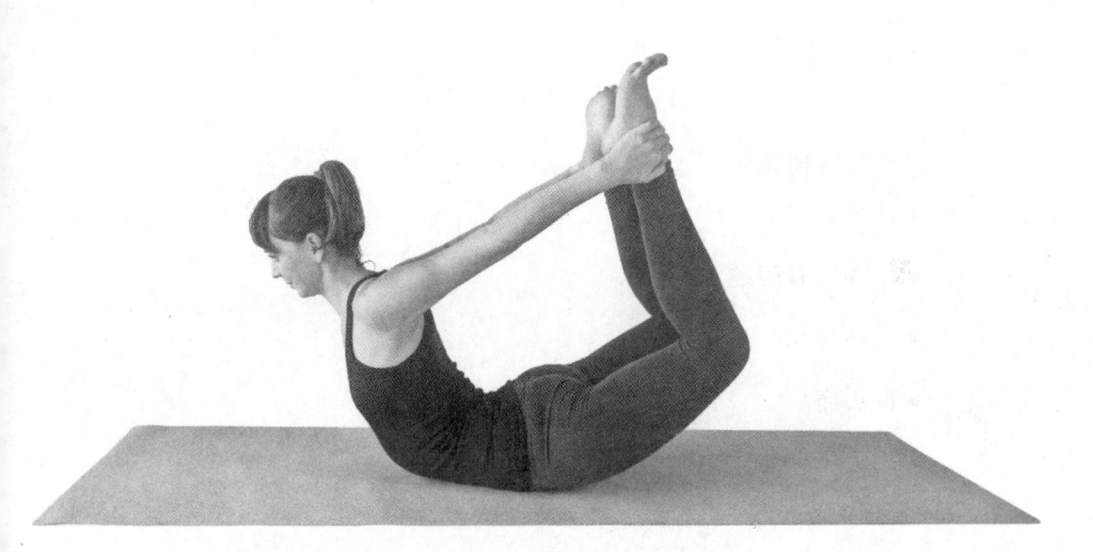

Dhanurasana ▲ 弓式

Dhanurasana ▲ 弓式 运用带子的变式

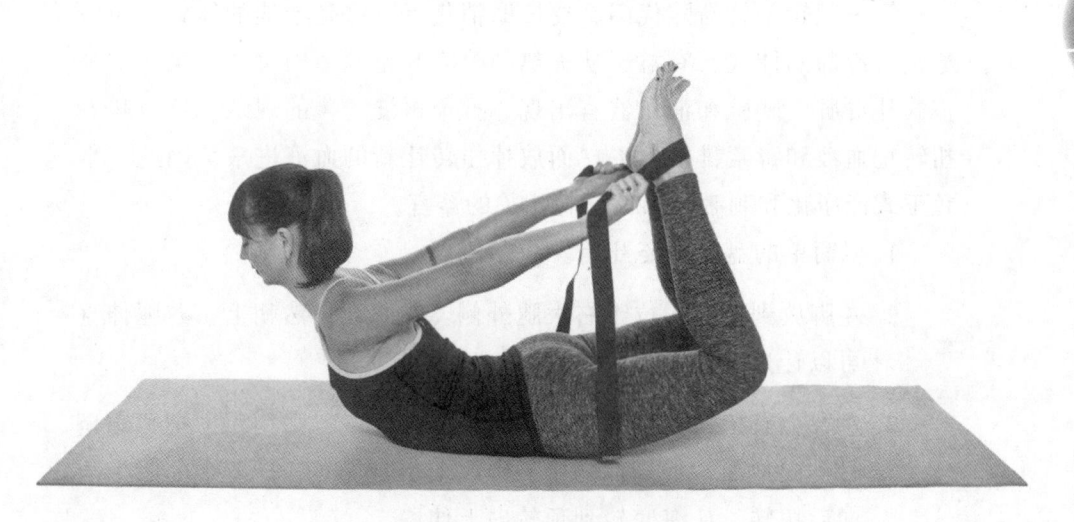

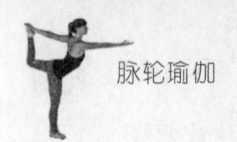

功效
- 打开肩部及身体整个前侧。
- 后弯的良好准备。
- 赋予第三脉轮能量。
- 增加肺活量。
- 改善消化。

避免或审慎运用
- 怀孕。
- 下背部有问题。
- 肩部有伤。
- 偏头痛。
- 失眠。

Ardha Matsyendrasana 半鱼王式（坐立扭转式）

第三脉轮掌管新陈代谢，要按摩消化器官这是绝佳的体式。扭转通常是冷却的体式，有益于从火热的第三脉轮练习中缓和下来。这个体式让肝脏、胰脏和消化器官出现"拧干再浸透"的现象。这意味着扭转把血液和毒素排挤出去，而放掉扭转让新的血液进来。因此，半鱼王式能净化和刺激与第三脉轮相关的器官。

1. 以简单的盘腿坐姿开始。

2. 左脚放到地上，位于右大腿外侧。左膝会自然朝上（右腿伸直可以让这个体式简单一点）。

3. 左臀会有抬高离开地面的倾向，因此要试着平均用力把两边坐骨推向地面。找到你的中心线，上半身挺直，让躯干的四个角向后扭转，从海底轮到顶轮向上伸展。

4. 左手放在地面上，位于脊柱后面。右手举高，伸长你的脊柱，同时向下扎根到你的坐骨。

5. 弯曲右肘，放在左膝外侧（姿势A）。如果这个动作太困难，可以改用右手臂环抱膝关节外侧（姿势B）。

6. 确立你的垂直轴线，在扭转时仍然保持挺直。

7. 吸气时身体抬高。呼气时向左扭转，保持头顶在底部之上，视线越过你的左肩。以右手臂为杠杆，扭转到你的极限。每一次吸气时，把能量向上送到顶轮，向下送到海底轮。每一次呼气时，再扭转多一点。

8. 呼气时离开这个体式，回到简单的盘腿姿势。

9. 换另一侧重复动作。

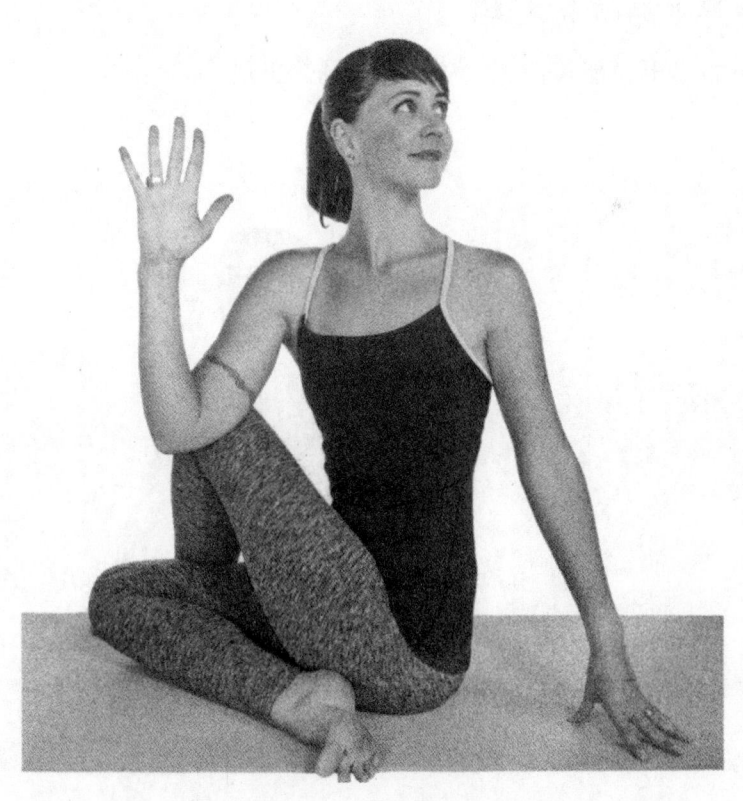

Ardha Matsyendrasana ▲ 半鱼王式 姿势 A

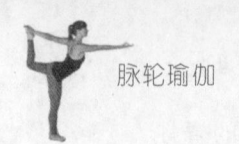

指导原则

- 扭转你的轴线（你的垂直核心），不过扭转时要保持轴在线下挺直。

- 扭转时由外侧的肋骨带动。如果你要转到左侧，就由右边的肋骨带动；如果你要转到右边，就由左边的肋骨带动。

- 尽可能保持两边的坐骨稳稳实实地在地面上。

功效

- 消化器官、肝脏、肾脏的净化与再生。

- 伸展肩部。

- 打开胸部。

- 冷却与释放第三脉轮。

- 古书上说能够消灭疾病，唤醒昆达里尼。

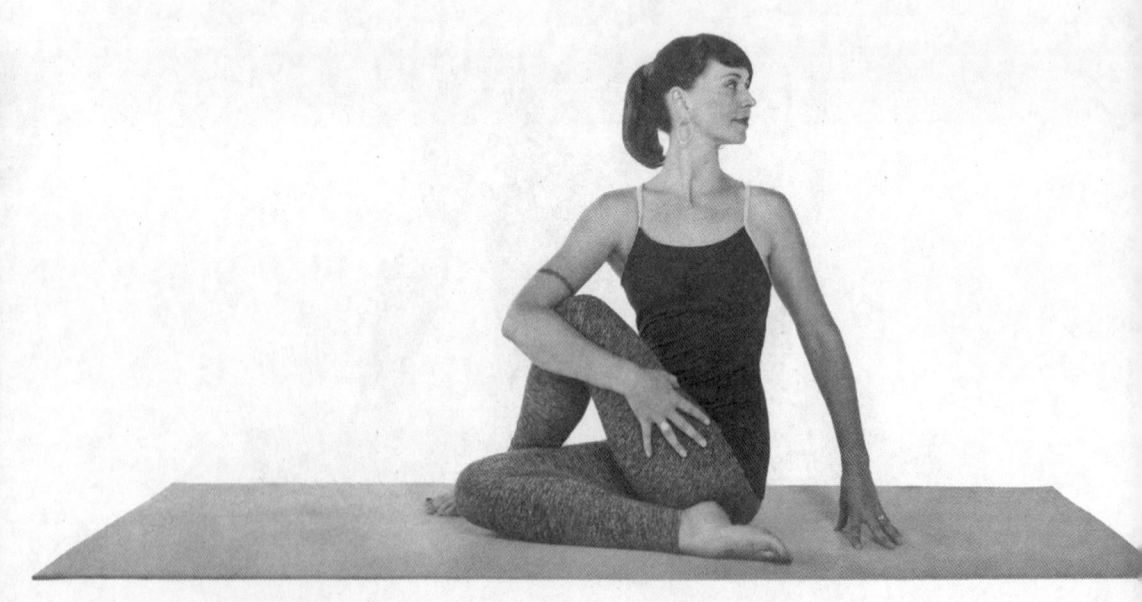

Ardha Matsyendrasana ▲ 半鱼王式变式 姿势 B

避免或审慎运用

- 脊柱有伤。
- 孕后期。
- 吃东西之后。

Savasana 摊尸式

针对第三脉轮好好锻炼之后，摊尸式是最需要、也是最受欢迎的。现在不再用力，转成完全的臣服，行动变成静止。如此就能让练习中产生的能量进入身体的细胞里。

以摊尸式躺下时，整个人静止不动，想象你的肉身逐渐融入你的能量身。想象你的能量身——因为元气而发光和律动，是瑜伽垫上的唯一。注意哪个地方气最足，哪个地方气可能不见了。想象备用的元气流入最需要的地方。让你的元气流动，直到均衡分布在你的全身。

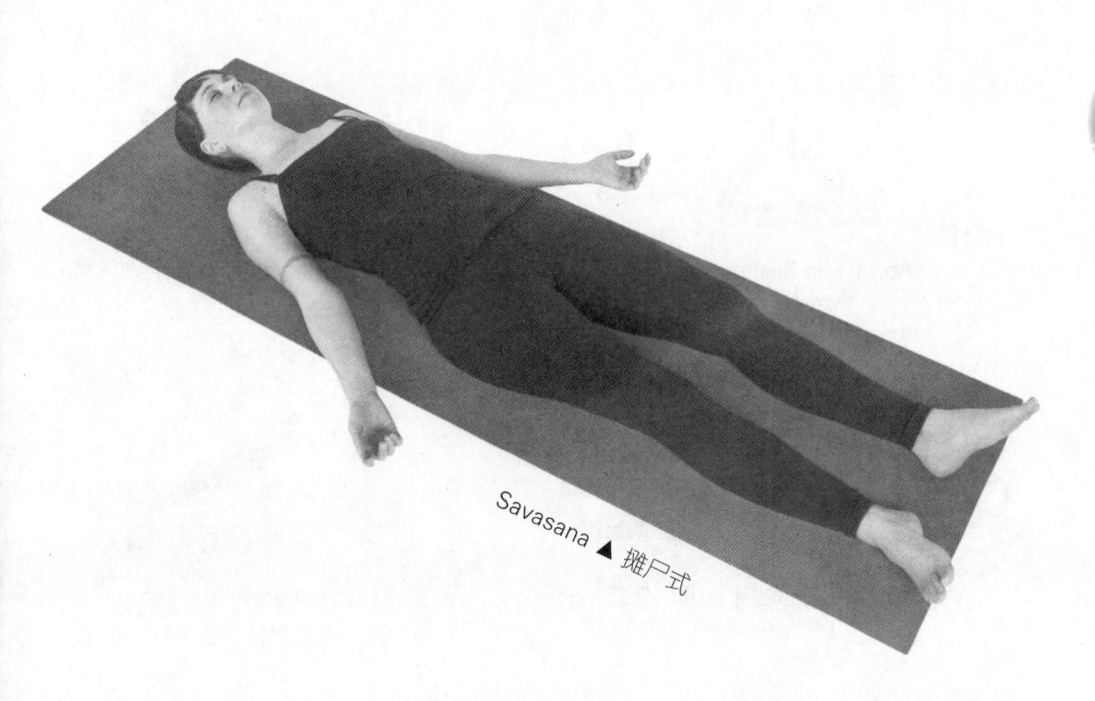

Savasana ▲ 摊尸式

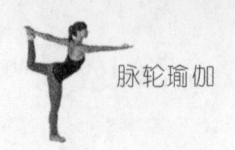

第三脉轮的体式串连

Kapalabhati 圣光调息
（无图）

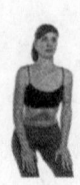

Uddiyana Bandha 收腹收束法（腹锁）

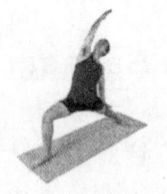

Viparita Virabhadrasana 反转战士式

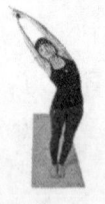

站立侧伸展

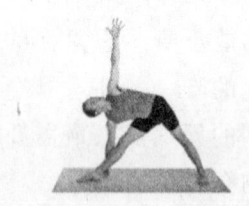

Trikonasana 三角式

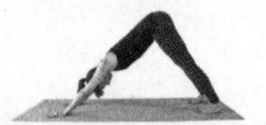

Adho Mukha Svanasana
下犬式

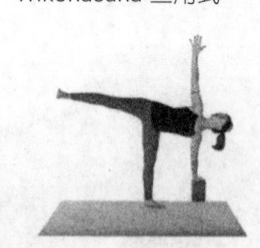

Ardha Chandrasana 半月式

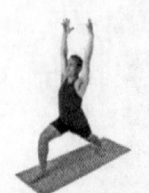

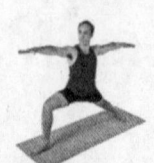

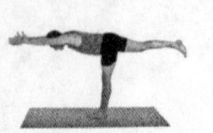

Virabhadrasana 战士Ⅰ、Ⅱ、Ⅲ式

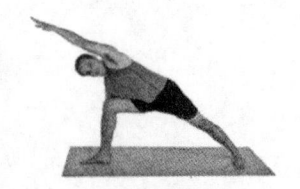

Utthita Parsvakonasana
侧角伸展式

第三脉轮　脐轮　激活

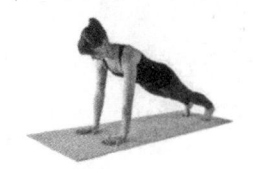

Phalakasana
平板式和律动平板式

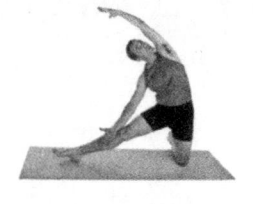

Parighasana I 门闩式

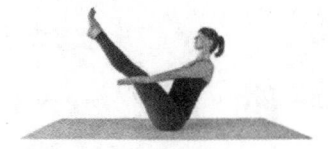

Paripurna Navasana 船式

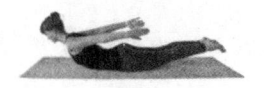

Salabhasana 蝗虫式

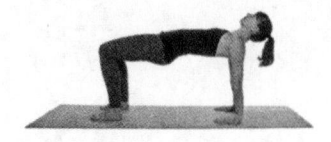

平台式（桌面式）

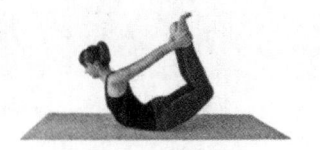

Dhanurasana 弓式

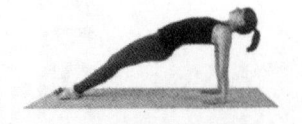

Purvottanasana 反台式

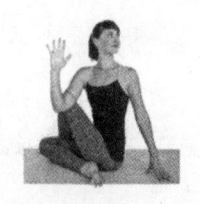

Ardha Matsyendrasana
半鱼王式（坐立扭转式）

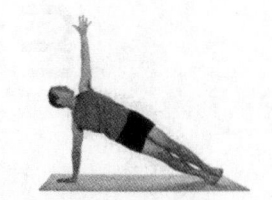

Vasisthasana 侧板式

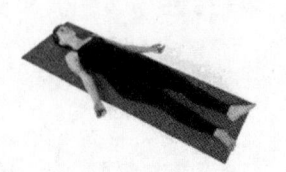

Savasana 摊尸式

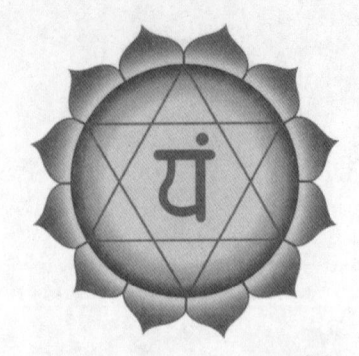

Anahata 心轮
不受打击，不受伤

元素	风（空气）
原则	均衡
目的	爱、消融自我和分隔、扩展
属性	柔软、开放、扩展、整合、光辉
身体部位	胸部、肺、横膈膜、肩胛骨、肋骨、心脏、呼吸系统
练习	打开胸部、扩展呼吸、放下自我、慷慨、宽恕、同理心、从核心照耀
行动	抬起胸骨、肩膀向后、调息、收束法
体式	打开胸部、打开肩膀、打开呼吸、后弯
男性	保护、引导、支持
女性	给予、滋养、连接、加入、发光
不足	害怕亲密、好判断、孤立
过度	互相依存、极度渴望爱与关注
平衡	发光、喜乐、慷慨

第四脉轮 chakra four

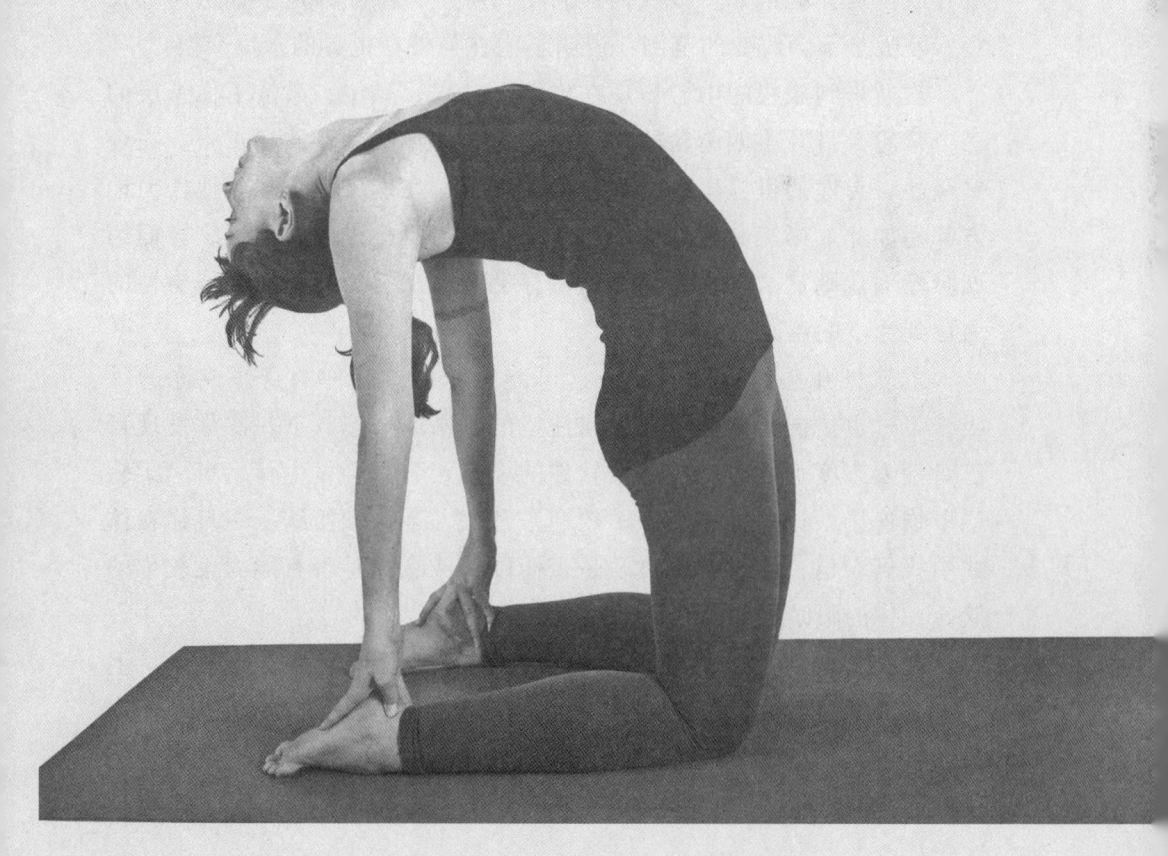

柔软

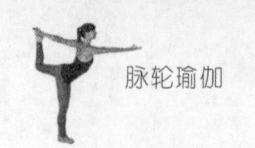

> 你的任务不是去追寻爱,
> 而是去探索和发现你内在建
> 构的所有阻挡爱的屏障。
> ——鲁米(Rumi)

用片刻时间赞颂你的呼吸。每次呼吸都是免费的,而且供应源源不绝,永远不会穷尽。每一次吸气都是新的契机,每一次呼气都是放掉过去的机会。每一次呼吸扩张你的内在,柔软你的抗拒,让你比较开放。从你的第一口吸气到最后一口呼气,呼吸界定了你生命的长短。呼吸是不会改变的范例,说明了内在与外在世界的永恒交换。

欢迎来到旅程的中心!现在你已经进入、顺位和激活了你下层的三个脉轮,打开第四脉轮的钥匙是柔软,让你能够开放和扩张。在今日坚硬、男性的世界里,太少着墨柔软了,在瑜伽课堂和其他任何地方都是如此。第三脉轮瑜伽用的是努力和力量推进到新的层级。而第四脉轮瑜伽则从"行动"转移到"存有",从努力到臣服,从男性的力量到让步的温柔。

柔软打开通往心的门户。这可能意味着柔软你的身体或你的呼吸,不过也指向柔软你对别人或情境的判断或姿态。下一次你发现自己对别人态度强硬时,试着柔软你的姿态,看看会发生什么事。柔软让事物连接,让边界相交。柔软迎来开放、连接和接纳。一旦你在体式中找到顺位,注意看看自己是否僵硬,或者你是否有能力柔软你的脸庞、你的眼睛、你的双肩,还有最重要的,你的心。

现在你的脉轮之旅走到半途,你扩展到了脉轮系统的中点。上面有三个脉轮,下面有三个脉轮,心轮带你到达你的核心的正中央。在这间神圣的厅室里面,安放着心轮的宝石。那是受到珍爱的内在,其中的教诲永远是关于爱。深刻感知宇宙之爱,同时连接到宇宙之爱相关的一切，让你打开心带进扩展和喜悦。身为脉轮系统的心，心轮整合你之所以为你的一切，带你更进一步接近瑜伽就是结合的本质意义。

爱是存在的自然状态，不仅在你的内在殿堂里是如此，而且贯穿了所有造物——交错连接的无数关系、能量和讯息的交换、一起歌唱、振动、发光。尽管爱是连接与疗愈的宇宙力量，我们会同时畏惧和渴望爱，于是制造出心理障碍。打开心轮也就打破了那种冲突带来的束缚，进入忘我的狂喜、发光的爱、温柔的慈悲，以及跟自己（还有他人）内在深刻的亲密。

从点移动到线、到面（脉轮一、二、三），现在你要进入第四脉轮的广阔维度（次元）。当你在自己的内在创造出空间——如同在你的生活中打开广阔的天地，你就有了真正进入自己内心的机会。广阔可能意味着自由的时间、和平与宁静、身体的放松，或是开阔的物理空间，例如在户外。

如鲁米在开头引言所表达的，找到爱的关键是移除我们建造起来阻挡自己对爱开放的屏障。构筑这些防御的理由很多，过往的伤害和背叛、童年的伤口，以及承载我们核心本质与统整生命力量的中心是那么纤细敏感，因此蕴含了潜在的伤痛。

打开心轮包括卸下那些防御去体验爱，而爱是我们存在的自然状态。不幸的是，防御会固着在我们身上，成为永久的身体盔甲。这就会让上层脉轮、胸部和肩部僵硬，结果压缩了呼吸，甚至会缩短身体前侧的结缔组织，把肩部向前拉，使得胸部塌陷。于是呼吸和体式的顺位变得比较困难，心也感觉到枯竭。

> 打开心轮包括卸下那些防御去体验爱，
> 而爱是我们存在的自然状态。
>
> ——艾诺蒂·朱迪斯

如果心轮阻塞，人们往往会体验到胸部承受某种压力，仿佛有人在推挤胸部。这个部位的周围组织可能会疼痛或是一碰就痛，尤其是胸骨之上。为了保护，肩部可能会向前拱起，或者心脏部位可能会因

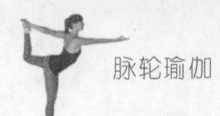

为缺乏能量而塌陷，显示了第四脉轮的不足。另一种状况是，胸部可能会冻结在鼓起的样子，像是军人的胸膛，变得很难把气吐干净，于是就比较难放松或让步。

针对心轮的瑜伽，目标是打开胸部和上背，还有练习调息，以解除心的武装状态。成果是内在殿堂会比较广阔，胸部和肩部获得比较多的自由和放松，比较柔软，同时有比较多的机会享受爱与喜悦。这么一来，在第三脉轮激发的精微能量在第四脉轮获得扩展，逸出界限，逐渐融解了内在与外在之间的壁垒。

有稳固的根基支持你，加上第三脉轮的热切努力，柔软身体打开了内在殿堂的窗户，向甜蜜的臣服开放，让夏克蒂的凉爽微风吹遍你的脉轮。正如心轮的莲花联结的元素是"风"，这股微风既能净化也能柔软。你开放自己去呼吸，反过来呼吸的柔软作用也让你能够更加扩张。

你如何到达彼处？

当你沿着脉轮上升，你的内在活动会变得比较复杂。在心轮，你有几项任务要完成：

- 把下层脉轮的能量提升到心轮。
- 离开你的头部，把上层脉轮的能量带入心轮。
- 善用呼吸，因此你可以臣服，从心轮扩张。
- 向着爱发散的狂喜开放时，保持心神集中。

让我们一一检视这些任务。

- **把能量向上带到心轮**。要达成任务必须正确整合下层的三个脉轮。通过物质和运行产生足够能量，然后靠着适当的把持和释放将能量导引到身体的不同部位。身体是让你保持心神集中的容器，第二脉轮产生动作，而意志引导能量温和向上。火会自然向上移动，促使事物扩张，因此你培养越多的内在之火，就越能烧热下层脉轮蒸腾的热情，让热情上升进入心轮。

- **下降到心轮**。据说你一生中会进行许多次旅行，或许最困难的一趟旅程是你的头和心之间的18英寸（将近40厘米）。如果身体过于紧缩，那么内在殿堂的内部就没有足够空间让能量降落和进入，于是没有选择只能活在你的头脑里。藉由扩张和柔软身体，深层的内在打开一块地方，可以接收你本身俱足的神性。

- **调息**。想一想风这个元素。风是柔软的。风没有坚固的边界或是界线。然而风可以有很大的力量。同样的，你的呼吸拥有很大的力量，能够把广阔带进你的体内，并且帮助你的肌肉柔软和松开。我们通过紧绷和硬化身体来护卫爱的脆弱。不过，心需要柔软，需要融化你的边界。呼吸是柔软的核心工具。心比较是关于接纳而不是推挡；比较是关于存在而不是行动。

- **集中心神于自己**。在进行上述所有任务时，你必须时时集中心神于自己的核心，才能扩张和柔软。有一个已经激活和顺位的强壮核心，你就可以安全地扩张，比较不需要界限和保护。强壮的核心让你可以臣服。爱自己，你可以爱别人而不会失去自我。你比较不需要靠别人来填补自己，于是留下比较多的空间给真诚的爱。永远根据你内在的轴线来定位自己，连接上面的灵性和下面的大地。

心是伟大的整合者，整合上与下、内与外、自我与他人、男性与女性，以及心与身；心是"自我"的中心。此外，每个体式有个聚焦的中心。练习的时候试着琢磨出每个体式的中心，通过呼吸纳入自己的中心。与爱同在，鼓励柔软而不是成就。在每个体式中，把你的呼吸当成是引导的真言咒来运用。

> 身心整合不只是个人的健康策略，
> 而是可以改变世界的意识行动。
>
> ——马修·桑福德（Matthew Sanford）

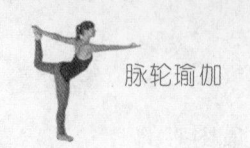

感受精微能量

1. 安静坐好，调整你的核心。

2. 根部下压，坐骨推向瑜伽垫或坐垫。

3. 微微增加骶骨的弧度，同时紧实腹部肌肉（收缩小腹）。

4. 从髋部上抬肋骨，头顶随之向上伸展。

5. 放松你的肩部，手臂骨（肱骨）顶端朝背后转。

6. 轻柔地把心微微向前、向上推，想象有人把手温柔地放在你心轮背后支持你。

7. 想象你被宇宙之爱的场域包围着，这份爱以完全的同情与理解包裹着你。你每一次呼吸，无条件的爱就充满你、拥抱你。

8. 观呼吸，见证呼吸自然地流进与流出。

9. 吸气时，想象柔软你整个胸部区域，因此你可以接收到比较多爱的奇妙气息，感觉你的全身像气球一样扩张。注意哪里会出现抗拒，不让你接受爱的气息。

10. 呼气时，保持胸部挺高，腹部肌肉内缩让气呼出来。让下半身的肌肉收缩，而上半身保持柔软和开放。

11. 保持脊柱坚实而挺直，然而柔软脊柱周围的一切。柔软你的皮肤、你的眼睛、你的下颏，以及你的肩部。

12. 想象你的下层脉轮形成你的根和茎，而心轮是向上开出的花朵，向着前侧、两侧和后侧开放，形成完整的圆圈环绕着你。想象你喜爱的花朵有许许多多片花瓣，花是柔和的粉红色，有着绿色的叶子。

13. 想象每一次呼吸是深刻而亲密地了解你、无条件爱你的爱抚。想象那样的爱抚是温柔地呼唤你开放，邀请你成为比较开阔的存在。

14. 继续缓慢而深沉地吸气与呼气，直到你感觉心轮里面是那样的广阔，感觉你全身是那样的柔软和平静。

15. 双手合十，位于心的前方，嘴角轻柔地向着耳朵上扬。

呼吸，一切都会显露。

爱，一切都会疗愈。这就是瑜伽。

——肖恩·科恩（Sean Corn）

Pranayama 调息

呼吸是松开身体和打开心的主要钥匙。通过每次呼吸你持续与周遭世界进行交换。因此，每一次呼吸是一种关系——接受及从里到外的表达。尽管呼吸是任何瑜伽练习的根本部分，与每个脉轮都相关，心轮的元素"风"（空气）让呼吸特别有助于柔软、开放和扩张。

呼吸将广阔带进身体里面。你要做的一切只是吸气，去感觉这条准则发生作用。每一次呼吸会扩张你的胸部和腹部，在体内创造出更大的空间。当你学会引导呼吸到你身上紧绷的地方，尤其是在伸展时，你就缓慢而温和地松开这个部位了。成果会是喜悦的扩张加上温和的柔软。

气息长久以来等同于灵性，当我们充满气息时，我们充满灵感。最近我坐在一位朋友的床榻旁，她快要死了，仅剩下一点意识。她吸气少而呼气长，在下一次吸气前憋住呼吸半分钟或更久。我可以理解为什么我们说某件事结束了是"没气了"。要活着，更不用说要活得生机勃勃、灵光四射，呼吸是根本的。不过你可以吸进多少气，取决于你的心有多么开放。

在瑜伽术语中，呼吸练习称为"pranayama"调息。"prana"（元气）代表生命的基本能量，也就是"第一单位"，而"yama"意思是驾驭，好像把二轮战车连接到拉车的马上。在瑜伽中，这样

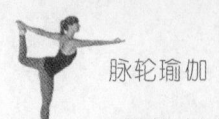

的控制会产生巨大的力量。调息就是控制或者驾驭呼吸。呼吸练习具有强大的力量，会带来意识上的直接改变。少了调息，瑜伽练习就不完整。

这一章的内容并不是要针对调息法写篇完整的论文，因为关于这个主题有一堆优秀的著作，我只是要分享整合呼吸和脉轮的方法。

脉轮和五种风息（生命能量）

通过探索瑜伽和呼吸，古代的瑜伽士发现，"气"产生自不同的"vayus"（风息），也就是风。这些风息反映了气在全身的流动，而且是由呼吸引导的。

Apana vayu 下行气：跟最下面的两个脉轮相关，遍行于下腹部。下行气的流动是向下和向外，是唯一会下降的风息。下行气滋养生殖和排泄器官，包括毒素的排泄。只要呼气时观想气息向下运行，松开你的骨盆底。下行气不平衡会导致排泄过程的停滞和堵塞。

Samana vayu 平行气：是第三脉轮的气息，与消化的火相关。平行气从身体的周围向内运行，到达肚脐以及整体的核心。平行气主宰消化，吸收所有的物质，包括食物、空气、经验、情绪和思想。感受你的呼吸在躯干的前面、侧面和后面一上一下。平行气的不平衡会导致消化问题。

Prana vayu 命根气：运行到第四脉轮，通过心、胸和肺。这是向内运行的风息，可以赋予能量，提振精神。命根气阻塞时，可能会影响心脏和能量的水平。

Udana vayu 上行气：与喉轮相关，以循环的模式环绕着颈部和头部流动。上行气主宰说话、自我表达、成长和比较高层的意识。喉呼吸（胜利呼吸法）是接触上行气的良好练习。如果堵塞，可能会影响自我表达。

Vyana vayu 遍行气（周遍息）：跟全身相关，主宰所有层级的循环。遍行气从核心运行到各个末端。不足会导致循环不良及四肢麻木。

体式和调息法锻炼不同的风息，将元气分送到整个系统。有些体式，例如下行气式，会刺激特定的风息。收束法则扣住风息，将元气集中在特定区域。

> 吸气，于是神接近你。
> 保持吸气，于是神与你同在。
> 呼气，你接近神。保持呼气，臣服于神。
>
> ·························
>
> ——克里希那玛查亚（Krishnamacharya）

协调呼吸：吸气和呼气

要记住的主要事情是，呼吸就是能量。吸进比较多的气就是充电，能够加强你的敏感度、生命力和活力。气呼出来则是放电，可以促进放手和放松，协助消解疼痛和紧绷。根据你要完成的目的，加长你的吸气或呼气。如果你想要比较多的能量，聚焦于带进更多的氧气。如果你想要释放、顺其自然、放松，或是柔软，就呼气久一点。

吸气跟"brahmana"相关，意思是指扩张。吸气补充、滋养、加热和蓄积能量。进行活动量大、需要耗费精力的体式，或者你需要力气和力量时，要增加吸气量。

呼气与"langhana"相关，意思是戒断。呼气是用来放松、收缩、净化、冷却，以及保留能量。

一般而言，站起身、手臂高举过头、打开身体的前面，或是后弯，最好是用吸气来辅助，因为吸气让你扩张；前屈、扭转，以及任何让身体内缩的动作，最好是一边呼气一边进行，因为呼气让你能够随顺自然，然而基本生物能接地（54页）是例外——进行这项练习时，你在推压地面时呼气，弯曲膝关节时吸气，从大地吸取能量。

除此之外，吸气到腹部能刺激副交感神经系统。副交感神经系统负责镇定和调节。吸气到胸部刺激的是交感神经系统，带来比较多的能量。然而过多的胸部呼吸可能会让我们陷入惊慌状态，因为刺激了逃跑或战斗的反应。过多的腹部呼吸则可能让我们过度松弛或放松。

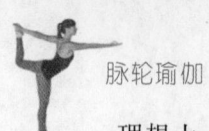

理想上，我们希望平均分配元气到所有的脉轮里，想放松时能放松，需要额外的提振时就变得精力充沛。

Kapalabhati 圣光调息

这种呼吸法能净化和赋与能量，同时强化呼吸。在第三脉轮那一章能找到详细描述（169页）。

Ujjayi 胜利调息（喉呼吸）

胜利调息要靠喉咙微微的收缩，因此也会刺激第五脉轮。这项技巧会在第五脉轮那一章讨论（292页）。

Nadi Shodhana 清理经络调息

因为这样的呼吸有助于神经系统的平衡，因此对于心轮或者任何上层脉轮的意识状态是绝佳练习。清理经络调息兼具净化和镇定的功效，能平衡大脑两半球，也推荐给失眠的人。

1. 以舒服而挺直的静坐姿势安静坐好。如果难以维持脊柱的自然弧度，用坐垫把臀部垫高。
2. 进行几次深沉而完整的呼吸。
3. 右手的中指和食指下弯，做出"毗湿奴手印"。这个手势方便拇指和无名指在换另一侧呼吸时用来压住鼻孔。
4. 吸气到尽头时，用右手大拇指压住右鼻孔（姿势A）。
5. 通过左鼻孔呼气。
6. 通过左鼻孔吸气。
7. 吸足气时，用左手无名指压住左鼻孔（姿势B）。

第四脉轮　心轮　柔软

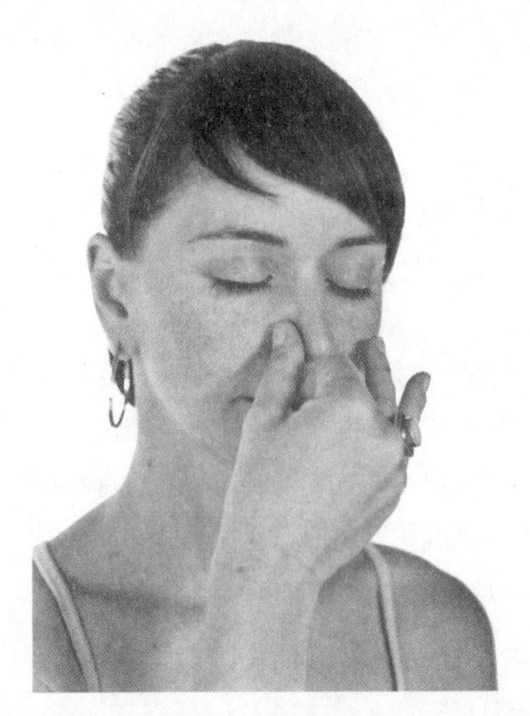

Nadi Shodhana ▲ 清理经络调息 姿势 A

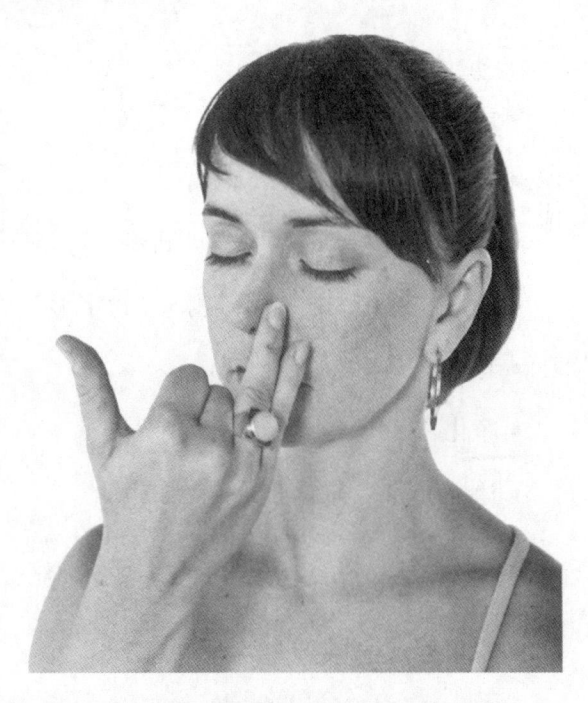

Nadi Shodhana ▲ 清理经络调息 姿势 B

231

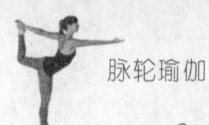

8. 通过右鼻孔呼气。

9. 通过右鼻孔吸气。

10. 这样就构成一个完整的回合。重复步骤4～9，循环10～20次，然后回复静坐片刻，放松以自然的方式呼吸。

指导原则
- 保持头位居中央，在身体的中线之上。头不要倾斜，也不要左右晃动。
- 呼吸时开始慢慢地数数，让吸气与呼气的时间相等。随着你肺活量的增加，逐渐增加每次呼吸的时间。
- 道行比较高的修习者可以把呼气的时间延长为吸气的两倍长。
- 更厉害一点的，看看在一呼一吸时，你能否用意念追踪左脉与右脉在脉轮之间交叉运行。

功效
- 镇定和澄清心智。
- 降低心率。
- 据说能让大脑的两个半球同步。
- 刺激左脉和右脉（环绕脉轮的8字形气流）。
- 有益于缓解失眠。
- 净化。
- 让心沉静，有益于舒缓焦虑。

避免或审慎运用
- 感冒导致的鼻塞。
- 不要使劲用力去练习。

次第调息（Kramas）

"Krama"这个字的意思是"步骤"（次第），因此次第调息是把呼吸分解成一道一道步骤。这种调息方法是，一连串短吸气接着一次长呼气，或是一次长吸气接着几次短而保留的呼气，或者吸和呼都短促的呼吸。次第调息是把注意力聚焦在每个脉轮上的好方法，对于初学者来说也是很好的静心冥想技巧。

"顺向调息"（Anuloma krama）聚焦于入息，有助于把能量向上带并经过每个脉轮。这种呼吸技巧是先短吸气，停顿不要呼气，然后再吸气、停顿、继续吸气、停顿，直到气吸饱了，接着一次长呼气。要采用这种呼吸进行脉轮的冥想，那就做七次短吸气，从海底轮到顶轮依次聚焦，到头顶时憋气片刻。呼气时想象——清洁脉轮。这样能刺激向上运行的解脱气流。

"逆向调息"（Viloma krama）聚焦于出息，是一次长吸气和七次短呼气。先来一次长而饱足的吸气，然后呼气，分成七次，从顶轮到海底轮每次呼气聚焦一个脉轮。气呼完了，再度短暂停顿，然后进行一次饱足的吸气。这样的呼吸有助于接地，把能量向下带并经过每个脉轮。

"间断调息"（Pratiloma krama），在吸气和吐气的步骤中都保留气息。这项技巧有助于聚焦在核心，同时平衡上升和下降的气流。

昆达里尼脉轮呼吸

这是一组与快速呼吸协调的动作，专为刺激能量通过脉轮上升而设计。昆达里尼脉轮呼吸可以用来快速提振精神，或者是作为瑜伽练习或静坐的准备。这是适合早上进行的好运动，让你一整天能量充沛。长久以来都是我工作坊的学生偏爱的练习。

注意： 每个动作一开始都是盘腿坐姿，脊柱挺直。每次呼吸都是通过鼻子吸气，嘴巴呼气。

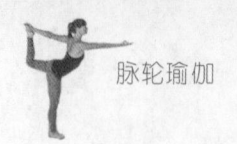

第一脉轮

1. 双手放到肩膀上，双肘向外，位于两侧，与肩同高（姿势A）。

2. 通过鼻子吸气，双手高举过头，同时抬高膝关节（姿势B）。

3. 经由嘴巴呼气，迅速放下你的手臂和膝关节，回到姿势A。

4. 重复10～20次，加快速度，然后回复正常呼吸。

5. 闭上眼睛，感觉元气充满你的海底轮。

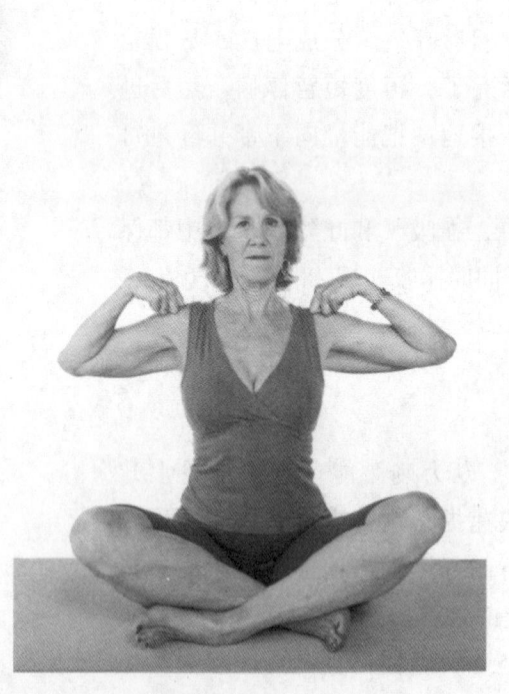

第一脉轮 ▲ 姿势 A

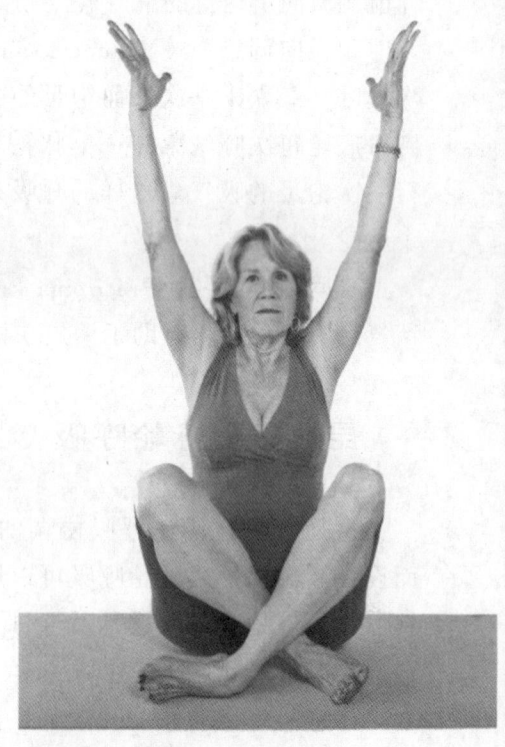

第一脉轮 ▲ 姿势 B

第二脉轮

1. 双手放在膝关节前面,手掌向下。

2. 吸气,同时把骶骨背面向前推,把肚脐带向前面。轻轻拉住你的膝关节,加深脊柱的幅度,让胸部抬得更高(姿势A)。

3. 呼气,拱起你的背,把肚脐带向脊柱(姿势B)。

4. 重复10~20次,然后回到正常的呼吸,脊柱挺直。

5. 花片刻时间去感受这项练习在你第二脉轮部位产生的效果。

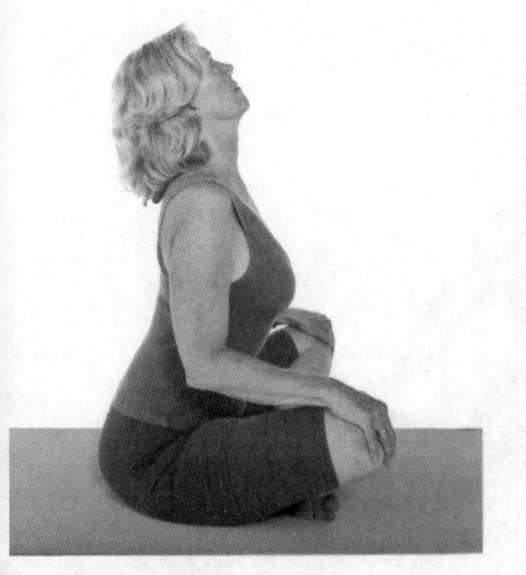

第二脉轮 ▲ 姿势 A

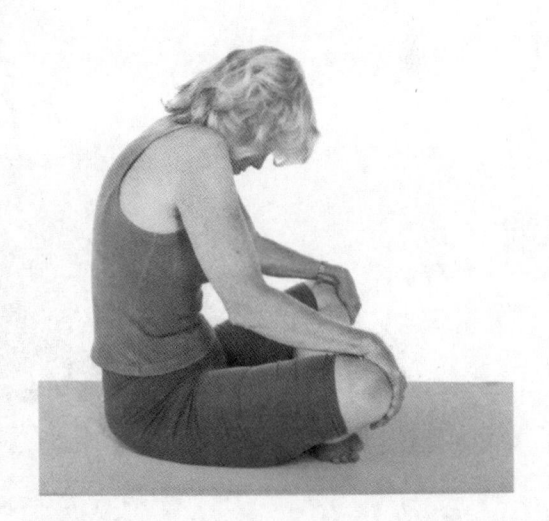

第二脉轮 ▲ 姿势 B

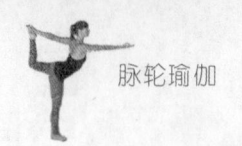

第三脉轮

现在你要移动身体的中段，绕圈圈；好像你试图用身体中段的侧面去碰触一个酒桶的边边。慢慢开始，掌握诀窍后加快速度。

1. 吸气，如同第二脉轮的动作腹部推向前，接着呼气，身体右侧绕过右方向后。

2. 呼气完毕时，吸气，同时身体左侧绕过左方向前。

3. 继续绕圈，慢慢加快速度，试着保持肩部不动，维持在髋部之上。

4. 由于这个脉轮有10片花瓣，顺时钟绕圈10次，然后重复动作，逆时钟绕圈10次。

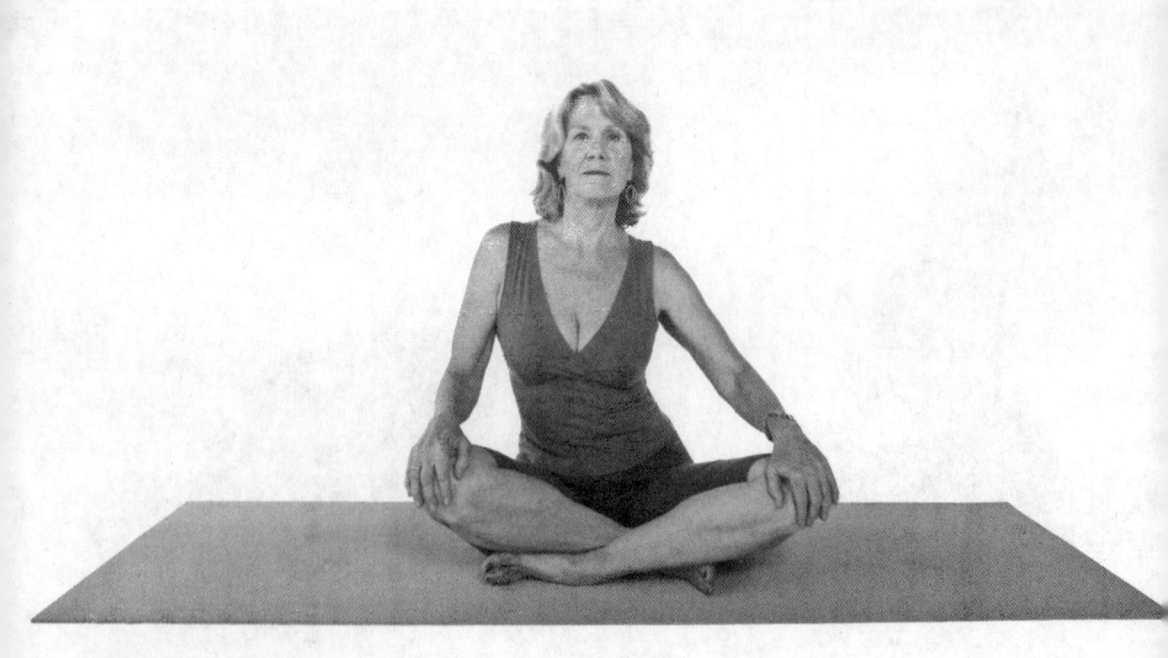

第三脉轮 ▲

第四脉轮

1. 再度把你的手放在肩上，双肘向外，位于两侧，与肩同高。

2. 吸气，向右扭转你的躯干和双肘。

3. 呼气，一路扭转到左侧。

4. 重复至少12次（每一次针对这个脉轮的一片花瓣），吸气转向右，呼气转向左。

5. 接着吸气向左，呼气向右，重复12次。

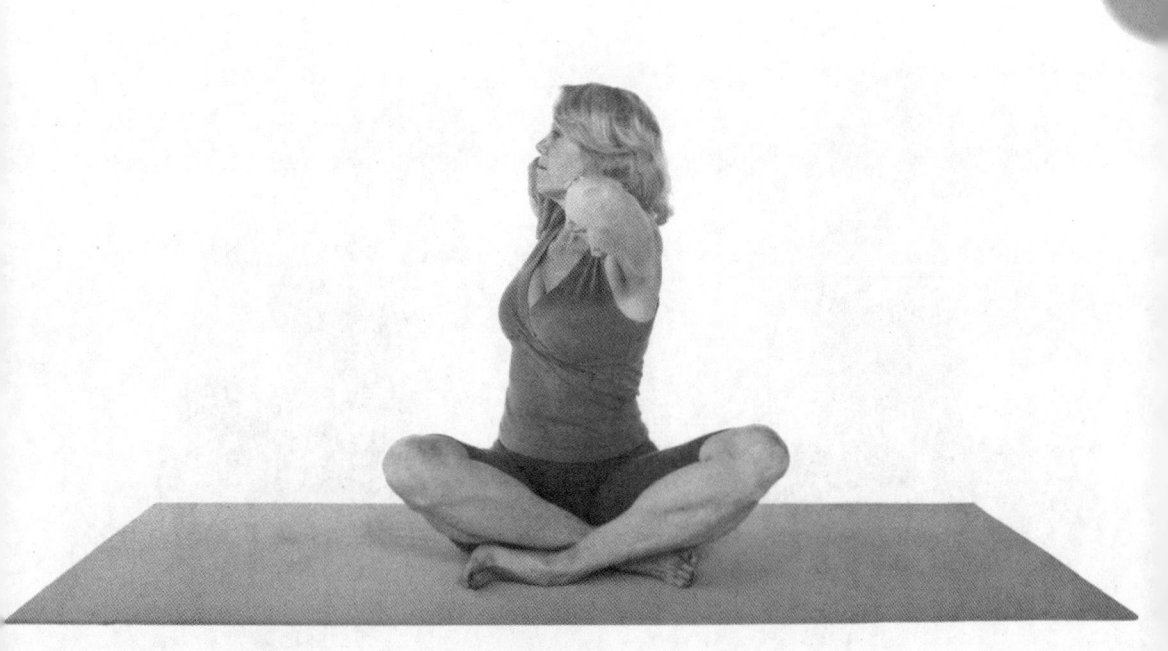

第四脉轮 ▲

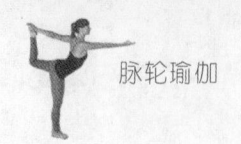

第五脉轮

1. 手指交叉，双手放在下巴下面，双肘朝下。

2. 吸气，抬高你的双肘，至头部水平，同时保持手指交叉（姿势A）。

3. 呼气，发出声音。

4. 呼气时，抬高下巴，头往后仰，同时双肘互相靠近（姿势B）。

5. 重复16次，一次针对这个脉轮的一片花瓣。

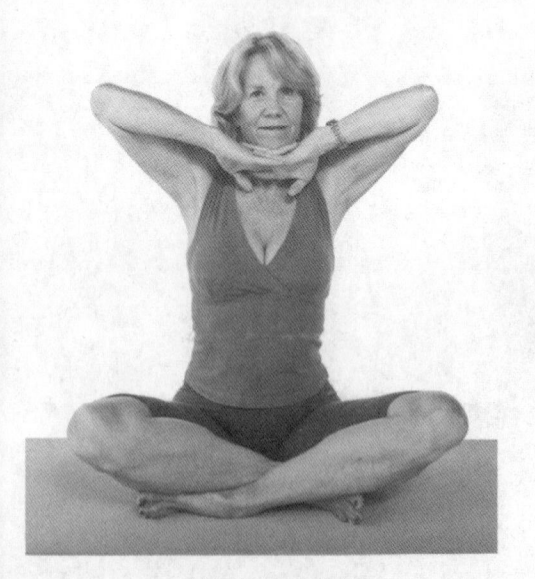

第五脉轮 ▲ 姿势 A

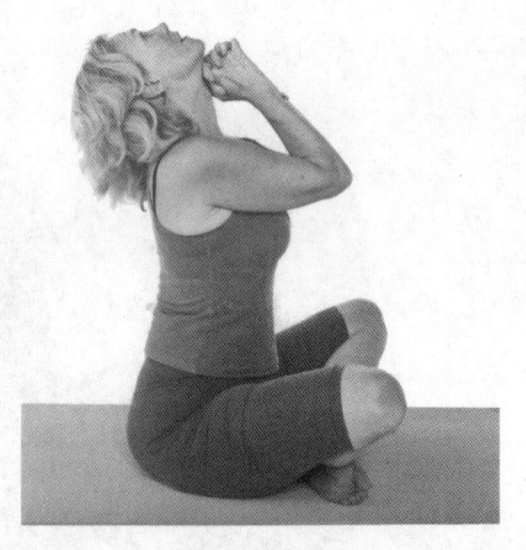

第五脉轮 ▲ 姿势 B

第六脉轮

随着你朝上层脉轮移动，现在气息会变得比较精微。运用这个呼吸技巧时，想象你在早晨时打开窗帘，沐浴在晨光之中。

1. 吸气，双手向前伸出，睁大眼睛（姿势A）。手臂张开仿佛是在打开窗帘，沉浸在你可以看见的任何光亮或颜色之中（姿势B）。

2. 呼气，闭上你的眼睛，双手带向眼睛的同时，把刚才的光亮或颜色的记忆带入你的内在世界。

3. 重复10～12次。

4. 结束时眼睛闭上，静静地呼吸，想象你的内在世界充满光亮、颜色和美丽。

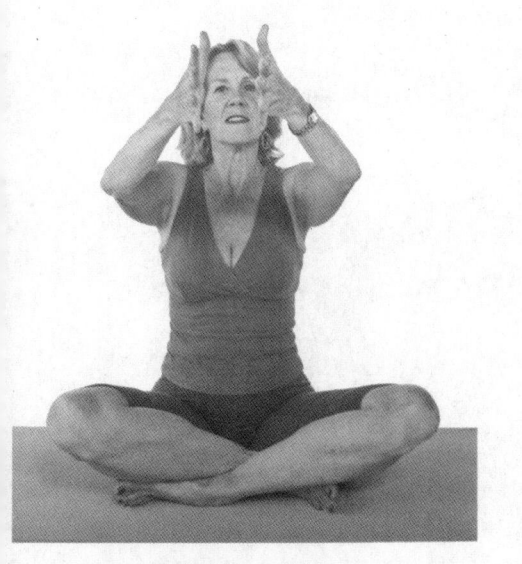

第六脉轮 ▲ 姿势 A   第六脉轮 ▲ 姿势 B

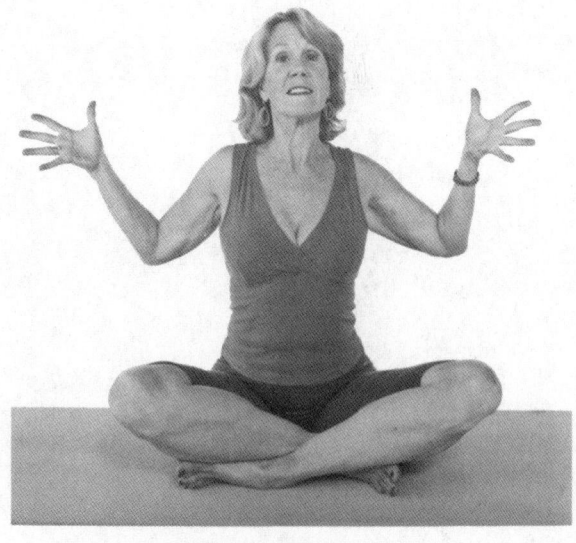

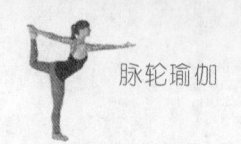

第七脉轮

1. 双手合十（anjali mudra）或者只是单纯的祈祷手势，放在心脏前方。
2. 手掌保持合十，同时吸气，手臂向上高举过头（姿势A）。
3. 呼气时，手掌分开，向左右两侧伸出，仿佛是盛开的莲花（姿势B）。
4. 重复10~20次，然后安静地休息，感受效果。
5. 结束时，用心去扫描身体的内部，注意感觉哪个部位获得能量了。有需要的话，如果感觉哪个脉轮保持的能量不够，就为不足的脉轮重复呼吸动作。

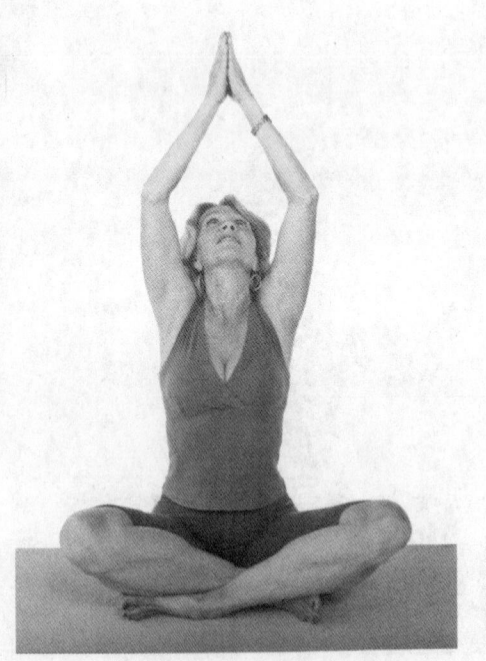

第七脉轮 ▲ 姿势 A

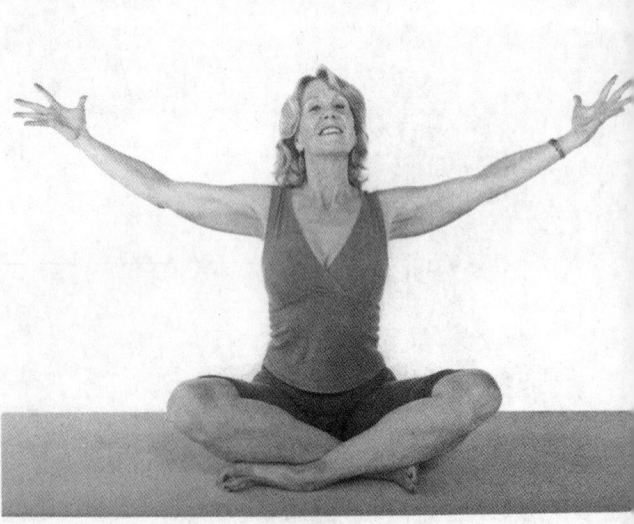

第七脉轮 ▲ 姿势 B

清洁气脉

我发现这种呼吸是清洁精微身的强力方法，而且能够创造比较深刻的存在感。请审慎运用，因为这种呼吸的力量非常强，对于偏头痛或高血压患者，这项练习是禁忌。

1. 以舒服的盘腿姿势坐好，背部挺直，但是不要僵硬。记住，根部向下，头顶向上。

2. 首先进行一回合的圣光调息（我们在"第三脉轮"探讨过的横膈膜快速呼吸，169页）。一回合应该是横膈膜猛然动了40次左右，不过对于比较有经验的修习者来说，可以高达80次或更多次。

3. 进行40～80次快速呼吸后，深吸一口气，憋住气达到你能力所及的2/3程度。同步练习会阴收束法（根锁，参见51页）和收颔收束法（喉锁，见295页），此时用手拉住你的膝关节，把胸骨向前推，肩胛骨向下。想象把能量导引到你的心轮，感觉这个区域元气在增加。

4. 准备好要呼气时，让你的气一大口咻一声呼出来，背部拱起来。

5. 接着再度挺直你的脊柱，等待片刻，让你的呼吸恢复自然状态。

指导原则

- 在憋气到你能力所及大约2/3的程度就开始呼气。不要催逼到你的最大限度，可能会有危险。感觉你的身体什么时候提醒你呼气。

- 你可能会感觉一阵晕眩、发麻，或是感觉微风穿行你身体内部。只要静坐不动，直到这一波感觉过去。闭上你的眼睛或是视线聚焦在一特别的事物上，例如你供桌上的雕像，或是一幅美丽的画、一盏烛火。晕眩过去时，你会比较清晰地感觉到自己在房间里。

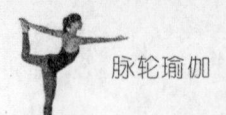

- 你可以重复练习几次，不过这种呼吸方法力量非常强大，你不会想要进行太多次，3~5回合就够了。重要的是，每一回合要等到你的身体恢复正常，而且要去感觉那个转变。这样的呼吸方法可能带来深刻的意识状态。

- **警告**：如果在呼气之前你憋住呼吸太久，这套呼吸练习有可能会让你昏倒，跌落在地。因此，如前所述，不要憋气到你的最大限度。永远要以坐姿在安全的地方练习，以防你不巧憋气太久时伤到自己。

第四脉轮的练习与体式

站立瑜伽身印式

这个体式的好处是，你可以在任何时间、任何地点进行，有没有瑜伽垫都可以。如果你是坐在桌前工作，这是一个简单的反向伸展，反转因为弓身在计算机前而拱起的脊柱，整天工作时应该每20或30分钟就做一次。站立瑜伽身印式打开胸部、肩部和喉咙，刺激第四和第五脉轮。向前屈则把血液带入大脑。

1. 以山式开始。从天到地顺位你的核心。通过双脚下压、尾骨扎根、空出腹股沟区域来稳固下层脉轮，同时抬高肋骨。

2. 双手交叉放在背后。手肘互相靠近，手臂伸直，同时肩部转向背后（姿势A）。

3. 吸气，抬高心脏，扩展胸部。头微微向后仰，小心不要压缩你的颈部，或是压抑了你的呼吸。

4. 呼气时，从髋部向前屈，保持手臂交握在背后，双腿伸直（姿势B和姿势C）。

5. 完全前屈，让手远离脊柱。

第四脉轮　心轮　柔软

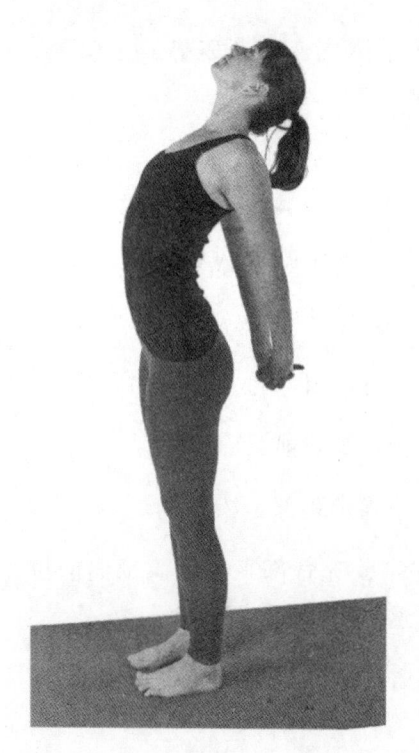

站立瑜伽身印式 ▲ 姿势 A

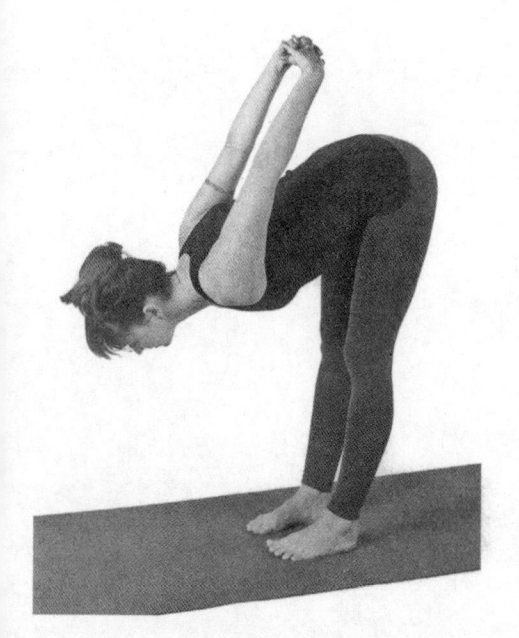

站立瑜伽身印式 ▲ 姿势 B

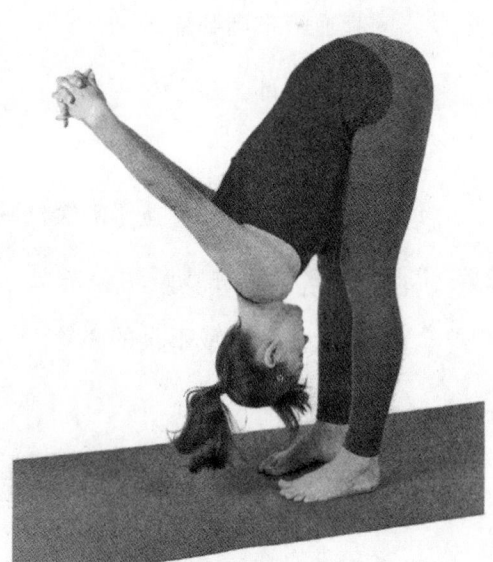

站立瑜伽身印式 ▲ 姿势 C

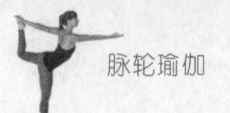

6. 吸气，离开这个体式，回到姿势A，然后松开手，以山式站直。

指导原则

- 胸骨向上抬，同时向下扎根到双腿。

- 把手腕拉离脊柱，深化站姿。

- 向前屈时，让手臂的自然重量撑开上背部。

- 大腿内侧向后转，加宽骶骨背面。

- 轻柔地摇摇头，确定颈部是松弛的。

- 上身抬高到一半，让背部平直，胸部向前拉，离开髋部，藉此扩展心（姿势B）。

- 如果双手交握有困难，那就使用带子辅助。

功效

- 打开肩部，延展上背部。

- 把血液带到脑部。

- 放松颈部。

- 刺激心脏。

- 打开肺部——有益于舒缓气喘。

- 延展大腿后侧肌肉。

- 有益于紧缩或不足的心轮。

避免或审慎运用

- 头痛——保持你的头高于你的髋部。

- 肩部有伤。

- 高血压。

抓带子伸展

这是一项很棒的练习，适合在早上练习以打开胸部。如果你冲完澡出来，就使用你的毛巾；或者你在穿衣打扮，那就利用你的皮带或围巾。此外，久坐之后做这个动作也很好，抗衡我们在计算机上工作、低头读书，或者窝着身体看电视时容易产生的驼背。而且当然，是进行后弯式之前很好的热身，因为这个动作延展了胸部正面的胸肌，并且打开肩部。这项练习的构想来自莎莉娜·维嘉，发表在我们的著作《七重旅程》之中。

1. 双手放在皮带或带子上面，手指圈住带子。

2. 吸气，手臂高举过头，双肘伸直（姿势A）。

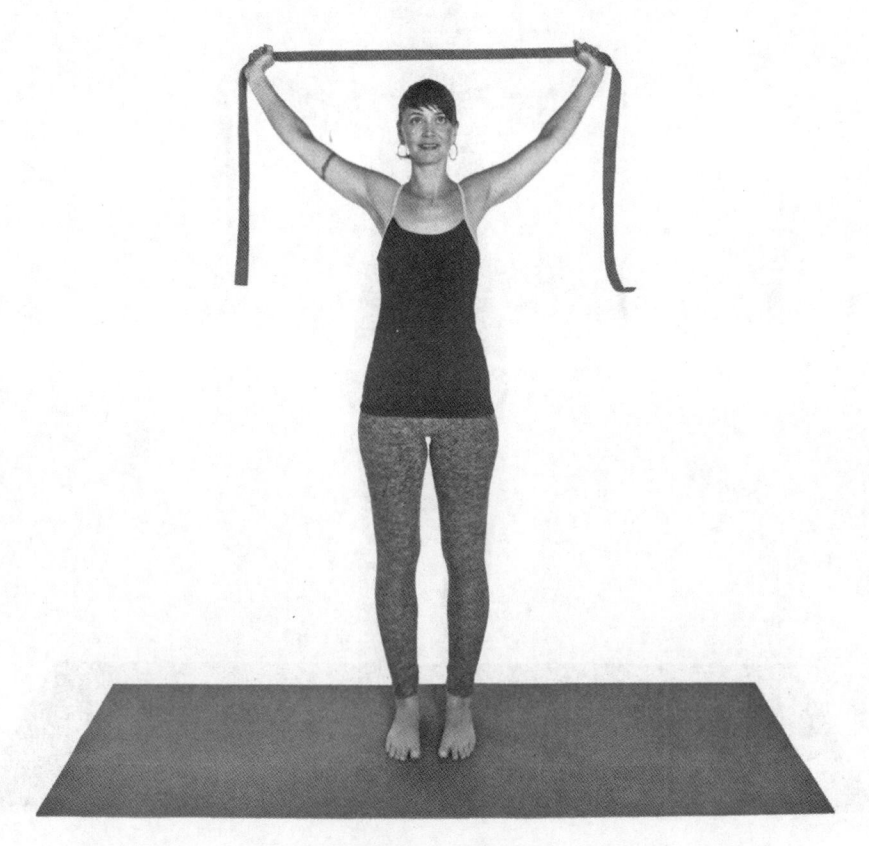

抓带子伸展 ▲ 姿势 A

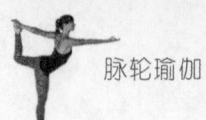

3. 呼气时，手臂带到身后，保持双肘伸直，胸部抬高且开放，同时向下扎根到你的双腿（姿势B）。

4. 向左右两侧弯身，打开肋骨。呼气时发出声音，让自己释放。

指导原则

- 双手要离得够远，才能把手臂带到身后同时保持双肘伸直。延展胸肌时你的双手要足够靠近才能感觉到胸肌（胸部正面）的延展。如果把手臂移动到背后太容易，让双手靠近一点。如果这个动作太困难或是你必须弯曲双肘，就把双手移开一点。对大多数人来说，适当的距离是30~36英寸（76~90厘米）。

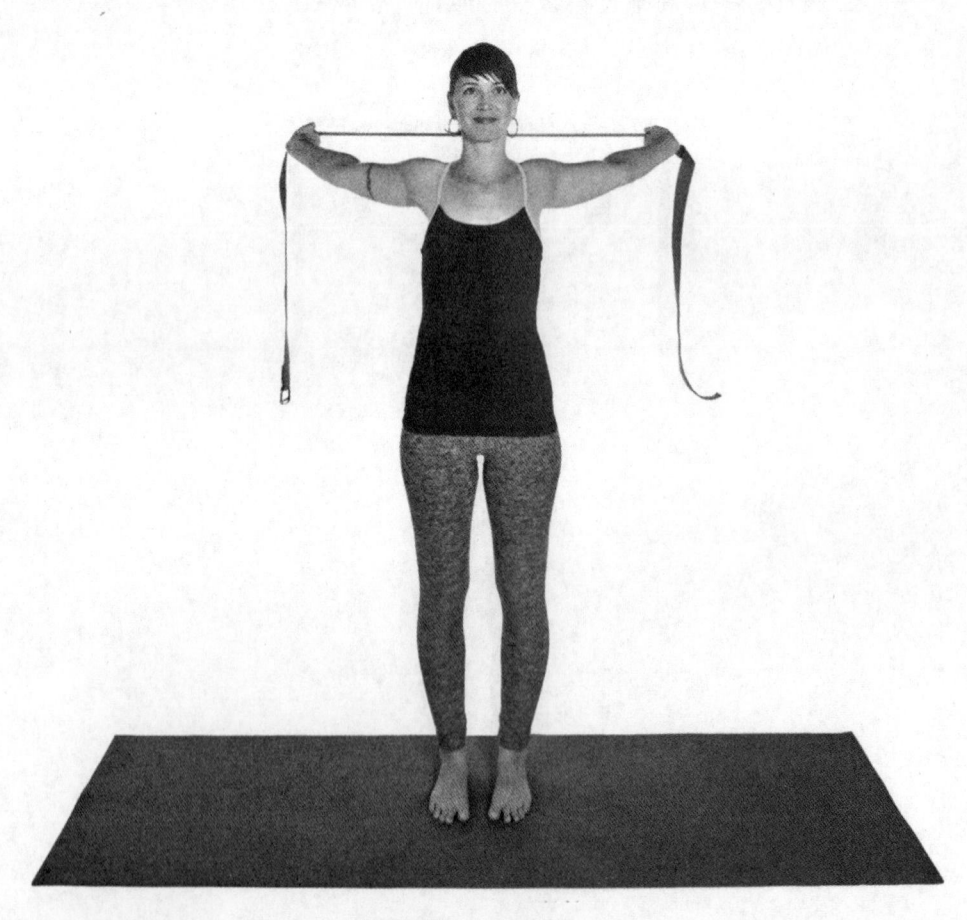

抓带子伸展 ▲ 姿势 B

功效

- 打开肩部和胸部。

- 促进比较深沉的呼吸。

- 强化手臂。

- 扩展心脏。

避免或审慎运用

- 肩部有伤。

Gomukhasana 牛面式

传统上这个体式是以双膝交叉的坐姿来进行，但是我喜欢接在"抓带子伸展"之后做这个体式，保持站姿，把带子挂在肩上做为辅助。

1. 以山式开始。

2. 右手臂高举过头，贴近右耳。右肘弯曲，手指朝下。

3. 左手臂带到身体后面，左肘弯曲，手指朝上。

4. 两手互相靠近，手指相扣（姿势A）。

5. 就像大多数人，如果你的双手抓不到彼此，那就双手扣住垂在你肩上的带子。然后移动双手互相靠近，直至达到你的极限（姿势B）。

6. 呼吸！

指导原则

- 下方的手掌朝外，上方的手掌朝内。

- 上方的手臂向外转，而下方的手臂向内转。

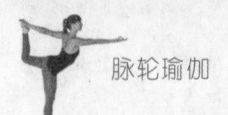

- 保持脊柱挺直。不要偏左或偏右。
- 保持头位于中央，在底部上方。
- 双肘拉向脊柱中线，向前打开胸部。
- 要更进一步深化这个体式，移动双手离开躯干背面。

功效
- 打开胸部和肩部。
- 促进比较深沉的呼吸。
- 柔软心。

避免或审慎运用
- 肩部有伤。

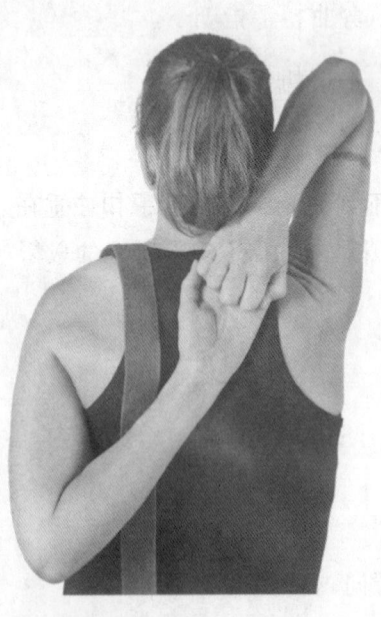

Gomukhasana ▲ 牛面式 姿势 A

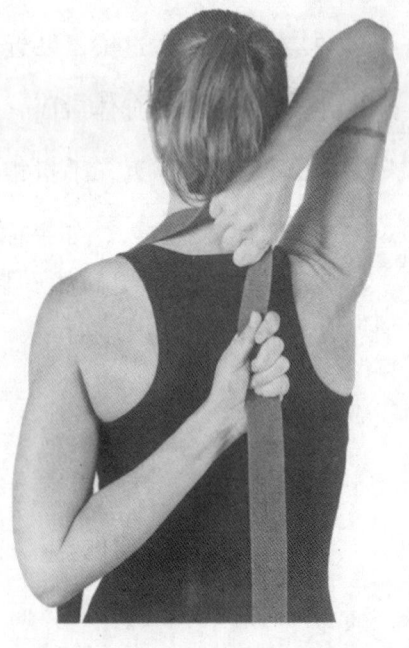

Gomukhasana ▲ 牛面式 姿势 B

Marjaryasana 猫式和 Bitilasana 牛式

这项练习促进脊柱的灵活和柔韧性，而且永远是好的热身式。猫式和牛式通过扩张和收缩的过程打开心，很像是我们张开和合上手掌来打开手上的脉轮。向上拱起和向下弯曲你的脊柱时配合呼吸，让呼吸引导和完成每个动作。

1. 以台式开始。

2. 吸气，抬高你的头和尾骨尖端，同时下腰让脊柱其他部分呈弧形。这是牛式，因为跟牛的背面相像（姿势A）。

3. 呼气，尾骨缩起来，反方向拱起你的背，头随着尾骨开始的动作移动（姿势B）。这是猫式，像一只猫从打盹中醒过来。

4. 慢慢地重复动作，每一步都要配合呼吸，在猫式和牛式之间来来回回。

5. 几回合之后，结束在你的脊柱齐平的位置。柔软心，同时感觉这个练习的效果。

指导原则

- 让呼吸开启每个动作。吸气，然后开始下腰打开胸部的动作，完成这个动作也完成吸气。接着开始呼气，同时开始拱起背，完成动作也结束呼气。让呼吸带动你的身体。

- 动作从尾骨开始，脊柱的其他部分追随。

- 在牛式中，上臂向外转。

- 吸气和下腰时，撑地的双手往膝关节方向用力，着重打开胸部。呼气和拱背时，双手则往前方用力。

功效

- 促进脊柱的柔软。

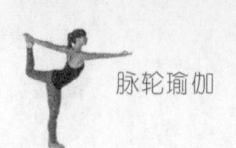

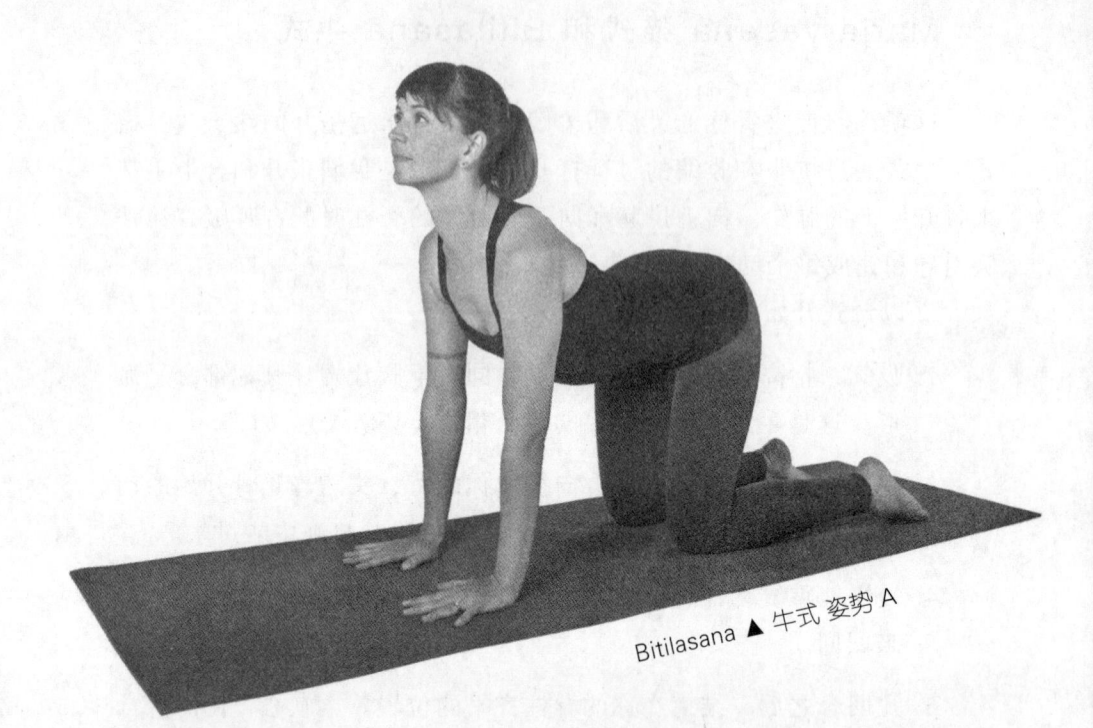

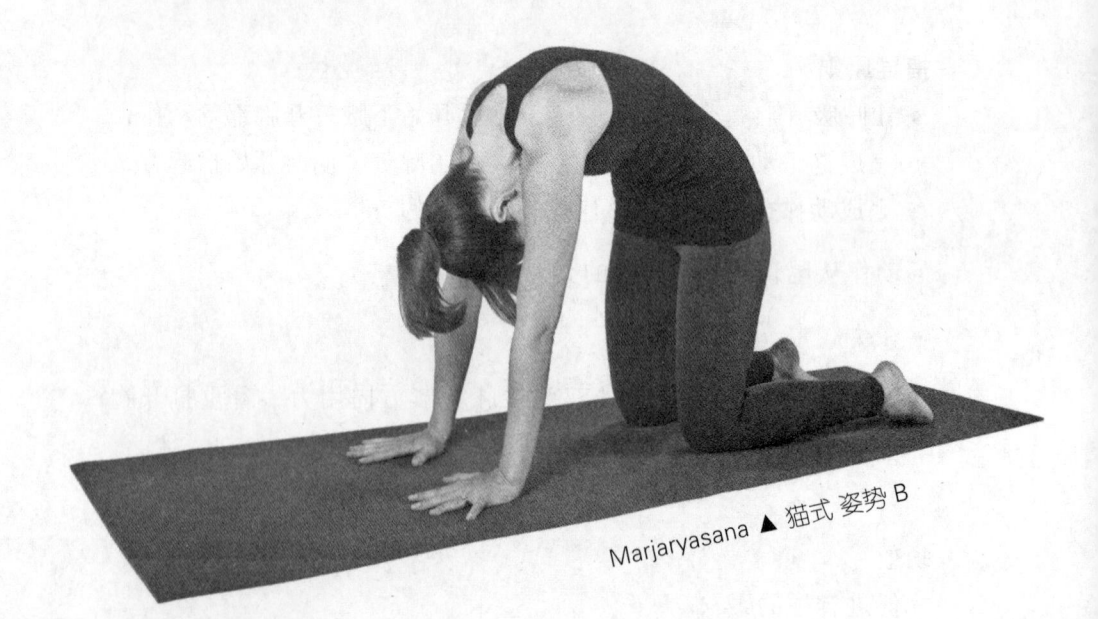

脉轮瑜伽

Bitilasana ▲ 牛式 姿势 A

Marjaryasana ▲ 猫式 姿势 B

- 深化呼吸。
- 打开心。

避免或审慎运用
- 如果膝关节不舒服，垫条毯子在下面。

Anahatasana 猫伸展式

这个体式是以心轮（Anahata）命名，是一个特别平静的姿势，让自己臣服同时打开心。你可以名符其实地把自己的心和大地交融在一起。

1. 从台式开始，双手在瑜伽垫上向前移动，让腕与肩呈一条直线。初学者可能手腕会张开一点。
2. 双手向前移动时，确保髋部在膝关节正上方。大腿应该上下笔直地与地板垂直，两膝与髋部同宽。
3. 等你双手伸展到最远处，而且髋部不会降低时，额头或下颔放低在地面上，如果需要，可以使用一块小坐垫或是卷起来的毯子。
4. 柔软身体，让心融化，随着每一次呼吸让呼气越来越长。
5. 要离开这个体式时，吸气，抬起头，手移动回来直到再度位于肩下方。

指导原则
- 花点时间待在这个体式里，放掉所有的努力，就只是存在。找到和平与静止的所在。
- 如果你的上背部或肩部感到夹紧的痛，试着把双手分开一点。如果伸直手臂仍然过于不舒服，双手交叠放在额头下，或是把额头放在垫枕或是折叠的毯子上。

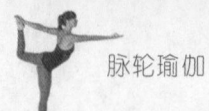

- 指尖像爪子一样压在地上，这样能更好地锻炼手臂，抬高腋窝。
- 确保髋部保持在膝关节正上方，大腿与地面垂直。
- 让重力发挥作用。让骶骨下落离开髋部。
- 让每一次呼吸带来更多的臣服。只要你急于离开这个体式，你就还没有找到路径通往这个体式的核心。核心就是静止。
- 融化肩胛骨之间的区域。如果要帮助别人做这个体式，让对方感觉到心轮背后有充满爱的抚触，是很好的做法。

功效
- 促进深沉的平静。
- 融化心。
- 柔软背部。
- 打开肩部。

避免或审慎运用
- 肩部有伤。
- 偏头痛。

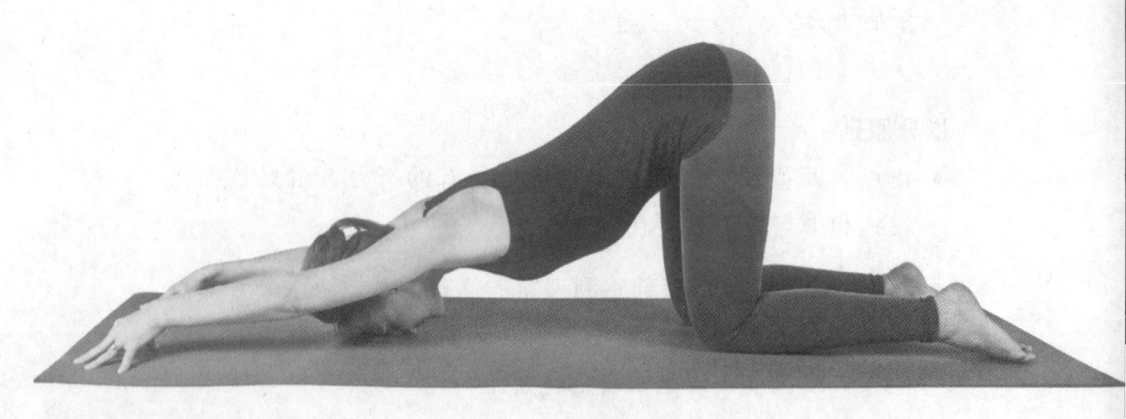

Anahatasana ▲ 猫伸展式

第四脉轮 心轮 柔软

穿针扭转式

扭转式会压缩体内器官、排毒和净化身体。虽然大多数的扭转式偏重于第三脉轮，但穿针扭转式可以很好地打开上背部。这个体式会造成非常轻微的逆转，把气从髋部带到心脏。

1. 以台式开始，脊柱齐平。
2. 左手放在瑜伽垫的中线，与肩齐平。
3. 吸气，朝天花板抬高你的右手臂。通过左手臂下推，力量向上进入右手臂，扩张你的胸部（姿势A）。

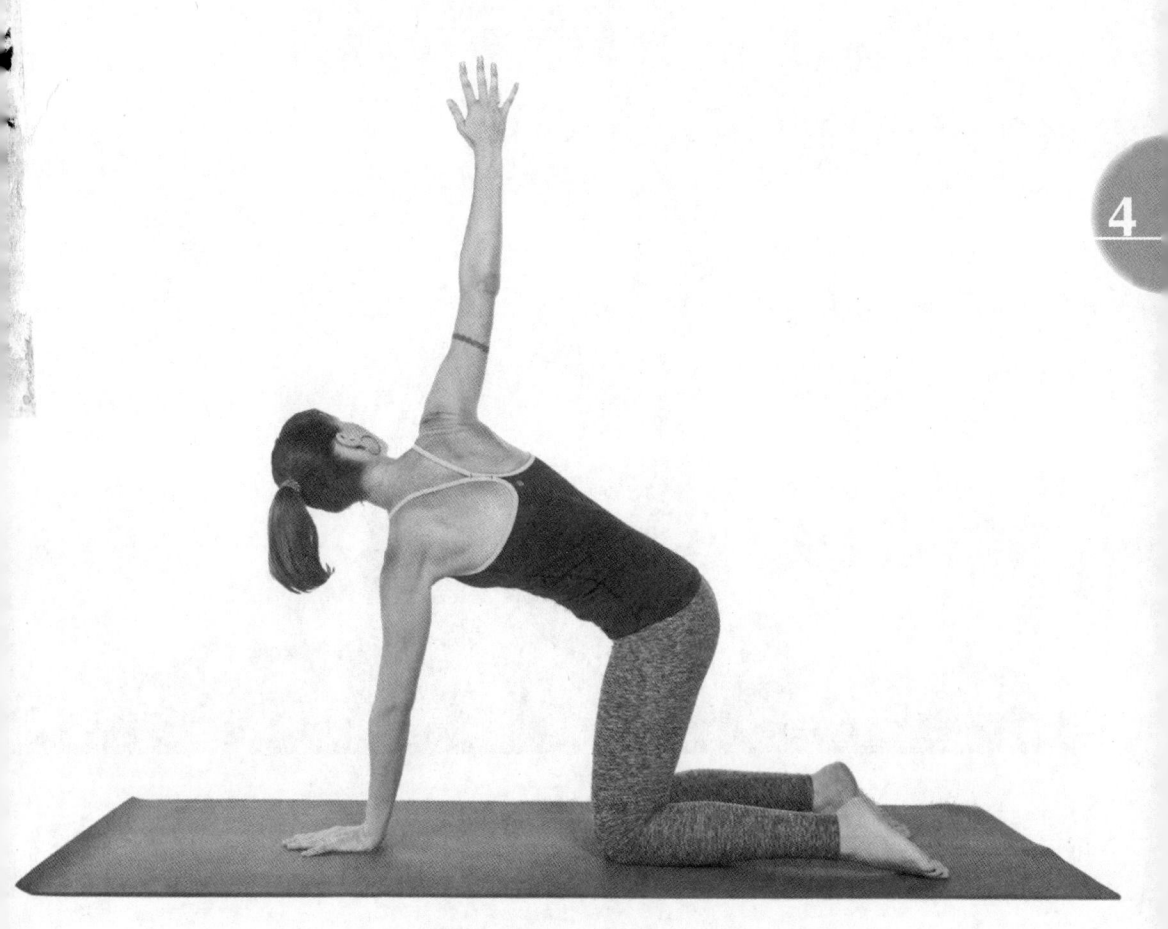

穿针扭转式 ▲ 姿势 A

4. 呼气，弯曲右肘。"穿针"，让右手臂通过你膝关节和左手腕之间的空间（姿势B）。

5. 右肩下到地板，尽可能靠近瑜伽垫中线。接着朝天花板举高左手臂，扭转上背部（姿势C）。

6. 在这个姿势中放松自己，或者左手臂高举过头，贴着你的左耳（姿势D）。

7. 离开这个体式，回复成台式。

8. 换另一侧重复扭转动作。

指导原则

- 试着保持髋部正对瑜伽垫后缘；脊柱与瑜伽垫中线对位。努力让举高的手臂那一边的髋部朝瑜伽垫后缘移动。

- 利用靠在地上的那只手臂，把手臂外侧更坚定地压进地面来加深扭转。

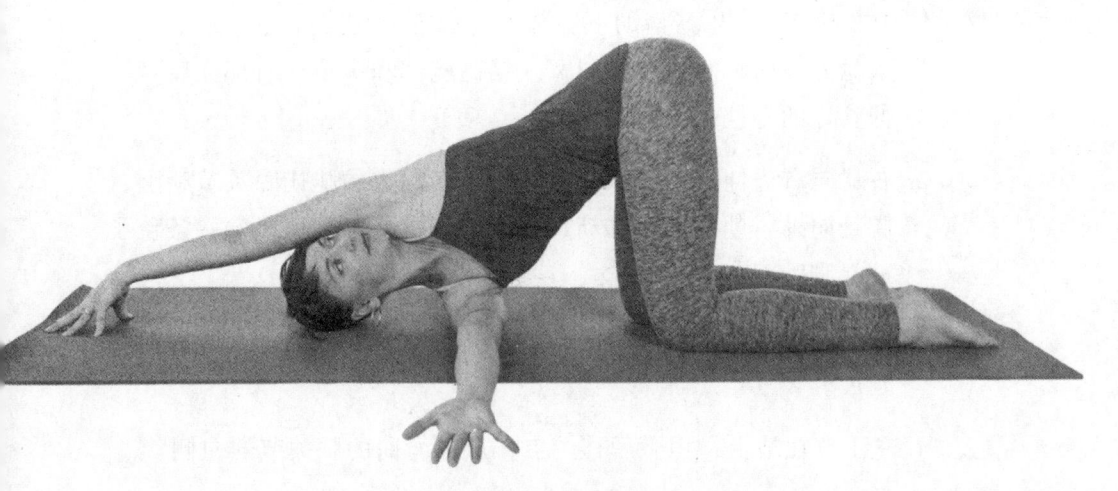

穿针扭转式 ▲ 姿势 D

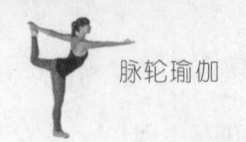

功效

- 深沉放松。

- 延展肋骨和肩部。

- 促进脊柱的柔软。

- 打开上背部。

避免或审慎运用

- 肩部有伤。

- 头痛。

- 高血压。

- 孕后期。

Parighasana II 半圆式

我们在第三脉轮见识过Parighasana I 门闩式。除了侧边伸展，"Parighasana II" 融入了轻微的后弯，有益于心轮的扩展。让自己在这个体式中发光、喜乐，借助下层脉轮的稳定来支撑自己。

1. 从跪姿开始，两膝与髋同宽。抬高胸部和头顶，肩部往后带，伸长你的脊柱。

2. 右腿向右边伸出去，膝关节伸直，转动你的腿让膝关节朝上，脚趾向外，朝瑜伽垫移动过去。如果需要，你可以卷一条毯子放在脚趾下。做这个体式有些变化是把脚勾起来。

3. 双手向两边伸出，与肩同高。手臂尽量张开，通过心脏向两侧延展。吸气。

4. 左手放在地上，稍微后移一点，放在弯曲的膝关节的左侧。

5. 吸气，抬高右手臂，在你的右耳之上，上方的肩向后拉，胸部和髋部向前伸展。

6. 停在这里呼吸几次，找到这个体式不费力的臣服状态。然后吸气，回复原来的跪姿。

7. 换另一侧重复动作。

指导原则

- 双腿一直要用力，尤其是伸直的那条腿。注意下半身的结构和坚实，以及来自下方手臂的支持，如何创造出扩展的自由。

- 上方的髋部和肩部向前推，促成微微后弯。

- 让自己的喉咙开放，然而颈部不要紧绷。

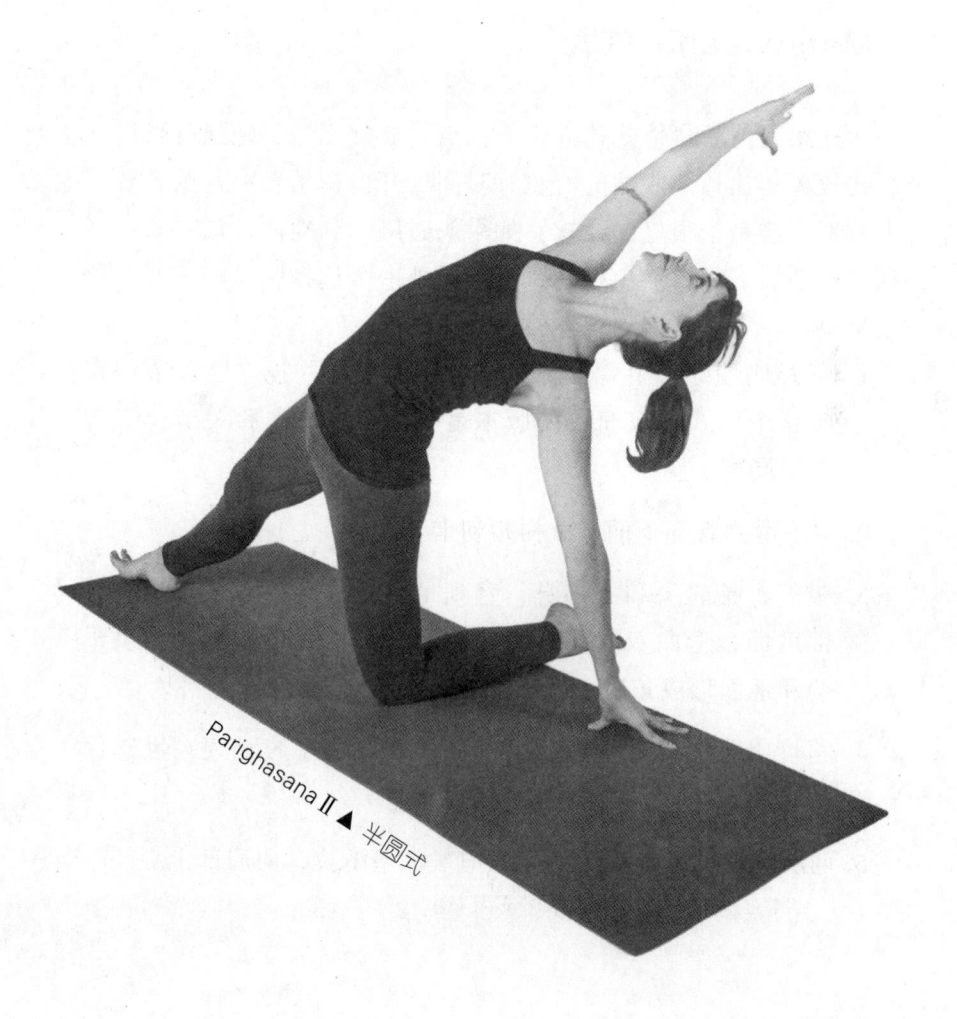

Parighasana II ▲ 半圆式

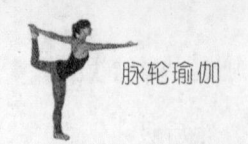

功效

- 打开心，分送元气到全身。
- 打开肩部。
- 放松颈部。

避免或审慎运用

- 肩部有伤。
- 如果膝关节不舒服，垫一条折好的毯子在下面。

Matsyasana 鱼式

鱼式跟其他后弯体式比起来，优点是通常不需要勉强就可以维持得比较久，让长期收缩的心轮有时间松开。初学者一开始若要打开上背部，这是个很好的体式。如果头碰触不到地面，放一条折好的毯子在脑后下面，避免扭伤颈部。另外一个选择则是将折好的毯子或坐垫放在背后，被动地体验这个体式。

1. 背着地躺好，手臂放在身体两侧，双腿并拢，膝关节伸直（这个体式比较简单的版本是，你可以弯曲膝关节，双脚与髋同宽）。

2. 双手滑到臀部下面，大拇指朝上。

3. 吸气，抬起头和上半身，直到足够把你的手掌根部滑进髋部后面，弯曲双肘靠近身体两侧，下压瑜伽垫。你的躯干会和地面形成角度。呼气。

4. 再度吸气，胸部上抬，肩部外转，收缩小腹，现在拱起你的背。

5. 两肘下压瑜伽垫，尾骨同时向瑜伽垫下拉，向肩部上提。

6. 头部轻柔地向后仰，如果可能，头顶着地。

7. 要离开这个体式，吸气，头先抬起来，然后将脊柱滑回地面。

指导原则

- 尾骨压向背后，同时用力把尾骨拉向双肘，让骶骨呈现弧度。让这个弧度继续沿脊柱上升，把胸部向上推。

- 如果你的腿向外倒，大腿要出力。双腿并拢如一。

- 小心不要挤压颈部。如果头碰不到地，使用折好的毯子辅助。

- 手掌下压地面，帮助你把脊柱向前移动。

- 深沉地呼吸。用吸气来扩张胸部。初学者可能需要使用垫枕、瑜伽砖或是卷起来的瑜伽垫放在胸部下面，在这个体式中能得到比较多的支撑。

- 想要培养核心力量，双腿抬高45°。

- 要增加挑战和深化这个体式，双手从臀部下面滑出来，合十成祈祷姿势，放在心脏上方。

- 这个体式的完整表现是，腿双盘成莲花坐的姿势（Padmasana，无图）。

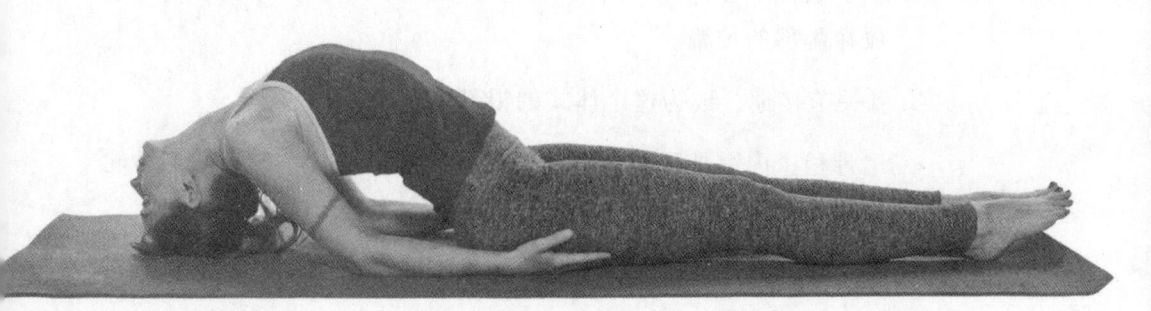

Matsyasana ▲ 鱼式

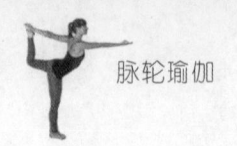

功效

- 打开和柔软心。

- 促进比较深沉的呼吸。

- 改善体态。

- 帮助消化。

避免或审慎运用

- 颈部有伤。

- 头痛或偏头痛。

- 高血压或低血压。

Ustrasana 骆驼式

这是打开胸部、延展身体前面，为更深入的后弯做准备的绝佳体式。骆驼式打开腹股沟、强化大腿和臀部、刺激第三脉轮的肾脏和肾上腺，同时通过打开肋骨及让心向外闪耀来扩展呼吸。骆驼式也能打开喉轮，扩展肩部。特别有助于改善心轮不足造成的胸部塌陷，舒缓脊柱上半部的僵硬。

1. 从跪姿开始，双膝与髋同宽。

2. 双手放在下背部，手指朝下。如果你是初学者，你会想要把手放在髋部的位置。

3. 膝关节接地，成为这个体式的根部和基础。

4. 尾骨稍微内缩把腹股沟的前侧打开，抬高髋骨。拉近第二脉轮的前面和后面，以此紧实第二脉轮的部位。

5. 抬高胸骨，上臂向外转，肱骨顶端带向背后。深深地吸气。

第四脉轮　心轮　柔软

6. 呼气，背部后弯成弓形，髋部向前推，保持胸部抬高。伸展颈部，但是要保持某种松弛，打开肩的前侧（姿势A）。

7. 如果做到这里你是舒服的，而且想要深化这个体式，把你的手带到脚后跟上。可以用脚趾支撑抬起脚后跟，让手比较容易抓到脚后跟（姿势B），或者你的脚可以平放在地上，做出完整的骆驼式（姿势C）。另外一种选择是，脚跟旁边摆放瑜伽砖，让你的手可以放高一点。

8. 深沉地呼吸，在这个体式中找到臣服的状态。

9. 吸气时离开这个体式，用臀部肌肉支撑你的骨盆。

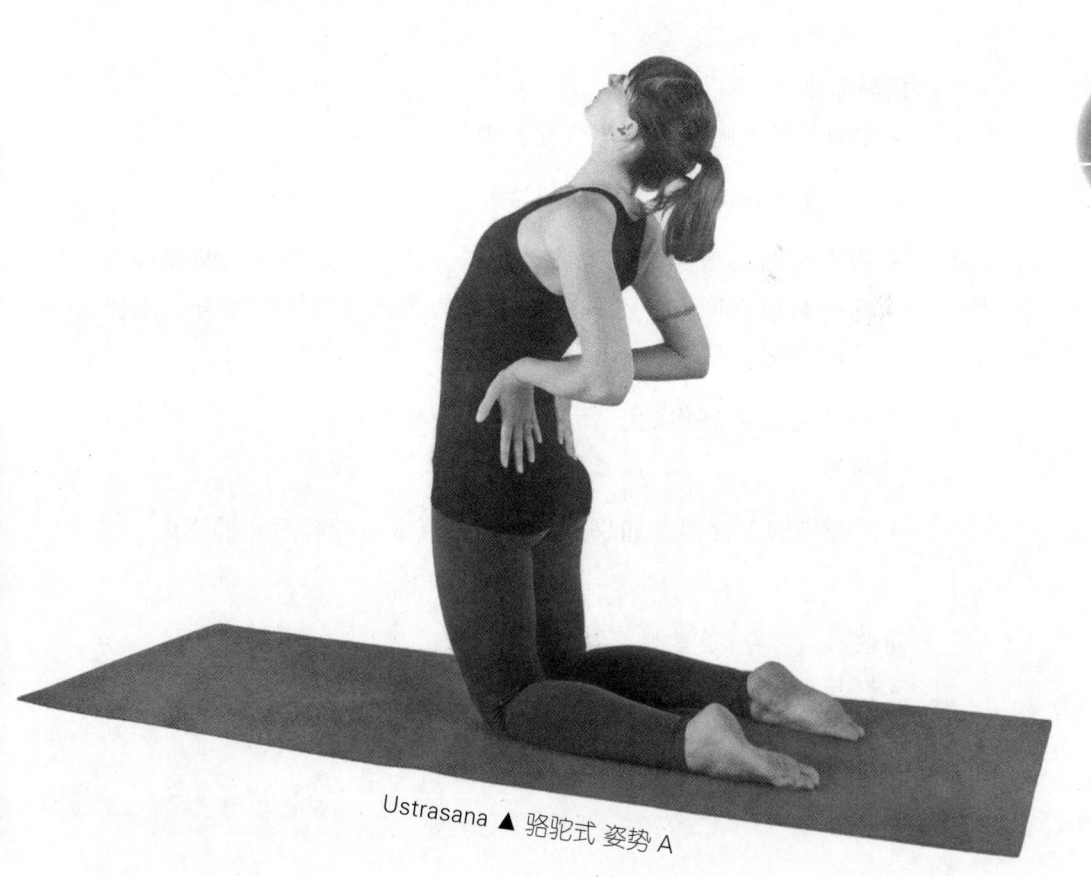

Ustrasana ▲ 骆驼式 姿势 A

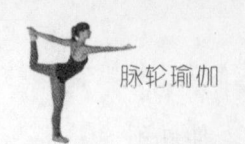

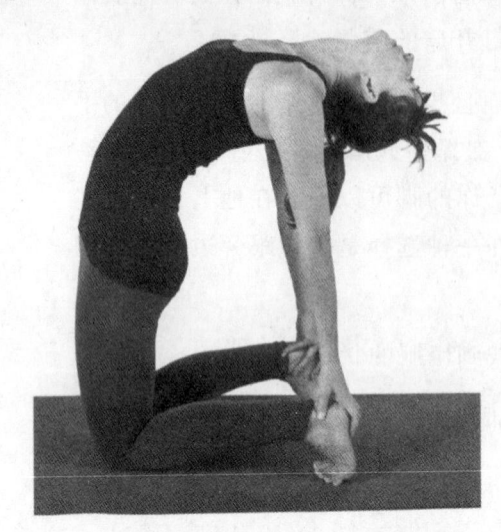

Ustrasana ▲ 骆驼式 姿势 B　　　　　Ustrasana ▲ 骆驼式 姿势 C

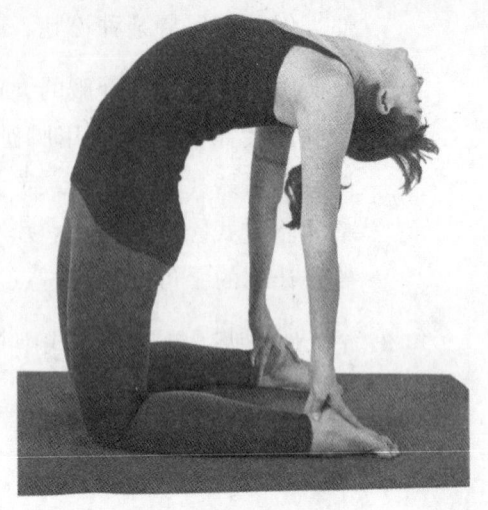

指导原则

- 你的两条大腿和小腿应该互相平行。

- 手放在下背部时让两肘互相靠近，直到上臂骨（肱骨）平行。

- 后弯时两大腿一起用力。大腿不会并拢，因为你的两膝应该保持与髋部同宽，而向中心拉近的动作会稳定下半身，支撑你的背部。

- 后弯之前抬高你的肋骨和胸骨。脊柱伸得比较长，后弯就越轻松。

- 留心你的下背部，如果感觉任何不舒服，减轻后弯的程度。

功效

- 打开心、肩部和胸部。

- 延展身体整个前侧。

- 强化双腿。

- 增加循环。

- 有助于脊柱的柔软。

- 减轻焦虑。

- 赋予能量。

避免或审慎运用
- 下背部有问题。

- 低血压。

- 颈部有伤。

Bhujangasana 眼镜蛇式

这个体式先前在"第一脉轮"提过，不过它也是打开心轮的经典瑜伽体式。在第一脉轮，焦点在于双腿抱向核心、强化背部肌肉、通过手和两臂推离地面。

针对心轮，现在的焦点是上臂向外转、胸部的开放与臣服，以及扩展胸部。将双肘拉近身体两侧，同时用力把手臂拉向髋部，让心开花。

1. 面朝下、腹部着地俯卧，两肘弯曲，手放在肩两侧，指尖对齐肩头。

2. 双腿并拢，紧实你的腹部，腹肌向内收缩。抱向你的核心。

3. 吸气，同时把头和胸部抬离地面，肩向后转。如果是小眼镜蛇式，只要使用背部肌肉，把双手抬离地面几英寸。至于完整的眼镜蛇式，则要伸展你的手臂，推离地面让上半身抬高一点。

4. 维持姿势，呼吸几次。

5. 在呼气中回复躺卧的姿势。把头转向一侧，手臂放在身体两侧，放松。

指导原则

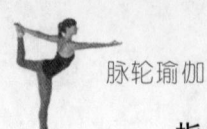

- 从你的海底轮,通过骨盆的核心向上伸展,通过心轮,到达顶轮。
- 上臂向外转,保持双肘贴近身体两侧。
- 让肩胛骨互相靠近,肩胛骨尖端朝下。肩部放松向下,远离耳朵。
- 上半身上下几次,让呼吸与动作协调,锻炼背部的肌肉。
- 如果你伸直手臂时,无法保持肩部下垂,那就手臂弯曲一点,柔软这个体式。
- 将手掌根拉向髋部,利用地板的阻力深化这个体式。

功效

- 打开心。
- 澄澈心智。
- 增加脊柱的柔韧性。
- 让骨盆接地。
- 刺激血液循环和淋巴系统。

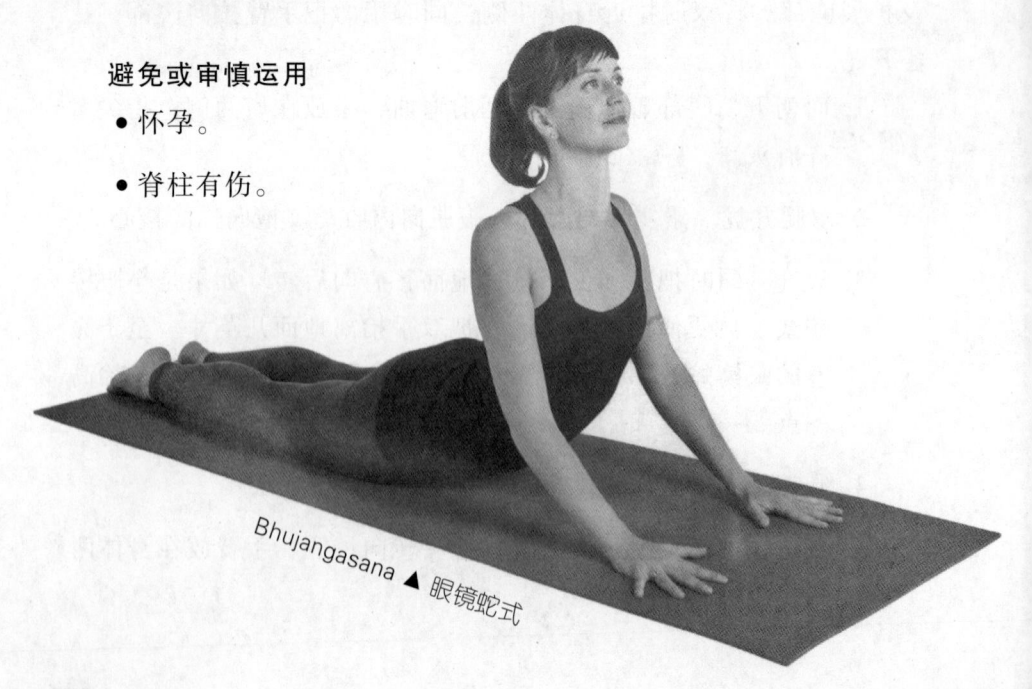

避免或审慎运用

- 怀孕。
- 脊柱有伤。

Bhujangasana ▲ 眼镜蛇式

Adho Mukha Vrksasana 手倒立

倒立体式让整个脉轮上下颠倒。当你头上脚下正立时，是通过努力和意志把能量沿着脊柱向上推送，然而当你倒立时，元气会自然流进上半身。倒立也会让上半身产生力气。藉由把双腿提高到心脏之上，倒立可以改善循环，促进淋巴排毒和消化。上下颠倒把能量带入头部，增进心智的澄澈。手倒立也能培养手臂和肩部的力量，让胸部充满能量，同时促进血液流向颈部和脑部，因此有益于每一个上层脉轮。无论是只能维持一会儿，或是学会支撑比较久，光是努力就会赋予你上半身能量。要找到你的中央线，最容易的方式就是藉由平衡上下颠倒，没有其他方式比得上。

倒立也可能让你迷失方向感。这里我们以手倒立的准备姿势开始，让你逐渐习惯上下颠倒。如果你是手倒立的新手，最初几次练习时，最好有人看着你。

手倒立的准备

1. 坐好，臀部紧紧顶着墙，双腿向外笔直伸出。注意你的脚后跟着地的位置，在心里标记那个点，或者用瑜伽砖或带子做记号。这样便测量了你腿的长度，告诉你应该把手放在哪里。

2. 手掌放在你刚刚标示出腿长度的地方，与肩同宽，手指与墙反方向。

3. 脚移动回墙边，脚跟顶住墙底边，做出下犬式。

4. 手指张开，通过手臂的核心下推地板，以此紧实你的手臂。保持手臂笔直，肩部抱向你的背部。用你的指尖抓地。

5. 继续下推地板，同时双脚开始爬上身后的墙，一步一步，确保你的手臂有力气支撑你。

6. 保持肩部在手腕的正上方，不要前倾让肩部超过手腕的位置。胸部往墙壁靠近。

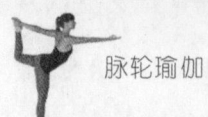

7. 当你的双腿与地面平行时，就停止往上爬，不要爬得更高。现在你的身体形成垂直的"L"形，双腿平行于地面，而躯干与地面垂直（姿势A）。

8. 双腿完全并拢，向中线挤压。

9. 这是个好方法，可以看看你的手臂和肩部是否够强壮，足以在手倒立中支撑你的重量，同时感受一下倒立是什么滋味。

10. 深沉地呼吸，如果能稳定就维持姿势。

11. 离开这个体式，脚走下墙回到地面，恢复成下犬式，或者用婴儿式休息。

靠墙的完整手倒立

在你培养手臂和肩部需要的力气时，藉由双脚踢上墙或是朋友的手，来支撑你的平衡。

1. 从台式开始。紧实你的手臂，柔软肩胛骨之间的部位，打开你的心。双手放在离墙边20～30厘米的地方，与肩同宽。上臂微微向外转，力量下推到大拇指和食指之间的虎口。稍微收缩小腹，激活和紧实你的核心。

2. 髋部上推成下犬式，但是与你正常的狗式相比，脚向前移动一点。如果可能，脚向前移动，直到肩部在手腕的正上方。

3. 紧实肩部，朝髋部上抬你的肩胛骨，启动你的手和手指，深呼吸。

4. 弯曲左膝，让左膝比较靠近墙，然后以笔直的右腿踢上墙。保持手臂坚实和笔直。

5. 在完全踢上墙之前，练习几次小幅度的踢腿，看看你是否舒服。

6. 确保肩在手的上方，这样重量是由你的手臂垂直支撑。

第四脉轮　心轮　柔软

7. 一旦你能够让双脚都顶着墙，抱向你的核心，双脚和双腿并拢，力量上推直到脚的前掌，伸长整个身体。脚趾不要笔直朝上也不要勾起，而是位于两者之间的位置。

8. 维持姿势，进行几次呼吸，然后右腿放下来，接着左腿放下来。

9. 以下犬式调息，或者以婴儿式休息。

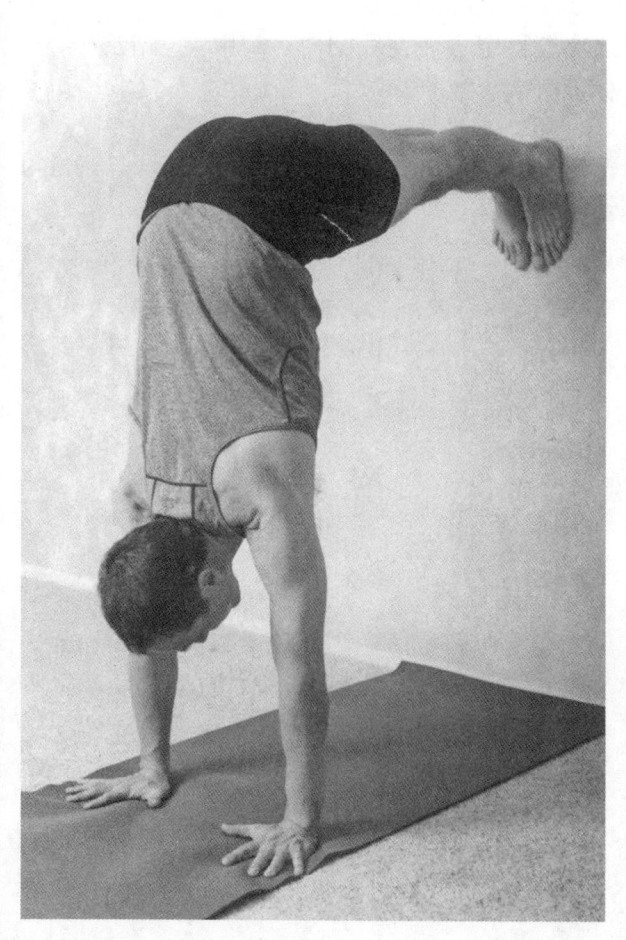

Adho Mukha Vrksasana ▲手倒立的准备 姿势 A　　　Adho Mukha Vrksasana ▲手倒立

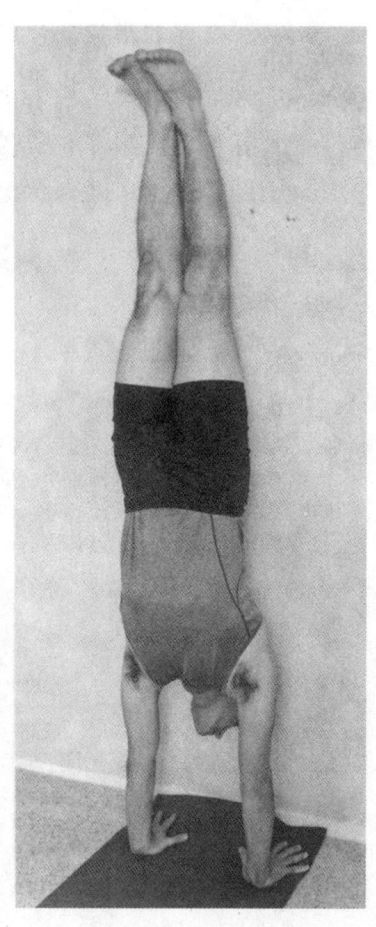

指导原则

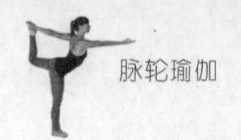

- 你也可以水平举起一条腿，保持它的坚实，由一名助手抓住那条腿帮忙稳固，而你抬起另一条腿。

- 力量上推到你的骨盆。小心不要让身体像香蕉那样弯曲，要保持髋部在肩部之上。向着核心收缩尾骨和小腹，有助于修正身体像香蕉那样弯曲。

- 保持手臂笔直，沿着墙向上伸展你的脚后跟。

- 注视你的指尖会让肩部比较稳定，而视线朝向房间中央会让颈部比较自由（也是比较进阶的姿势）。

- 练习轮流用左右腿踢上墙，这样不会养成习惯偏爱使用一边的腿。踢上墙时保持上方的腿笔直，也要避免扭曲骨盆。

功效

- 赋予全身能量。

- 刺激上层脉轮。

- 排空淋巴液和血液，然后再补充。

- 强化手臂和肩部。

- 着重核心。

避免或审慎运用

- 肩部或颈部有伤。

- 高血压。

- 头痛。

- 经期。

- 怀孕。

- 青光眼。

- 心脏有问题。

Urdhva Dhanurasana 轮式

这是进阶体式，只能在身体彻底热身后进行。利用比较小幅度的后弯，例如猫式/牛式、眼镜蛇式、骆驼式或桥式，让脊柱准备好进行这样完整的伸展。如果你之前从未做过这个体式，最初几次有位指导者陪你练习是比较安全的。你的老师可能会建议多种变化，例如利用墙、椅子、瑜伽砖、带子，或是握住别人的脚踝，这些都可以帮助你，在背部够柔软足以自力完成姿势之前，轻松进入这个体式。

要有耐心。想要获得足够的柔韧性去进行这个体式，需要时间。功效会出现在两方面，力量和柔韧性，同时会刺激所有脉轮正面开放。这个体式能够深入赋予能量，却又同步镇定能量。

1. 背部着地躺好，膝关节弯曲，两膝与髋同宽，或是稍微宽一点。让脚后跟尽可能靠近坐骨。

2. 弯曲两肘，手掌放在地上，位于肩部上方，指尖向下朝着肩部（姿势A）。上臂顶端拉向交接处，打开腋窝，朝背后紧实肩胛骨，由此肩胛骨压向地板。

3. 紧实肩胛骨的同时，柔软你的心，深吸一口气。

4. 呼气，双脚下压地板，尤其要扎根在双脚内侧。髋部上推到空中。

5. 下一步，双手下压地板，身体向前由头来承接（姿势B）。这是暂时休息的地方，用来调整你的顺位。

6. 深深地吸气。接下来呼气时推向你的手臂，把头抬离地面。通过手臂的核心来推，如果做得到，双肘伸直（姿势C）。

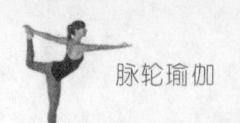

7. 要离开这个体式，慢慢弯曲双肘和双膝，下颏缩向胸部，把脊柱放低到地面上。在这个深度后弯的姿势后，试着避免想要紧接着把膝关节拉向胸部的冲动。在脊柱弯曲之前，最好是给腰椎间盘片刻重新调整的时间。

8. 花点时间做摊尸式，去感受后弯带来的神奇效果。

指导原则

- 双脚和双腿会倾向于向两边摊开，因此要试着保持双脚平行，大腿向内转，这样会减轻下背部和骶髂关节的压缩。下压双脚的内缘会有帮助。

- 朝着膝关节背面伸长尾骨。

- 朝背面紧实肩胛骨，双肘抱向核心，上臂骨向外转。

- 伸长颈部，让头因重力下垂，柔软喉咙。

- 深呼吸几次，拓宽胸部前面，同时通过腿和手臂的核心下推，让你的心放光。

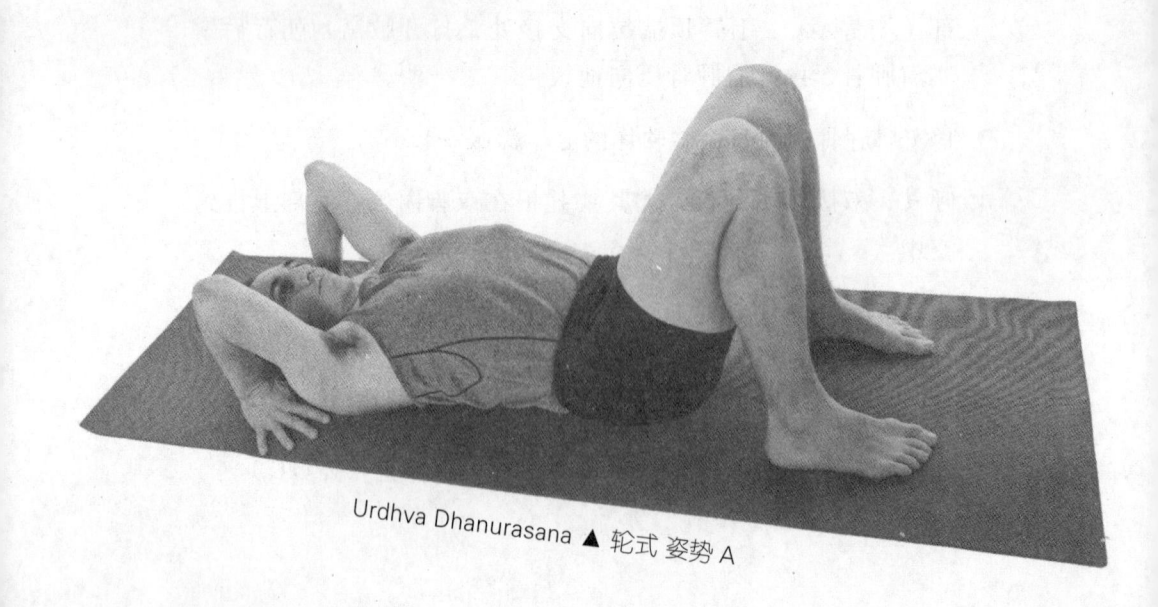

Urdhva Dhanurasana ▲ 轮式 姿势 A

第四脉轮 心轮 柔软

- 想要深化这个体式，伸直你的腿，或是脚朝着手移动。
- 看看你是否能找到一些起码的臣服！

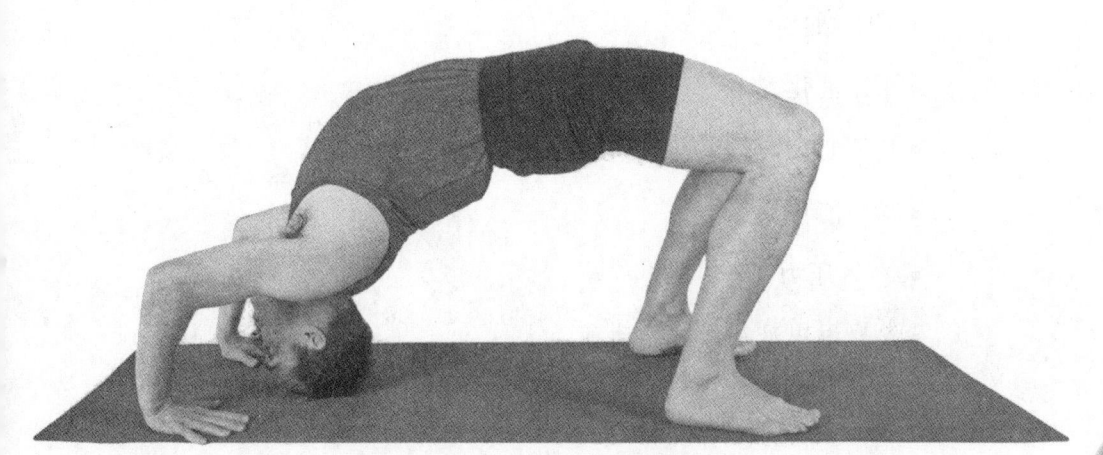

Urdhva Dhanurasana ▲ 轮式 姿势 B

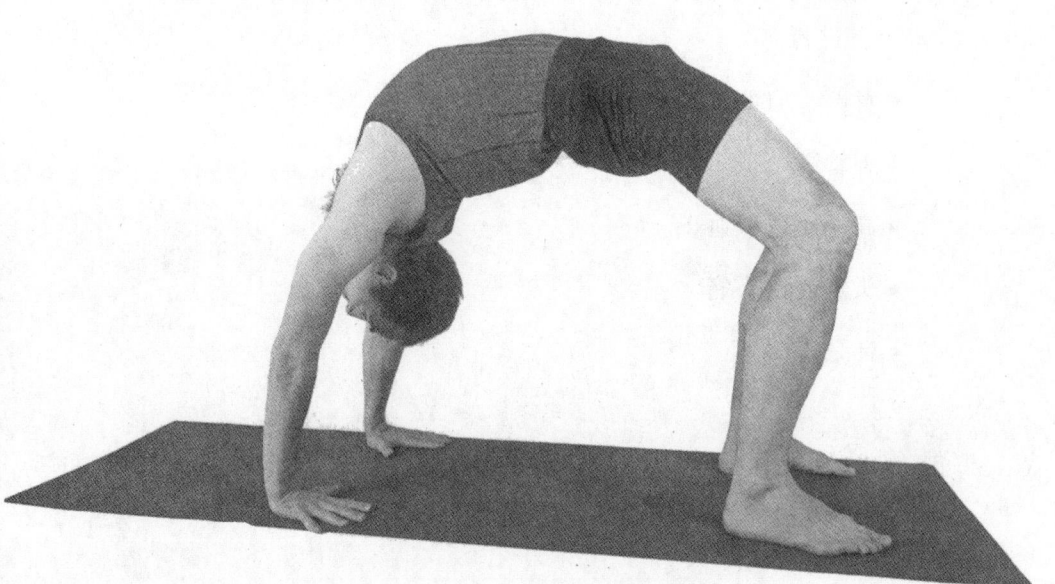

Urdhva Dhanurasana ▲ 轮式 姿势 C

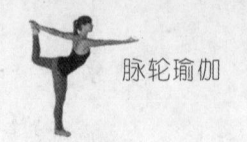

功效

- 强化全身，尤其是手臂和腿部。

- 促进脊柱的柔软。

- 增加呼吸和肺活量。

- 促进循环。

- 帮助消化。

- 打开心。

- 赋予能量。

- 缓解压力。

- 刺激淋巴液和血液流动。

- 好玩！

避免或审慎运用

- 需要技巧的体式——不适合初学者，不适合在没有足够热身之下进行。

- 背部、肩部或手腕有伤。

- 腕管综合征。

- 高血压或低血压。

- 头痛或偏头痛。

- 怀孕。

Makarasana 鳄鱼式

阻塞心轮的往往是害怕暴露和脆弱。回应这样的恐惧，我们会保护心。在这个体式中，双肘和手臂保护心，让背部松开。这样能让你的脊柱呈弓形而不费力或紧绷。成果就是既不费力又能修复的体式，真正柔软你的心。

1. 腹部着地俯卧，双腿向后伸出。

2. 抬起你的头，手掌根放在下颏下，两肘伸出在你前面，双手承接头的重量。

3. 让背部和胸部放松。

4. 变式是双腿张开，脚趾朝上，或者弯曲膝关节。

5. 更加放松休息的姿势是，前臂交叠在一起，头转向一边，靠在手腕上。

功效

- 让心安静。
- 减轻背部疼痛。
- 放松。

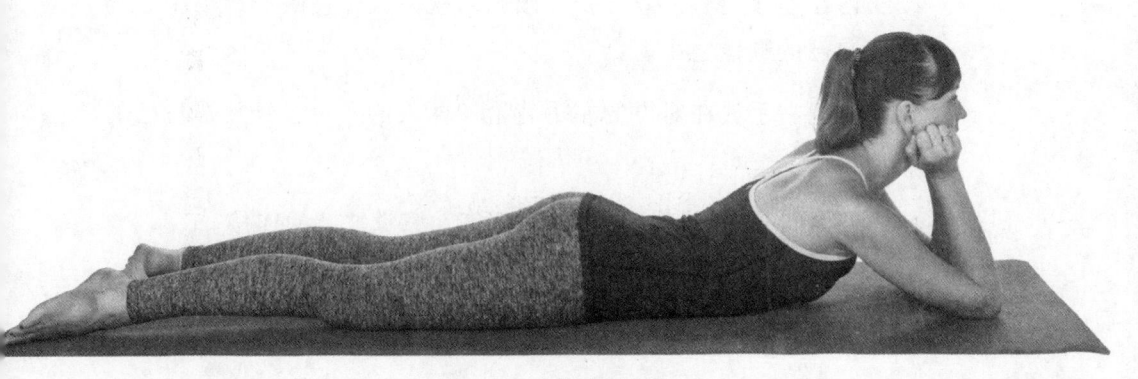

Makarasana ▲ 鳄鱼式

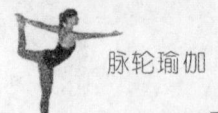

- 柔软。

- 有益于气喘患者。

- 帮助脊椎重新顺位。

避免或审慎运用
- 怀孕。

双人体式

既然心轮是关于与他人的连接,双人体式不仅给你机会进一步延展,而且大大增强心的开放。当然双人体式会让你变得比较不设防而容易受伤,然而这是打开心轮的一部分!这里提供的与他人互动的体式,只是很少的示范[1]。微笑,享受,同情自己和你的伙伴。让这项练习成为好玩的连接,过程中伙伴的存在帮助你更加开放。

站立和连接

1. 面对你的伙伴,闭上眼睛站好,找出你的内在核心,从海底轮到顶轮。左手放在自己的心上面,与内在连接。

2. 与内在连接之后,双方张开眼睛对视。伙伴在眼前,集中心神于自己的顺位之中。

3. 双方把右手放在对方的左手背上(两人的左手已经放在自己的心上)。

4. 协调你们的呼吸,一起吸气和呼气。感觉彼此的连接。

---

[1]更多的双人体式,可参考 "Contact: The Yoga of Relationship",Tara Lynda Guber 与艾诺蒂·朱迪斯合著。

第四脉轮　心轮　柔软

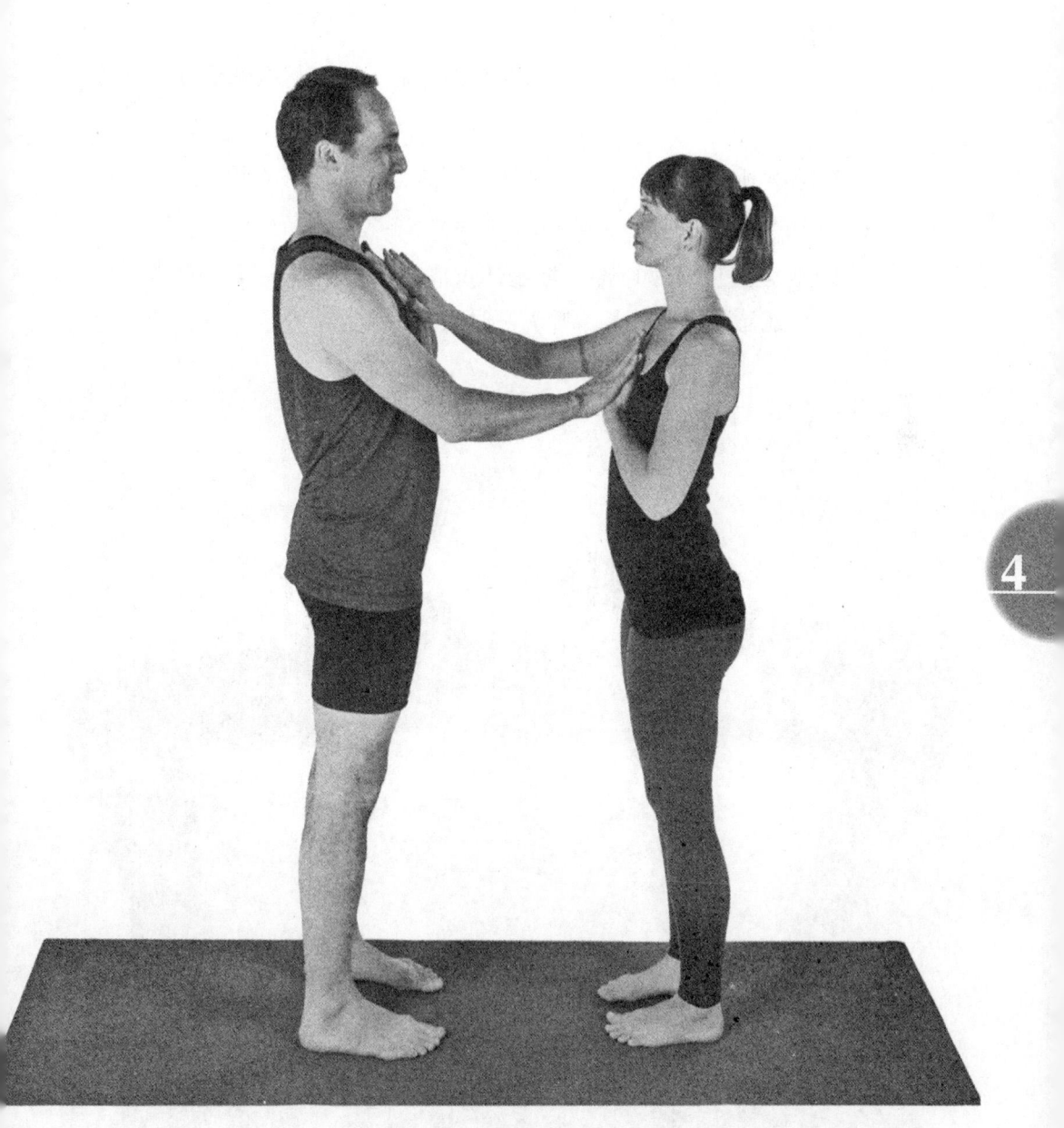

站立和连接 ▲

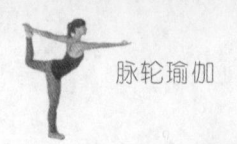

肩部和手臂按摩

姿势 A

1. 仍然站立，双手伸直放在伙伴的双肩上，开始按摩对方的肩部顶端。

2. 紧紧抓住对方的肩部，从髋部弯曲，双脚后退离开对方，直到你的背部齐平（姿势A）。不要松手！

3. 双方握住对方肩部，把髋部拉离对方。抬起头看着伙伴的眼睛。感觉脊柱伸长。呼吸同时微笑。

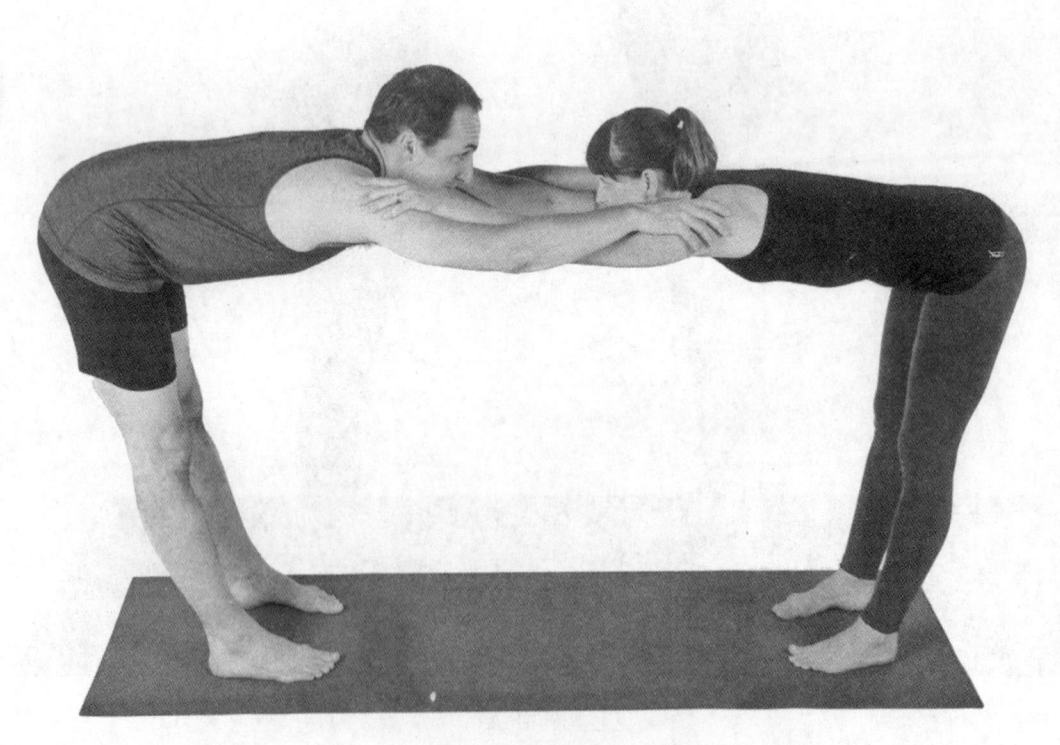

肩部和手臂按摩 ▲ 姿势 A

姿势B：握住对方的手腕

1. 接下来，当你小步移动离开对方时，双手也跟着往下按摩对方的手臂。继续保持在髋部的地方弯曲。

2. 互相握住对方的手腕，意味着双方的手掌环抱着对方的手腕（如图这般抓握会比只是握手来得牢固，握手可能会流汗，变得滑溜）。

3. 紧紧地握好，把髋部向后推。让髋部的重量拉开肋骨之间的空间，并且伸长你的脊柱。头要抬得够高以保持眼神的接触。

4. 微笑，同时打开你的心。

功效

- 松开肩部。
- 伸长背部。
- 延展大腿后侧肌肉。

避免或审慎运用

- 肩部有伤。

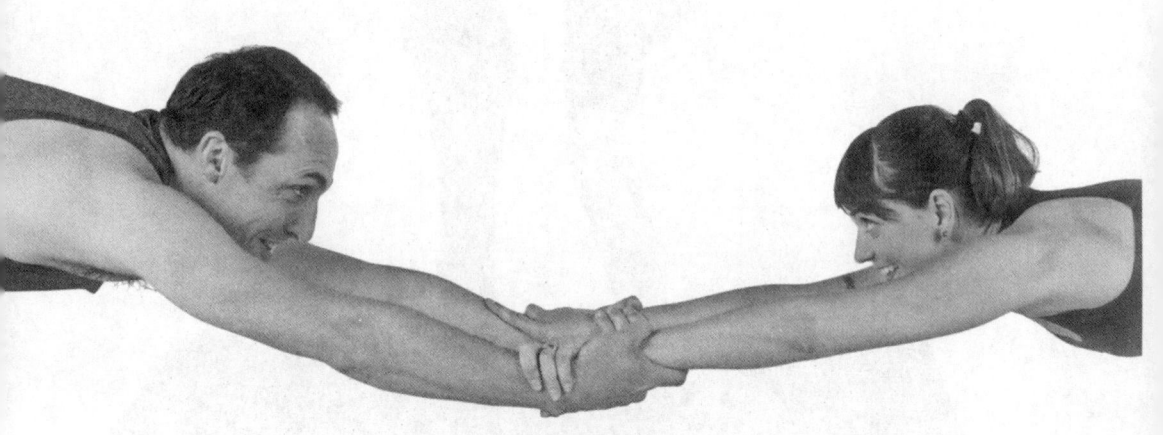

握住对方的手腕 ▲ 姿势 B

双双后仰

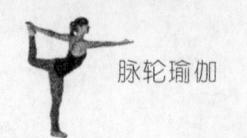

1. 继续握住对方的手腕，如上，然后双脚走向对方。
2. 双腿接地，抬高胸骨，上臂向后转，如同在眼镜蛇式，上背部后弯呈弓型。
3. 手臂伸直，让重力带动你的肩部和头微微后仰。这需要互相信任！
4. 继续抬高心，呼吸。

功效
- 打开胸部，延展颈部。
- 促进信任。

避免或审慎运用
- 肩部或背部有伤。

双双后仰 ▲

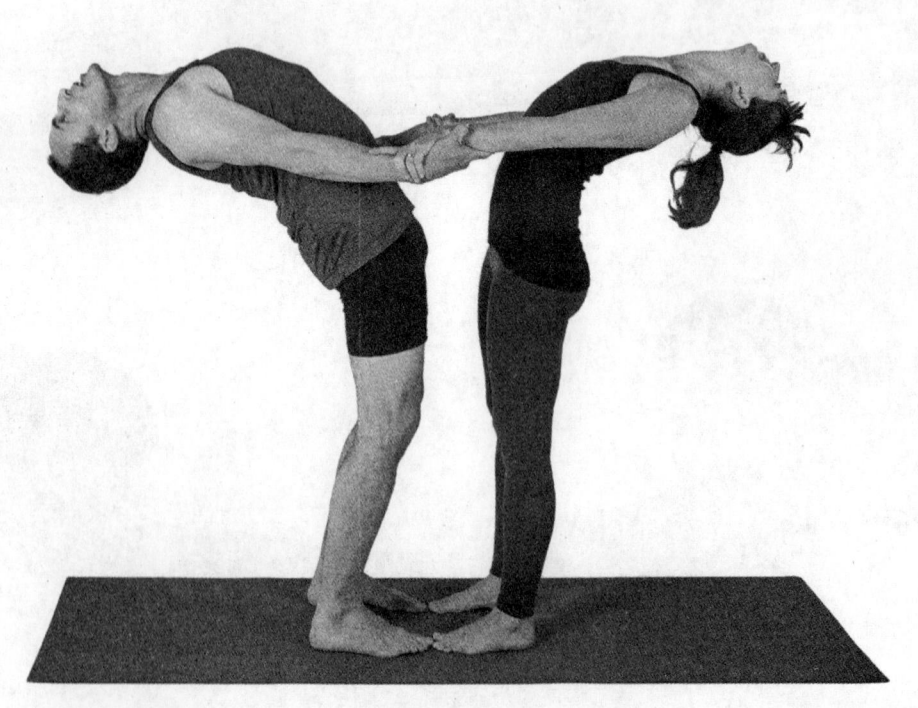

第四脉轮 心轮 柔软

金字塔式

1. 双手高举过头，与肩同宽，手掌碰触对方的手掌，同样是高举过头。

2. 向前屈，必要时向后退，这样你的腿可以上下笔直，胸部可以向前伸展。确定保持你的手高于头部12～18英寸（20～30厘米），并且与肩同宽（紧绷的肩膀会使双手张得比较开，甚至举得比较高）。

3. 保持头抬起，与你的伙伴对视。让重力负责柔软心的工作。

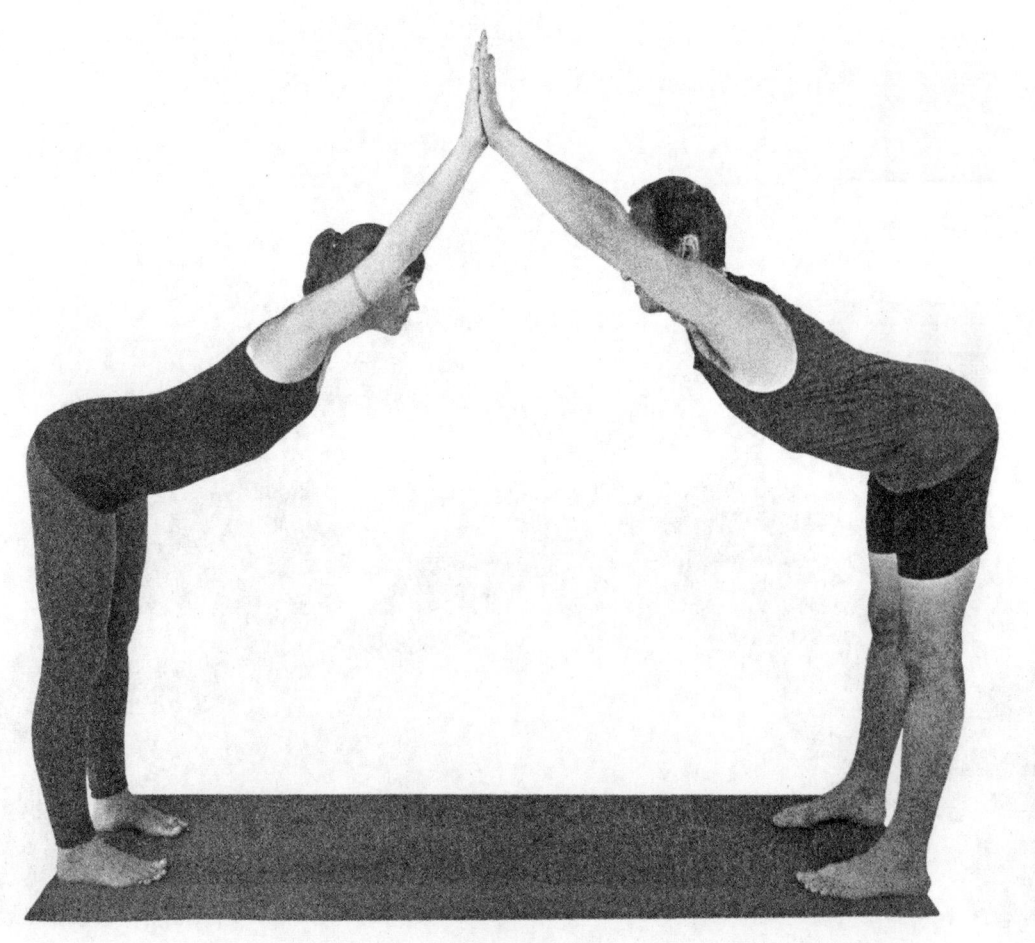

金字塔式 ▲

脉轮瑜伽

功效

- 打开和柔软心。
- 促进连接和不设防。
- 延展肩部。
- 增进脊柱的柔软。

避免或审慎运用

- 肩部有伤。

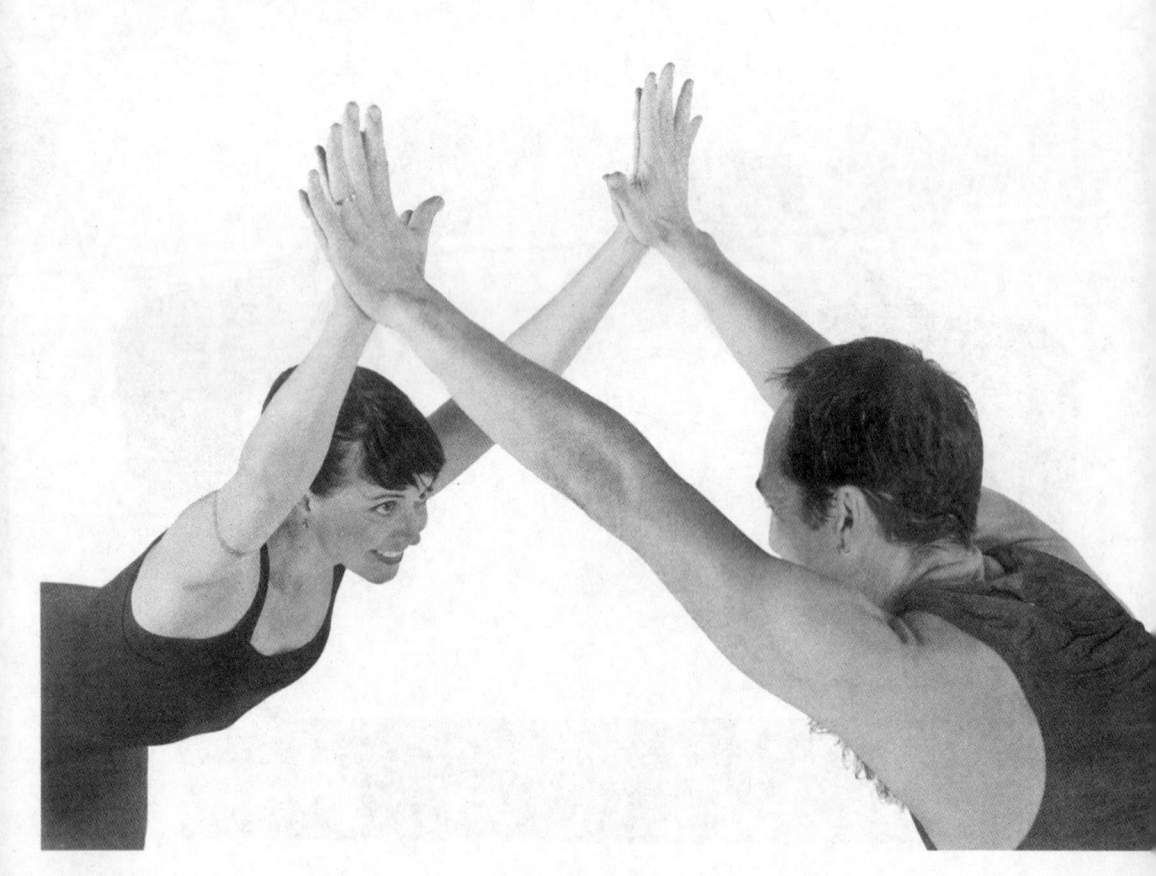

金字塔式 ▲

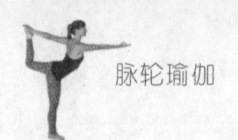

复元摊尸式

针对心轮的复元摊尸式，焦点是融入呼吸之中，并且感受宇宙之爱的拥抱包围你。发现深沉臣服于呼吸带给你的滋养，发现爱的核心。

1. 沿着中线，放一个长形垫枕在瑜伽垫的前半部。

2. 拿一条折成长方形的平坦毯子，再折一次，但是只要折到2/3的地方。把毯子放在垫枕的后端，如图示。这种"阶梯式"的折法为头和颈部提供绝佳的支撑。比较低的1/3折层位于肩部下方，而颈部后侧和头部由折得比较高的部分垫高。

3. 手臂向两侧张开，手掌向上。放松。柔软、臣服和扩展。

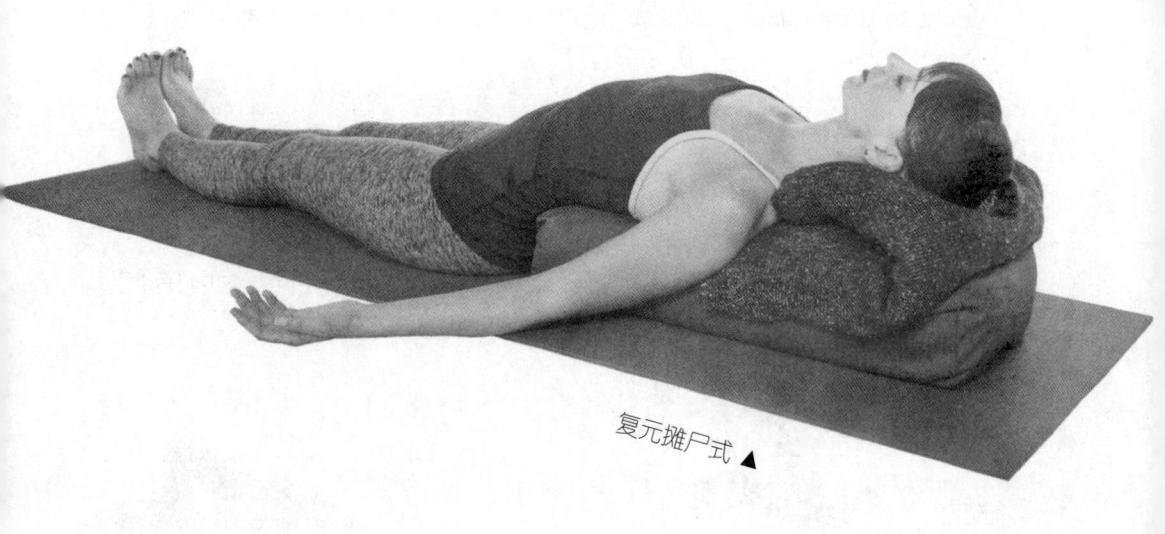

复元摊尸式 ▲

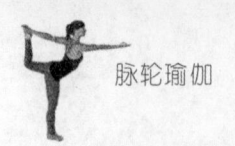

第四脉轮的体式串连

六个热身式

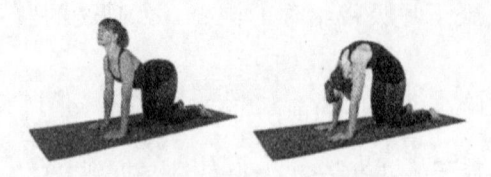

（1）Marjaryasana 猫式/ Bitilasana 牛式

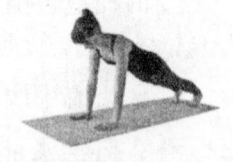

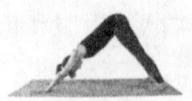

（2）Adho Mukha Svanasana 下犬式

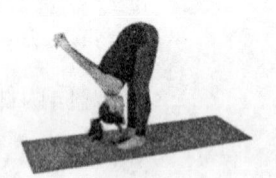

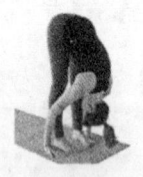

（3）Uttanasana 站立前屈式

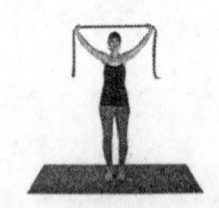

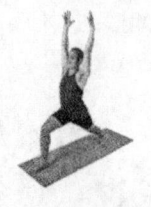

（4）Virabhadrasana 战士Ⅰ式

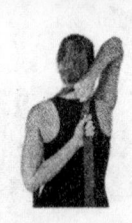

（5）Anjaneyasana 低弓步式

（6）Phalakasana 平板式

站立瑜伽身印式

抓带子伸展

Gomukhasana 牛面式

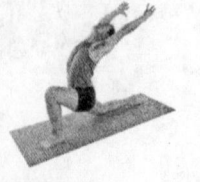

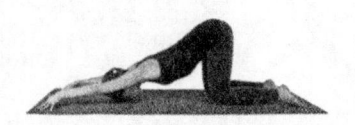

Anahatasana 猫伸展式

第四脉轮　心轮　柔软

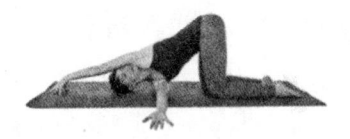

穿针扭转式

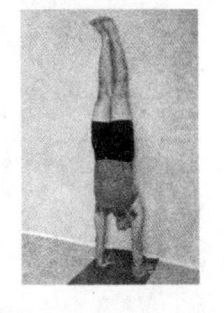

Adho Mukha Vrksasana 手倒立

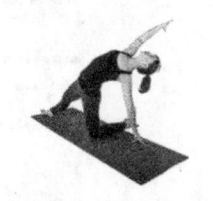

Parighasana II 半圆式

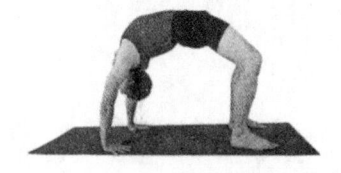

Urdhva Dhanurasana 轮式

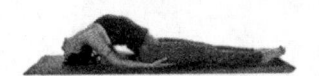

Matsyasana 鱼式

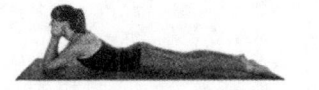

Makarasana 鳄鱼式

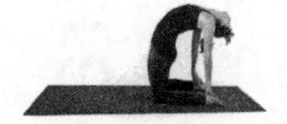

Ustrasana 骆驼式

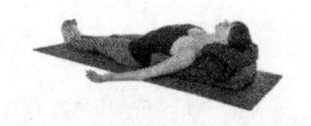

复元摊尸式

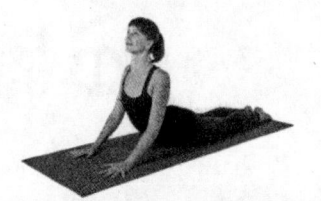

Bhujangasana 眼镜蛇式

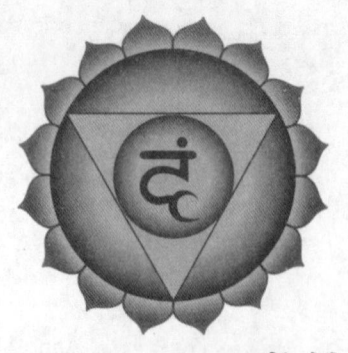

Vissudha 喉轮
净化

元素	声音、以太
原则	同情的振动
目的	沟通、净化、精炼
属性	和谐、创造力、共鸣、一致、真理
身体部位	肩部、颈部、喉咙、舌头、嘴巴、耳朵
练习	打开喉咙和肩部、唱诵和发声、振动
行动	精修振动、自发动作（动功）、肩部向后、肩胛骨放下、头抬起
体式	打开肩部、肩倒立式、头倒立式、手倒立式
男性	创造秩序、区别、指挥
女性	倾听、创造力、和谐
不足	害羞、安静、紧缩的声音
过度	话太多、音量大、零散
平衡	真理、一致

第五脉轮 chakra five

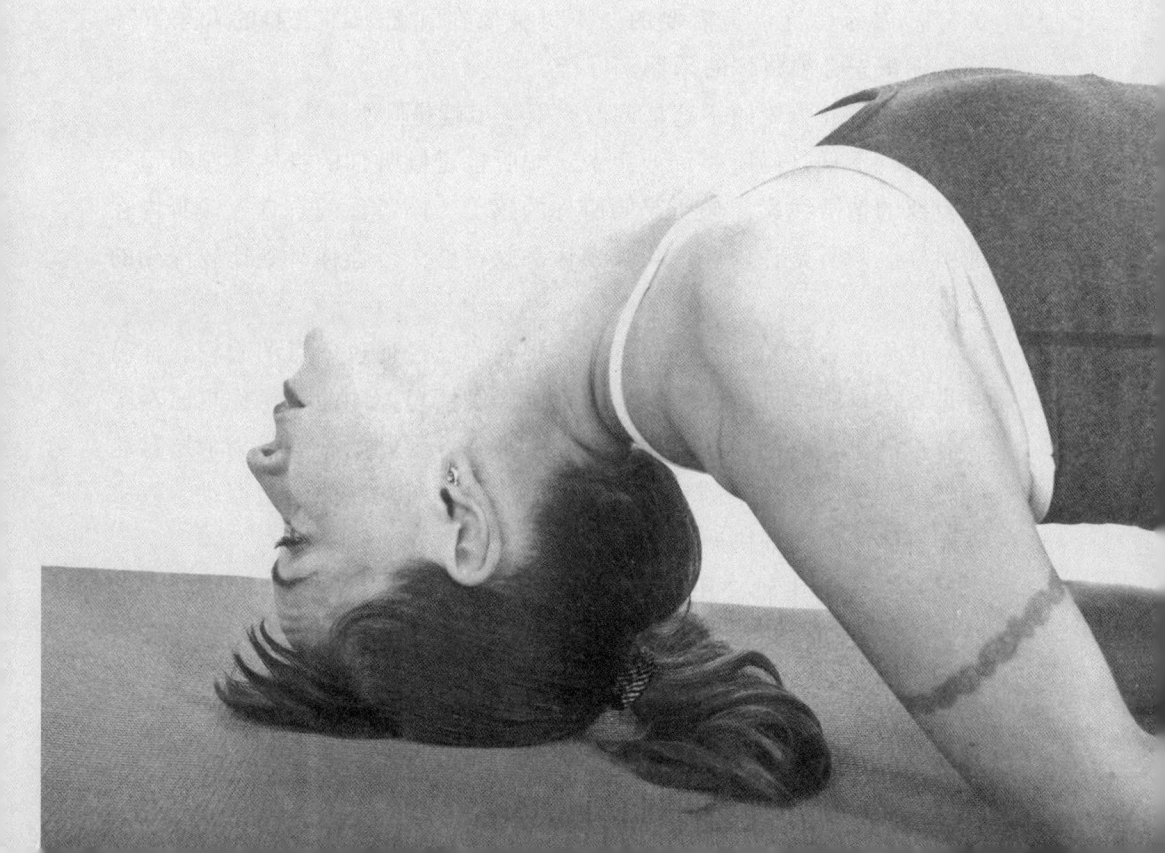

调谐

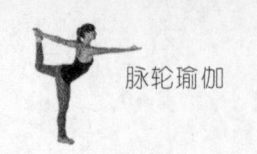

> 我们的身体是呼吸弹奏的乐器。
> 我们的工作是保持乐器调好音，
> 同时倾听通过我们的真理之声。
> ——艾诺蒂·朱迪斯

倾听。你现在能听到吗？你能够感知到心的精微搏动、呼吸的律动，以及思想的轻柔低语吗？你能在风声、孩子的笑声、宣告日出的间关鸟语中，听到你周围的生命大合唱吗？

声音和韵律无所不在，在你体内、在你周围。所有的元气都是振动，来来回回地震荡，随着存在的稳定节拍颤动。你只要听得深入，就可以成为生命大合唱的一部分，歌咏创世的交响乐。你是创世的一部分，你的音符也是需要的。不过就像在管弦乐团演奏的音乐家一样，你首先必须将你的乐器调好音。

解开第五脉轮的钥匙是调谐。第一步就是倾听。

倾听不只是倾听字词或声音。倾听也是倾听你的身体、倾听运行和阻塞的精微线索。倾听是倾听你的感受、倾听你的直觉、倾听内在的引导。倾听是让内在的喋喋不休静默得够久，让你听到比较深刻的真理。

在你沿着脉轮上升的旅程中，现在你已经通过中点的心轮。你已经进入而且顺位你的内在殿堂，你已经激活里面的能量，你也已经柔软并扩展进入心的风息之中。现在你准备好要开始精炼你为上层脉轮的较高意识制造出来的粗糙能量。方法是倾听内在的精微振动，寻求与能量体的以太场协调。

想象你的中轴"中脉"是贯穿天地之间的一条细绳，犹如吉他弦，固定在两端。你想把弦调得刚刚好，音符才能美妙和精准。太紧了弦可能会断掉，太松了就不成曲调。

第五脉轮 喉轮 调谐

当你拨一根弦，弦会振动周围的空气分子，这些振动最终会在你的耳膜上跳舞，制造出声音。振动会一直持续，直到弦接收到的冲击被抵消掉，于是再度恢复静默和静止。如果比较用力敲击弦，在抵消掉之前声音会持续得比较久。如果你轻柔地敲击弦，发出的声音几乎听不见。

同样的，生命中触动你灵魂的人与事会拨动你中脉的弦。无论正面或负面，这些冲击在你存有的核心层造成振动。如果你能让那样的振动在你全身回响，并且再度表达出来，你就卸除了冲击，一切恢复正常。一个简单的例子是，当有人撞到你的手臂时你自然发出"噢"的声音，或者在一天结束时你需要跟别人说说工作上发生的某件事。当你把这些事倾吐出来，"卸下心上的石头"，你就会感觉比较轻松和自由。身为会振动的存有，我们是上帝的乐器，这么做是相当正常的。

但是如果你无法把某件事的冲击再度振动回去，会发生什么事呢？当你没法说"噢"或者你不能谈论某件事，或是你必须假装你并没有真正受到冲击而实际上你有的时候，会发生什么事？当你无法说出自己的真相，或是没有人听你说话，或者你说出的话语受到讥嘲时，会发生什么事？这么一来你必须关闭你的喉轮，避免身体表达出内在真相。

在吉他演奏上，这称为"止弦"。演奏者轻轻按住弦，因此弦不会振动，即使另一只手可能会去拨弦。当我们对自己做这样的事，防止冲击我们的事情表达出来，我们让自己的组织死亡。我们阻碍生活中的日常经验和强烈的独特经验造成的振动。于是元气无法顺畅流动，组织变得稠密。我们甚至可能体重增加、肌肉僵硬，或是丧失柔韧性。

因为灵魂的振动最自然的表达就是声音，当我们无法表达时，特别会阻塞喉轮周遭的区域。我们紧扣住下颚的肌肉，我们紧绷肩部，颈部没法再让头和身体维持正确的顺位。我们的自我表达不再行云流水，而是停顿和不确定。我们不再信任自己自然而然的表达。创造力萎缩。

于是我们需要锻炼喉轮，解放身体，让身体能够再度随着生命的节奏跳舞。如果身体是上帝演奏的乐器，那么第五脉轮的任务就是让

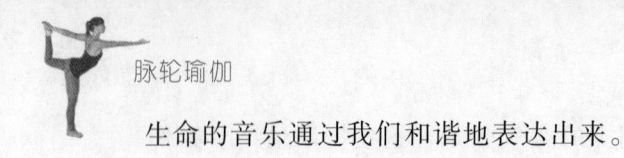

生命的音乐通过我们和谐地表达出来。

瑜伽和声音

在古籍中这个脉轮联结的元素是以太。以太的世界是精微振动穿透空间的国度。声音也是振动的结果。事实上，以太振动和可以听见的声音是精微到粗糙的连续光谱。既然喉咙制造声音，而且是我们自我表达的工具，我把这个脉轮的元素等同于声音。

这个脉轮的梵文是"Vissudha"，意思是净化。这蕴含了以下三点：第一，我们必须净化自己，清除毒素和不和谐的振动，才能通过第五脉轮的门户，进入上层脉轮的较高意识。第二，这意味着发声、唱诵、唱歌、说出我们的真相，对于精微身都有净化的效果。我们这么做的时候会感觉比较轻松、比较一致。第三，这表示当振动是协调及和谐的，就具有纯净的特质，让我们接触到宇宙真理的本质。

心轮的元素"风（空气）"是制造声音不可或缺的条件。当空气通过我们的喉咙，心智把空气塑造成话语。然而任何一位发声老师都会指出，整个身体是个乐器，不只是喉咙。我们呼吸及行走坐卧的方式，都会大大影响我们制造的声音会引起什么样的共振。因此在第四脉轮有颗开放的心，加上善用呼吸的能力，对于开放和富于表现力的第五脉轮相当重要。

正如第三脉轮的目标是游刃有余地掌控，第五脉轮的目标是和谐或共振。我们的话语在倾听、了解和连接的形式中寻求共振。我们也会受到与我们产生共振的人和事吸引。我们读书、听演讲或是讨论电影，其中都蕴含着与我们内心深处共振的真相。共振让我们与更深刻的真相一致，让我们对更广大的事物开放。借由深入地倾听并且表达我们的真相，我们在自己的生活中创造了更深刻的共振。

更深刻、更普遍的真相是瑜伽想要发现的。活出这些真相带我们进入庞大的存在链条，与之和谐。瑜伽哲学描述了比较深刻的真相，而瑜伽修习落实这些真相。

沟通是在两者之间传送和接受信息或意识的过程。我们的细胞以化学方式沟通，我们的神经系统则是通过电沟通。我们通过话语互相沟通，利用网际网路全球沟通。在瑜伽方面，我们首先学会通过"因特网"与我们的内在殿堂沟通。瑜伽的"因特网"是一套精细的内部系统，包含神经元、肌肉、呼吸与感官知觉，告诉我们是否正确做出一个体式。在我们活动、呼吸、调整及进入和离开体式的时候，大脑与身体一直在沟通。瑜伽是我们以身、心、灵说出的灵性语言。修习瑜伽让我们变得可以流利使用这种语言，让我们能够与神性更深入沟通。

练习时发出声音

脉轮瑜伽运用声音的元素作为清洁工具，以达到第五脉轮喉轮所蕴含的净化效果。你制造的每个声音都会在你的全身振动。你听到的每个声音都会冲击你的精微能量，并且振动你的精微能量。当你通过呼吸释放出声音时，你把可能储存在你组织里多年未曾释放的冲击"振动出去"。声音解开体内的稠密度，这种稠密度是因为阻塞了我们的振动本质造成的。因为声音超越话语，抽象的声音让身体以直接的表达方式来说话。

我曾经在泰国参加一个瑜伽工作坊，学员来自不同国家。我清楚记得有位男士来自意大利、黑发、肌肉结实，他在我身旁练习。每当我们做特别困难的体式，或是要维持一个体式达到有点挑战的时间长度时，我可以听到他喊着"Om namah Shivaya"（我向湿婆顶礼）。这总是让我们其他人发笑，然而这是美好的方式，在练习时发出声音。

在你维持姿势或做动作时，自由地运用声音。尝试一下大声或轻声、高音或低音、不同的元音或真言咒。让这些声音通过你的喉咙、你的胸部和你的腹部。用伴随呼吸的呻吟表达你僵硬和疼痛的身体部位。运用真言咒、音调和唱诵来加强你的练习，然后倾听回荡在你灵魂中的共振。你会感觉比较轻松、比较自由。

> 真言咒是在宗教传统中代代相传的灵性公式，
> 具有庞大力量。
>
> ・・・・・・・・・・・・・・・・・・・
>
> ——埃克纳特・伊斯瓦兰（Eknath Easwaran）

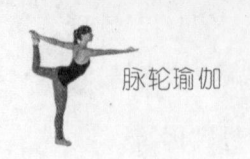

修习第五脉轮的工具

声音与脉轮

根据吠陀神话，世界成形是原初音的成果。这个原初音往往以我们熟悉的"om"（嗡）来表达，那是所有振动的总和。

在深定瑜伽（layayoga，专注于脉轮的瑜伽）中，有四种形式的声音：

"para"，无上音或至高音，这是先于存在的力量，从绝对的源头涌现出来成为"Bindu"（明点）。明点是力量集中的焦点。至高音先于一切造物。

"pashyanti"，放射音，从明点迸发出来，向外放射，但是只有瑜伽士在集中心神时听得到。拥有昆达里尼经验的人有时候会在心里听到这些声音。

"madhyama"，内在音，是创造出咒语的鲜活声音形式，不过外界仍然听不见。这是你在脑袋里静静唱诵咒语、内在自言自语，或是心里有一小段音乐响着时听到的声音。你听得到，但是仍然不是外界听得到的声音。

"vaikhari"，可闻音，是第四种形式，就是我们知道的可以听见的声音。这包括语言、音乐、自然的声音、人为的声音（如卡车和飞机发出的声音），以及我们确实听得到的所有声音。

从创造的本质中发散出来，"para"是芽，"pashyanti"是芽分枝长成树叶；"madhyama"是花苞，而"vaikhari"是如花绽放的表达。

练习咒语，也就是声音的瑜伽，长久以来跟脉轮的激活相关。"mantra"（咒语，真言咒）的字意就是心智的工具，是设计来唤醒意识的振动，就像有人来回摇你的肩膀会把你从睡梦中唤醒。

咒语可以说出来成为可闻音"vaikhari"——可以听见的声音。在一个共振场中，念咒语是连接一群人的好方法，例如，在梵唱中团体一唱一和地唱诵咒语，或是瑜伽课的开场唱颂"om"（嗡）。咒语也可以用在静心冥想当中，成为"madhyama"（内在的声音），对于意

第五脉轮 喉轮 调谐

识会产生更为深入的效果。在"madhyama"的形式中，声音的感觉仿佛是我们在内在殿堂里开凿空间，有如雕刻家那样形塑这个空间。

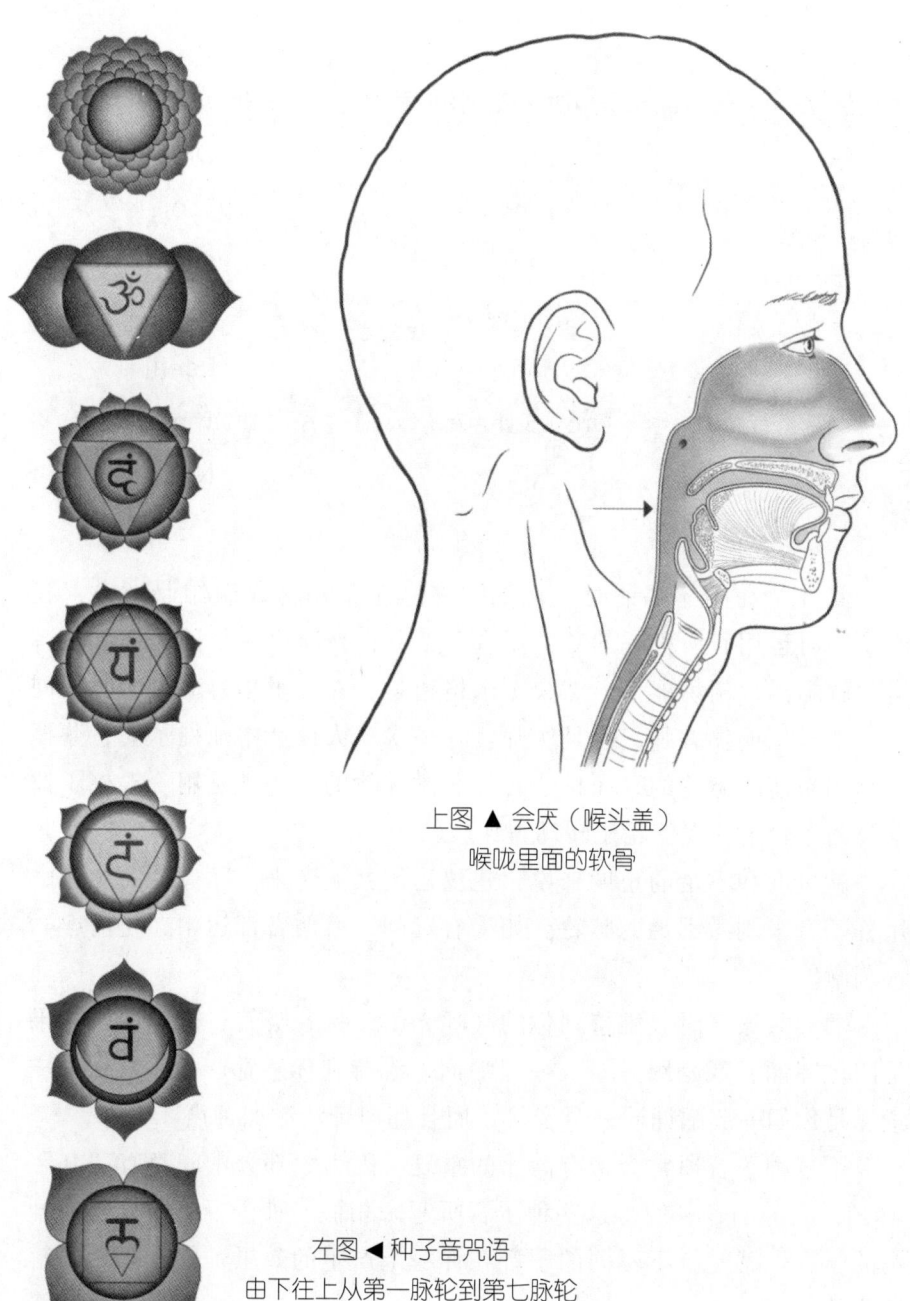

上图 ▲ 会厌（喉头盖）
喉咙里面的软骨

左图 ◄ 种子音咒语
由下往上从第一脉轮到第七脉轮

291

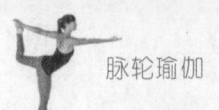

每个脉轮图案的核心是个梵文字母，代表一个种子音咒语（bija mantra，参见291页图）。"bija"的意思是种子，因此种子音咒语始于"绝对"，是至高音（para）。据说种子音咒语是用来刺激每一个脉轮，传统上每个脉轮从一到六有自己的种子音咒语：

脉轮	种子音咒语或刺激音	共振或清净音
一	Lam	Oh[o]
二	Vam	Ooo[u]
三	Ram	Ah[a]
四	Yam	Ay[e]
五	Ham	Eee[i]
六	Om或Ksham	Mmm[m]
七	无声	Ng[ŋ]

此外，在团体唱诵时，例如，在脉轮工作坊或瑜伽课当中，我喜欢同时运用我所称呼的"共振音"。共振音凝聚一个团体。共振音会化解疆界，精炼能量。杰夫·米格道是我在克里珀鲁瑜伽中心的同事，他是位瑜伽教师，也是医师。在一次私人谈话中他提示我，共振音是用来清净脉轮的，而种子音是刺激脉轮的，仿佛是用一根棍子拨动脚踏车轮子，促使轮子转动得比较快。

就过度和不足的角度来说，建议运用共振音来清净过度的脉轮，用种子音来刺激不足的脉轮。如果有疑问，就两者都运用，先清净，再刺激。

唱诵共振音时，维持到你的气呼光了，接着吸气，再唱诵。如果是团体唱诵，或是跟另一人一起唱诵，维持到你感觉产生了共振——意思是你们一起唱诵同一个音符，而且那声音清澈如钟声。

不过种子音通常会带有韵律的重复，因为大部分中间都有"ah"（[a]，啊）的音，使得这些种子音听起来相似。种子音的差异是在开头的子音。感觉一下不同的子音在你身上产生的效果，你会开始了解这些效果的意义。

Ujjayi Pranayama 胜利调息（喉呼吸）：海洋的呼吸

"ujjayi"（乌伽依）是个梵文词，意思是征服或胜利。据说胜利调息可以克服恐惧和疾病，稳定心智。

胜利调息通过喉咙里面精微的收缩放慢呼吸（所以又叫喉呼吸），制造出来的声音类似于远方海洋的声音——因此有"海洋的呼吸"这种说法。可以在静坐时单独练习这种呼吸法，不过往往会配合体式的练习，我们也特别推荐运用在把觉知带到喉轮的时候。

胜利调息是完整的横膈膜呼吸，从下腹开始（激活第一和第二脉轮），上升到胸廓下面（第三脉轮），最后运行到胸部上方和喉咙（第四和第五脉轮）。

收缩你的会厌（喉咙里面的软骨）让喉咙信道变窄，制造出来的声音会类似沙沙作响。只通过鼻子呼吸，吸气和呼气的时间一样长。

在《阿努萨拉瑜伽》（Anusara Yoga）这本指南中，作者道格·凯勒（Doug Keller）陈述道：

> 胜利调息发出的声音，本身有它的目的，就是让你的觉察相应于每一次呼吸，让你在更为深入地呼吸时，立即掌握呼吸的质量和质地。要制造出这样的声音的确会引来阻力，不过只会激励横膈膜工作得更有效率。这么一来，你培养出平顺和持续呼吸的能力，在平顺的转换下，配合呼吸逐步打开躯体的每个部位，因此不会"猛然"或不规则地呼吸。①

第五脉轮的精微能量

以轻松的盘腿姿势安静坐好。闭上眼睛，进入你的内在殿堂。倾听你体内的声音，从你的呼吸开始。吸气和呼气时跟随你呼吸的韵律，不要强迫任何事，只要倾听空气从你的鼻孔流进和流出。

---

① Doug Keller, *Anusara Yoga: Hatha Yoga in the Anusara Style*，第二版（South Riding, Virginia: Do Yoga Productions, 2001），138 页。

在呼吸之下，去听听你的心跳。去感觉心脏是个振动的器官，位于你存有的中心，心脏的振动有韵律地流贯全身，流过每一条动脉。

现在注意自己思想的韵律。忽略思想的内容，然而想象你的沉默见证倾听着那抑扬顿挫和音调，仿佛那是另一个房间听不清的对话。

看看你的呼吸、心跳和内在思想如何全部随着一个韵律舞动，分别扮演各自的角色。感觉每一部分与其他部分协调时的和谐。

现在开始倾听周围的声音。倾听任何自然的声音，或是室外人、车的声音。把你的倾听带入想象的国度，想象你能够听到街道上的交谈；收音机或电视播放的声音；学校、办公室和商店出现的声音。

想象你可以飘浮在你的城市或乡镇上空，倾听整个区域合唱着同一首歌。拓展你的视野，纳入你的州郡或省份，然后是你的国家、你的大陆、最后是整个地球。想象这集体的声音如同原初的"om"（嗡），在你的周围及你的内心深处共振。

当你听到了那个声音，回到你的身体以及你的呼吸。去听你身体内的"om"，仿佛是背景中内在马达的嗡嗡声。想象那个"om"与你听到的一切和谐共振。

等到你可以在心里想象，"om"与你内在和周围的交响乐是一体时，吸一口气，张开嘴，让那个声音出来，开始是轻轻柔柔的，之后越来越大声。

感觉这个声音在你全身振动。摸你的喉咙，感觉手指下精微的振动。感觉头骨、颈背、肩膀，一路到你手指的共振。

继续唱诵，让声音向下运行到你的核心，到你的海底轮，通过你的双腿到你的脚趾，最后进入大地。

想象你的中脉，你灵魂的垂直线，与最清晰的频率共振，与周围的一切和谐，与生命的大合唱融为一体，充满喜悦与创造力。

之后让"om"越来越小声，直到你只在内心听到那个声音，再度与你思想的喃喃低语和谐一致。

最后，回归寂静，只是存在。

第五脉轮的练习与体式

肩部热身

Jalandhara Bandha 收颔收束法（喉锁）

经常与会阴收束法或收腹收束法结合在一起运用。收颔收束法的焦点是把呼吸锁在第五脉轮的层面。这么做会特别强化第三和第四脉轮的能量，而练习和松开这种收束法会把注意力带到喉咙。

1. 以挺直的姿势舒服地坐好。

2. 朝背部下方紧实你的肩胛骨，吸气时胸骨上抬。

3. 吸足气憋住，下颔朝胸骨放低。完整的体式是下颔碰触到胸部顶端，但是不要勉强。要做到这个姿势，需同时抬高胸部和放低下颔，伸长颈背。

4. 把喉咙内面（与你的中线相交的部位）朝头颅的上后侧拉抬（你也可以想成是，把上颚以及/或是舌骨往后带，微微向上朝着枕骨部位）。

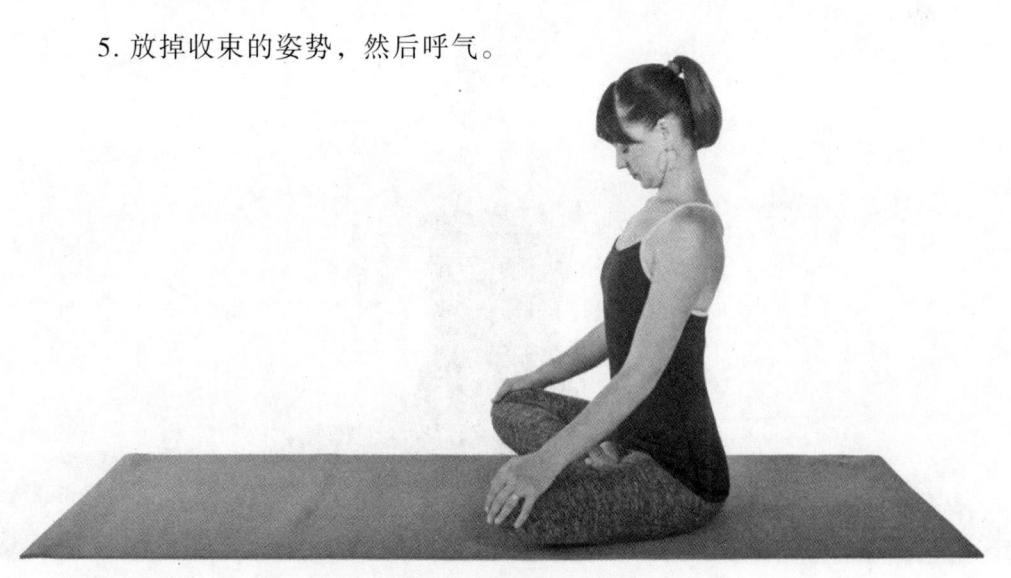

5. 放掉收束的姿势，然后呼气。

Jalandhara Bandha ▲ 收颔收束法（喉锁）

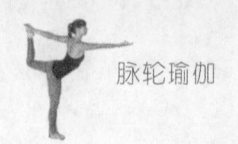

功效

- 调节循环和呼吸系统。
- 刺激甲状腺。
- 据说可以治愈所有喉咙疾病。

避免或审慎运用

- 高血压。
- 心脏疾病。

肩部侧伸展

1. 右手臂举高到肩的高度，置于你正前方，大拇指朝上，右肘伸直。
2. 下一步，右手臂横过身体到你的左方，手臂保持在肩的高度，并与地面平行。

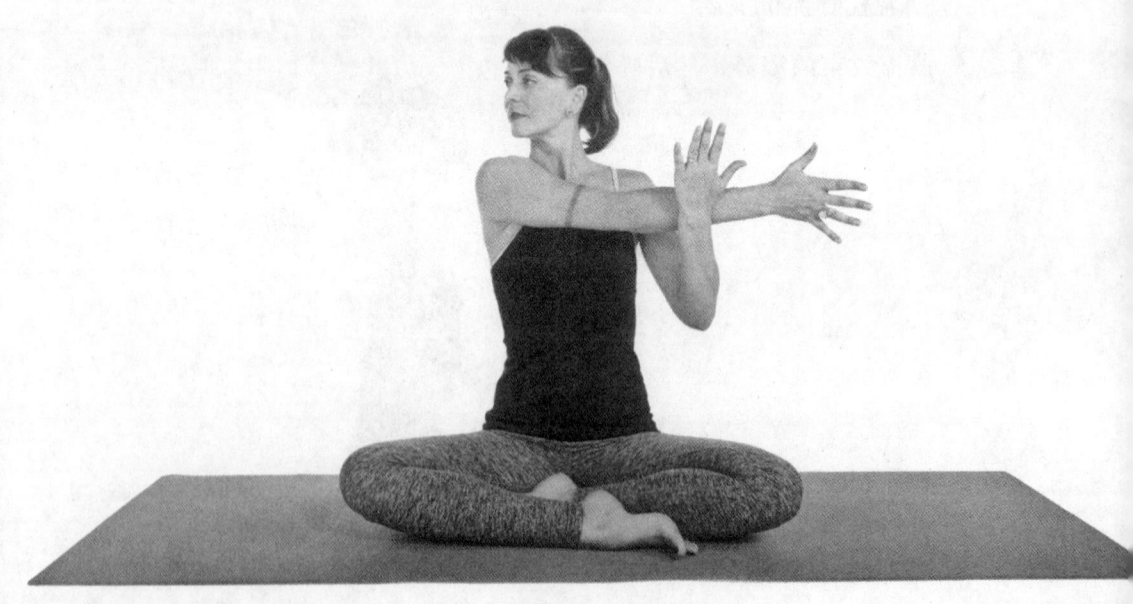

肩部侧伸展 ▲

3. 当你尽可能把右手臂移向左方后，用左手抓住右肘，把右手臂尽量拉向你的胸部，保持手肘笔直。

4. 转头看向右方，视线在右肩之上。

5. 维持姿势，进行几次呼吸，然后放下。换另一侧重复动作。

耸肩

1. 吸气，两肩朝耳朵上抬。

2. 憋气同时绷紧，然后呼气时快速松开两肩。

3. 重复几次。

4. 肩部从前面到后面转圈。变换不同方向各做几次旋转。

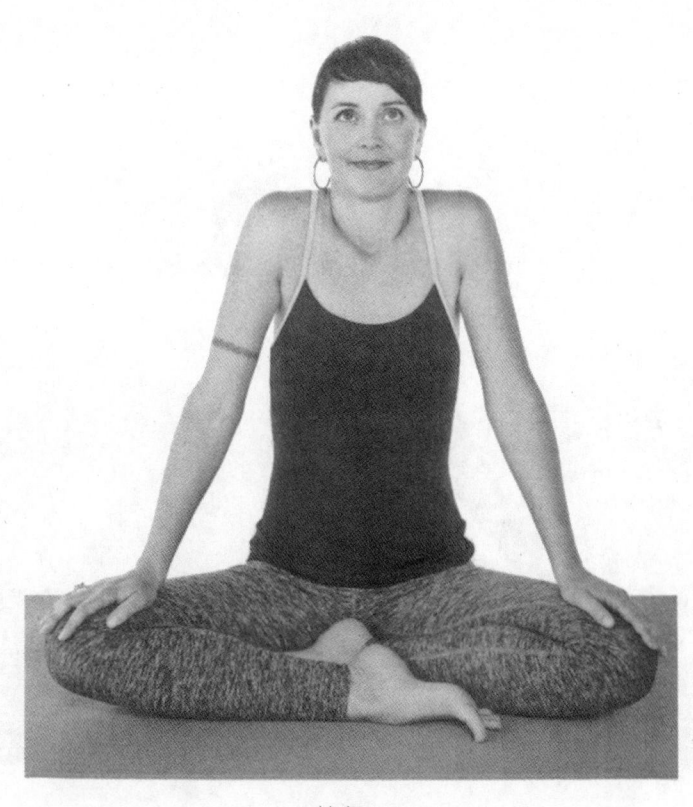

耸肩▲

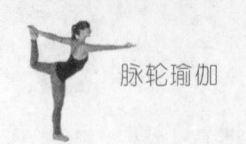

颈部伸展

1. 坐姿或站姿都可以，找到方法让脊柱挺直。底部接地，头顶抬高。吸气。

2. 保持你的头顶抬高，颈部伸长，慢慢把左耳朝左肩带过去，但是不要抬高肩部。呼气。

3. 左手伸长越过头顶，朝向你的右耳，加深延展的程度。保持下颌朝向正前方。

4. 你可能会想要用右手按摩颈部紧绷的肌肉。

5. 吸气，抬起头回到中间位置。

6. 换另一侧重复动作。

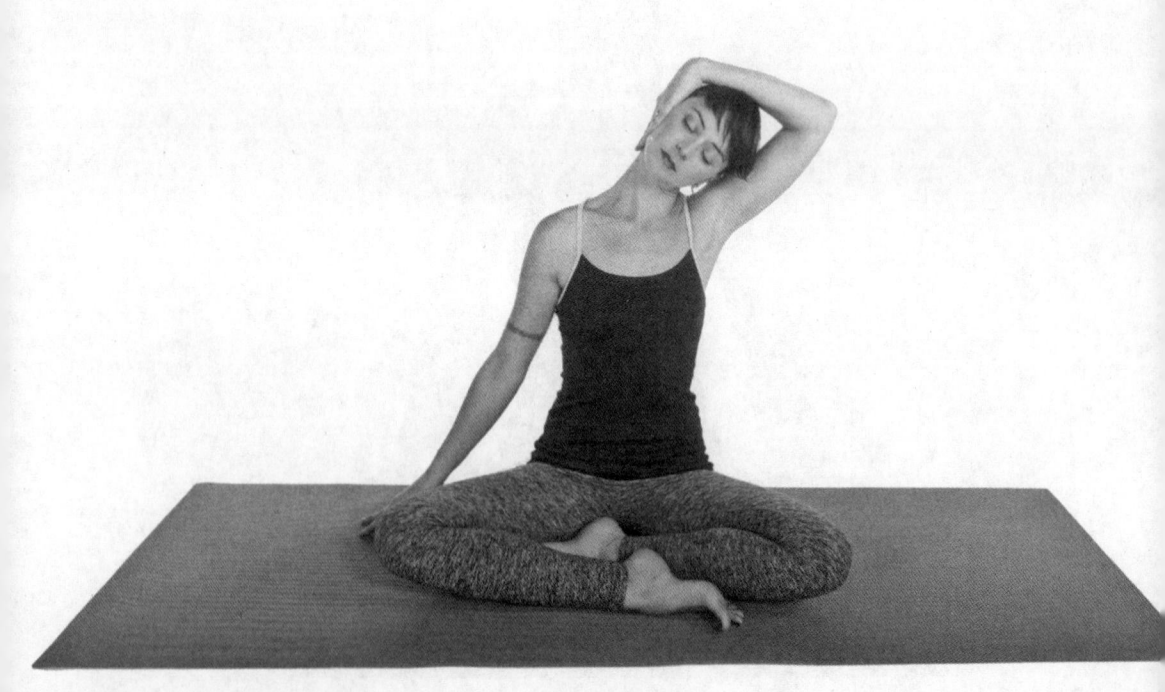

颈部伸展 ▲

坐立瑜伽身印式

1. 坐在你的脚后跟上，或者只是简单的盘腿姿势。尾骨后推，抬高你的头顶，同时手指在身后交握，手掌根互相靠近。

2. 肩关节向后转，两肘伸直，让肩胛骨互相靠近，胸部扩张。

3. 头抬高，微微后倾，伸展喉咙前侧（姿势A）。

4. 抬高和扩展时深深地吸气。

5. 呼气时，向前屈越过你的双腿，直到达到你的极限，或者前额碰触到瑜伽垫（姿势B）。

6. 手臂举高在你身后，用力上推到你的手指，借此抬高肩部，同时打开上背部。

功效
- 打开肩部。
- 伸展颈部。
- 定心。
- 减轻压力。
- 松开喉轮的阻塞。

避免或审慎运用
- 高血压或低血压（不要前屈到底）。
- 怀孕三个月之后。
- 肩部有伤。

脉轮瑜伽

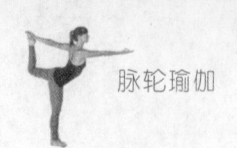

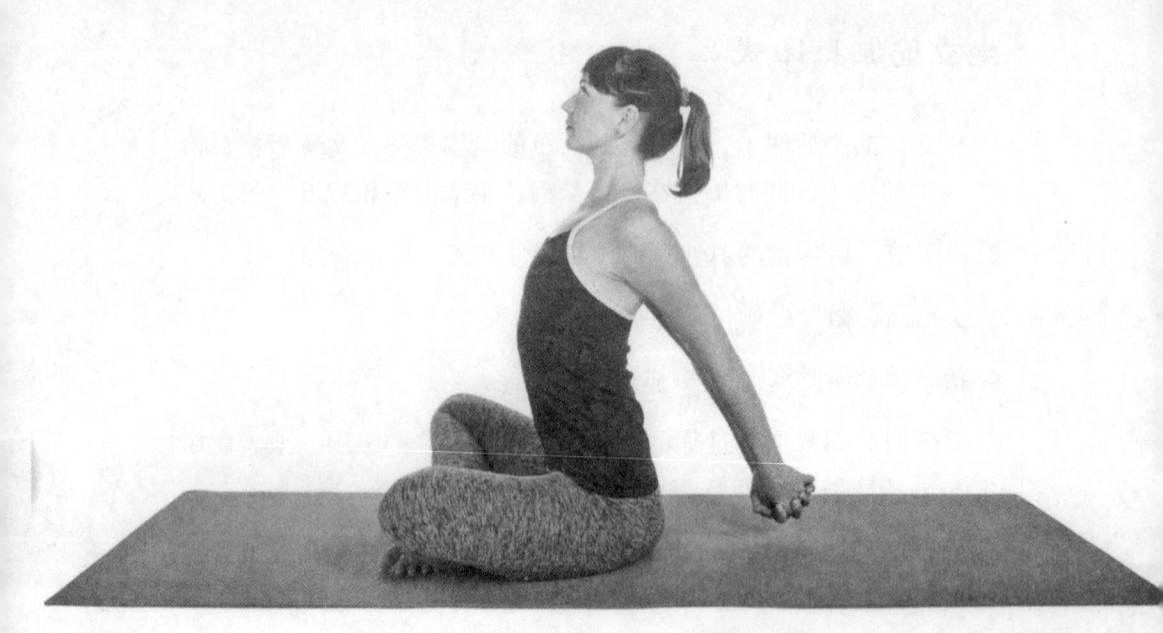

坐立瑜伽身印式 ▲ 姿势 A

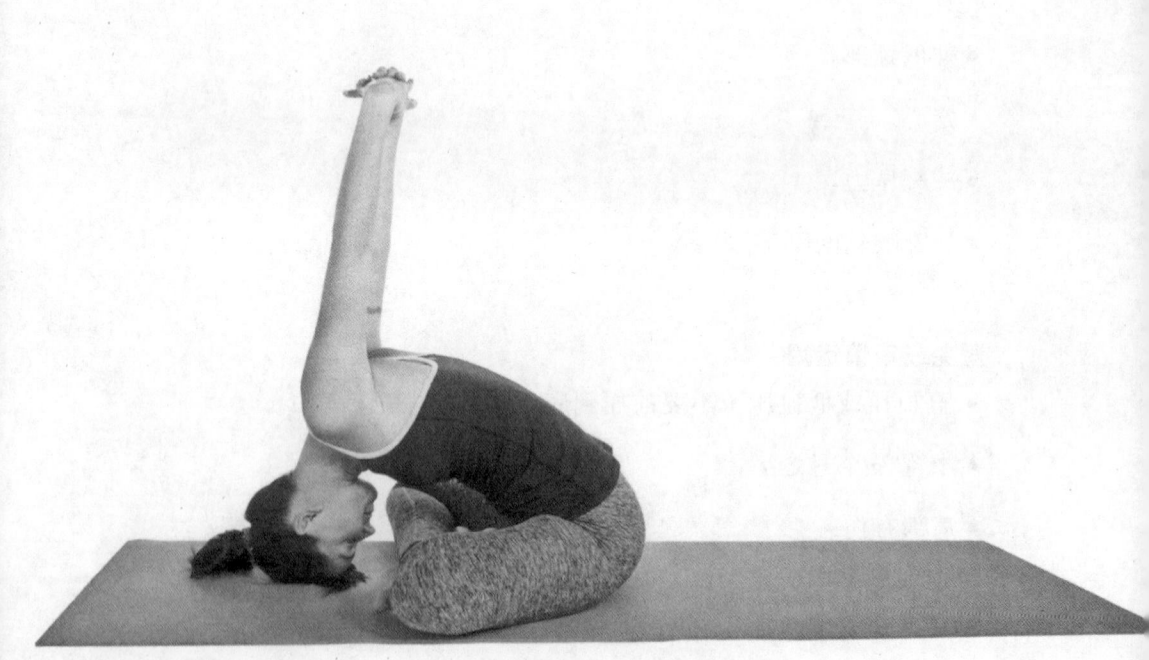

坐立瑜伽身印式 ▲ 姿势 B

Setu Bandha Sarvangasana 桥式

我们首先在"第一脉轮"经历了桥式，以双脚和双腿形成我们的"桥"的根基。这座桥的另一端落在上层脉轮，由肩部、颈部和头部形成。桥式刺激腹部的消化器官及甲状腺，同时扩展胸部，强化双腿。

1. 背着地躺下，双手放在身体两侧，膝关节弯曲，双脚与髋部同宽，脚跟朝向你的指尖。
2. 通过双腿的核心用力推，让双脚下压地板，感觉一下脚掌如何跟瑜伽垫有了比较深的接触，以及身体下面的坚实倚靠。感觉这个动作如何赋予你的双腿能量，甚至在你还未抬起髋部之前。
3. 继续把腿推向地板，慢慢抬高你的髋部离开瑜伽垫。
4. 在舒服的情况下尽可能维持这个姿势，可以的话转动双肩互相靠近，双手交握在身体下方。

指导原则

- 是腿部的动作抬高髋部，而不是腹部肌肉。想着把地板推离而不是抬高髋部。利用地板把你的髋部推得更高。
- 把你的背部中段推向天花板，尾骨朝向你的膝关节。
- 两膝互相拉近，大腿向内转。试着在你的大腿之间夹一块瑜伽砖，以加强这个动作。
- 平均施压在双脚的四个角上，脚的内缘要压得比较深沉，因为脚容易倒向两侧。
- 脚后跟下压时，把脚后跟拉向肩部，用上大腿后侧肌肉。要加宽和启动桥，把脚推离肩部。微微的左右摆动，摆动到你的上臂外缘，让肩胛骨互相靠近。手臂伸直，手指交握，放在身体下面。

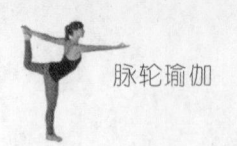

- 手臂压向地板，让胸部抬得更高。

功效

- 强化腿部。
- 改善肩部的柔韧性。
- 刺激神经系统。
- 抵抗疲劳。
- 帮助消化。
- 刺激甲状腺和副甲状腺。

避免或审慎运用

- 颈部或肩部有伤。
- 下背部有伤。

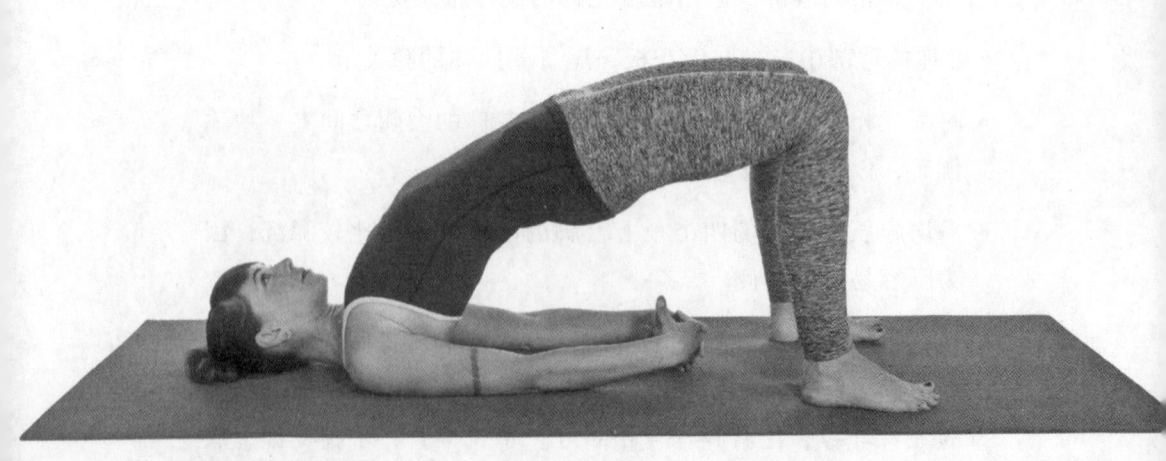

Setu Bandha Sarvangasana ▲ 桥式

Matsyasana 鱼式

做完桥式之后，鱼式可以让颈部获得很好的反向伸展。我们首先在心轮经历了鱼式，然而这个体式应该纳入第五脉轮的练习，因为鱼式也能打开喉咙，促进颈部的柔软。

1. 背着地躺好，手臂放在身体两侧，双腿并拢，膝关节伸直（这个体式比较简单的版本是，可以弯曲膝关节，双脚与髋部同宽）。

2. 双手滑到臀部下面，大拇指朝上。

3. 吸气，抬起你的头和上半身，直到足够把你的手掌根部滑进髋部后侧，弯曲两肘靠近身体两侧，下压瑜伽垫。你的躯干会和地面形成角度。呼气。

4. 再度吸气，胸部上抬，肩关节外转，收缩小腹，现在拱起你的背。

5. 两肘下压瑜伽垫，尾骨同时朝瑜伽垫下拉，朝肩部上提。

6. 头部轻柔地向后仰，如果可能，头顶着地。

7. 要离开这个体式时，吸气，头先抬起来，然后脊柱滑回地面。

指导原则

- 尾骨压向背后，同时用力把尾骨拉向双肘，让骶骨呈现弧度。让这个弧度继续沿脊柱上升，把胸部向上推。

- 如果你的腿向外倒，大腿要用力。双腿并拢如一。

- 小心不要挤压颈部。如果头碰不到地或是你感觉到任何不舒服，使用折好的毯子辅助。

- 手掌下压地面，帮助你把脊柱向前移动。

- 深沉地呼吸。用吸气来扩张胸部。初学者可能需要使用垫枕或是卷起来的瑜伽垫放在胸部下面，被动地体验这个体式。

- 想要培养核心力量的话，可以双腿抬高45°。

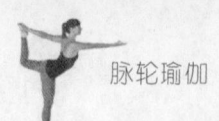

- 想要增加挑战和深化这个体式，双手可以从臀部下面滑出来，合十成祈祷姿势，放在心脏上方。
- 这个体式的完整表现是腿双盘成莲花坐的姿势。

功效
- 打开喉咙。
- 促进比较深沉的呼吸。
- 改善体态。
- 刺激甲状腺和副甲状腺。

避免或审慎运用
- 颈部有伤。
- 头痛。
- 高血压。

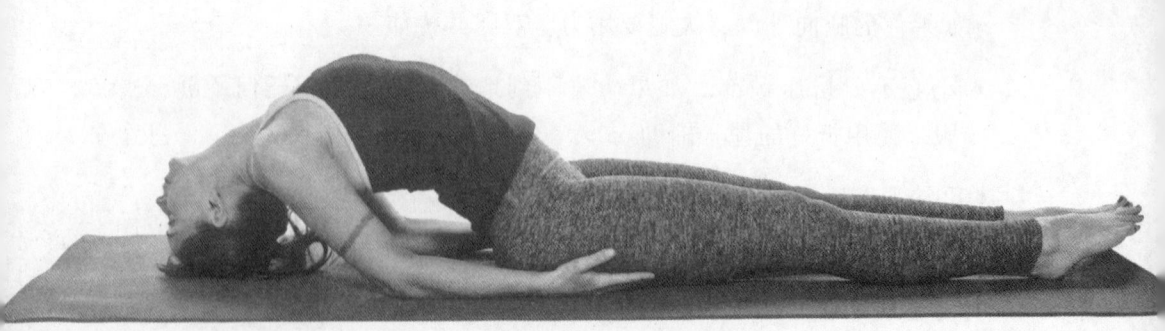

Matsyasana ▲ 鱼式

Parivrtta Parsvakonasana 扭转侧角式

在这个扭转的体式中，头是最后转动的，而且在许多方面完成了这个扭转式。把双肩对齐，顺着你的核心轴扭转。

1. 从战士Ⅰ式开始，双手并拢高举过头。手指交握，手掌转向上（姿势A）。

2. 双腿坚实下压，双脚互相拉近。大腿后侧微微向内转，前侧向外转。确定你稳稳地站好。

3. 抬高你的下颏和胸部，向上看，看着你的指节背面。向上伸展时深呼吸几次，延展打开喉咙。

4. 手放低到你的胸前，双手合十成祈祷手势。抬起后脚脚跟，髋部正对瑜伽垫前缘。

5. 扭转你的轴线，让另一侧的手肘来到前腿的膝关节。如果你是左腿在前，就把右肘或右上臂带到左膝，保持手掌并拢（姿势B）。

6. 两肘排成一条直线，一上一下，右上臂紧压你的左膝或左大腿。

7. 头部和颈部对齐躯干中线。

指导原则

- 从后脚脚跟一直伸展到你的头顶。

- 尽可能努力让你的右上臂与前侧大腿交接，交接的部分越多越好。

- 利用肘关节作为支点，扭转得更深入。下方的肋骨向前推，上方的肩部向后拉。

- 如果颈部向上转会造成紧绷，只要看向正前方，颈部与胸部成一条直线。通过你的核心和你的颈部，创造出一条直线。

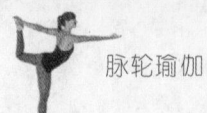

- 要改善你的平衡，后脚跟可以顶着墙作为支撑。
- 比较进阶的姿势：后脚跟着地。

变式

- 右手的腋窝挂在左膝上，下方的手放在地上，或是瑜伽砖上。左手臂向上伸直（姿势C），或是越过你的头向外伸展（姿势D）。
- 最大的挑战：双手在背后交握，形成收束（姿势E）。

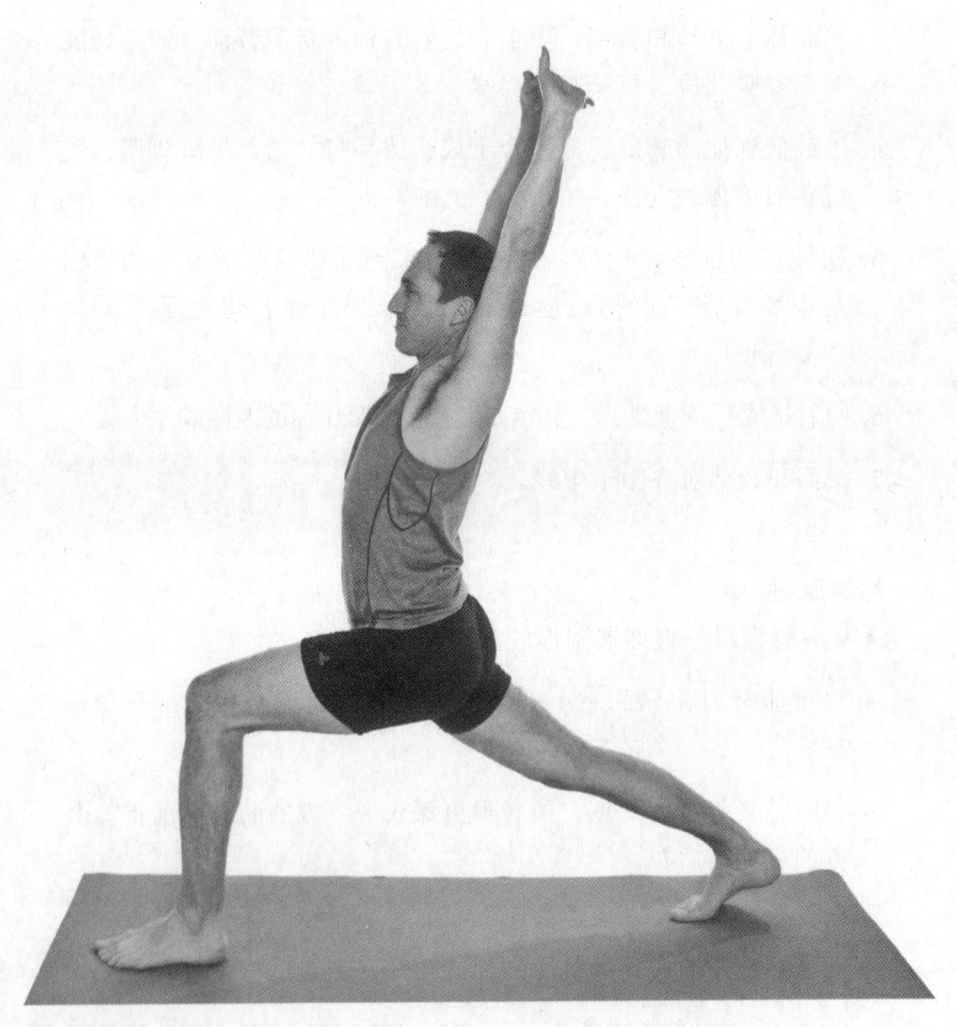

Parivrtta Parsvakonasana ▲ 扭转侧角式 姿势 A

第五脉轮 喉轮 调谐

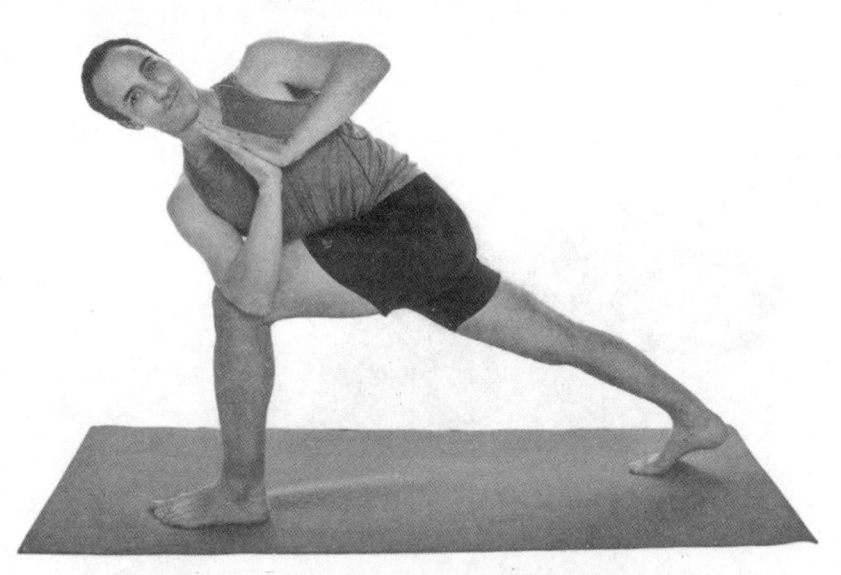

Parivrtta Parsvakonasana ▲ 扭转侧角式 姿势 B

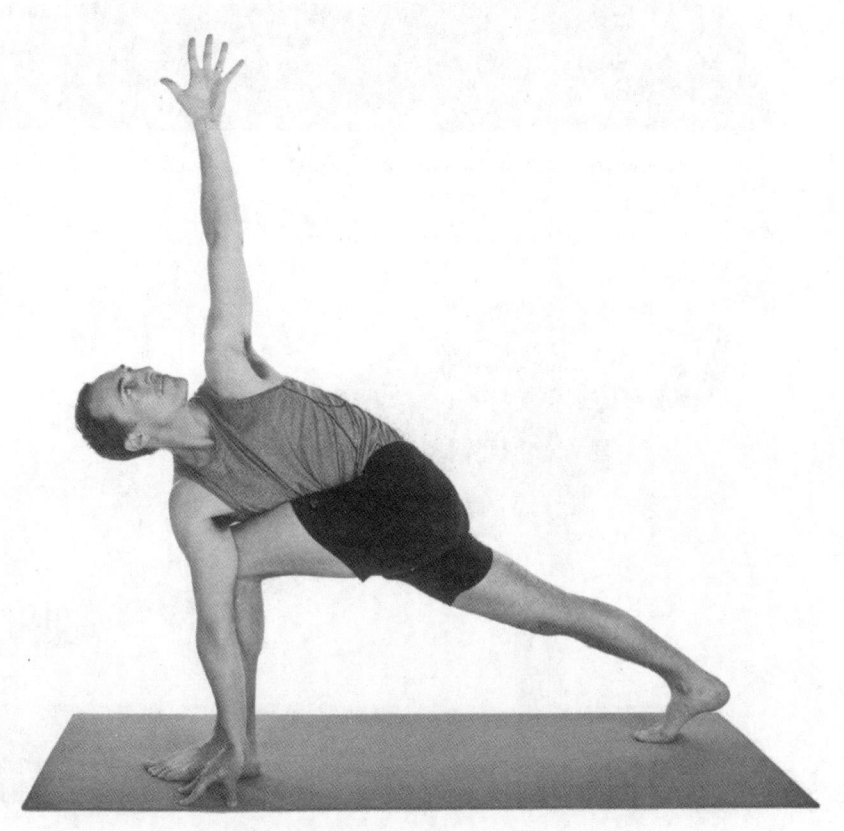

Parivrtta Parsvakonasana ▲ 扭转侧角式 姿势 C

脉轮瑜伽

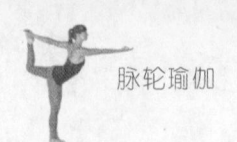

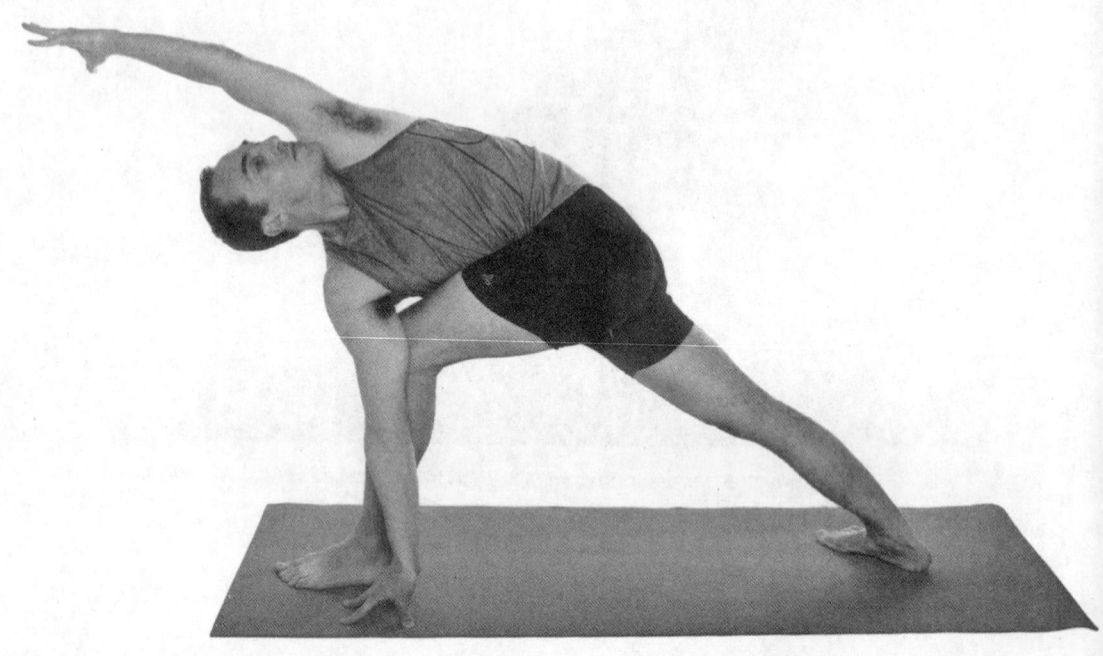

Parivrtta Parsvakonasana ▲ 扭转侧角式 姿势 D

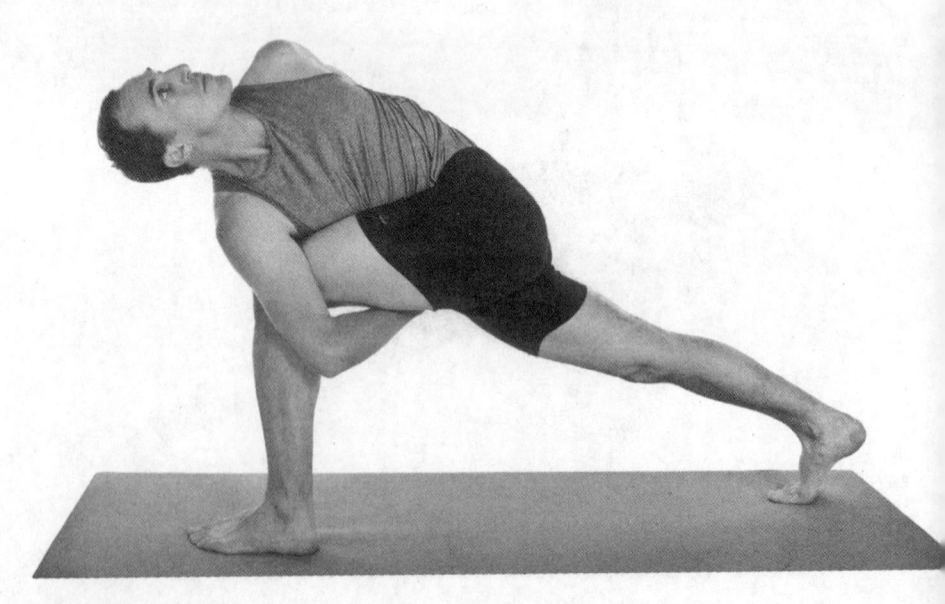

Parivrtta Parsvakonasana ▲ 扭转侧角式 姿势 E

功效

- 强化腿部。

- 扭转躯干。

- 刺激消化器官。

- 打开胸部。

- 增加肺活量。

- 延展肋间肌。

- 强化颈部和肩部。

- 改善平衡和专注。

- 刺激淋巴系统。

避免或审慎运用

- 膝关节有伤。

- 肩部有伤。

- 下背部有伤。

- 低血压。

Bakasana 鹤禅式和 Kakasana 乌鸦式

这个体式在称呼上很容易混淆，然而乌鸦式和鹤禅式有细微的区别。乌鸦式手臂微弯，类似乌鸦比较短的双腿，做起来容易一点。鹤禅式手臂挺直，是比较进阶的体式。不过，这个体式通常还是以乌鸦式指称，因为不经过多年练习，几乎没有人做得到手臂挺直。手臂的平衡需要核心的力量和专注。因为上述理由，这个体式可以视为锻炼第三脉轮的良好姿势，不过它也包含颈部温和地逆转和角度。无论你练习的是乌鸦式还是鹤禅式，做完或者是尝试之后，坐好，去感觉颈部和肩后侧的效果。你会明白为什么这个体式也会刺激第五脉轮。

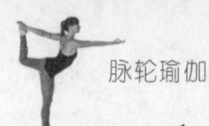

1. 从山式开始，弯曲膝关节蹲下来，双手放在地上，与肩同宽。手指张开，指尖压向地面，摆出抓的动作。

2. 踮起脚尖保持平衡，两肘弯曲，把膝关节内侧带到你的上臂旁边，放在你可以做到的高度。

3. 手臂稳稳地用力，从手腕底部把能量沿着手臂带上来，到达两肩。同时，两膝向内拉，压向你的手臂。做几次这个动作，感觉向你的核心靠近，维持手臂强而有力。

4. 选择眼前几英尺地方的一个焦点，定住你的视线。

5. 慢慢向前倾，把你的重量放在双手上，首先踮起脚尖，然后双脚抬离地面。

6. 平衡之后，逐渐练习挺直你的手臂（姿势A）。

7. 在舒服的状况下尽量维持这个姿势，随着练习逐渐增加维持的时间。

指导原则

- 对初学者来说，只要踮起脚尖，或是用瑜伽砖垫高你的双脚。练习一次抬起一只脚（姿势B和姿势C）。

- 一开始弯曲你的双肘，足以形成一个架子，让你的双膝倚靠。

- 你越是向中线收紧，双膝就越不会滑下你的手臂。

- 大多数人身体太向后倾，因此从这个姿势掉落下来。稍微向前倾，倚靠双手且双手抓地让你不会向前倒下去。确定你的手指很好地张开。

- 一旦双脚离地，试着把大脚趾的趾球靠在一起，然后双脚内缘并拢。

第五脉轮　喉轮　调谐

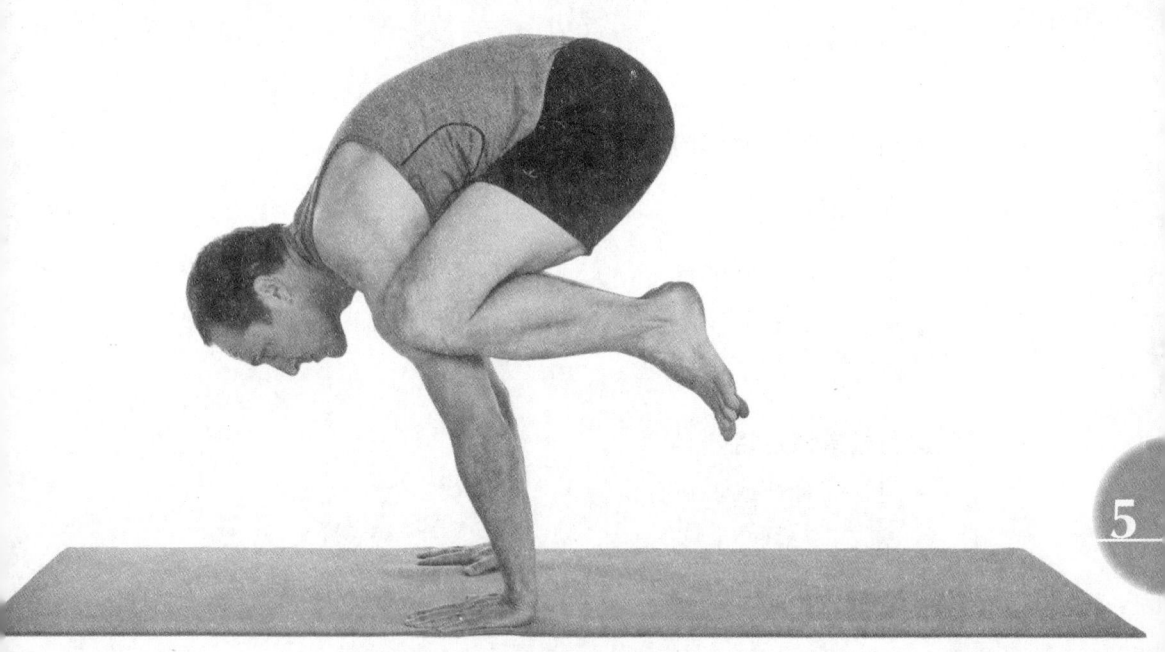

Bakasana ▲ 鹤禅式 姿势 A

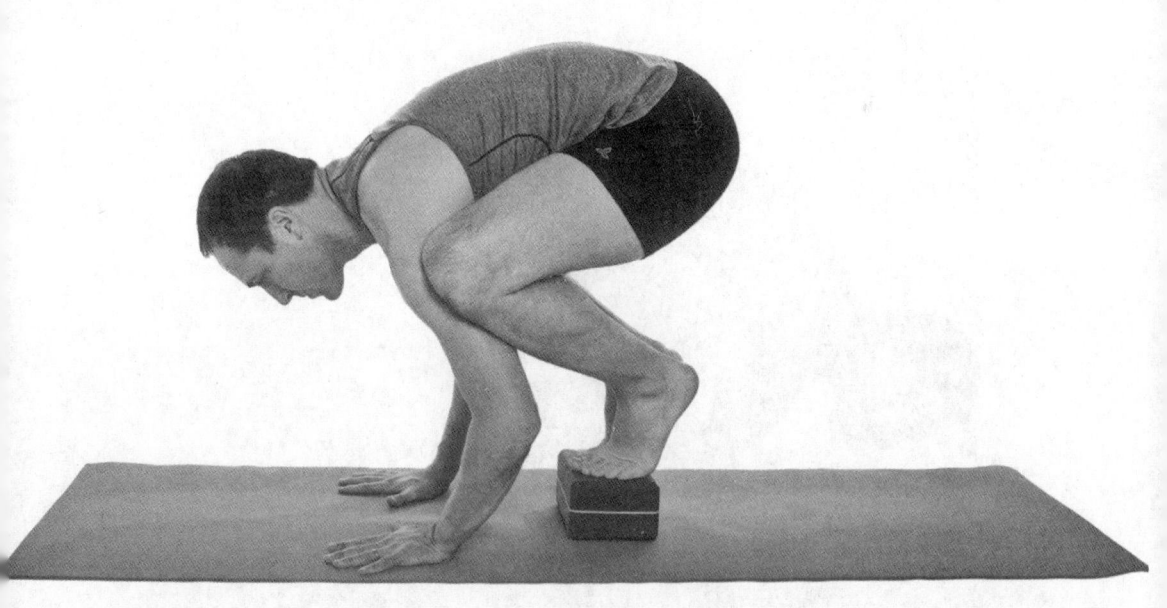

Kakasana ▲ 乌鸦式 姿势 B

功效

- 强化核心。
- 培养手臂和肩部的力气。
- 促进消化。
- 手倒立的良好准备。
- 培养平衡和专注。

避免或审慎运用

- 腕管综合征或手腕有伤。
- 怀孕。
- 头痛。
- 高血压。

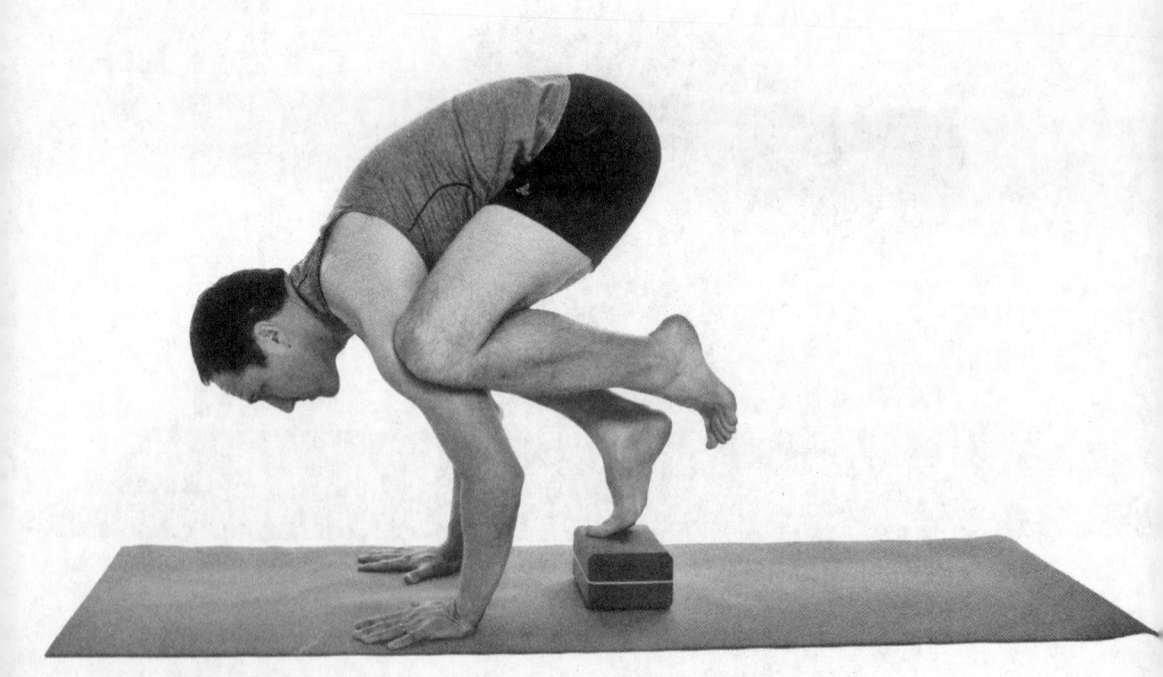

Bakasana/Kakasana ▲ 鹤禅式/乌鸦式 姿势 C

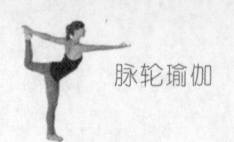

Sasangasana 兔式

兔式伸长整个脊柱，延展颈部和肩后侧。兔式压缩甲状腺和副甲状腺，松开时就能让这两个腺体恢复活力。据说兔式对于感冒和鼻窦问题有治疗效果。兔式深入拥抱自我，有助于倾听内在。

1. 首先坐在脚后跟上。
2. 前屈，头尽可能靠近你的双膝。
3. 双手去抓脚后跟。如果抓不到脚后跟，用条带子或者折叠的瑜伽垫或毛巾套在脚上面，用来抓握。
4. 把髋部推向空中，额头拉向你的双膝。

指导原则

- 如果你的双膝远离你的额头，慢慢地一点一点向前靠近。
- 拉你的脚后跟（或是带子、毛巾），深化这个体式。
- 尾骨上推，强化脊柱。
- 对于犁式和肩倒立，兔式是很好的热身。如果做不到倒立或是不适合做，兔式是很好的替代。
- 在膝关节下放置折好的毯子可以让这个体式比较舒服。

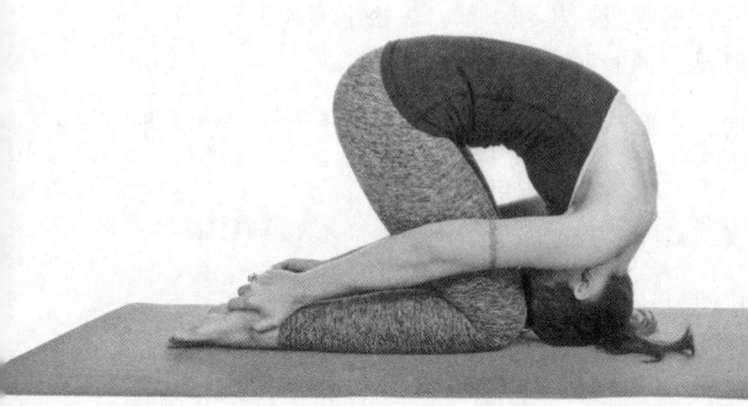

Sasangasana ▲ 兔式

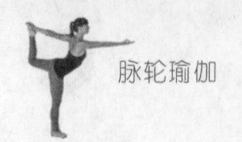

功效
- 伸长脊柱。
- 刺激免疫系统。

避免或审慎运用
- 高血压。
- 头痛。
- 颈部有伤。
- 膝关节有伤。

Halasana 犁式和 Karnapidasana 膝碰耳犁式

在犁式和膝碰耳犁式中，身体深度内折让你回归自我，同时延展整个脊柱。尽管这个体式是放松的，从上层脊柱到髋部的上抬动作也是重要的。

1. 背着地躺好，手臂在身体两侧，手掌向下。上臂微微内转加宽你的肩胛骨。
2. 吸足气。呼气时，手掌下压地板，紧实你的双腿，让双腿并拢，然后向上抬起双腿，与地面垂直。
3. 在这里进行几次喉呼吸，松开颈部，放松下颚和舌头。向下伸展两肩离开耳朵，同时肱骨顶端朝地板下压。
4. 下一次吸气时，手臂下压地板，让你的核心参与，髋部上抬在你的双肩之上。
5. 保持双腿伸直，双脚带到地面上，位于你的头上方。
6. 左右移动，让两肩在正下方，肩胛骨互相靠近。

7. 手指交握放在背后。

8. 要进入膝碰耳犁式（参见下述的犁式变式），弯曲你的双膝朝向耳朵，朝中线挤压。

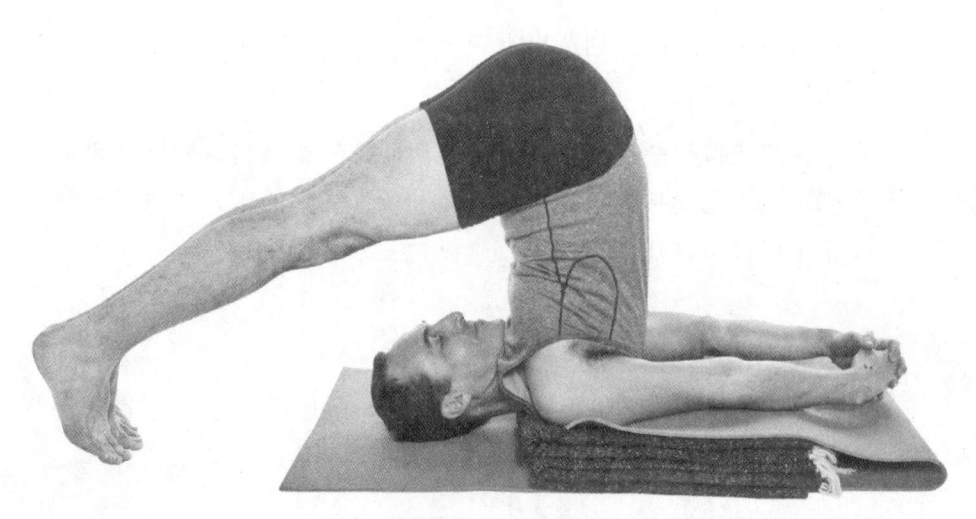

Halasana ▲ 犁式

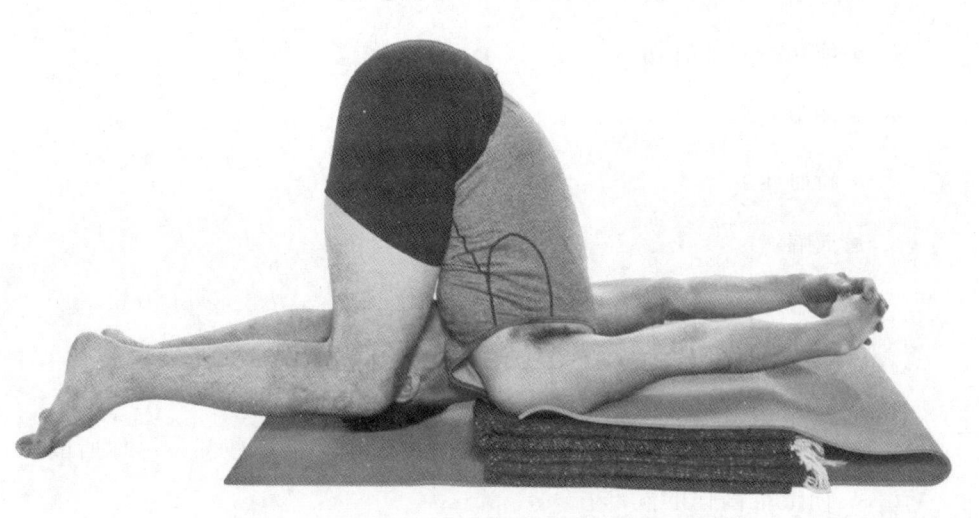

Karnapidasana ▲ 膝碰耳犁式/犁式变式

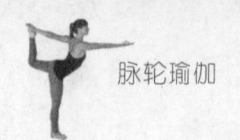

指导原则

- 双脚压向地板，紧实双腿，压向大腿后侧。

- 大腿挺直向空中上推，手臂挺直向地面下压，借此伸长脊柱。

- 用上腹部肌肉，通过坐骨伸展拉长脊柱。

- 后脑勺压向地面，创造出下颚和胸部之间的空间，增加颈部的弧度。

- 用一两条折叠的毯子垫高肩部，让后脑勺碰触到瑜伽垫，而颈部和肩部稍微抬高，这样可以缓和颈部受到的压力。垫高时颈椎不应该顶到任何东西。

功效

- 刺激第五脉轮的甲状腺和副甲状腺。

- 延展和强化肩部与颈部。

避免或审慎运用

- 经期（整体来说倒立的姿势都是禁忌）。

- 颈部或肩部有伤。

- 怀孕。

- 高血压。

- 气喘。

Salamba Sarvangasana 支撑肩倒立

1. 从犁式开始，两手分开，两肘弯曲，把手带到髋部，尽你所能向上推高你的髋部。

2. 按压你的骨盆，抬起双腿和双脚，在你的髋部之上。

3. 两肘用力靠近拓宽你的两肩，同时两肩下压形成坚实的根基。

4. 肌肉抱向骨头，紧实你的双腿，同时双腿并拢，大腿内侧向后转。

5. 从尾骨向上伸展一直到脚前掌，同时勾起脚趾，脚趾张开。半肩倒立（姿势A）的髋部高度略低于完整的支撑肩倒立（姿势B）。

6. 要离开这个体式，松开手放到地上，双脚越过头放下来成为犁式，然后脊椎一节一节转动回到地面上。身体转下来时，保持头部后仰，用腹部肌肉放慢降下来的速度。

指导原则

- 跟犁式一样，如果用一（或者两三）条折叠的毯子稍微垫高你的肩部，可以让颈部比较轻松。如果你计划维持这个姿势，不论时间长短，都强烈建议你这么做。颈椎不应该受到任何压力。

- 抬高髋部时，你的手可能会向肩部移动。

- 如果你能够平稳，你可能会想要深化这个体式，双手交握放在地上，或者手掌下压地板。

- 抬高胸部离开下颌。

- 头向后轻轻下压地面，保持颈椎完整的长度。

功效

- 如同所有倒立体式，把血液和元气带到上半身。

- 强化和延展颈背。

- 打开肩部。

- 排空腿部——有益于缓解静脉曲张。

- 刺激第五脉轮的甲状腺和副甲状腺。

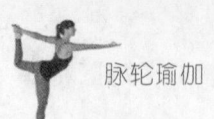

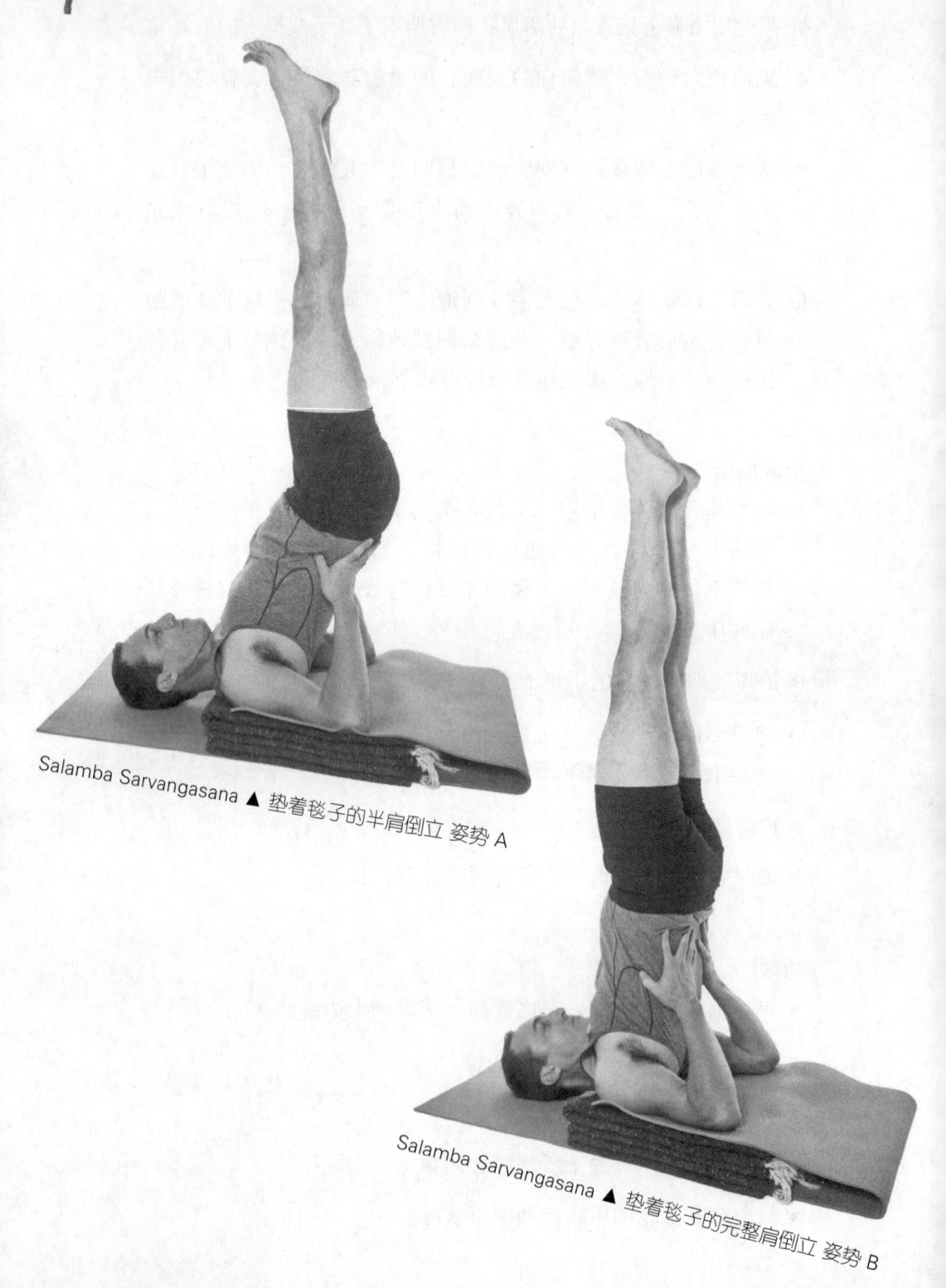

脉轮瑜伽

Salamba Sarvangasana ▲ 垫着毯子的半肩倒立 姿势 A

Salamba Sarvangasana ▲ 垫着毯子的完整肩倒立 姿势 B

- 改善循环。
- 有益于缓解轻微的抑郁。

避免或审慎运用
- 颈部或肩部有伤。
- 经期。
- 怀孕。
- 高血压。
- 头痛。

Nakulasana 獴式（猫鼬式）

据说猫鼬是少数能杀掉眼镜蛇的动物，因此这个姿势比眼镜蛇式更能打开颈部和肩部。人们误以为这个体式很简单，其实它相当令人不舒服，但对于颈部和肩部有深入的效果。感谢我的老师安东尼奥·索西斯同我分享这个鲜为人知的体式。

1. 以手杖式坐好，双腿伸直，脚向前伸出。
2. 双手滑向身后，距离大约一英尺半（约45厘米），或者到达你的极限，保持手指向前朝着你的髋部。
3. 让你的胸骨柔软，胸部朝地面下垂。你的双肩顶端应该感觉到强烈的延展。
4. 上述一切都到位之后，抬起你的下颏，头慢慢地向后仰，借用头部的重量打开喉咙。
5. 松开你的口颚，慢慢呼吸几次。维持这个姿势直到你感觉双肩和颈部有一些柔软，不舒服开始消解了。
6. 要离开这个体式，首先抬起你的头，然后坐起身，回复手杖式。

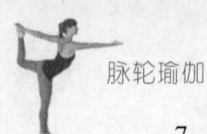

7. 感觉颈部和肩后侧的开放。

8. 接着做个前屈的体式，如坐立前屈式，会有很好的效果。

指导原则

- 在这个体式中，我喜欢在抬高胸骨和让胸部下垂之间来来回回。这两个动作赋予了延展不同的元素。
- 让两肘轻柔地互相拉近。
- 保持腿部放松。
- 头慢慢向后仰。避免造成颈部任何疼痛。

功效

- 延展肩部。
- 打开喉咙。
- 放松胸部。

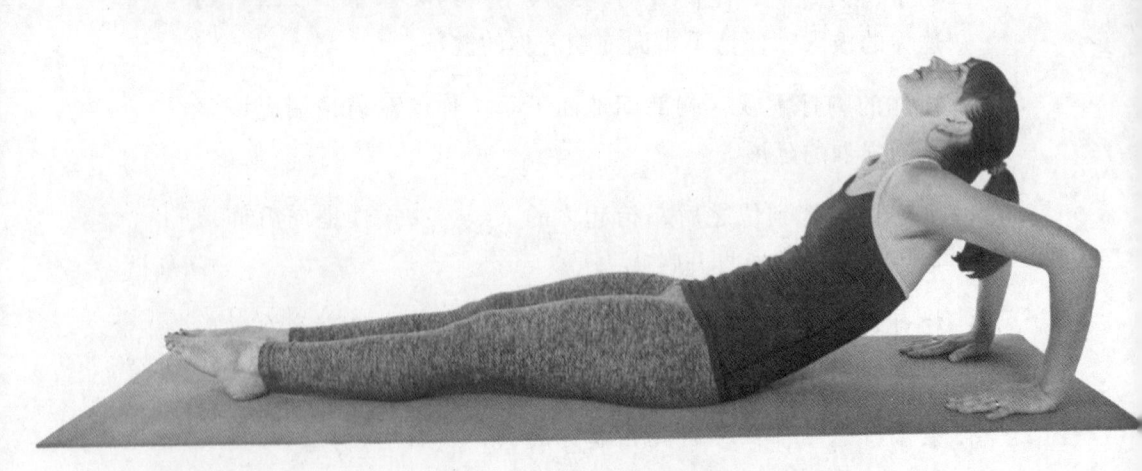

Nakulasana ▲ 獴式（猫鼬式）

避免或审慎运用

- 肩部有伤。
- 颈部有伤。
- 腕管综合征。

Savasana 摊尸式

在第五脉轮，摊尸式的焦点是倾听运行于全身的精微振动。如果你进行了一次很好的练习，整个身体应该会随着精微的低鸣声嗡嗡响。让你的身体安然于它的自然振动，与周围一切振动和谐地共振着。想象你的身体是乐器，完美调好音，交由交响乐团的一位大师演奏，与其他声音和谐共鸣。

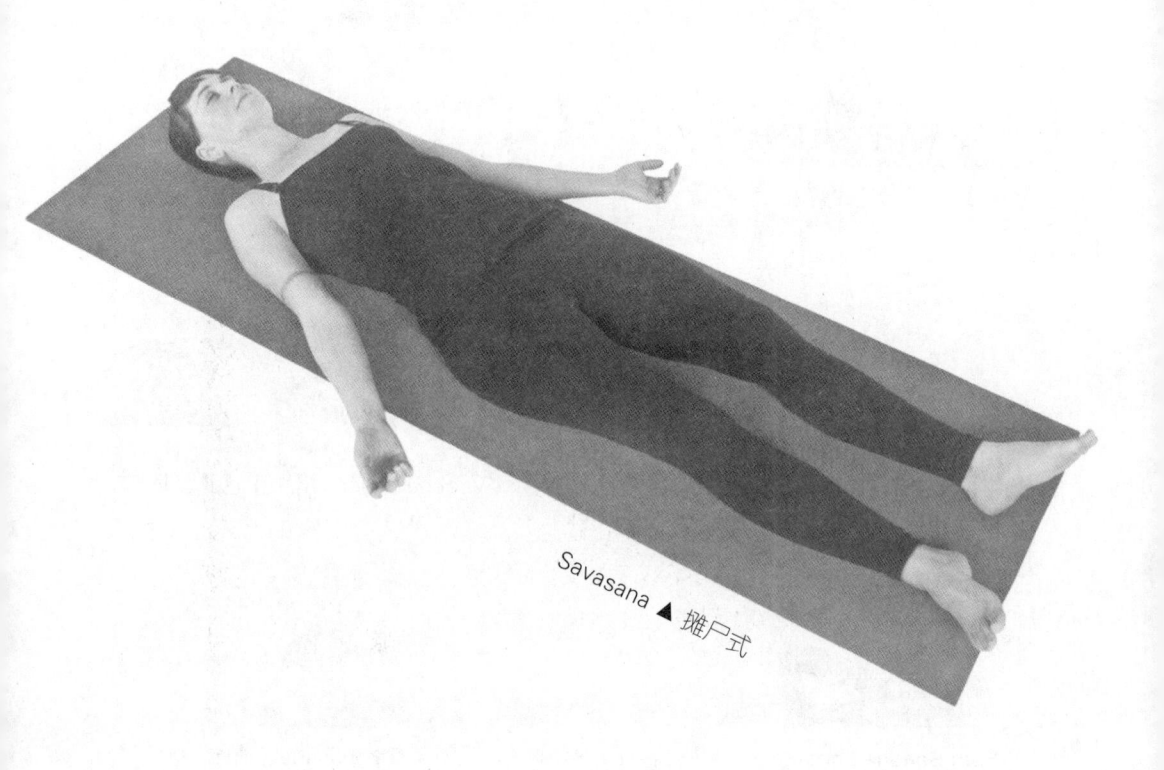

Savasana ▲ 摊尸式

脉轮瑜伽

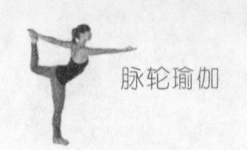

第五脉轮的体式串连

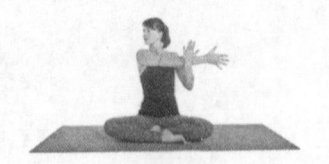

肩部侧伸展

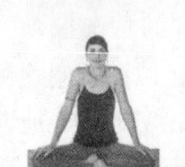

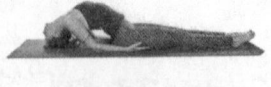

Matsyasana 鱼式

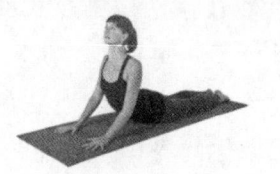

耸肩

Bhujangasana 眼镜蛇式

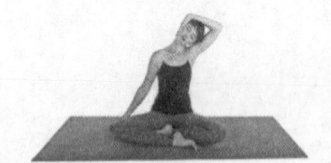

颈部伸展

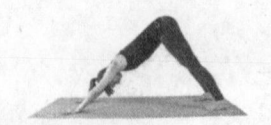

Adho Mukha Svanasana 下犬式

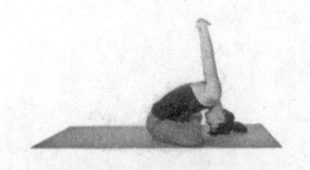

坐立瑜伽身印式

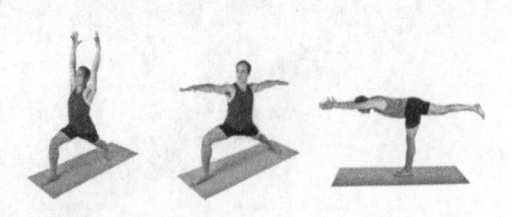

Virabhadrasana 战士Ⅰ、Ⅱ、Ⅲ式

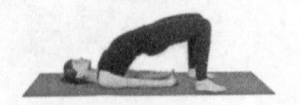

Setu Bandha Sarvangasana 桥式

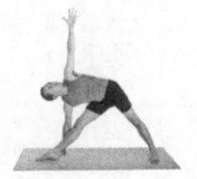

Trikonasana 三角式

第五脉轮 喉轮 调谐

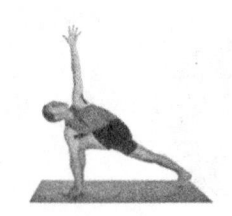

Parivrtta Parsvakonasana
扭转侧角式

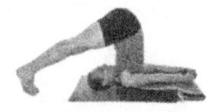

Halasana 犁式

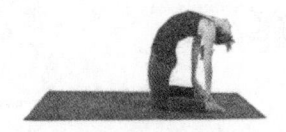

Ustrasana 骆驼式

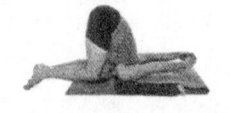

Karnapidasana 膝碰耳犁式

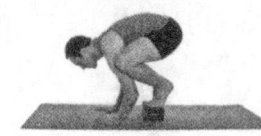

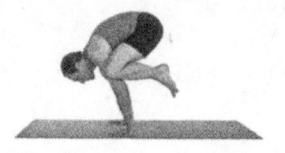

Kakasana 乌鸦式和 Bakasana 鹤禅式

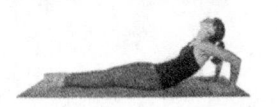

Nakulasana 獴式（猫鼬式）

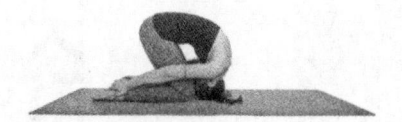

Sasangasana 兔式

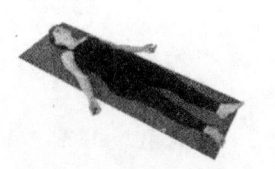

Savasana 摊尸式

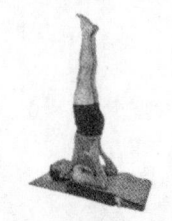

Salamba Sarvangasana
支撑肩倒立

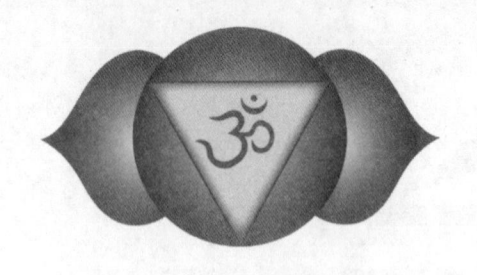

Ajna 眉心轮
觉知、指挥

第六脉轮 chakra six

元素	光
原则	光明、照亮
目的	洞见、引导、智慧
属性	光辉、美丽、静定、单一焦点、核心稳定、内在光明
身体部位	眼睛、额头、松果体
练习	静心、聚焦视点（drishti，凝视法）
行动	集中、静定、想象、观想、收摄
体式	坐、平衡、倒立
男性	照亮、启示、洞察、愿景
女性	美丽、直觉、光辉、感知
不足	否认、犬儒、心智封闭
过度	妄想、幻觉
平衡	明晰、愿景、智慧

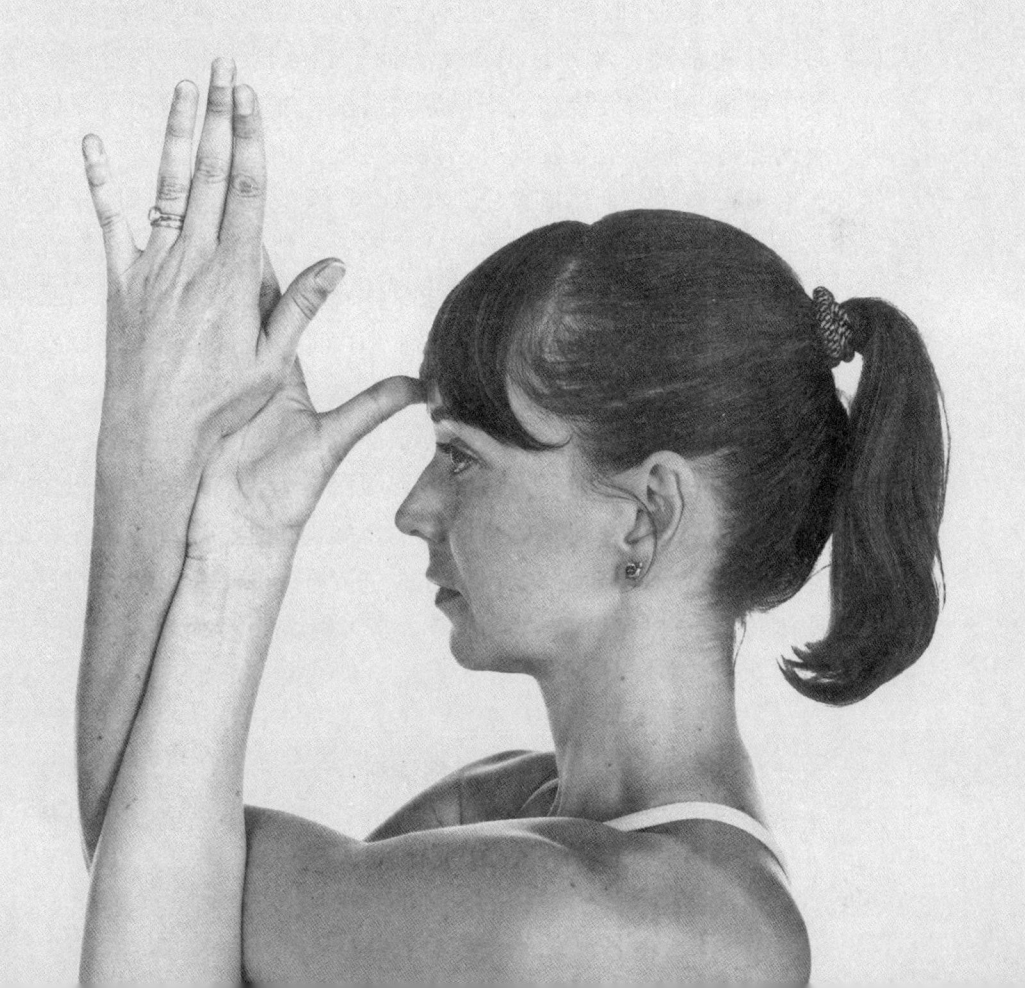

照亮

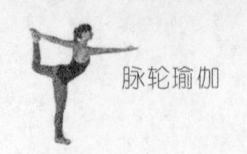

> 永远不要错失看见美丽事物的机会，
> 因为美是上帝的笔迹。
> ——拉尔夫·瓦尔多·爱默生（Ralph Waldo Emerson）

通过净化第五脉轮，协调了你的精微振动之后，你准备好要培养第六脉轮闪耀的光亮。现在的体验会比较超乎日常经验，带你超越现世，进入深刻智慧与美的原型国度。随着第三眼打开，颜色与形式、洞见和直觉，涌现在眼前。在这里你会找到光，照亮你的路径。

每个脉轮都代表一种意识角度，而第五脉轮代表"观看"，带给你关于瑜伽、你的人生和这个世界的启示。现在你已经有了足够深刻入骨的练习，你可能会发现自己说："哦，我看出来了。"意思是你开始看出来老师一直在指点的是什么，以及数千年来瑜伽哲学讲述了什么。你可能可以看出自己的模式，察觉了精微能量的运行，或是比较能感知到自己的直觉。你可以想象体式中的能量线，看见自己的"光体"。你的内在洞见照亮了你殿堂的内部，让你的内在殿堂浸淫在金碧辉煌的七彩里。

当你进入上层脉轮，你开始向着定静前行。重点并不是精力十足的体位法练习，而是让你的身体和心智缓慢下来，为定静的冥想做好准备。相交的左脉和右脉，就像DNA的双螺旋体那样缠绕着脉轮，据说会在第六脉轮相遇，瓦解二元对立，进入唯一不二的意识。在这里你开始体验身/心、观察者/被观察者、个人/宇宙，合而为一，这才是瑜伽的真义。

为什么我需要做到静定才能看得清晰？

想象在夏天的假期你去造访荒野，在山区的湖边露营。如果你早晨起得早，坐在湖边，你会看见湖面非常静定，无比清晰地反映了后方的山丘，就像一面镜子。随着白日的推移，风和船扰乱了湖面，波动的湖水不再给你清晰的山影。你看到碎碎片片，然而没有全貌。

你的私人生活是你意识的倒影。为了清晰看到那个倒影，你必须变成像清晨的湖那般静定。当你的心湖（心智）不再有一丝涟漪或波动，就会带来清晰。清晰说到底就是看见真实的自己。

帕坦伽利在《瑜伽经》的第一节中陈述了瑜伽的本质："现在开始教导瑜伽。瑜伽是停止心的波动。于是觉知者遵循自己的本性。"

这段开启了瑜伽最著名著作的重要经文蕴含了许多道理。首先，我们只能在"现在"看见。瑜伽发生于当下，不是概念，而是深刻的体验。其次，瑜伽是戒律，是需要师徒相传的教导。第三，瑜伽的目标是培养一种意识状态，心不再乱跑、骚动或起伏，而是安静、清明、当下，而且如如不动。达到这个目标时，我们的真实本性——身为觉知者，就会揭露。

第六脉轮的梵文是"ajna"，具有双重意义，既是觉知，也是指挥。既然这个脉轮是关于"看见"，"觉知"的概念显而易见。通过眼睛我们看见这个世界，而通过意识我们觉知其中的意义。然而除此之外，得要我们真正"看见"，我们才能了悟，意思是我们用真实的眼睛去看，觉知到一切造物之中潜藏的真理，以及闪耀的光亮。直觉、洞见、记忆和梦想都跟意识觉知某件事的过程相关。觉知的层面多少是被动的。我们觉知到洞见、印象或梦想，往往是不费力的。

"ajna"翻译为"指挥中心"则是第六脉轮的主动原则。湿婆从他的第三眼放出闪电，摧毁无明。我们在脑海里形成图像掌握我们的实相。这些图像是意识从第七脉轮移动到第六脉轮向下显化的旅程中，遭遇的第一印象。难怪观想过程是创造出你渴望目标的重要一环！

位置、位置、位置

人们正确地把第六脉轮想成是第三眼的中心，不过往往错置了它的位置。第六脉轮常常被称为眉心轮，因为它在身体上的高度恰好与

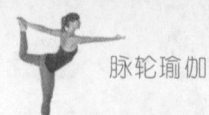

额头的中心点重合。不过，脉轮的中心与核心的垂直中轴相交，意味着它真正的位置比较接近头部中央，在眉毛后面几英寸的地方。大脑有个部位称为"梵天的洞穴"（透明中隔腔），你可以在它的底部找到松果体，这是个对光敏感的器官，具有神秘的重要意义。

发现了松果体之后，哲学家指称它是神秘经验发生的位置。在17世纪，笛卡尔称呼松果体是"灵魂的所在"。松果体会制造褪黑激素，这是神经传导物质血清素的衍生物，在睡觉时产生。这个小小的腺体，大约豆子那么大，人们怀疑是做梦、临终显像，以及DMT（dimethyltryptamine，二甲基色胺）触发迷幻经验的关键元素。DMT的结构类似天然的神经传导物质，会让人产生内在显像。有趣的是，孩童制造的褪黑激素比成人多得多，青春期褪黑激素的产量就开始下滑，老年时则稳定减少。这或许解释了为什么我们会忘记这些天然的灵明状态。不像哺乳类大脑的大多数部位，松果体并没有受到"血—脑屏障"

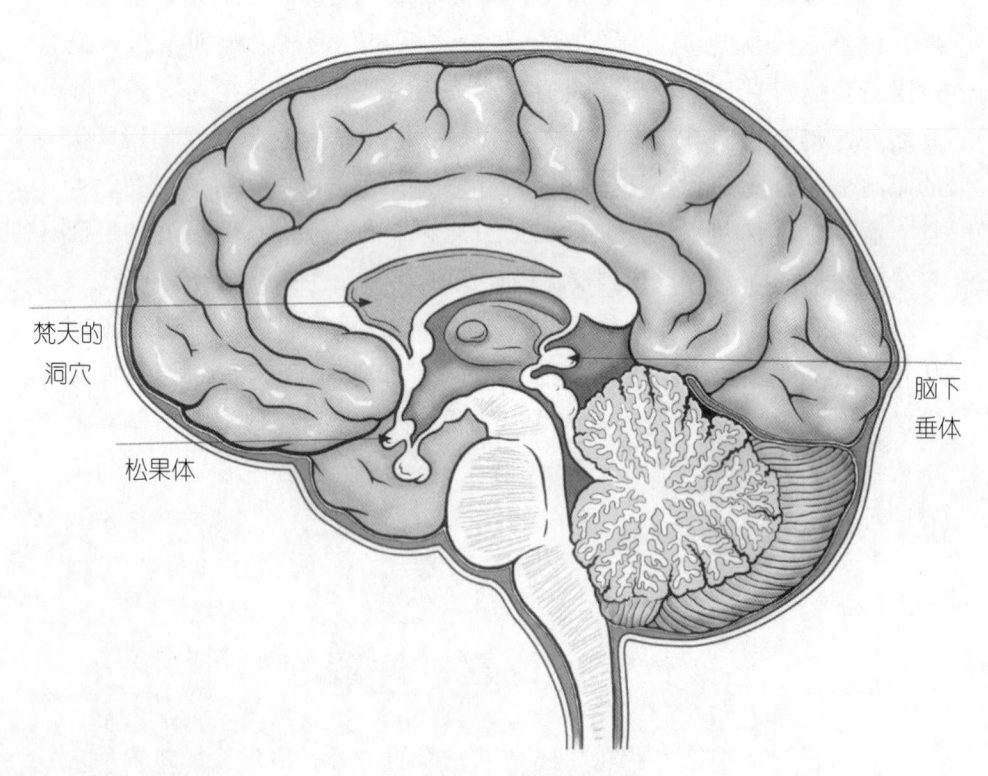

▲ 松果体和脑下垂体的相对位置

的隔绝，而是血液丰富的器官，仅次于肾脏。第六脉轮连接的是不二意识，保持这样的连接，松果体是大脑内唯一不成对的器官。

我看过许多关于脉轮的著作，把第六脉轮等同于脑下垂体，而松果体是第七脉轮，因为在大脑内部的具体位置上，松果体稍微高一点。然而我强烈反对这样的连接。脑下垂体是主宰的腺体，协调其他腺体，就像第七脉轮是我们的"主宰"脉轮，而松果体是感光的，可能涉及内在显像的产生，清清楚楚指向第六脉轮。事实上，松果体是从胚胎时期的第三眼演化而成。我们还不知道的是，聚焦于第六脉轮的区域是否能影响松果体，以及如果有影响，又是如何影响。我们确切知道的是，意识的高层状态往往会带来神秘显像的经验，这是指向发展良好的第六脉轮。

练习聚焦视点

梵文的"drishti"意思是凝视。你所凝视的聚焦了你的注意力，而你的注意力聚焦之处则成为你的经验。保持你的凝视稳定能够帮助你保持姿势的稳定，例如，在锻炼平衡的站立体式中，注视一个焦点。

然而你的凝视，或者聚焦视点，具有更多意义。你的凝视也是你的观点，是你所追求的、抓住或虏获你注意力的事物。如果你聚焦的是自己、自己的练习或是周围的人有什么不对的地方，那会扭曲你的经验。如果你聚焦于欣赏美好，你的内在经验会转换。瑜伽更深入的层次是学习掌控你的观点。

观看的积极意义是掌控，聚焦于美好让你开始往这个方向掌控你的实相。这不是说你陷入正面思考到达否认的程度。一件事出错而且需要处理时，肯定有某个时刻和地方让你去承认。不过这种负面的观看有可能成为无意识的习惯。需要努力和意志去改变这种习惯，转而寻求和承认美好。

研究大脑时科学家发现，"一起激发的神经元串连在一起"[1]。

---

[1] 有时称为「赫布理论」，这个观念最先由唐纳德·赫布（Donald Hebb）在他的著作《行为的组织》（The Organization of Behavior, New York: Wiley and Sons, 1949）中提出。

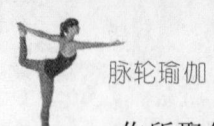

你所聚焦及惯性连接的事物，确确实实会形塑你大脑的神经结构，创造出你的思考习惯。反过来又塑造了你的经验和人生态度。

当代神经科学告诉我们，大脑会自然聚焦于出错的地方，这是古老的生存机制。我们的祖先需要注意环境中任何可能造成威胁的动静，如此他们才能够响应威胁。瑞克·韩森（Rick Hanson）称呼这种现象是"取决于经验的神经可塑性"[1]。他表示，遇到坏经验，大脑就像是魔鬼沾，坏经验很容易黏着；遇到好经验，大脑则成了铁弗龙不沾锅，好经验迅速滑失。需要刻意努力才能让你的神经网络浸淫在正面经验里；需要刻意的努力才能持续重新导向你的注意力，重塑你大脑的习惯。

瑜伽正是要将你的注意力导向比较深刻的世界，导向日常生活中充满光和意义的世界。瑜伽教导你用不同的眼光来观看，转换你的观点，因此改变你的经验。这种新的观看方式，也就是你内在的视点，照亮了前行的道路。

> 训练自己敬畏精微，
> 你会活在美与从容的世界里。
>
> ——罗德尼·伊（Rodney Yee）

第六脉轮的精微能量

回归中线的呼吸

这套呼吸练习通过聚焦观想脉轮，培养你内在的观看能力。目的是安定气脉的波动，带你深入你的中线。结果是比较聚焦的意识，让身体定静下来，为冥想做准备。

---

[1] Rick Hanson, *Hardwiring Happiness: The New Brain Science of Contentment, Calm, and Confidence*（New York: Harmony Books, 2013），10 页；瑞克·汉森，《大脑快乐工程：发现内在的宝石，像佛陀一样知足》（天下文化）。

不过有一些前言要说，好让读者了解这项练习是如何产生效用的。了解是不可或缺的，这项练习才能成功。

在导言的篇章，我讨论了脉轮如何因为形成惯性的防御、行为和身体盔甲而变得过度或不足。从身体中线的角度来说，过度的脉轮倾向于把能量带到中线的前方。过度的能量向前冲，冲在其他能量体前面。如果你看一个人的侧身，你可以看到一个人的身形是环绕着这股过度的能量形成的，造成脊柱错位。有时候骨盆被推向前，其他时候圆滚滚的肚子突出在胸部之前。有些人则是头向前倾使得脖子错位。

相反的，不足的脉轮倾向于把脉轮中心带到中线后方一点。好像这些脉轮在能量方面裹足不前，对自己不确定，没有足够能量完全向前，或者甚至是不在"在线"。你常常在心轮看见这样的状况，胸部塌陷加上驼背。

脉轮中心也有可能位于它们想要的位置稍微左边或右边一点。这可以诠释为男性（右边）与女性（左边）特质的不平衡，尽管这样的诠释永远不能斩钉截铁，必须与个人经验核对。

回归中线的呼吸是平衡脉轮的冥想，你想象自己的呼吸是条粗线，通过特定脉轮的中心来回移动。我的学生深情地称呼这是"脉轮剔牙"，因为类似你用牙线剔牙的方式，当你到达上层脉轮时，那是"心智剔牙"！

要了解这项练习如何运作，想象一颗充满气的气球。如果你没有打结就放掉气球，气球会飞出去，行进的方向跟气冲出来的方向相反。另一种模拟是喷射机前进的方式，在自己身后推送出一股气流（能量）。

同样的，你可以用呼吸的方向把脉轮精微的向前推或向后推，因此你体验到的脉轮中心会比较深入中线。

吸气时，有个倾向会朝你吸气的方向使劲移动。举个例子，如果你想象朝心轮正面呼吸，就会有些微倾向朝正面打开你的胸部。

呼气时，有个倾向会使劲离开气行进的方向，就像气球。如果你想象从心轮的正面把气呼出来，就会让心轮朝背面微微移动。

如果你感觉你的脉轮已经位于中线了？太棒了！那么只要想象吸气频率轮像个球体全方位扩张；呼气时拥抱核心，照亮核心。

因为顶轮和海底轮界定了你的中线，你不会通过它们向前和向后

脉轮瑜伽

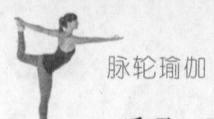

呼吸,而是向上和向下。针对第一脉轮,吸气时从大地把气吸上来,然后把气向下呼回给大地。至于第七脉轮,把天上的能量吸下来进入你的顶轮,然后向上呼回去,想象气喷涌出来如同喷泉。

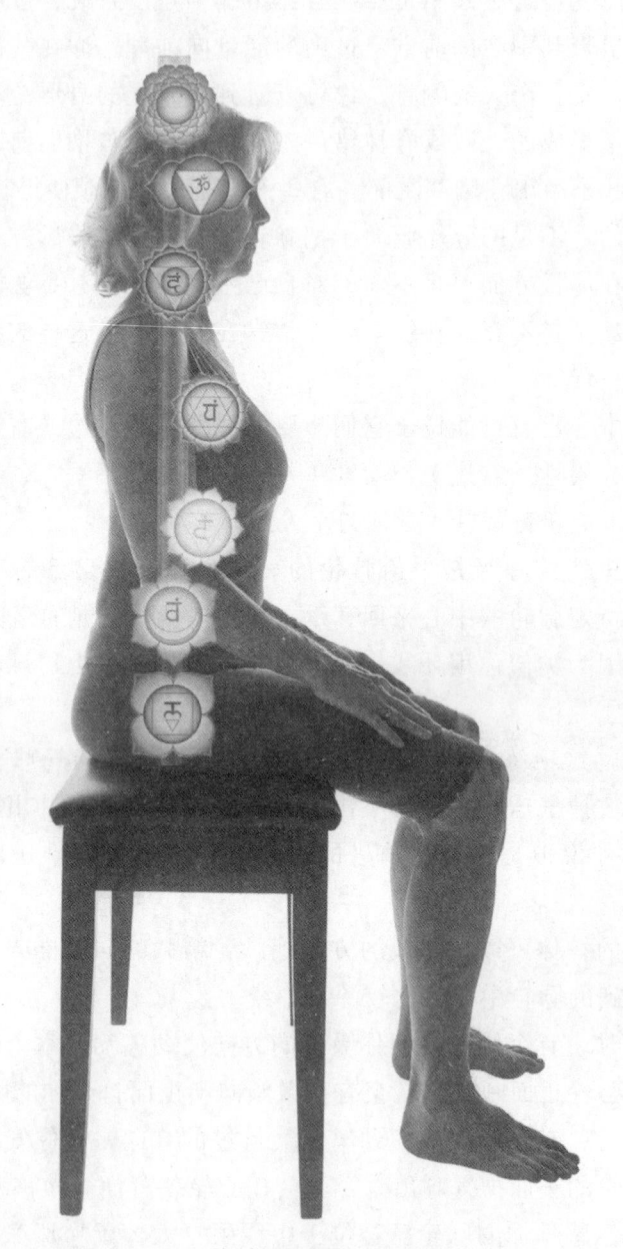

脉轮顺位呼吸 ▲
图中第一、第二、第五和第七脉轮顺位,
而第三、第四和第六脉轮在中线前方一点的位置,会视为过度。

这张图里面的女士，第一、第二、第五和第七脉轮正好位于中线，而第三、第四和第六脉轮在前方一点的位置。要让她的脉轮居中，举个例子，她必须吸气进入第三脉轮后方，从前方呼气，朝中线精微地移动脉轮。如果脉轮是在中线后方，她就得吸气进入前方，然后从脉轮后方吐气，让脉轮朝中央移动。

现在你准备好了。以静坐的姿势开始，原则仍然是向下扎根，头顶向上，核心线尽量拉直但是不要僵硬。理想上这样应该会让你所有的脉轮顺位，仿佛成串的珠子。不过，因为阻塞和习惯，这项简单的技巧对我们大多数人是不够的。因此当你双向伸展你的脊柱时，注意你哪个脉轮似乎没有与中央的核心对齐，一次聚焦一个脉轮。如果你分辨不出来，尽力去猜测，或者干脆想象脉轮在扩张和收缩。

从底部的脉轮开始；海底轮确立了你的根基。吸气，把大地的能量吸引上来进入你的第一脉轮，维持片刻，然后呼气，把能量向下送到你的根部。重复三四次，或者直到你感觉与自己的根部连接。

然后移到第二脉轮，从内在评估，是否感觉到你的第二脉轮位于中线的前方或后方。你想要脉轮移动到哪一边，就朝那里吸气，然后从相反的一边呼气出来，想象气流按照你的意愿轻柔地推着脉轮向前或向后。在这里完整地呼吸3～4次。

接着前进到第三脉轮，评估它在你体内的位置。呼吸3～4次，吸气进入脉轮的前方或后方，然后从相反的一边呼气出来，用呼吸轻柔地把脉轮前推或后推（向左或向右推）。

继续，一个脉轮接一个脉轮，依循同样的步骤，针对每个脉轮缓慢且完整地呼吸3～4次。

在第七脉轮，吸气进入你的头顶，从上空把能量吸引下来，从头顶呼气出去，气就像喷泉那样向外、向上喷涌出来。

等你完成时，回到正常的呼吸，重新评估你感觉自己核心顺位的程度。

捕捉光亮

光是必要的"维生素"，跟食物、水或爱同样重要。当我们封闭

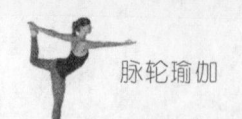

在室内，大部分时间都在墙后面活动，结果就是光被剥夺了。这项简单的练习在任何地方都可以进行，而且只需几分钟。这是从自然环境中啜饮光的过程，把光带入内在殿堂，很像是从颜料管中挤出颜色，放在你的调色盘上。这项练习邀请你停下来，欣赏你看见的美丽。我已经进行这项练习多年，结果是冥想时往往内在是一片白晃晃的亮光，而且在经过引导的观想和梦境中，会出现比较有力的图像。

1. 当你看见明亮、色彩丰富或美丽的事物时，例如，太阳光透过叶片空隙洒落下来、一朵鲜红的玫瑰或者只是一片美景，不论是自然还是人工的，停下来，充分地吸收这份美。

2. 张大你的眼睛，啜饮眼前的光和色彩，仿佛你可以把光吸进你的身体里面。

3. 等你充分接收了光，闭上眼睛，想象你把眼前的图像储存进你的第六脉轮。在心里重建这幅图像，直到你可以清晰看见。你可以张开、闭上你的眼睛，重复这个程序，直到你感觉自己能够在闭上眼睛时清楚看见图像。

4. 你也可以在黑暗房间点根蜡烛静坐冥想，进行这项练习。凝视烛光，啜饮那光亮，然后闭上眼睛，把图像带入你的内在殿堂。

5. 不要直接注视太阳，否则你会伤害自己的眼睛。如果你站在直射的阳光下，你可以闭上眼睛注视太阳，实际上依旧会感觉到光线通过你的眼帘穿透进来。

第六脉轮的练习与体式

瑜伽眼睛练习

在生理的层面上，要看得清晰取决于眼睛的肌肉。随着年龄增长，我们的肌肉会越来越虚弱，就会影响眼睛的水晶体，以及水晶体聚焦的能力。坐在电脑前或是看电视，眼睛会长时间聚焦在固定距离，这就会训练眼睛变得懒惰。生活在自然界（我们就是从自然界演化出来的），一整天下来人们会自然地或远或近聚焦。下面的练习运动眼睛的肌肉，据说能改善视力。

1. 以舒服的姿势坐直。尽量让头部和颈部放松。在你的正前方找个固定的凝视点。淡然地看着这个凝视点，心里放空，注意细节。这个点会是你的核心焦点。

2. 轻柔地上上下下动你的眼睛10次。动作应该非常缓慢、平顺和沉着，不要动到头部或颈部。动眼睛时持续通过眼睛观看，不过要让你看到的内容一闪而逝，就像开车时掠过的风景，不要固着。保持你的视线稳定。

3. 接下来，非常缓慢地左右两边来回动你的眼睛，视线要水平。重复10次。如上述，让你的凝视平稳而淡然，用放空的心来观察。随着一次一次地练习，你要能够让眼睛两个方向都移动得更远，也更轻松。

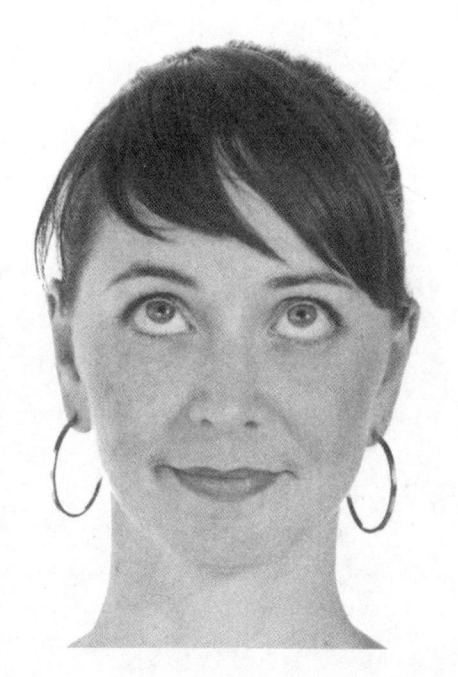

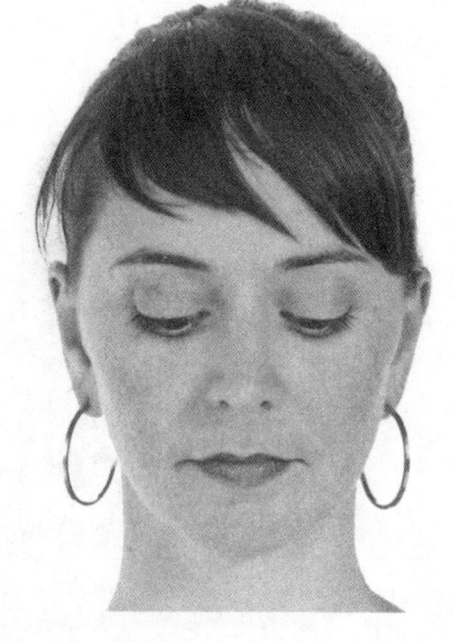

瑜伽眼睛练习 ▲

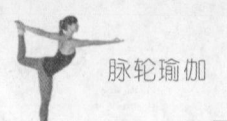

4. 下一步，把你的视线从右上方带到左下方5次，接着左上方到右下方5次。

5. 最后，想象有个大圈圈环绕着你的视线范围。轻柔且缓慢地移动你的眼睛绕一整圈5次，头不动。休息几秒，然后反方向绕圈5次。动作要缓慢而且不费力。

6. 快速摩擦你的手掌，让手掌发热，然后轻轻地把你温热的手掌覆盖在眼睛上，让热度渗透进去。感觉热度的滋养，让眼睛沉浸在黑暗中。

功效

- 改善视力。
- 培养专注力。
- 定心。
- 改善焦点。

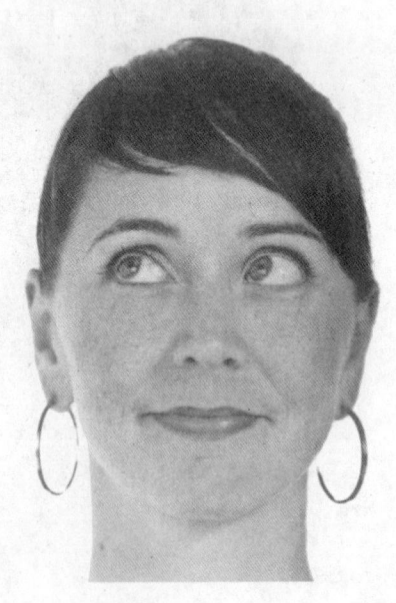

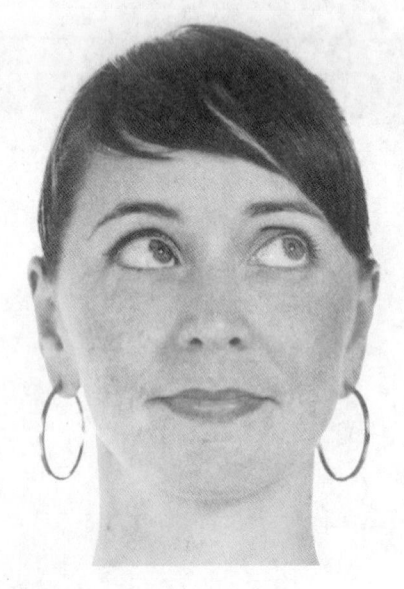

瑜伽眼睛练习 ▲

在山式中画线

这个从山式中开始的缓慢动作，召唤你的视线向上，邀请你变得静止、镇定和聚焦。

1. 以山式站好。手臂高举过头，双手合拢，后三指交叉、前两指朝上，成尖塔状。

2. 眼睛闭上，想象指尖之间有道激光，从天上流经你，通过指尖向下进入你的头顶，继续向下通过你所有脉轮的核心，进入你双脚之间的地面，一路到达地球的中心。看见这道激光呈白色或金色，完全照亮你的核心。

3. 现在睁开眼睛，向上凝视。把你的视点引导到上举的指尖。抬高并且伸长你的脊柱，同时向下扎根接地。

4. 吸气，接着后仰，想象你可以延伸你的激光，向后画一条线越过天花板，而且如果你的柔韧性允许的话，向下到后方的墙上。

5. 当你到达柔韧性的极限，呼气，然后吸气，慢慢把这条线拉回来，沿着墙壁向上，越过天花板再度回到你的头正上方，过程中保持你的视点始终固定在你的指尖上。

6. 前屈时继续吐气，手指伸展，仍然训练你的视点固定在指尖。现在，进行"站立前屈式"时，向前画一条线越过天花板，向下到你前方的墙壁，接着越过地板，直到双脚之间的那个点，也就是第一脉轮正方形的中心（参见52页）。

7. 闭上眼睛，观想你的光束通过你的核心向下弯，吸气时再度上扬。缓慢画一道光越过地板，爬上墙，越过天花板，再度到达头顶正上方的那个点。

8. 等到再度站直，重新想象激光从上到下流过你的核心。

指导原则

- 让你的动作缓慢而平稳，遵循一条均匀而笔直的线。或许你会选

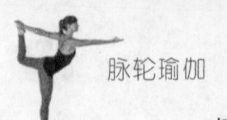

择使用一把小手电筒来练习，注视着光点沿着墙和天花板移动，努力让这条线尽可能平顺。你会发现这并不是很容易的事！

- 保持你的视点聚焦在指尖，或者如果使用了小手电筒，聚焦在墙上或天花板上的光点。
- 继续想象在你的核心发亮的光。
- 通过持续反复练习这个体式，加长这条线的长度。

功效
- 增进脊柱的柔韧性。
- 打开胸部，增加肺活量。
- 提升专注力，同时定心。
- 静心冥想的良好准备。

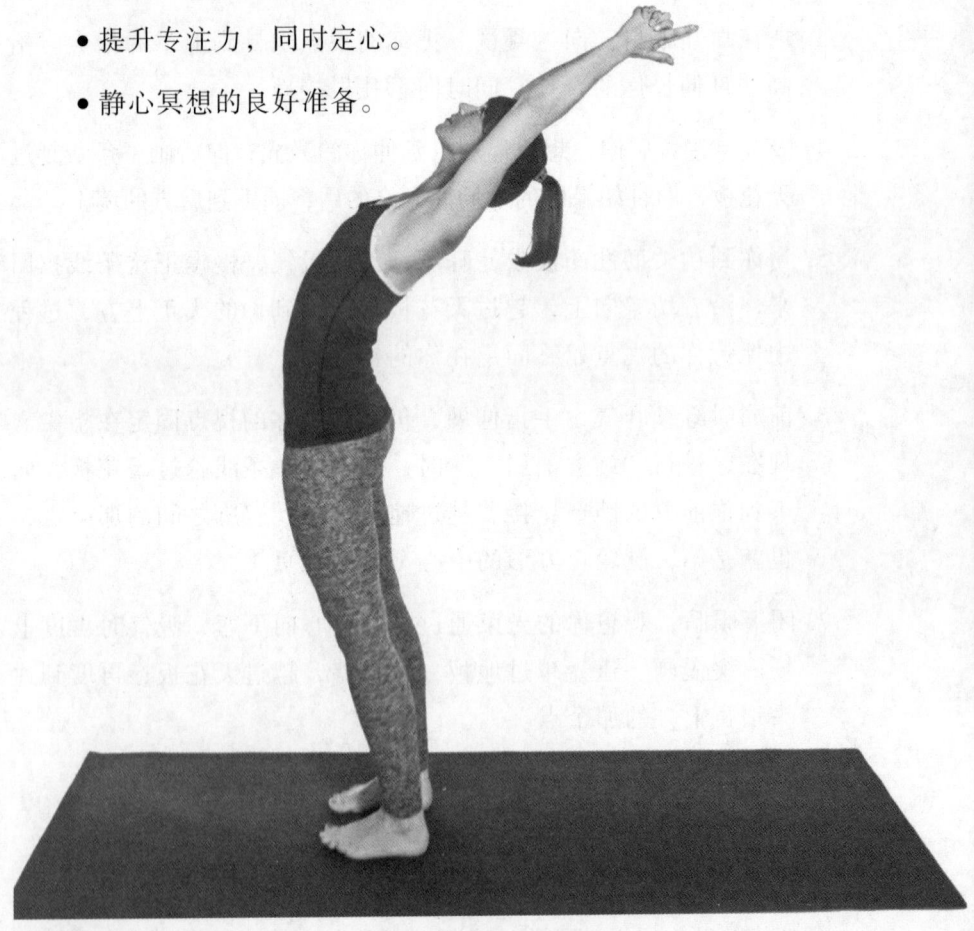

在山式中画线 ▲

避免或审慎运用

- 背部有伤。

- 偏头痛。

Virabhadrasana Ⅲ 战士Ⅲ式

踏入战士Ⅲ式时，继续专注在这个发光的核心，照见从指尖到脚趾的那条线。这个体式首先出现在"第三脉轮"。

1. 从山式开始。右脚后退一步，位于左脚后方大约两英尺（约60厘米）。

2. 把你的重心放到左腿上，稳定你的核心。双手放在髋部，确保你的髋部正对瑜伽垫前端。

3. 整个躯干向前倾成水平，同时通过你的后腿延伸出去，右腿抬高与地面平行。

4. 扎根在你站立的腿上，找到你稳定的力量，双手放在髋部。试着让髋部前侧与地面保持平行。

5. 稳定之后，双手向前伸展，手掌相对。

6. 视点固定在双手之间，或者如果这样有困难，一开始视点落在前方几英尺的地面上。

7. 只要你感觉稳定，尽量维持姿势久一点，不过一般而言，这个体式维持的时间比较短。要离开这个体式时，吸气，在你要把身体摆正时双手高举过头，双脚合拢成山式，手臂放在身体两侧。

8. 换另一侧重复动作。

指导原则

- 缓慢移动，每个阶段都要寻求稳定和平衡。如果一个不稳脚落地，你总是可以再度恢复姿势。不过如果你缓慢地移动，过程中会比较容易保持平衡。

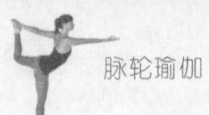

- 手掌互相紧压，向前伸展时朝背后紧实你的肩胛骨。
- 腹部紧实，缩向你的肋骨。
- 试着让髋骨的前面齐平。理想上，你能够在你的背上放一枝铅笔。
- 从后腿脚趾开始伸展，一直伸展到举在前面的指尖，这是一条赋予能量的直线。

功效
- 强化核心。
- 培养平衡。
- 提升专注力。
- 聚焦注意力或是视点。

避免或审慎运用
- 平衡有问题。

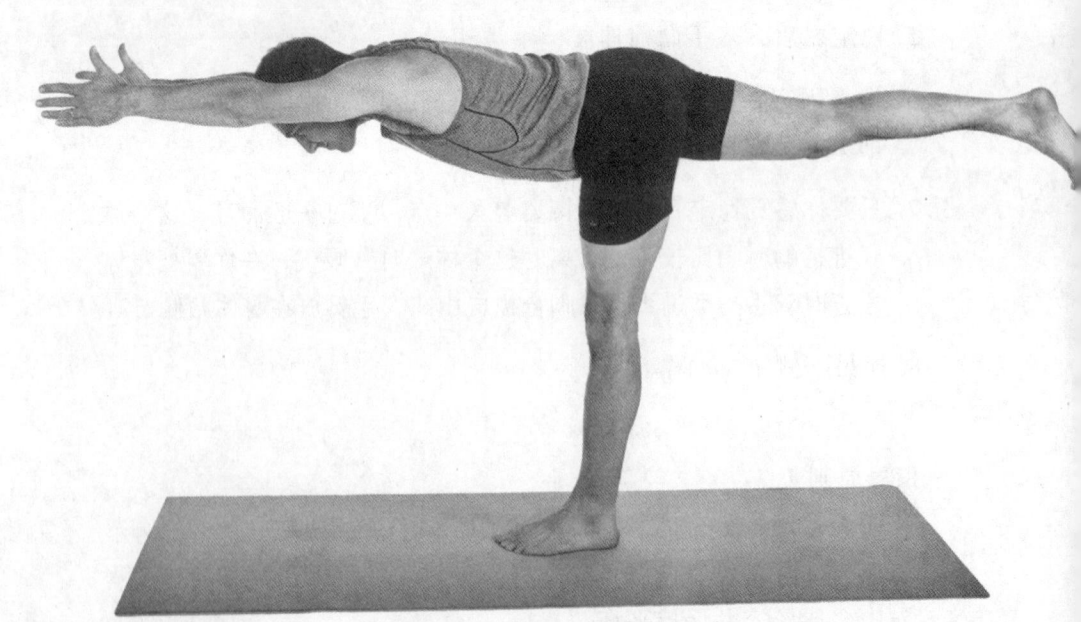

Virabhadrasana Ⅲ ▲ 战士Ⅲ式

Parsvottanasana 加强侧伸展式

保持你的视点聚焦在你的指尖，才能更深刻地连接你的核心，如同"在山式中画线"那样，在你前屈、额头带向双膝时，持续用指尖画一条笔直、平稳的线。

1. 从山式开始。想象一条光柱流过你的核心。

2. 右脚后退大约三英尺（90厘米），右脚趾朝向瑜伽垫右前方的角落。吸气。

3. 呼气，同时躯干正对瑜伽垫前端。后方大腿微微内转，前方大腿则微微外转。

4. 双腿拉向核心，仿佛你在大腿之间夹了一块瑜伽砖。

5. 吸气，手臂高举过头，双手合拢，后三指交叉成尖塔状。紧实你的背部，向内和向下抱住你的肩胛骨。

6. 保持脊柱的长度，视线聚焦在你的指尖，呼气时向前屈，躯干在你的前腿上方，额头朝向膝关节。缓慢而平稳地移动，视点始终固定在你的指尖。

7. 要离开这个体式，吸气，同时通过后脚脚后跟用力下压，直起身来站好。视线聚焦在你的指尖，缓慢而平稳地移动。

8. 右脚收回来恢复成山式。换另一侧重复动作。

指导原则

- 你可能需要两手分开，放在前脚的两侧或是瑜伽砖上，这样比较容易平衡，之后通过练习培养你的平衡，逐渐让双手靠近。

- 指尖合拢时，抱向你的核心可以帮助你保持平衡。

- 肌肉抱向骨头同时上抬膝头，以此紧实你的大腿。伸长双腿，骨盆抬高突出于大腿之外，大腿骨往后压向大腿后侧肌肉。

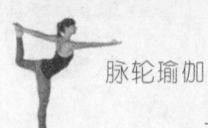

- 下腹部转到前腿之上。
- 前方的髋部微微向后，后方的髋部微微向前，保持髋部正对瑜伽垫前端。
- 双脚用力互相拉近。

功效
- 改善平衡。
- 培养专注和聚焦于第六脉轮。
- 定心和静心。
- 延展大腿后侧肌肉，强化双腿。
- 打开髋部。

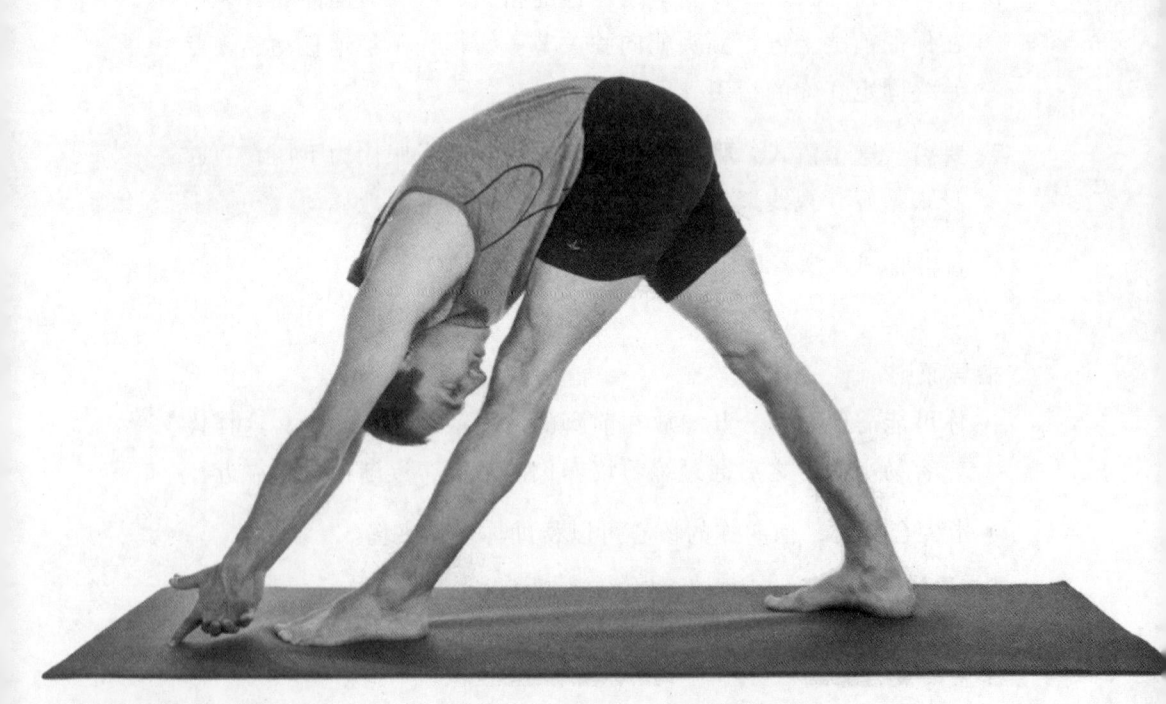

Parsvottanasana ▲ 加强侧伸展式

- 锻炼腹部肌肉。

- 伸长脊柱。

避免或审慎运用

- 血压不正常。

- 怀孕。

Garudasana 鹰式

半鹰半人的迦楼罗（Garuda）是毗湿奴的坐骑。吠陀传说中表彰迦楼罗是勇气的化身，他偷走了永生的甘露。飞行时，据说迦楼罗的翅膀会唱诵吠陀经。迦楼罗与蛇联结在一起，经常受到蛇的缠绕，很像下述的体式宛如蛇一样缠绕你。鹰式着重抱向核心，像湿毛巾那样把一切拧转出来。保持你的视线聚焦，固定在眼前的一点。

1. 从山式开始。向下扎根，同时上抬你的头顶，确认中心线。看见你的核心是一条光柱。

2. 通过第三眼，视线凝聚在眼前几英尺的焦点上。

3. 吸气时双手高举过头，接着呼气，双手放下来，右肘环绕在左肘下面。

4. 前臂并拢，如此你的手掌可以尽量相对，如果做不到，你可以利用一条带子来练习。

5. 如果做得到，把右手大拇指放在第三眼的表面，双手笔直朝上，因此你的右眼和左眼可以从手的两侧向前看。手臂互相挤压。

6. 弯曲两膝，好像要进入幻椅式。

7. 抬起右腿，绕过左大腿上方，用左腿保持平衡，两膝都弯曲。

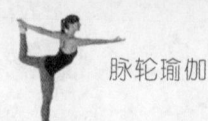

8. 如果做得到，右脚的脚趾绕过左小腿。

9. 维持姿势，直到你的平衡变得稳固，呼吸也平稳。

10. 要离开这个姿势，先解开你的双腿，再解开你的手臂。两臂高举过头，然后放下来位于身体两侧，或是换另一侧再度缠绕，左肘在右肘之下。

11. 换另一侧重复动作，左腿在上缠绕右腿。

指导原则

- 站立脚的四个角都要扎根在地里面。

- 身体很容易就会往前倾。因此两肩要拉高，并且向后拉，一直抬高到你的顶轮。在双腿和双手缠绕之后，从顶轮到海底轮重新建立你的核心。

- 双手和双腿缠绕得更紧一点，抱向你的核心。想象你在拧干毛巾。如此可以将毒素排出体外。

- 要深化这个体式，膝关节多弯曲一点。

- 两肘抬高和放低，以此锻炼肩部。

- 如果双手抓不到彼此，用条带子辅助。

- 如果平衡困难，拿块瑜伽砖放在抬起的脚下来完成这个体式。

- 用呼吸拓宽上背部。

功效

- 排毒。

- 培养聚焦于第三眼。

- 培养平衡和专注。

- 强化腿部。

- 改善循环。

- 促进消化。
- 培养意志力。
- 让自己越来越明晰。

避免或审慎运用
- 肩部有伤。
- 膝关节有伤。
- 低血压。

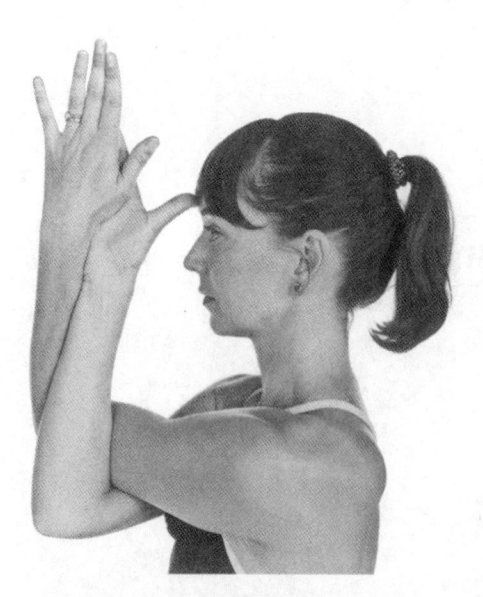

Garudasana ▲ 鹰式
两臂和手放在第六脉轮前方

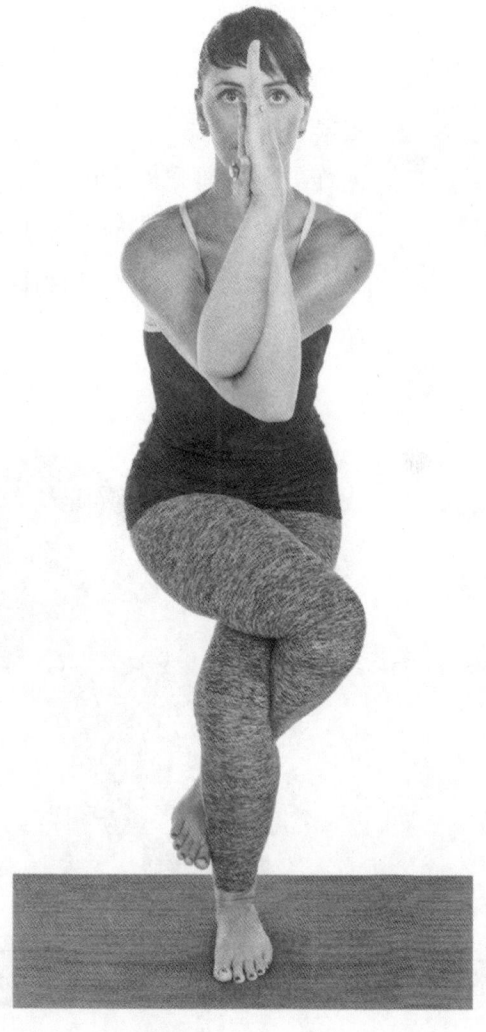

Garudasana ▲ 鹰式

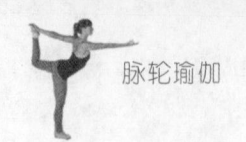

Makarasana II 海豚式

1. 从台式开始，弯曲手臂让前臂贴地，保持两肘与两肩同宽。
2. 手掌并拢手指相交，握紧。
3. 向下蜷缩脚趾，向上抬高你的膝关节和髋部，成为修改过的下犬式。
4. 要离开这个体式，弯曲膝关节回到台式，或是双手上推成下犬式。

指导原则

- 你可以弯曲膝关节让这个体式容易一点，经过练习逐渐让双腿伸直，并且把脚后跟放下来。
- 初学者或许想要用卷起来的瑜伽垫或毯子垫高双肘。

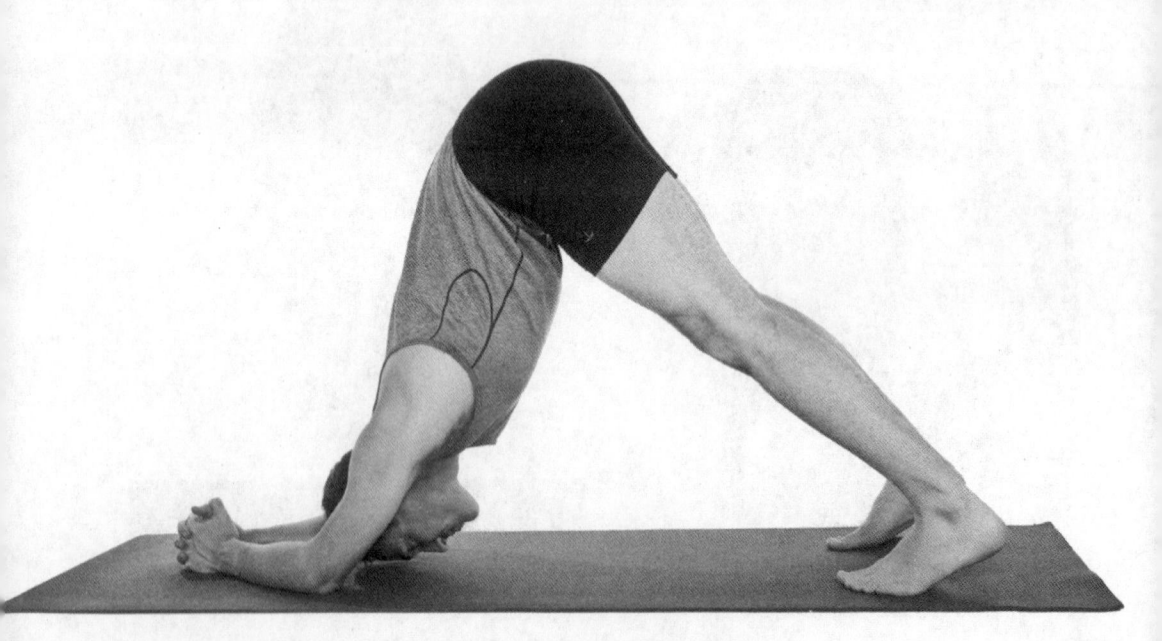

Makarasana II ▲ 海豚式

- 前臂用力下压地板。

- 双腿的核心向上带入髋部。

- 坐骨上抬，朝向天花板。

- 拓宽你的肩胛骨，让肩胛骨指向尾骨。

- 抬高你的心轮和肩胛骨，远离地面。

- 要深化这个体式，双脚向前迈步，使心脏向大腿移动。

功效
- 强化手臂和两肩。

- 倒立体式的良好准备。

- 刺激大脑。

- 聚焦专注力。

避免或审慎运用
- 肩部有伤。

- 青光眼。

- 高血压。

- 头部有伤。

Adho Mukha Vrksasana 手倒立

我们谈论过倒立如何让整个脉轮系统上下颠倒，并且迫使注意力集中于核心。这里，视点聚焦在双手之间可以帮助你稳定这个体式。

注：参见第四脉轮（265页），手倒立的准备。

在你培养手臂和肩部需要的力量时，借由双脚上踢顶着墙或是朋友的手，可以支撑你的平衡。

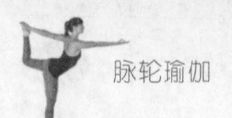

1. 从台式开始。紧实你的手臂，柔软肩胛骨之间的部位，打开你的心。双手放在离墙边8~12英寸（20~30厘米）的地方，与肩同宽。上臂微微向外转，力量下推到大拇指和食指之间的虎口。稍微收缩小腹，启动你的核心。

2. 髋部上推成下犬式，但是与你正常的狗式相比，脚向前移动一点。如果可能，脚向前移动，直到两肩在手腕之上。

3. 紧实两肩，朝髋部上抬你的肩胛骨，启动你的手和手指，深呼吸。

4. 弯曲左膝，让左膝比较靠近墙，然后以笔直的右腿踢上墙。保持手臂坚实和笔直。

5. 在完全踢上墙之前，练习几次小幅度的踢腿，看看你是否舒服。

6. 确保肩部在手的上方，这样使你的重量是由你的手臂垂直支撑。

7. 一旦你能够让双脚都顶着墙，抱向你的核心，双脚和双腿并拢，力量上推直到脚的前掌，伸长整个身体。脚趾不要笔直朝上也不要勾起，而是位于两者之间的位置。

8. 维持姿势，进行几次呼吸，然后右腿放下来，接着左腿放下来。

9. 以下犬式调息，或者以婴儿式休息。

指导原则

- 你也可以水平举起一条腿，保持它的坚实，由一名助手抓住那条腿帮忙稳固，而你抬起另一条腿。

- 力量上推到你的骨盆。小心不要让身体像香蕉那样弯曲，要保持髋部在肩部之上。向着核心收缩尾骨和小腹，有助于修正身体像香蕉那样弯曲。

- 保持手臂笔直，沿着墙向上伸展你的脚后跟。

- 注视你的指尖会让肩部比较稳定,而视线朝向房间中央会让颈部比较自由(也是比较进阶的姿势)。

- 练习轮流用左右腿踢上墙,这样不会养成习惯偏爱使用一边的腿。踢上墙时保持在上方的腿笔直,也要避免扭曲骨盆。

功效

- 赋予全身能量。
- 刺激上层脉轮。
- 排空淋巴液和血液,然后再补充。
- 强化手臂和肩部。
- 着重核心。

避免或审慎运用

- 肩部或颈部有伤。
- 高血压。
- 头痛。
- 经期。
- 怀孕。
- 青光眼。
- 心脏有问题。

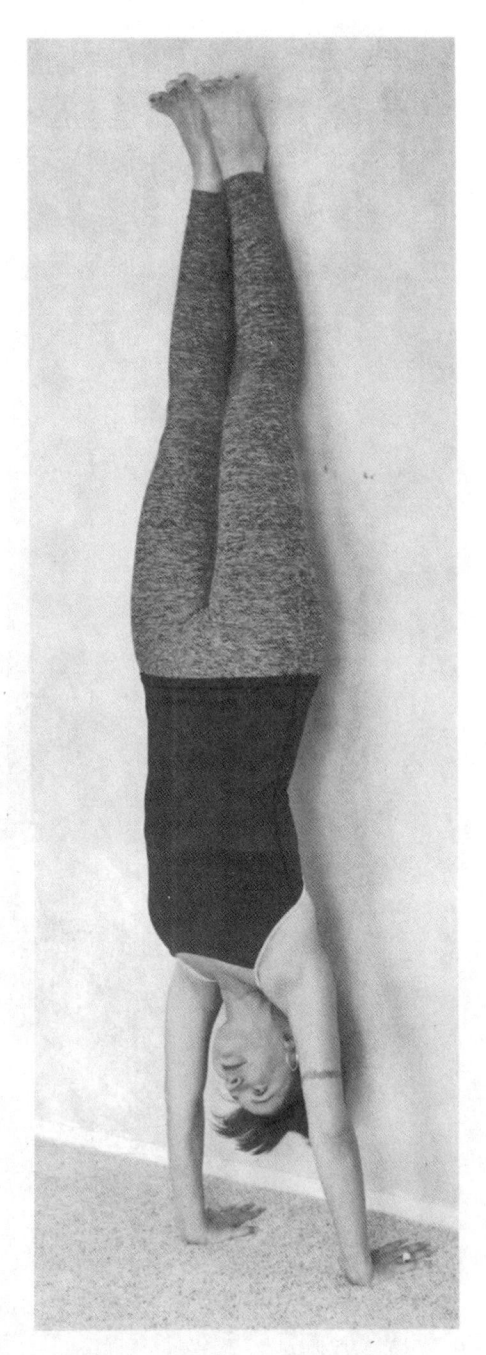

Adho Mukha Vrksasana ▲ 手倒立

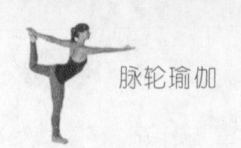

Pincha Mayurasana 孔雀起舞式

练习海豚式能强化肩膀，为比较进阶的孔雀起舞式做准备。针对打开肩部和扩张胸廓，这是个绝佳的体式，而且实际上比手倒立更容易平衡。从靠着墙开始，直到你能够单凭自己的力量舒服地维持这个姿势20秒或更久。

1. 从台式开始，面对墙，可以选择瑜伽垫的前半部折叠起来，成为双肘的靠垫。

2. 前臂贴地互相平行，与肩同宽。你可以选择在双手之间放块瑜伽砖，或是用条带子圈住你的手臂（带子的位置就在双肘上方），以保持双手和双肘的距离适中。

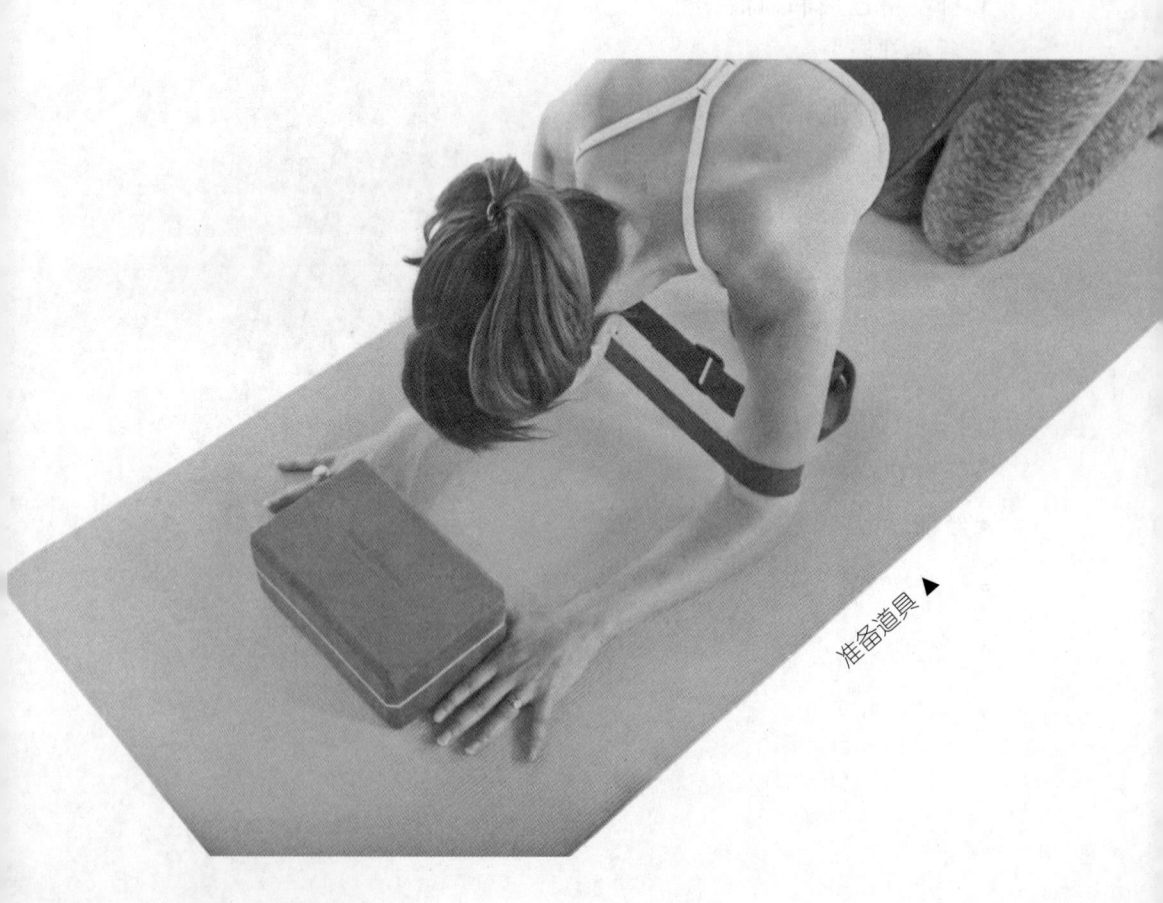

准备道具 ▶

3. 由此开始，慢慢让你的双脚走近双手，直到你做出修改过的海豚式。保持肩部紧实，上臂顶端抱向腋窝。双脚向前迈步，直到两肩、两肘上方。

4. 在这里做几次呼吸，找到你的核心，保持平稳。如果这个时候肩部有任何疼痛，不要再往下进行。

5. 如果你觉得准备好了，抬起一条腿离开地面，膝关节伸直，然后弯曲另一条腿，练习踢腿几次，测试你的力气。保持上方的腿笔直，腿上踢时避免身体扭转。

6. 如果准备好了，好像要进入手倒立式般脚上踢，髋部上抬在肩部上方，脚后跟顶着墙。

7. 一旦做到这一步，上臂拉向核心，力道下推进入双肘。抬起你的头，朝向墙角或是高一点的位置。双脚和双腿并拢，脚后跟朝天花板上推。脚伸直，脚趾勾起，同时脚趾张开。

8. 维持这个姿势直到你感觉稳定。只要你能舒服地维持那样的稳定，就安定在这个姿势里。你不妨尝试和练习双脚稍微离开墙，看看你是否能够靠自己平衡。

9. 要离开这个体式，一只脚先放下来着地，然后另一只脚放下来。

10. 用婴儿式休息，感觉练习这个体式的效果。

指导原则

- 上臂向外转，保持肩胛骨宽阔。

- 利用带子和瑜伽砖来稳固你在这个体式中的根基。

- 前臂的中心下压，把肩胛骨抬高一点。

- 无论有没有带子，前臂向内拥抱，因为一旦重量压在前臂上，它们很容易会向外摊开。通过手掌内缘下压。

- 保持尾骨向内，紧实小腹，避免垮向你的下背部。

- 从下犬式、海豚式或平板式进入这个体式，都是很好的选择。

脉轮瑜伽

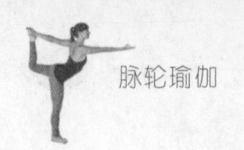

功效

- 强化肩部、手臂和背部。
- 培养平衡。
- 培养焦点和专注力。
- 刺激上层脉轮。
- 缓解压力和抑郁。

避免或审慎运用

- 背部、肩部或颈部有伤。
- 头痛。
- 高血压。
- 经期。
- 怀孕。
- 心脏有问题。

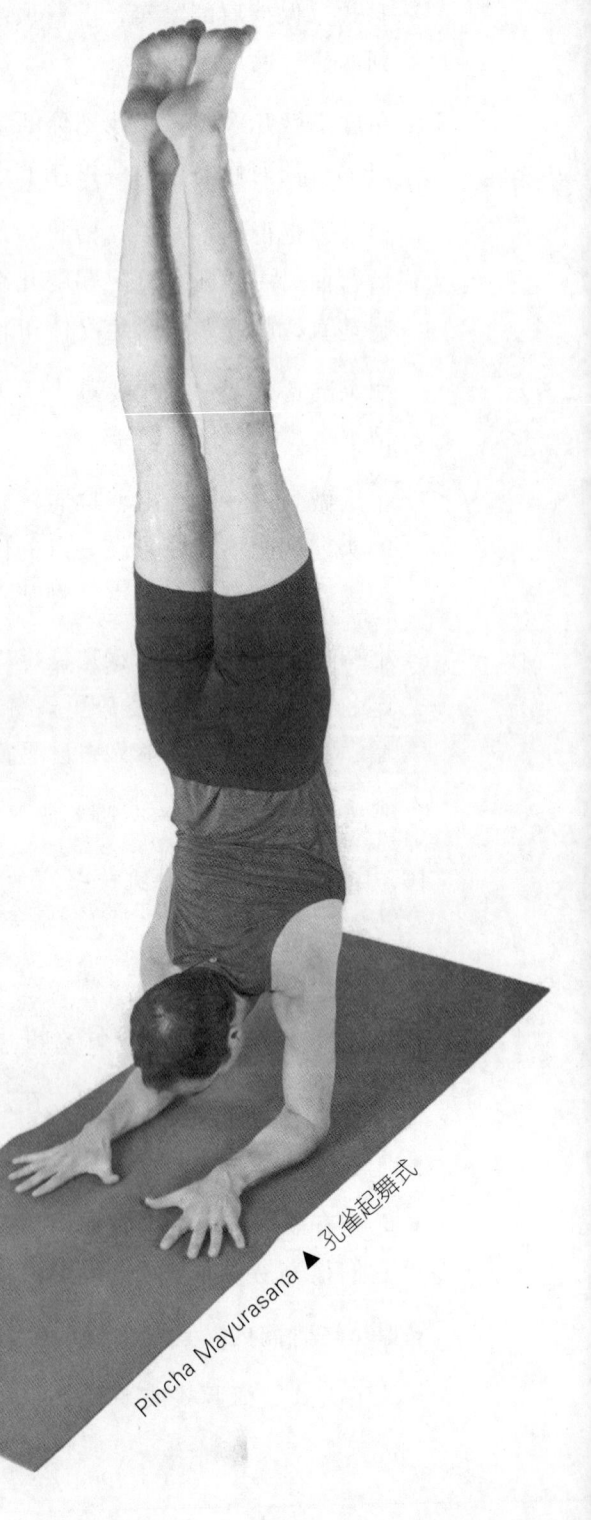

Pincha Mayurasana ▲ 孔雀起舞式

第六脉轮　眉心轮　照亮

Savasana 摊尸式

当你在摊尸式中放任自己臣服时，注意力聚焦在第六脉轮。想象你可以向下看到你的内在殿堂，同时看见身体内所有的气都在闪闪发光。想象你可以看到气脉如光之河，流动通过脉轮，而脉轮如七彩颜色的宝石闪闪发光。浸淫于内在的光之中。让你的肉体消融于光身之中。

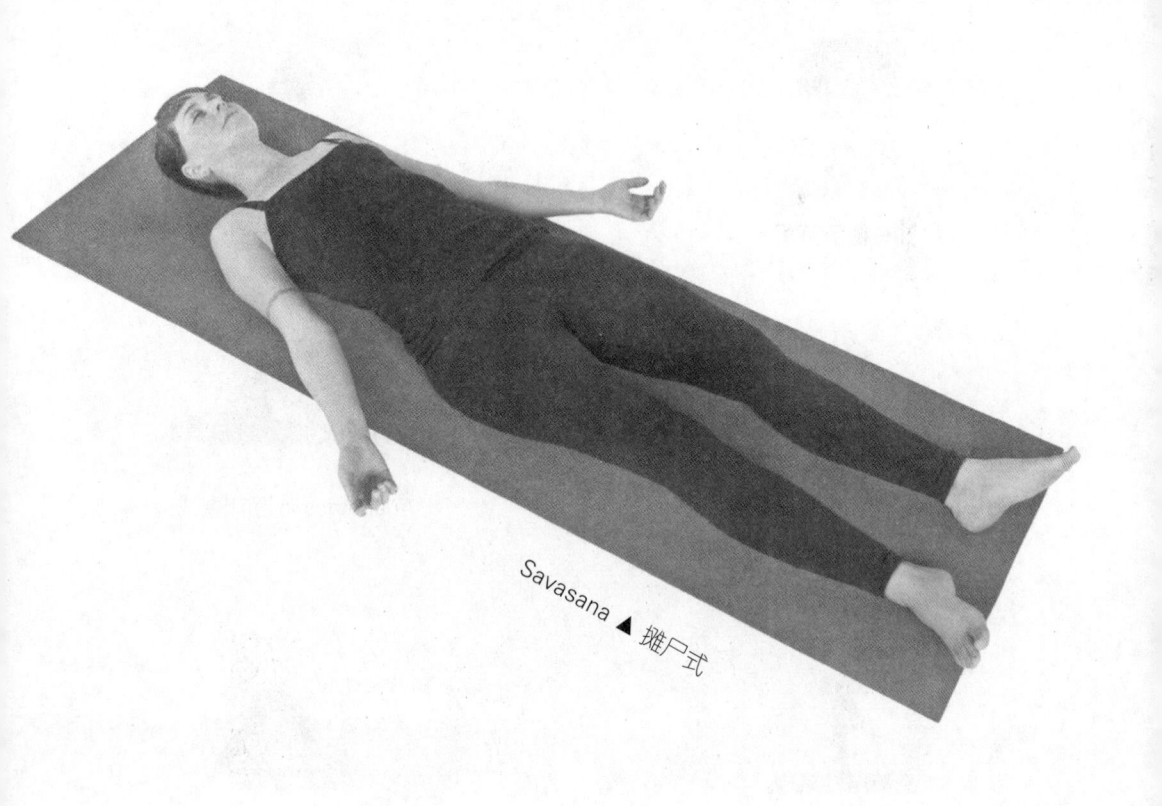

Savasana ▲ 摊尸式

脉轮瑜伽

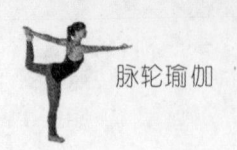

第六脉轮的体式串连

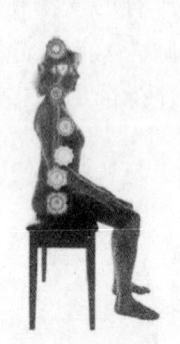

脉轮顺位呼吸

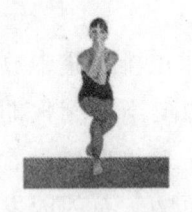

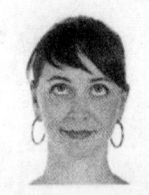

瑜伽眼睛练习

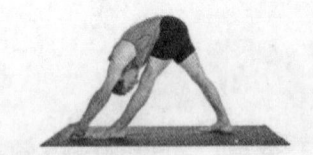

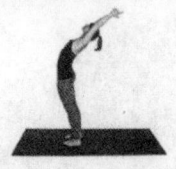

在山式中画线

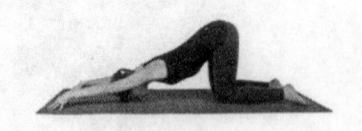

Vrksasana 树式

Garudasana 鹰式

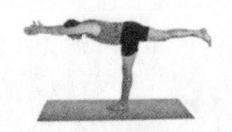

Virabhadrasana 战士Ⅲ式

Parsvottanasana 加强侧伸展式

Anahatasana 猫伸展式

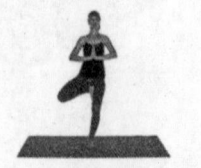

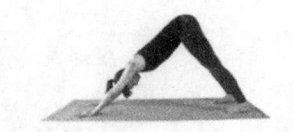

Adho Mukha Svanasana 下犬式

第六脉轮　眉心轮　照亮

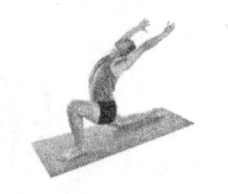

Anjaneyasana 低弓步式

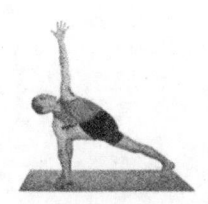

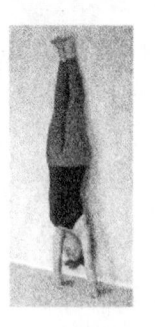

Adho Mukha Vrksasana 手倒立

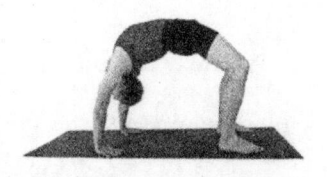

Parivrtta Parsvakonasana 扭转侧角式

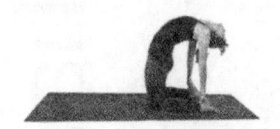

Urdhva Dhanurasana 轮式

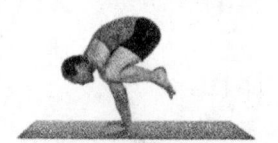

Ustrasana 骆驼式

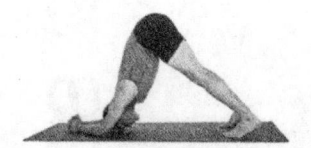

Bakasana 鹤禅式

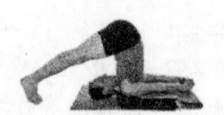

Makarasana II 海豚式

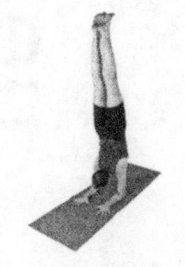

Halasana 犁式

Pincha Mayurasana 孔雀起舞式

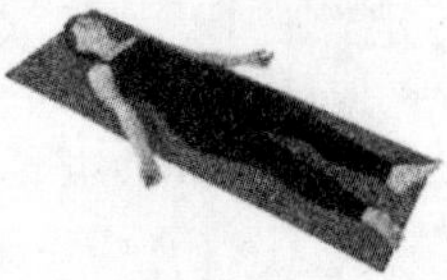

Savasana 摊尸式

第七脉轮 chakra seven

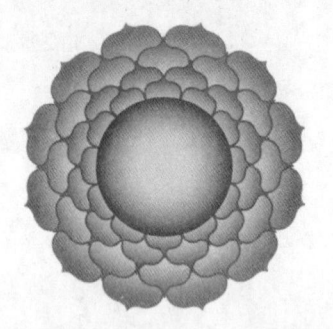

Sahasrara 顶轮
千瓣莲花

元素	意识、思
原则	无所不在、无所不知、sat-chit-ananda（实相、意识、法喜）
目的	觉察、与神合一
属性	定静、空、存在、智力、觉察、知识、领悟、圣恩
身体部位	头、大脑、整体的神经系统
练习	静坐（静心冥想）、静坐、静坐
行动	向内向上、专注（心神集中）、禅定、三摩地
体式	静坐、摊尸式、头倒立、一般的倒立体式
男性	知识、秩序、空
女性	智慧、统一、圆满
不足	物质倾向、失去连接、犬儒
过度	过度知性、灵性上瘾、恍神
平衡	领悟、圣恩、启蒙、法喜

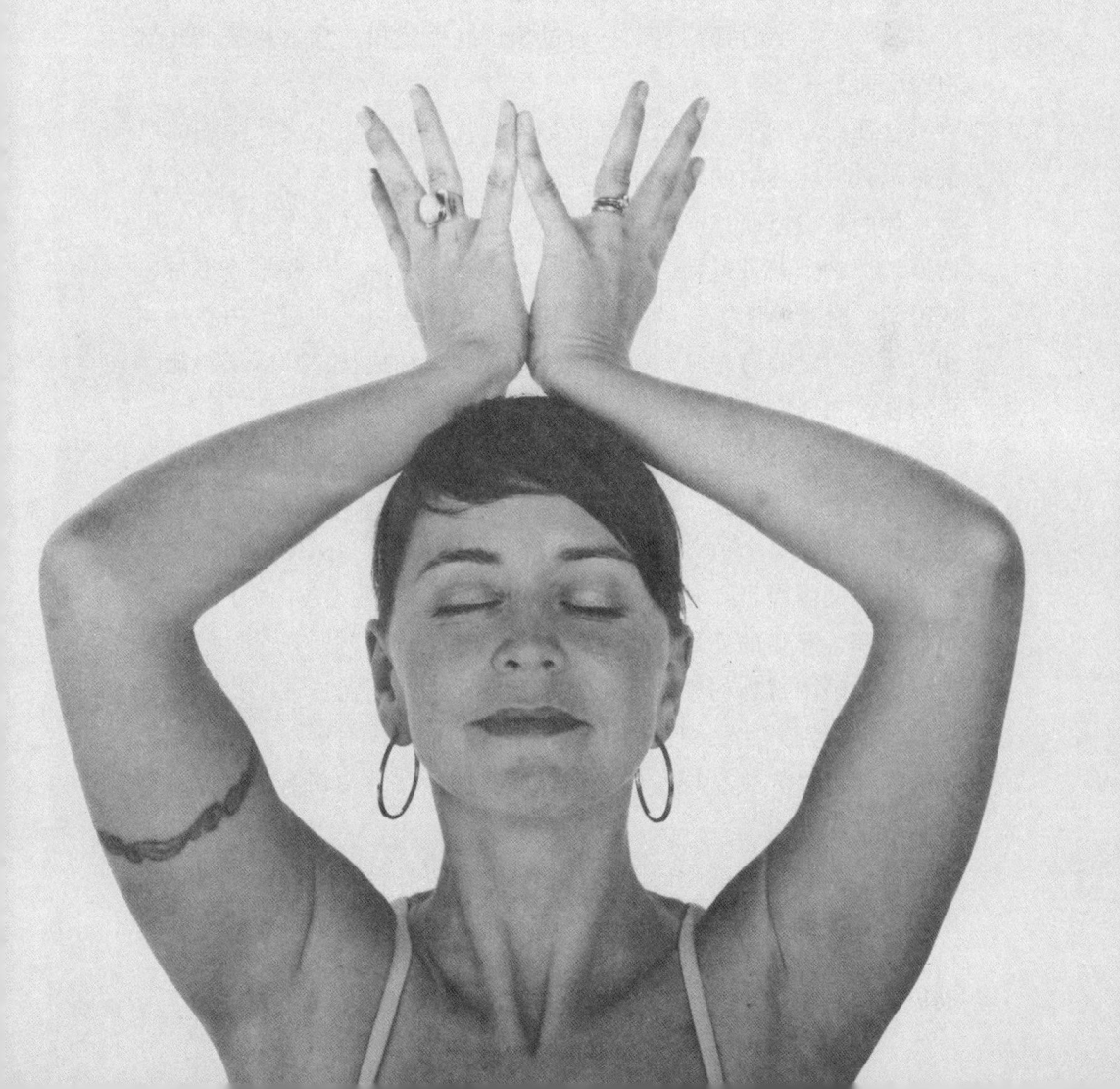

唤醒

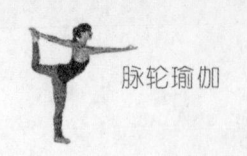

人一生中至高无上的历险是回归造物主的旅程。
要抵达目的地，他需要身体、感官、心智、
理性和自我发展良好，而且协调运作。
——B. K. S. 艾扬格（B. K. S. Iyengar）

瑜伽是哲学、是修行、是一套原则，用来唤醒灵魂中的神性。"yoga"这个字的真正意义是通过领悟终极实相、意识和法喜，与神性合而为一。

这样的觉醒不是某个明亮的早晨，你在静坐当中突然降临的启蒙时刻，尽管其中的要素可能是那样发生的。这样的觉醒也不是发生在你的脑袋里面，或是当你与世隔绝一个人坐在瑜伽垫上时。应该说，那是个渐进过程，每一天都有小小的觉醒。你在培养力量、变得柔软时，唤醒了你的身体。你在扩展呼吸时，唤醒了内在的宽阔。你让心定静时，唤醒了明晰。你在学习和成长时唤醒了智能。你与自己和周围环境和谐时，唤醒了喜悦。

觉醒是逐渐领悟万事万物之中有一整合的全体；领悟到有比较深入的管道接近真实的自己；领悟到圣恩是不变的存在。终极来说，你可以在每个地方、每个时刻，以及每件事物上体验到神性。

当你的内在世界转变时，你的生活也会跟着改变。有了内在永恒的平和，安静的满足就会开始滋长。你花越多时间在自己的内在殿堂，曾经困扰你的事情似乎就越来越不重要。慢慢地，内在与外在世界的分别开始模糊，因为你领悟到其中并没有区隔。内在塑造了外在，反之亦然。现在你发现你拥有的内在殿堂钥匙也可以打开外在殿堂。

我们要在这里唤醒内在神性，体验与外在神性合而为一，同时明白内在与外在神性是一体的。这就是这趟旅程的全部意义，也是这趟旅程一直以来的意义。瑜伽是这趟旅程的王道，而脉轮系统是找到宝藏的地图。

打开内在殿堂有七把钥匙，现在你已经探索了其中六把。还剩下一把钥匙用来唤醒进驻于殿堂之内的神性。这把钥匙是难以捉摸的神秘，然而永远在现场。这把钥匙无处不在又无处可寻。你时时刻刻掌握着钥匙，然而你看不见。它不是具体的对象，既无法丈量，也无法秤重。它是一种体验。问问自己谁拿着那把钥匙，答案是钥匙本身，也就是意识。

有一个意识极为聪明，跟时间一样古老，而且构成了宇宙根本的一体。那不是如某些科学家所暗示由我们的心或脑创造出来的，应该说，我们的大脑是感知那个意识的工具，我们的心灵是储存它的地方，而我们的身体是处理器。就像因特网是虚拟信息的庞大场域，我们的注意力通过个人计算机进入这个场域，而生命就是意识的庞大场域，我们通过自己的觉知，从这个场域中下载一小部分。而且就像计算机中的浏览器，我们下载的信息取决于我们的意识被导引到什么地方去。

注意力！

导引意识的能力称为注意力。注意力是我们最熟悉的意识层面，却最没有能力驾驭。注意力的英文"attention"字根来自拉丁文"tendare"，意思是朝向某个事物伸展。注意力让意识朝向某个目标伸展。

当你把注意力放在某件事上，你有了体验。如果我把注意力放在我的感受上，我体验了喜悦或悲伤、忧虑或兴奋。如果我把注意力放在内在的顺位，我会比较深刻连接到圣恩。如果我把注意力放在宇宙的真理、美丽或爱上面，我开始体验万事万物根本的源头。

学会驾驭你的注意力是瑜伽的一项目标和副产品。你的焦点变得比较敏锐，于是你能觉察实相比较精微的层面。你的专注力变得比较好，于是你能深入感知。现在你已经准备好探索注意力比较精微的层面。

瑜伽的"八支"（八部功法，列于下方）组成了帕坦伽利《瑜

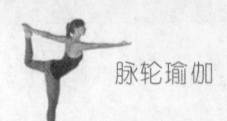

经》的骨干，描述了觉醒的路径，也描述了脉轮本身。几乎每一本关于瑜伽哲学的书都会详细讨论这些原则，因此我们只会点到为止，看看这些原则如何形成架构，帮助我们逐步建立起我们一直在追求的上层脉轮的觉察。

帕坦伽利"八支瑜伽"中的八支

1. 戒律（Yama）	普世道德
2. 精进（Niyama）	个人守律
3. 体位法（Asana）	身体姿势
4. 调息（Pranayama）	呼吸练习
5. 收摄（Pratyahara）	感官收摄
6. 专注（Dharana）	心神集中
7. 禅定（Dhyana）	深沉的冥想
8. 三摩地（Samadhi）	与神性合而为一

我们从"戒律"（与人交往的行为守则）开始。戒律劝告我们戒除暴力、说谎、偷窃、贪婪和纵欲。接着"精进"将我们的注意力转向如何对待自己。"精进"的准则建议我们培养纯正、知足、纪律、自我学习和虔敬等美德。戒律和精进规范我们的日常互动，是发生在瑜伽垫外的生活的基石。它们为第三支"体位法"和第四支"调息"建构了平台，而配合调息会提升体位法的修习效果。这本书绝大部分是关于第三支和第四支。第五支是"收摄"，收回感官对外在世界的关注，将我们的注意力带入内心深处，带入内在殿堂。

在上层脉轮我们将注意力转向最后三支，而最后三支将我们的注意力引导到瑜伽的真正意义，那就是结合。通过专注我们发展集中心神的能力。专注将注意力导向单一焦点，以培养定静和聚精会神。绝大多数静心冥想（静坐）的技巧强调专注原则，例如，聚焦于一句咒语、一幅意象、一盏烛火，或者数自己的呼吸。当注意力可以聚集在一个方向，就会变成一束激光，能够穿透幻象，照亮一切。我把专注想成是第六脉轮的历程。你可以说那是主体与客体之间高度聚焦的"我—它"关系①。

当注意力聚焦，心神集中时，就会发生深刻的体验。我们滑入冥想的下一个阶段，也就是"禅定"。此时我们不只觉察到注意力聚焦的客体，也觉察到注意力的源头。我们觉察了意识本身的无限性，不只是我们自己的意识，也包括包围我们的宇宙场。我们的焦点深化，不会摇摆。当我们沉思神性时，我们的我—它关系转变成我—你关系。当我们的沉思深化时，我们完全融入其中，丧失了个人独特的"我是我的特质"。

这样的融入带我们进入最后阶段，三摩地。这是观者与被观者之间逐渐融为一体，于是与神性合而为一。不过即使是谈论这样的结合都隐含了分离。正确说，三摩地是领悟了一开始就从未分隔。没有我也没有你，只有一个浩瀚的一体意识。因此这是一种觉醒，领悟了根本实相，体验了存有，而不是我们做了什么事或拥有什么东西。心和智力停止波动，我们成为瑜伽的根本，也就是完全的结合。这是第七脉轮的终极经验。超越语言，因为语言存在于智力的国度，本质上就是属于二元意识。

所有的智慧传承都指向一不可说的神性存在，这个神性贯穿了万事万物。宗教信仰和修行全部都是关于如何接触神性本源，如何去除让我们分隔的喧嚣和幻影。瑜伽是和神性结合的一种方式。然而瑜伽的目标是体验没有分隔的状态，没有东西需要结合，我们就是神性。这就是从第六脉轮转换到第七脉轮，而最后三支带我们从注视到变成，再到存有。

平常的意识

上面描述的状态是领悟了实相的终极本质，不过极少数人能够进入那种状态，更别说停留在那种状态。我们有人可能在一次好的静坐或高峰经验中短暂触及，然而大多数时间我们处于比较世俗的意识状

---

①关于"我—你"和"我们"的历程，比较详细的探讨参见艾诺蒂·朱迪斯的著作 "The Global Heart Awakens: Humanity's Rite of Passage from the Love of Power to the Power of Love"（San Rafael, CA: Shift Books, 2013）。

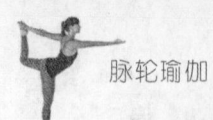

态。那时候我们在做什么？我们忙着思考、分析、诠释、掘取意义，同时创造信念。

我们的心智在思考时主要是想找出秩序和意义。通过下层脉轮的功能——观看和倾听、连接、行动和感受，我们可以从经验中撷取出意义。我们还是小孩的时候，可能经验过父亲发脾气，于是拼凑出我们是坏小孩的意义。成年之后，我们有好的经验，也有坏的经验，我们从中创造出意义，希望我们创造的意义将来能引导我们拥有比较多的正面经验和比较少的负面经验。我们创造出信念，相信采取这项行动会带来奖赏，而做别的事是危险的。我们的信念支配了我们如何饮食、如何穿着、如何与他人互动，以及我们追求和回避的目标。如同我们从自己的诠释中推衍出意义，我们经年累月堆栈这些意义就创造出信念。

如果心智好比软件，身体就是硬件，生命力这股能量则对比于流贯整个系统的电力，而第七脉轮类似操作系统。我们所推衍出来的意义和创造出来的信念，告诉我们如何在这个世界上运作。如果你练瑜伽，那是因为你相信做这件事是好的。如果你有特定的饮食方式，或是对待别人好，那是因为这样的行为符合你的信念。如果这本书你看到这里了，说明你相信脉轮系统值得学习。

不过，我们的信念就像任何操作系统，时时需要更新。我们需要放掉童年时形成的过时信念，当时我们不怎么懂事。我们需要检验自己的信念，放掉那些限制或者否定我们的信念，例如，相信我们有缺陷或是不可爱，或者相信人生是辛苦、不公平或危险的。并不是我们找不到关于这些信念的证据；找出证据是最简单的部分。任何人都可以指出自己不那么想要拥有的人格特质，或是列出一长串名单说明这个世界病了，来支持负面信念。

要获得比较高阶、宽广的意识需要的是，充分检验自己的信念，积极解构旧有信念，同时刻意创造新信念。建构新信念的过程，或者说更新我们的操作系统，首先是摆脱旧有的思考方式。以计算机术语来说，在安装新程序之前，我们先删掉旧程序。这需要不时去清空我们的心，"重组意识的硬盘"，达到比较一致的觉知状态[1]。为此，

---

[1] 更多关于解构信念的讯息，参见朱迪斯和古德曼的著作"Creating on Purpose: The Spiritual Technology of Manifesting Through the Chakras"（Boulder, CO: Sounds True, 2012）。同时可参考莱昂·古德曼关于转变信念的电子书，网站：http://www.transformyourbeliefs.com。

我们练习静坐，第七脉轮最根本的练习。

> 静坐的悖论是，当你失去自我时，
> 你找到了静坐的状态。
>
> ··················
>
> ——艾诺蒂·朱迪斯

静坐（静心冥想）

如果你每天都有站上瑜伽垫，即使是练习最进阶的体位法和调息，却没有静坐，我敢说你没有真正开始练瑜伽。尽管体位法的练习可以是静心冥想，但没有什么比得上什么事都不做，简单静坐能帮助你了解瑜伽真正的奥秘和目的。这个优雅的基本体验，一切都将浮现。

为什么这项简单的练习——既不花钱也不需要设备，而且任何时刻任何地方都可以进行，在我们西方文化中如此难以捉摸？甚至是我，固定静坐四十多年了，也会发现有些日子太忙或者其他活动占据太多心思，让我无法如自己希望地常常安静坐下来，与圣恩交流。然而每次静坐都会提醒我静坐的神奇，就像是为灵魂疗伤止痛的香膏，提供了休息和更新、灵感和指引。事实上，随着年龄增长，我发现自己渴望少一点体位法的练习，而多一点静坐。培养冥想的状态提升了我做的每一件事。

等到心不再投入下层脉轮的活动——感受和行动、爱与言说、观看和诠释，就获得自由，在无限中嬉游。这是与身体对立的另一极端，因为身体是有限而单一的。无限带我们进入宇宙、进入至高无上，那是原初本源，就是从这个尚未分化的大池中浮现出万事万物。此时我们已经从物质移动到意识，从夏克蒂到湿婆。

静坐是突袭进入"空"，涤清你的心来获得明晰的感知，这样的方法就像是淋浴冲干净你的身体。静坐是与神性交流，让无限的爱与智识渗透全身。静坐是深沉的休息和更新，是你做的每一件事的源头。

静坐时，你可能会找到你正在处理的问题的信息，直接下载。你可能会找到视野的改变。你可能会找到超然，不再执着令人苦恼的

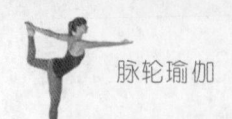

事；你可能会找到同情和理解；找到引导你度过白天、可以安居的地方，同时随着时间越来越活在当下。你可能会找到通往宝藏的钥匙，解锁全部的脉轮。事实上，我们只是看、听、爱、行动和感受，因为我们内在有一个意识，做了所有的事。

因此，你怎么进行这件基本上什么事都不做的事呢？讨论静坐的书籍和课程满坑满谷。你可以前往禅修中心，投入十天不发一语的内观，或者进行十分钟的摊尸式。你可以安静地在树林里走路，或是坐着不动专注于自己的呼吸。你可以在心里吟诵咒语，或者你可以凝视烛火或是神像。你可以思索禅宗的公案，你也可以询问自己的问题。你可以坐在自己喜欢的神祇脚下，或是背诵你最喜欢的经文。你可以想象让能量运行于你的系统，或者你可以聚焦于念头之间的空白时刻。

静坐的手段是"专注"，各种技巧全部都是带你到同一个地方的工具。重要的是你要选择一种，然后坚持下去。让一项练习融入你的神经系统需要时间，大脑的神经可塑性适应需要时间，熟练地运用你的工具也需要时间。

安定于你挺直的核心，让你的身体可以轻松而优雅地呼吸，这是静坐的第一步。这需要进入你的内在殿堂，同时安排好你的身体，因此身体可以舒服、挺直和不动。这一步有可能需要花几个月或几年来进行微调，然而其中的功效是你每一次尝试都能实时收获的。哈达瑜伽——体式的练习——据说是设计来让身体准备好进行静坐的。就我们现在所知，静坐是比较古老的瑜伽形式，而体式是很后来才出现的。

下一步是从外在世界撤回你的注意力，把注意力带入你的内在殿堂。在这里你可以聚精会神地进行内部伸展。你可能会问自己一直在思考的问题、向着某位神祇祷告、观想千瓣莲花无限开放，或是用密码登录你的"内在网络"。保持你的注意力向内需要练习，建议是选择固定的时间静坐，选择你最不会分心的时刻，成为你进入自己神圣中心的特别时刻。

一会儿之后，你开始在静坐中忘我，你失去时间感，衡量不出时间过去多久了。20分钟可能像是5分钟，一小时可能像是睡了一整晚。视你的生活为运动竞赛的内在评论员，"他"变得可喜地沉默，然而观察员保持敏锐地清醒。你念丢了咒语，你忘记自己的意图，你发现自己进入没有任何念头的时刻。

第七脉轮　顶轮　唤醒

当你进入忘我的境界，你找到了冥想的状态。刚开始只是瞬间出现，过后你才注意到："喔，我刚冥想了片刻！"但是一旦你有了这个念头，你就离开冥想状态了，你又回复二元意识。逐渐地，冥想的瞬间越来越长，也越来越频繁。你开始渴望那些状态，而且那些状态开始潜入你清醒的日常生活里。你注意到倾听朋友说话时你的心是安

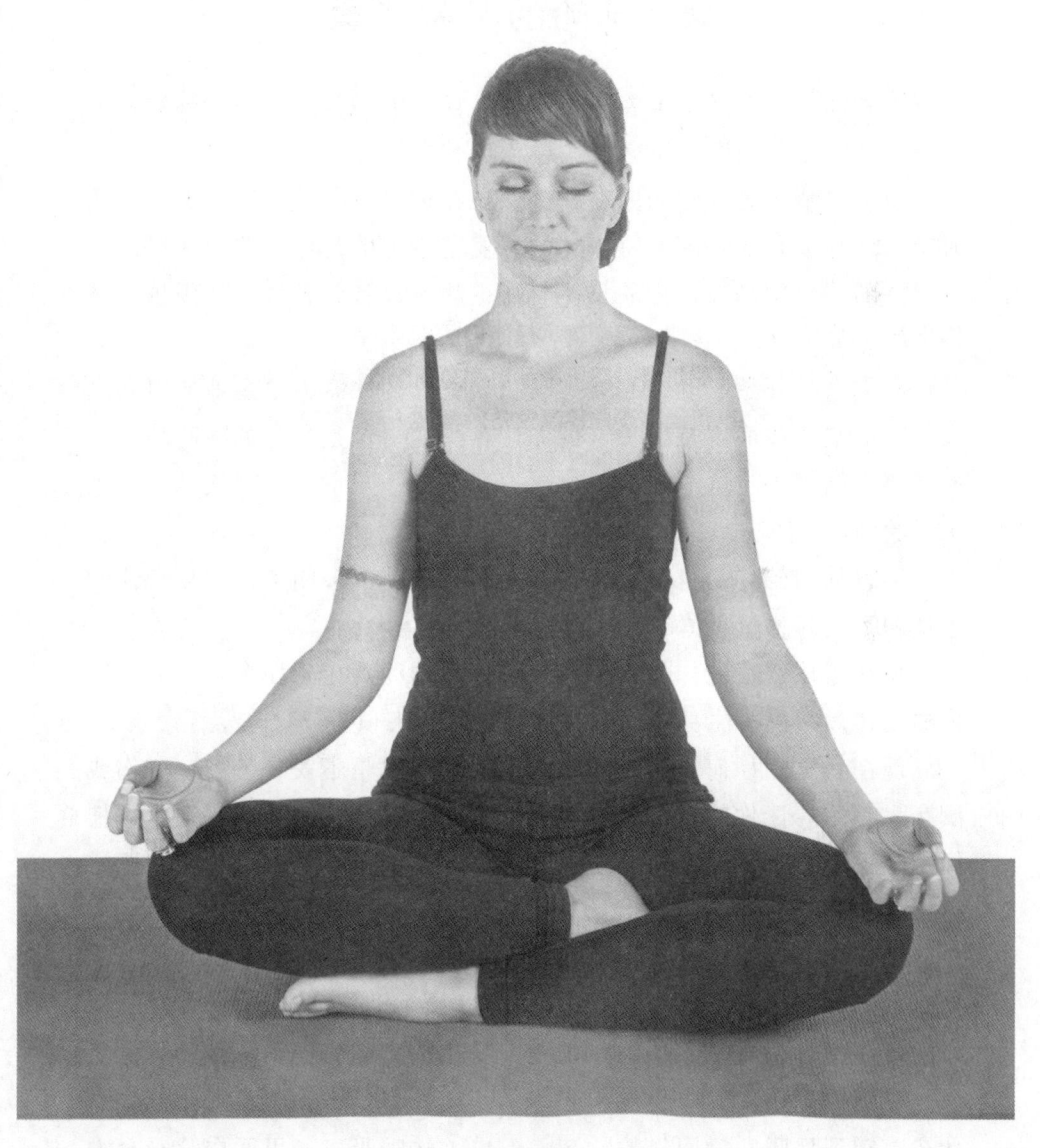

静坐 ▲
安定于你挺直的核心

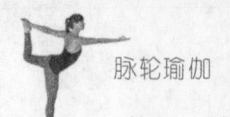

静的，或者你开放自己面对夕阳，内心没有喋喋不休。

我无法告诉你更多关于冥想的事，因为这是你自己的宝藏，要自己去发现。我能说的是，冥想是闪闪发光的莲花宝石，是无法言说的臣服经验，也是你可能拥有的最伟大爱情。

第七脉轮的精微能量

找到你舒服的挺直坐姿，令你可以轻松维持至少20~30分钟，可以使用任何必要的道具让这个垂直坐姿不费力。

闭上眼睛，进入你的内在殿堂。现在你应该很熟悉怎么做了。此时慢慢地呼吸几次，随着每次呼吸，安定于你的身体，往内在更深入一点。随着每次呼吸让你的身体变得更静止，各就各位，巩固越来越精细的定静。

当你的心开始安静，倾听"空"。把你的注意力更多地导引到念头之间的空白，而不是念头本身。让念头变得像是远方的呢呢喃喃，而你离它们越来越远。只要观察，不要评论，"空"会越长越大，念头开始消失。

接着觉知到你的身体，从内部开始，眼睛依旧闭上，感觉身体的重量和呼吸，感觉身体的存在占据了空间。

现在是什么在觉知你的身体？转移你的注意力到那个觉知，收回你的觉知，不再关注身体，引导觉知上升到头顶。

现在去觉知任何情绪或强烈欲望，或许你是不安、饥饿、悲伤或没有耐心的。让你的觉知敏锐地去观察产生这些感受的感官知觉，把你的注意力带到你的觉知，而不是感官知觉。是谁在感受这些东西？把你的注意力带到那个觉知。

接下来去觉知自己有哪个部分在担忧行事正确。要自得其乐、放松而不用力、微笑。与内在的觉知连接，放掉所有的努力。

现在把注意力带到你的呼吸上。想象每次呼吸是爱的实体，吸气时充满你，呼气时净化你，像是爱的抚摸。是谁在观察呼吸？你靠什么感知到呼吸？撤回你的觉知，不再关注呼吸，心里明白呼吸会继续，把你的注意力向上带到头顶。

注意内心进行的任何对话——在你脑袋里评论性质的呢呢喃喃，我们称为思考。让自己脱离那些评论，仿佛那是使用另一种语言的交谈。去觉知在听这些念头的人。

下一步，想象你可以看见自己的精微身，那是个光体。所有的气脉都闪闪发光，每个脉轮都以它们的彩虹颜色闪耀如宝石。看见你体内元气的美丽。

是谁看见了这美丽？谁在观看？你是靠什么能力能够想象和看见？

现在把你的觉知带到正在进行觉知的那部分自己。感觉你的觉知变成觉知到自身——而且觉知了觉知到自身的那个部分——同时觉知了这一切。注意这样的探问是如何无止无尽，长时间停留在这里。

最后，想象上头及周围有个更大的觉知，在你静坐冥想时完全觉知到你。想象你是这个觉知，冷静而且不带感情地在这样的觉知中保持自己的意识。让这个觉知的空间越来越虚空，想象你穿透了星星之间的空间，移动到银河之外，甚至超越宇宙本身。

把整个宇宙看成是觉知在搏动的状态，而这个觉知是永远存在、永恒同时聪慧的。沉浸在宇宙意识的奇迹里，长时间停留在这里。

让你的"宇宙觉知"觉知到，你小小的身体坐在下面这个我们称为地球的星球上冥想。想象来自那个宇宙觉知的爱与恩宠直接流向你的个人自我。让那股流动像是爱的斗篷包裹着你的殿堂，让你保持在完全的定静和了悟中。

让你的觉知回到你的心里，接受这份神的爱与恩宠。当你满盈时，说"谢谢你"，然后慢慢张开眼睛。

第七脉轮的练习与体式

整体来说，专门聚焦于第七脉轮的体式比较少。不过任何体式都可以展现第七脉轮的面向，只要你做这个姿势时向上抬高头顶，提升你的觉知朝向冥想状态，并且把生命能量导向臣服、提升，以及敬拜神。

以下是我会运用于第七脉轮瑜伽课程的一些体式，对象是中等程度的学员。在这一章的结尾我提供了建议，如何使用之前在下层脉轮引介过的体式，逐渐过渡到这些体式。

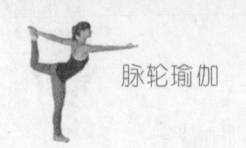

Natarajasana 舞王式

神祇湿婆常常以狂喜的舞蹈状态现身，左脚抬起，而右脚踩踏在无知之上。做这个体式时，我喜欢想着我伸出去的手是奉献莲花给湿婆。我认为这是个顶轮的体式，因为根基非常小（一只脚），而举起的腿、头部和手是向上抬高，反映出你企求最高的圣恩和神祇的赐福。下推到物质，上升到天庭，反映了湿婆和夏克蒂之间的永恒舞蹈。夏克蒂是创造的力量，让湿婆从他冥想的静止状态中活跃起来。

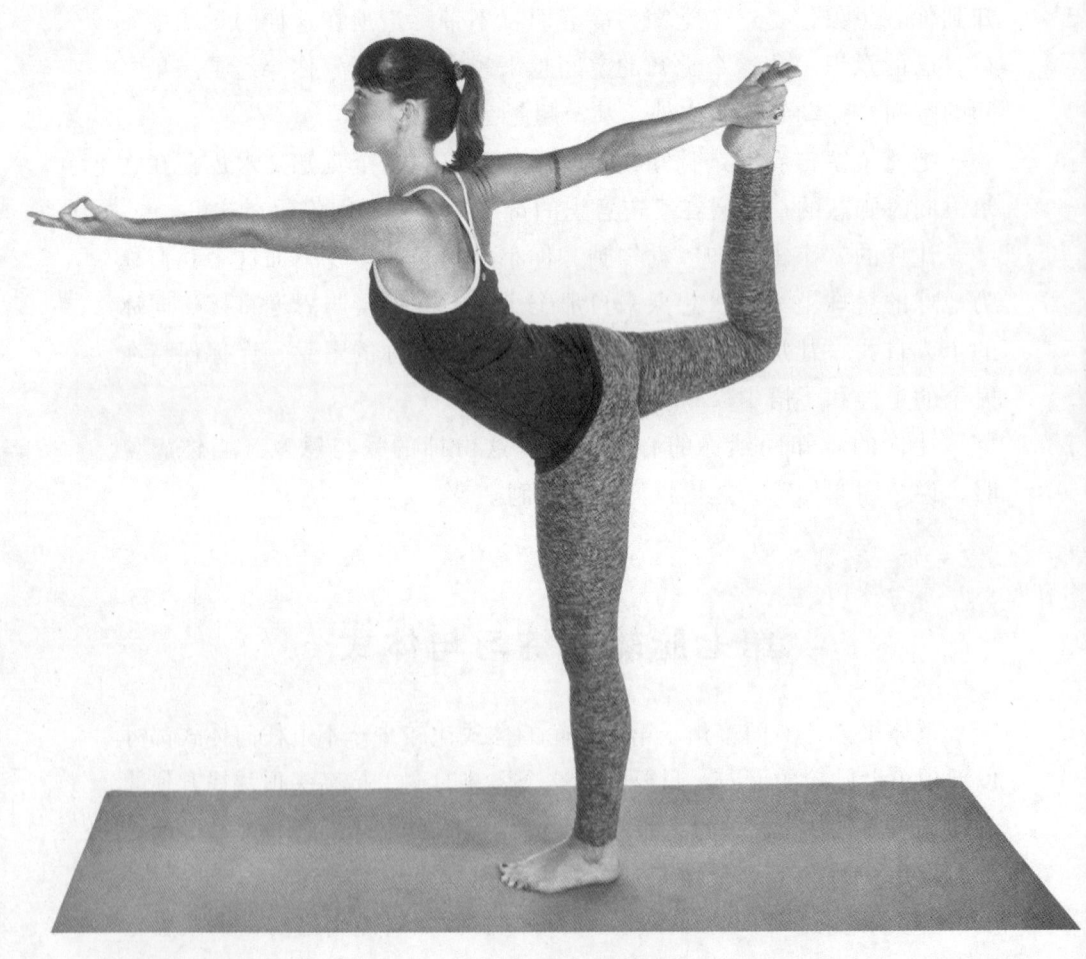

Natarajasana ▲ 舞王式

第七脉轮 顶轮 唤醒

1. 首先以山式站好，找出你的中线。向下伸展你的根部，头顶往上提。

2. 右肘朝着你的腰部内弯，前臂伸出在身体外侧，形成直角。左手臂高举过头，想象伸手去摘树上最高的花朵，作为你的奉献。

3. 弯曲右膝，向后伸出，右手从内侧抓住你的右脚踝，指尖朝外，大拇指朝后。大腿互相拉近，恢复你的平衡和稳定，尾骨向下扎根，重新确立你挺直的核心。

4. 躯干前倾时，从根部到头顶伸长，后方的脚压向你的手，在不会失去平衡的状态下，尽可能举高后方的腿。动作要缓慢而且平稳。

5. 向前伸展你的左手臂，微微向上，大拇指和食指握住你想象的花朵，其他三指张开。

6. 抬高你的头顶、你后方的脚和你伸出的手。

7. 要离开这个体式，再度抬起你的躯干，恢复挺直，放下后方的脚回到地上。以山式站好，然后换另一侧重复动作。

指导原则

- 初学者可能会想要用条带子来连接手和脚。

- 缓慢移动，每一步都要巩固你的平衡。

- 向前伸展时抱向你的中线。

- 选择位于前方几英尺的一个焦点来凝视，帮助你保持平衡。

- 向前倾身时抬高身体，举起的腿更坚实地压向你的手。

- 向下扎根在你站立的腿，肌肉抱向骨头，感觉下推如何让你上抬。

- 努力保持髋部与地面平行，两肩正对瑜伽垫前端。

- 想象神祇接受你的奉献，微笑！

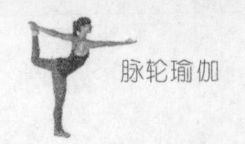

功效

- 强化核心。

- 培养平衡和专注。

- 打开胸部和肩部。

- 增加肺活量。

- 减轻压力。

- 促进心智的澄澈清晰。

- 促进扩张的感觉。

- 强化腿部。

避免或审慎运用

- 高血压。

- 肩部有伤。

- 晕眩。

- 平衡有问题。

Sirsasana 头倒立

头倒立是少数把压力直接放在头顶的体式。头倒立迫使你深入自己的核心，因为这是你要保持平衡的唯一方法。就像所有的倒立体式，学习做头倒立需要抱向中线，激活你的核心，并且强化你的手臂、脖子和肩部。

1. 首先折叠好瑜伽垫或毯子，给你的手臂和头多一些缓冲。初学者应该把折好的瑜伽垫前缘顶着墙。

2. 以台式跪在地上。前臂放在瑜伽垫上，双手抓着另一只手的肘部，以此决定双肘之间的正确距离。

3. 现在，你测量好了两肘之间的空间，前臂向前摆时保持两肘在两肩正下方，手指交握，用手形成一块小小的圈地。理想上，你的前臂和两肘之间的距离会形成等边三角形（姿势A）。

4. 伸长整个躯干，柔软心的后面。

5. 头顶放低靠在瑜伽垫上，后脑勺窝在双手形成的杯形里。手臂保持在步骤3的位置。

6. 确定你的头顶贴地。头颅前倾或后倾会带给颈部不适当的压力。颈椎应该维持自然的弧度。

7. 通过两肩的动作来支撑头倒立，让颈部的压力减到最小。两肩必须抬离地面，方法是通过上臂下压，同时把肩拉离耳朵。在你抬起躯干时先这样练习几次。

8. 保持两肩上抬，脚趾顶地，双脚缓慢地向你的头部移动，直到髋部在肩部上方（姿势B）。这样就只剩下双腿的重量要抬起来，而不是整个躯干。如果你是头倒立的新手，停留在这个姿势是不错的，可以培养力气。如果你的颈部或肩部有任何不舒服，当然应该在这里停步。

9. 要让身体举上来，弯曲两膝，运用核心的力量缓慢地抬高屈膝的双腿。在你稳定自身的平衡时，这里也可能是停步的地方。

10. 打直双腿，确定自己的平稳。如果你的核心肌肉是强壮的，你可以从姿势B直接举起双腿。

11. 一旦身体挺直了，双腿紧紧靠在一起，想象你的核心从头顶一直连到双脚之间的点。朝着脚伸长你的尾骨（姿势C）。

12. 要离开这个体式，弯曲两膝，双脚放回地面上。试着缓慢地移动，如此不会打断气的运行。

13. 坐起来之前，以婴儿式休息一会儿。

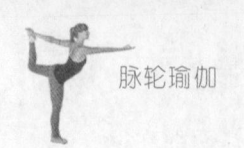

指导原则

- 如果你的手臂倾向于移动得比较宽，超过原本前臂与两肩同宽的位置，可以用一条带子环绕两臂，就在肘上方一点的位置。

- 始终要保持肩部上抬。如果你感觉头部承受太多重量，就是没有让肩部帮上足够的忙。持续用力把前臂下压地面，以此抬高肩膀。

- 一步一步地，动作要缓慢，在进到下一步之前，每一步都要确定平稳。

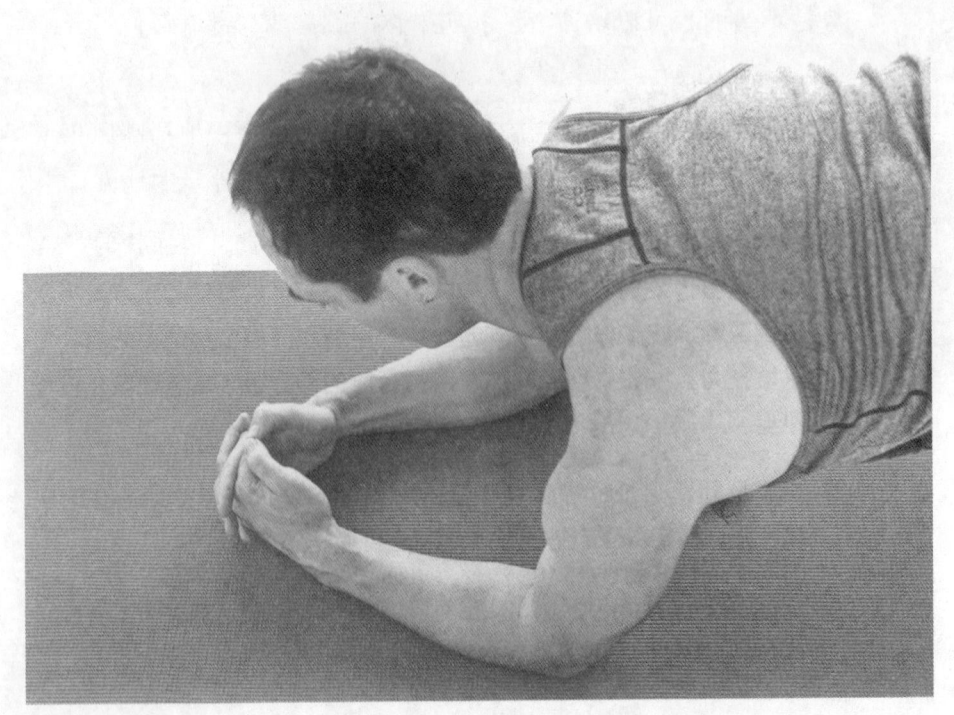

Sirsasana ▲ 手和前臂放好，成为头倒立的根基 姿势 A

第七脉轮 顶轮 唤醒

- 腹部内缩，拥抱你的尾骨来紧实臀部。
- 双腿并拢好像你只有一条腿。双腿抱向核心，力量下推到双脚的前掌，脚趾张开。

功效

- 着重核心。
- 培养平衡。
- 刺激上层脉轮。
- 改善循环和消化。

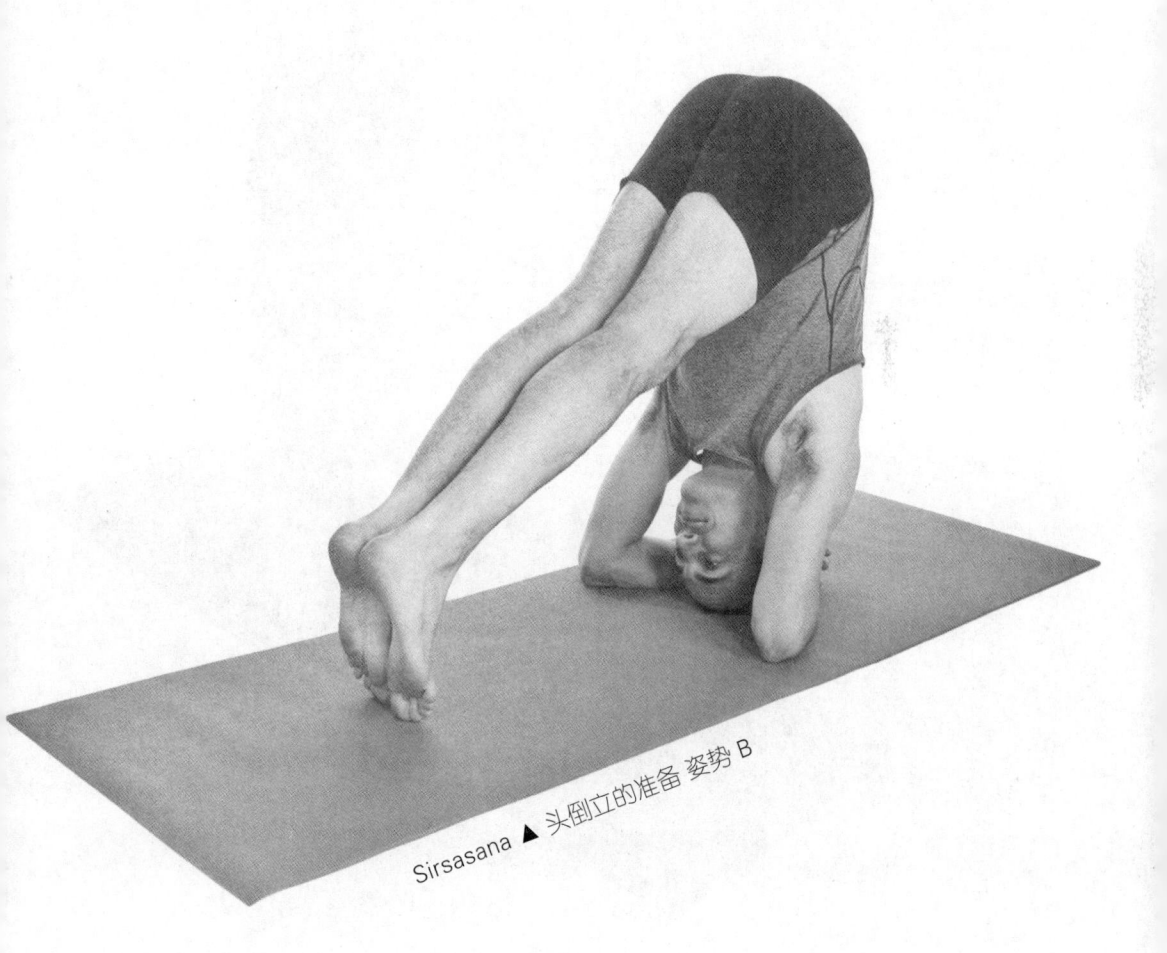

Sirsasana ▲ 头倒立的准备 姿势 B

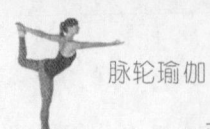

- 强化脊柱、手臂、腿部和核心。
- 排空腿部——有益于静脉曲张。
- 定心聚神。

避免或审慎运用
- 颈部有任何伤或错位是绝对的禁忌。
- 肩部有伤。
- 偏头痛。
- 高血压。
- 经期。
- 怀孕。
- 青光眼。
- 心脏有问题。

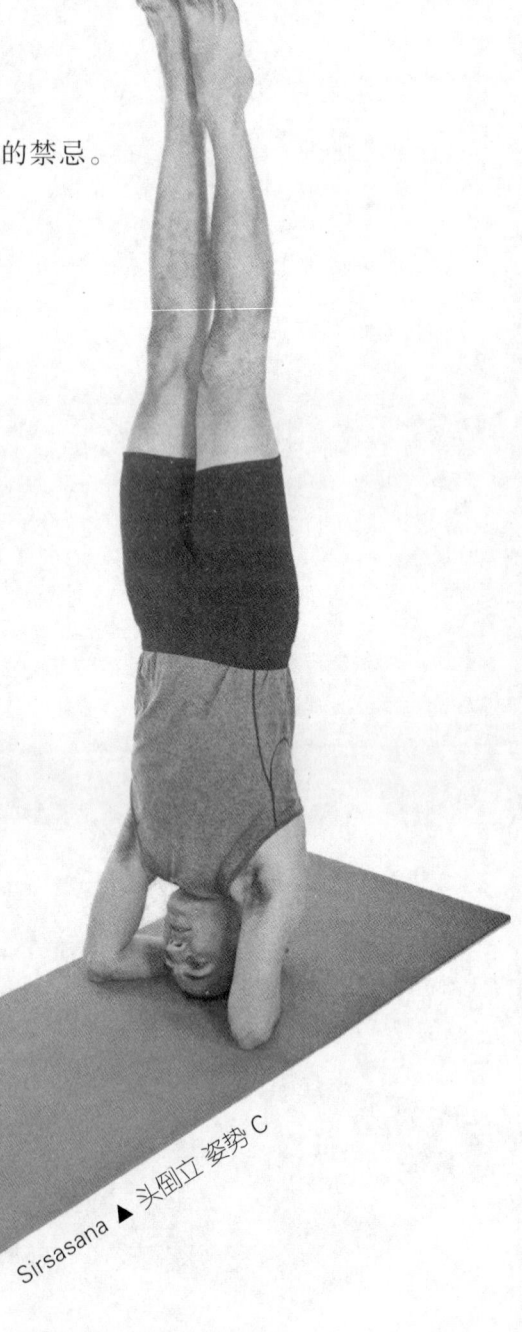

Sirsasana ▶ 头倒立 姿势 C

Urdhva Dhanurasana 轮式

轮式也称为"Chakrasana","chakra"的字意就是轮子,因此这个体式"啪"地打开你所有的脉轮。轮式需要比较小幅度的后弯体式来充分热身,如眼镜蛇式、骆驼式或桥式,也需要强化肩部的体式为先导,如海豚式、手倒立和头倒立。这个体式需要柔软的脊柱,以及开放的腹股沟和肩部。这不是适合初学者的体式,最好跟从在场的老师学习,因为你第一次从轮式起身时可能会丧失方向感。

注:有关于这个体式更详细的指引,参见第四脉轮(269~272页)。

第一阶段

1. 背部着地躺好,两膝弯曲,如同桥式的预备:双脚与髋部同宽,互相平行,脚后跟离臀部(约30厘米)。

2. 弯曲两肘,手掌放在瑜伽垫上,在肩部上方一点,指尖朝向你的脚。在这里呼吸一两次,上臂顶端朝地面下拉,空出腋窝,朝背后紧实你的肩胛骨。紧实背部的同时柔软你的心。

3. 吸气,然后呼气时双腿的核心压向地面(尤其是双脚内侧),借此向上抬高你的髋部,如同桥式。停留在这里呼吸一次。

注:如果你无法将髋部上抬到至少跟膝关节同高,你就还没有准备好上推成完整的轮式。继续练习桥式,直到你的腹股沟比较柔软。

第二阶段

4. 尾骨下压打开你的腹股沟,两膝互相拉近。定位你的核心。

5. 下一步,双手下压地板,身体向前由头顶承接;头和双手之间形成三角形。在这里调息适应一下。确定你准备好进行下一步,确定你的指尖没有转向内,仍然朝向你的双脚。

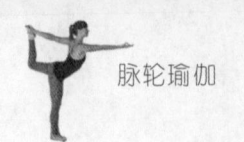

第三阶段

6. 双手下压地面，伸直你的手臂，两肩抬离地面。从心脏的底部上抬。

7. 脚跟离开瑜伽垫，如果可能，脚走近你的手一点。

8. 只要你能保持稳定，并且轻松呼吸，就尽量维持住姿势，直到身体告诉你要下来。

第四阶段

9. 要离开这个体式，慢慢弯曲两肘和两膝，下巴缩向胸部，然后从上到下放低你的脊柱回到地面上。

10. 休息同时调息，感受后弯的强大效果。避免想要立即做出反向体式、把两膝带到胸部的冲动。在脊柱拱起之前，最好是让腰椎间盘有片刻时间重新调整。

指导原则

- 对于初学者或是肩部紧绷的人来说，让双手高于地面会有帮助。要做到这点可以利用一道墙、双手放在瑜伽砖上，或是抓住某人的脚踝。无论如何，在你尝试这个体式时，有人在旁照看，而且给你适当的指示，是明智的。如果你感觉任何疼痛，把身体放下来，或是回到前一阶段。

- 初学者也可以练习第一或第二阶段，而不必进入后面阶段，直到培养出完整体式需要的力量和柔韧性。

- 两膝和双脚很容易向外张开。因此双腿要互相拉近，把比较多的压力放在脚的内缘。这样会减轻腰椎的压力。

- 确定指尖正对后方朝向脚，或是微微向外转。

- 肩部和上臂向外转。

- 背部的弧度应该要均匀。理想上，你的肚脐要成为这个体式的最高点（身体翻转时你不能分辨）！

第七脉轮　顶轮　唤醒

- 移动你的脊柱深入你的核心。想象弓身时拉长整条脊柱。身体的圆弧越大，就有越多空间让脊椎向后拱起。将整条脊柱上推到身体的前侧。
- 通过手和脚下推帮助你抬得比较高。
- 肩胛骨压向心脏后面。
- 保持头部和颈部放松。看向你的手指，抬起胸部。
- 如果你无法维持这个体式很久，那就放掉这个体式，然后再尝试。每一次尝试，你都会柔软一点，体式也会变得容易一点。去习惯上推、下来，来来回回数次。

变式

- 举起一条腿，笔直朝向空中，然后换另一条腿（姿势A）。
- 两肘弯曲，手指交握，可以让胸部和肩部更深入延展（姿势B）。

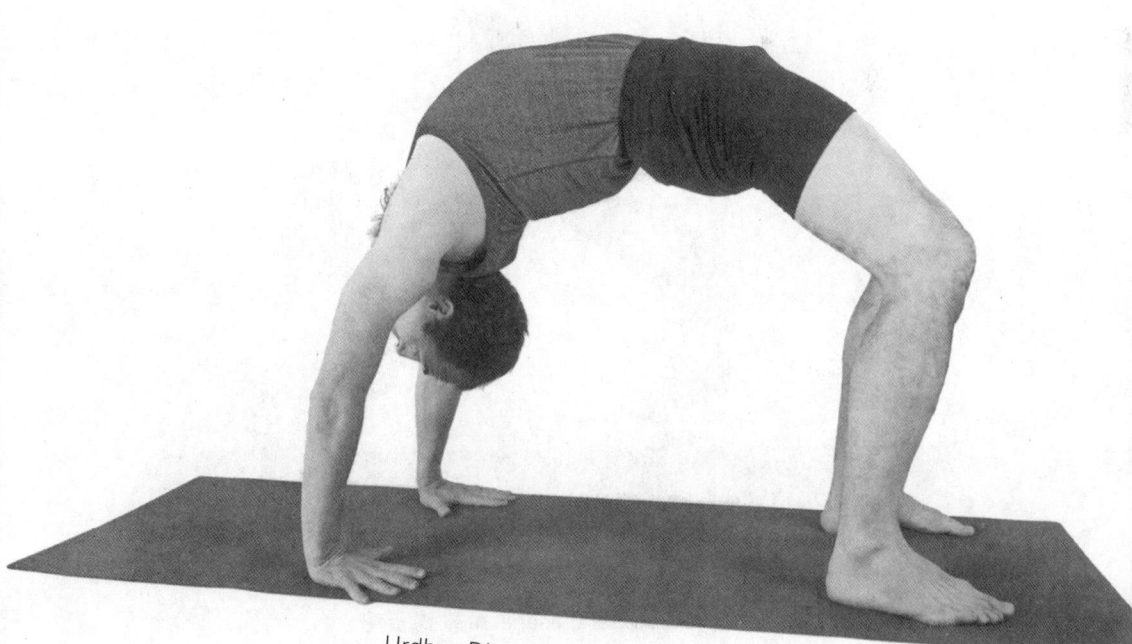

Urdhva Dhanurasana ▲ 轮式

脉轮瑜伽

功效

- 强化全身,尤其是手臂和腿部。
- 增进脊柱柔韧性。
- 增加呼吸和肺活量。

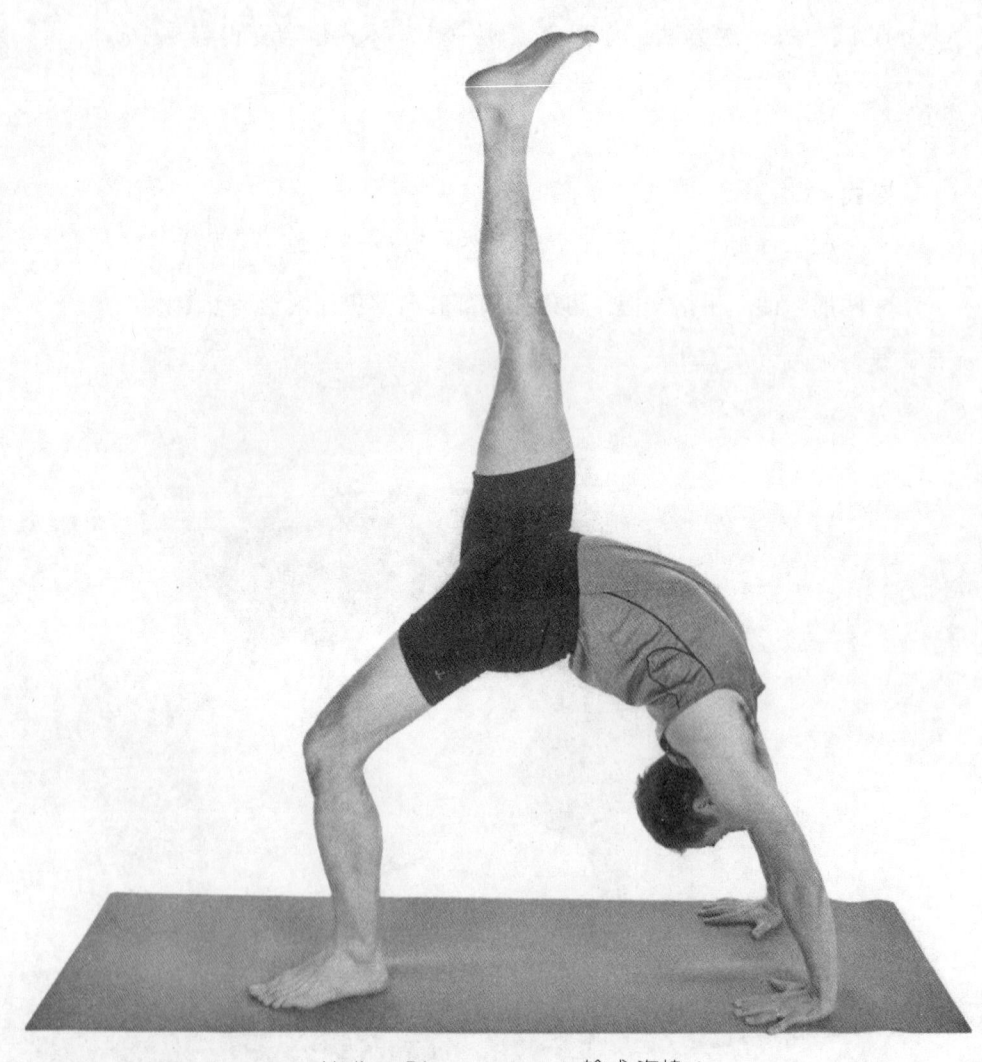

Urdhva Dhanurasana ▲ 轮式 姿势 A

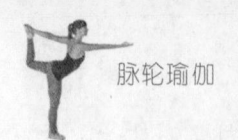

- 促进循环。
- 帮助消化。
- 打开心。
- 赋予能量。
- 缓解压力。
- 刺激淋巴液和血液流动。
- 好玩！

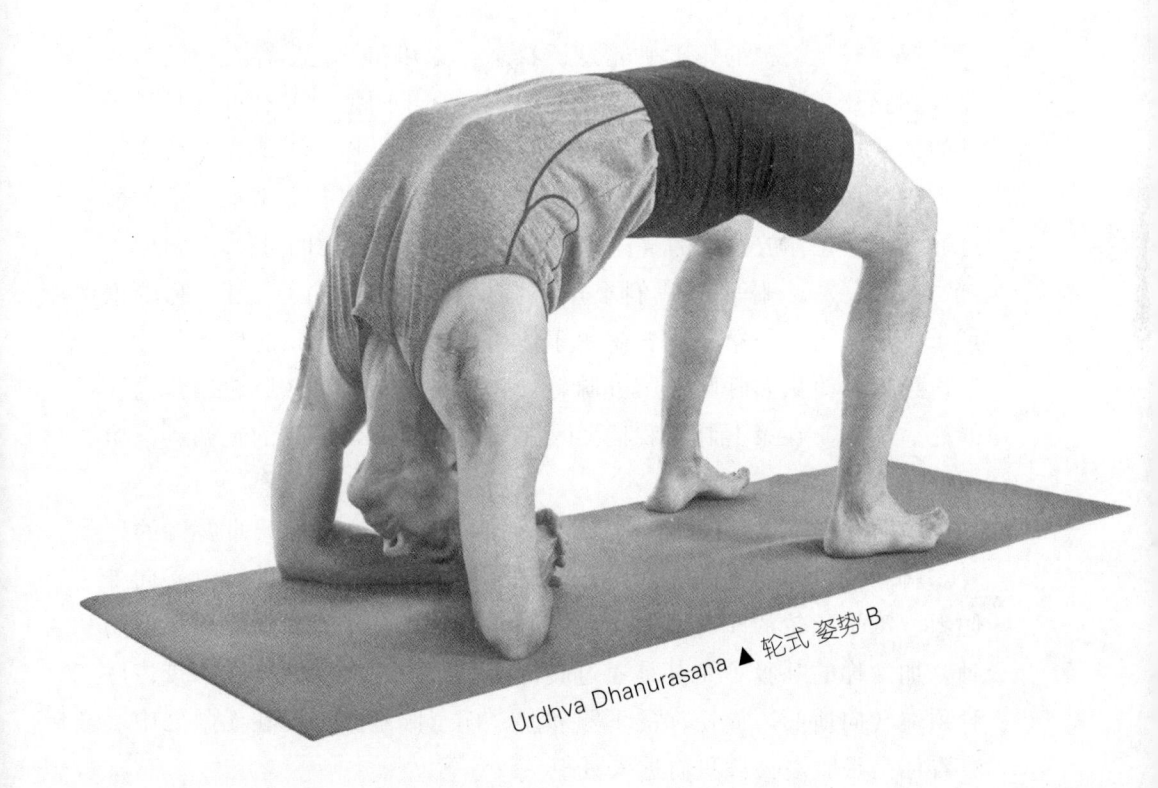

Urdhva Dhanurasana ▲ 轮式 姿势 B

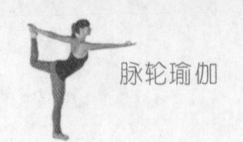

避免或审慎运用

- 这是需要技巧的体式，不适合初学者，若没有足够热身也不适合进行。
- 背部、肩部或手腕有伤。
- 腕管综合征。
- 高血压或低血压。
- 头痛或偏头痛。
- 怀孕。

Savasana 摊尸式

摊尸式是终极的第七脉轮意识状态：觉知和放空、存在和无为、允许和感知。这绝对不是最简单的体式，真正的摊尸式有可能是最困难的体式之一。你是否能让自己的心不要漫游？你是否能完全放松而不睡着？你能够进入深沉的定静，放掉这里动一下、那里动一下的所有冲动吗？在你放掉你的身体时，你能够依旧存在你的身体里面吗？

通过每一个脉轮，我们聚焦了摊尸式的不同层面。第一脉轮聚焦于身体的密度；第二脉轮聚焦于体内气的流动；第三脉轮聚焦能量体；第四脉轮聚焦呼吸；第五脉轮聚焦精微振动；第六脉轮聚焦内在的光。现在，在第七脉轮我们要聚焦于放掉对一切事物的觉知，只留下觉知本身。

躺下来进行摊尸式时顺位所有的脉轮。朝着脚向下伸展你的尾骨。脚朝上，伸展你的脚后跟，然后放松你的腿，让你的脚自然向外倾斜。第二脉轮的前后两侧拉向中线，想象拓宽了髋部。柔软你的肋骨，加深你的呼吸（尤其是通过腹部）。扩展心，肩胛骨往下带，肱骨顶端转向地面。放松你的下颚和脸，闭上眼睛，沉浸在无限之中。看看你是否能失去自我而进入冥想。

第七脉轮　顶轮　唤醒

　　从如此凝聚的内在焦点中出来，会有直接跳回外界意识的倾向，或许是卷起你的瑜伽垫，为下堂课清理干净。比较好的做法是，试着保持二元的焦点，一部分的觉知仍然停驻内心，另一部分冷静而知足地从内往外看。让卷起瑜伽垫、收拾道具，甚至坐上车都是静心冥想。

　　最终，生活本身就是冥想，在冥想中内在神性持续嬉游，带给你喜悦和祝福。

Namaste！

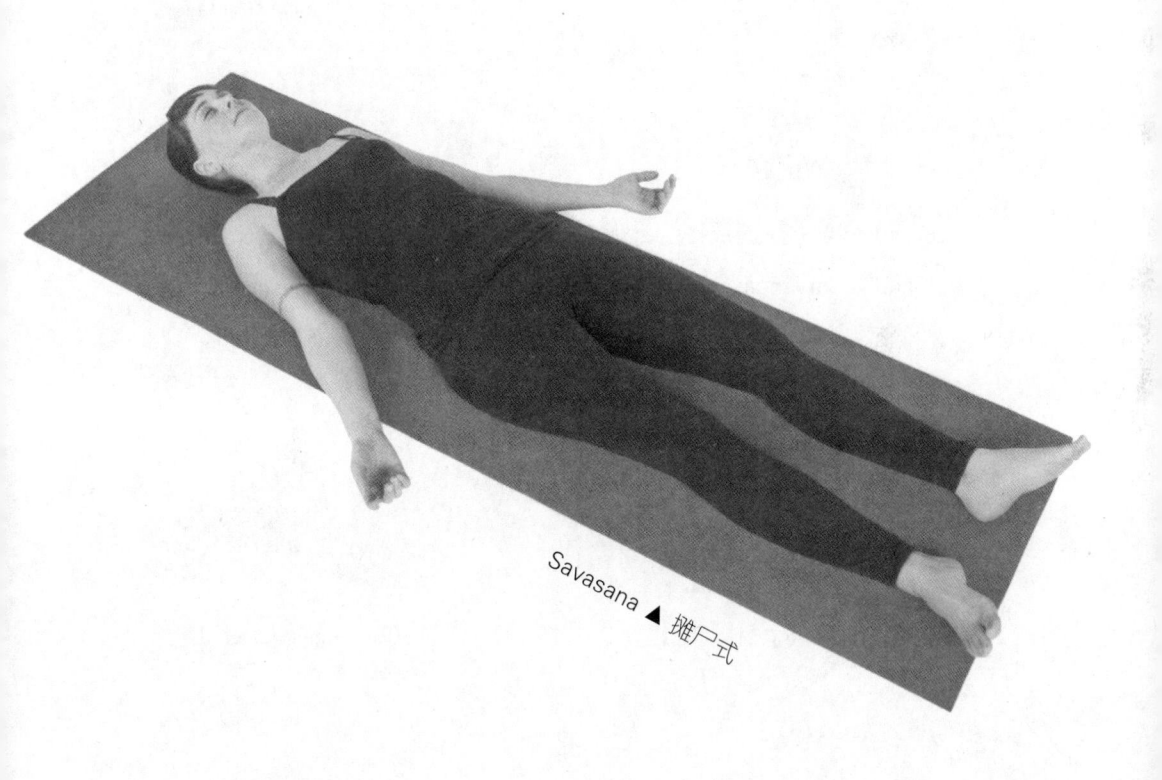

Savasana ▲ 摊尸式

脉轮瑜伽

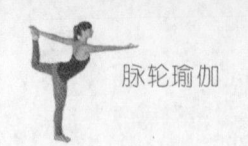

第七脉轮的体式串连

因为直接影响第七脉轮的体式很少，然而所有体式或多或少都会有所影响，这套练习包含了下层脉轮的体式顺序，依次从海底轮到顶轮，一个脉轮接一个脉轮进行。

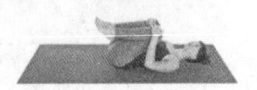

Apanasana 下行气式

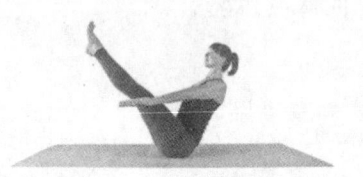

Paripurna Navasana 船式

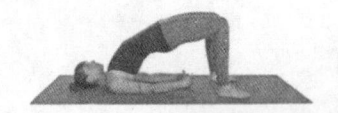

Setu Bandha Sarvangasana 桥式

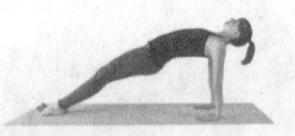

Purvottanasana 反台式

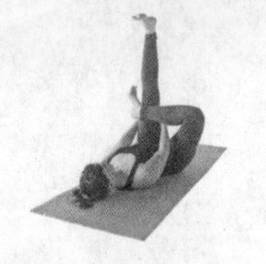

Sucirandhrasana 针眼式

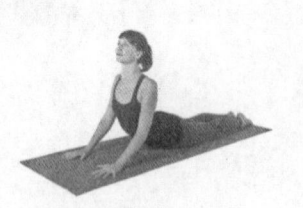

Bhujangasana 眼镜蛇式

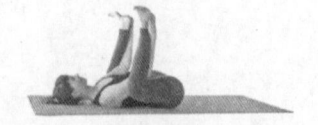

Ananda Balasana 快乐婴儿式

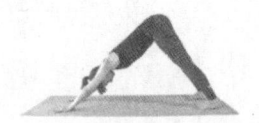

Adho Mukha Svanasana 下犬式

第七脉轮　顶轮　唤醒

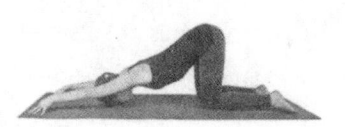

Anahatasana 猫伸展式

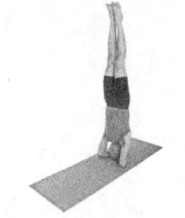

Sirsasana 头倒立

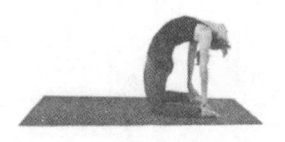

Ustrasana 骆驼式

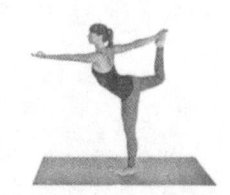

Natarajasana 舞王式

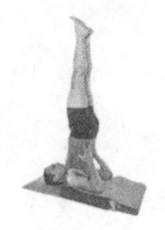

Salamba Sarvangasana 支撑肩倒立

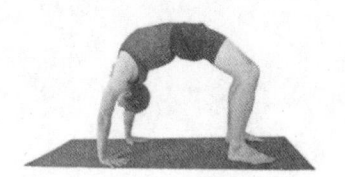

Urdhva Dhanurasana 轮式

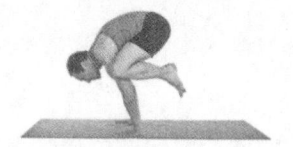

Bakasana 鹤禅式

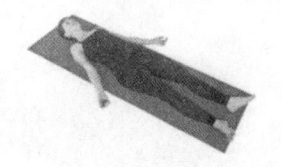

Savasana 摊尸式

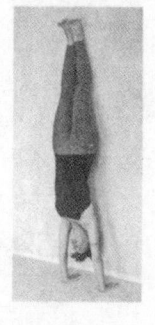

Adho Mukha Vrksasana 手倒立

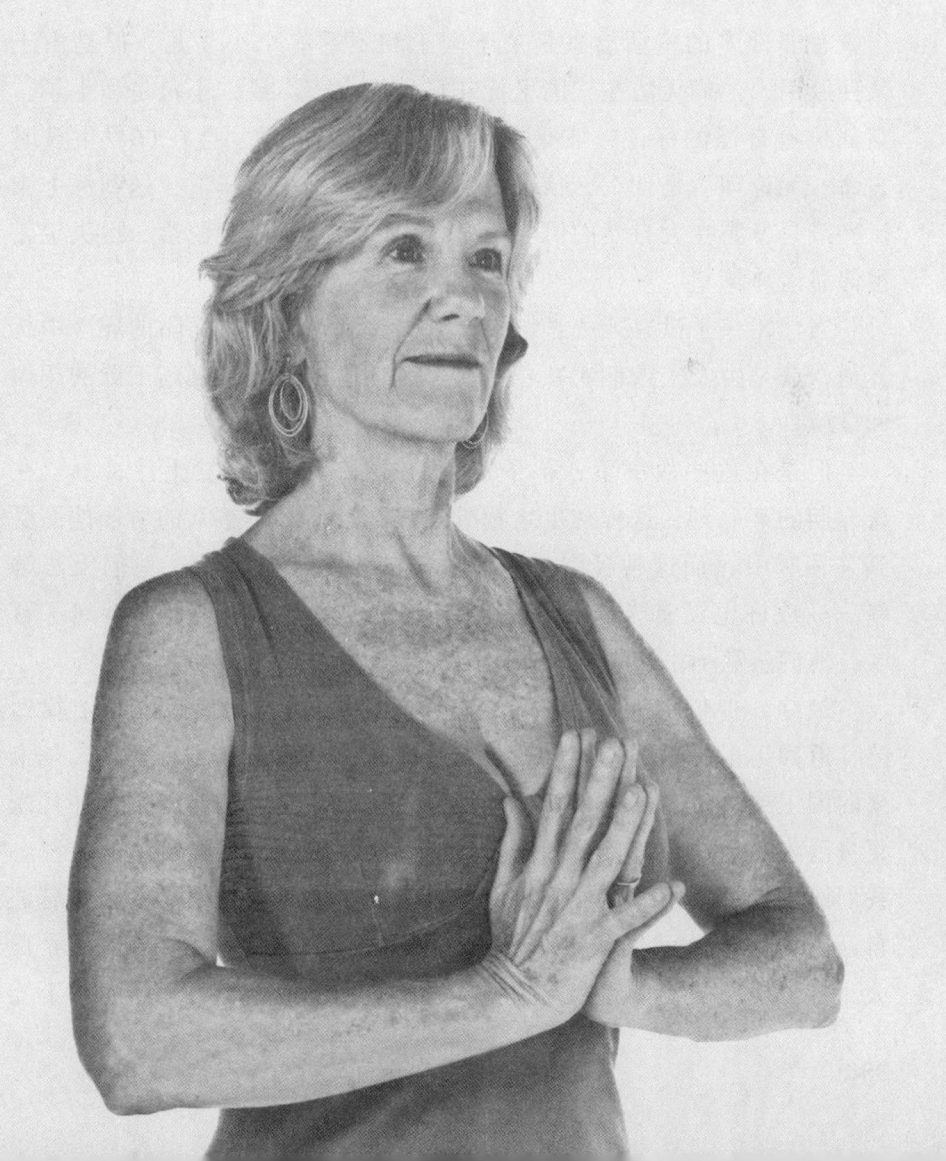

整合

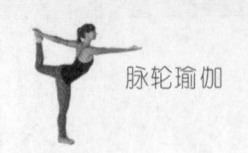

> 是通过你的身体，你了悟了
> 自己是神性的一粒火花。
> ——B. K. S. 艾扬格

有非常多的童话故事是关于国王和王后有个小婴儿，但是由于某种原因，他们无法在王国里抚养自己的小孩。或许小孩是私生子、某部位有奇怪的标记，或是受到古老咒语的诅咒，会在16岁生日时丧命。无论理由是什么，孩子由毛毯裹着，放在树丛下、送到河上漂流，或是暴露在大自然的风吹雨打之中。孩子的命运留给命运决定，得仰靠诸神。

当然，孩子没有死去。结果是有人找到孩子，在简陋的环境中抚养他；或是由农夫或佃农领养，在自然环境中长大，远离王国的辉煌和显赫。

但是在这些故事里，孩子长大的过程中总是会发生什么事。在青春期的某一刻，这位初生之犊听到或看见什么不平常的事。他们受到某种吸引，而这种吸引是他们周围的人无法觉察的。他们无法解释——或许也没有人能了解，可能还受到嘲笑。但是他们听到了召唤，他们感觉不由自主，非得去探索那奥秘。

最终，他们的探索导向一连串的巧合，让长大成人的孩子找到路，返回出生的王国。他们发现自己的真实身份是王子或公主，是未来的国王或女王。王国重新接纳他们，他们回归合法的地位，并且恢复自己崇高地位应该接受的培养。这些故事映照出神性觉醒的旅程。我们诞生自神性本源，然而我们在如此幼小的年纪分离了，因此忘记自己是谁，也许我们从来不知道。我们由纯朴、善意的父母抚养长大，带着他们的伤口和拥有的工具，他们尽了最大能力，然而对于统

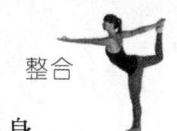

治领土的辉煌王国一无所知。在王国之外，我们比较平凡的出身，加上暴露在自然环境下，我们接地于土、水、火、风，也就是前四个脉轮的元素。

一旦我们与比较深刻的真实共振，瞥见了刺穿幻觉的光亮，我们就上路了，迈向更远大的目标。我们在路上，要回归自己的神性本源，要了悟自己的神性本质。我们了悟了自己真正的父母是谁——神圣的父亲和母亲；男神与女神；湿婆与夏克蒂；天与地。

通过我们的旅程，我们觉醒了，明白自己究竟是谁。我们是神性的一粒火花，寻求表达和显化。我们记得。平凡的起步加上对于神性的了悟，我们终于能够完全地整合。我们成为神之子，天命是疗愈我们的世界。

了悟了我们的内在神性之后，我们也认出了他人及周围所有生命拥有的神性。这就是"Namaste!"的真正意义，这是对我们神圣本质的终极礼敬。

从理论到实践

在我的工作坊要结束时，学员总是想知道要如何去应用所学习到的。人们往往想要某种规定好的公式：**做这个7天，隔周的星期四做那个15分钟。**

遗憾的是，并不是这么简单，而且坦白说，我拒绝给予这样的公式。就一点来说，我们都是不一样的。有些人需要锻炼的是接地（我们大多数人！），而其他人需要培养他们的力量。有些人已经打开了心，有些人没有；有些人活在他们的脑袋里，而其他人只抓到高层意识的一点皮毛。没有一个尺寸适用所有的人。

终极来说，瑜伽和脉轮练习是设计来让你接近自我。你要从自己的内在殿堂找到自己的答案。在这些书页中我给予你的是，关于脉轮系统的某些了解，以及你可以用来修习的某些工具。但是要找出这些工具最适合你的使用方法——发现自己最需要哪些工具，而哪些是比较没有帮助的——需要你从内在摸索出自己的方式。

以下是一些概括性的指导原则：有疑问时，遵循脉轮向上的路

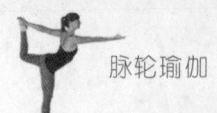

径，也就是从海底轮到顶轮的解脱气流。一开始先稳住核心和接地（第一脉轮），接着让事物运行（第二脉轮），润滑髋部和关节。这样会让你热身，而且产生能量（第三脉轮）。在你随着呼吸柔软时（第四脉轮），你可以导引和扩展能量，利用体式打开胸部和上半身。之后让你的能量与精细的振动协调（第五脉轮），或许运用一些唱诵或声音。最后注意力聚焦在美的事物上（第六脉轮），深入内在的自我意识本质（第七脉轮），以冥想结束。脉轮地图描述了这套基本公式，不过你必须自己想好如何融入你的生活之中。可能是每天融合了七个脉轮的例行练习；或者是以一星期为单位的固定练习，每天聚焦一个脉轮。你甚至可以一个月主要聚焦一个脉轮，如莎莉娜·维嘉和我进行了多年的每月"脉轮加强"练习。

如果在特定的日子你需要比较多的接地，或者因为过往的议题需要大量接地，那就聚焦于此，直到深入骨髓。如果你流动得太过或是不足，那么相应地去平衡你的脉轮。如果你的能量有气无力，需要动起来，锻炼你的第三脉轮。如果你已经是意志坚强的人，不断地忙东忙西，那就暂时放松，选择偏向修复的体式，看看会发生什么事。如果你想要比较广阔的意识，那就练习调息和静坐。

我只能给你地图，我没法告诉你去哪里。握着七把钥匙的人终究是你，由你决定要拿这些钥匙做什么。信任自己，深入倾听自己的内在指引，然后练习、练习、练习。神圣智慧根植在你的内心。神圣智慧会引导你，只等待你去发现。

你为什么在这里？你为什么来到地球？
你为什么在这里？你为什么出生？
为了爱、服务和记忆。
· ·
——佚名

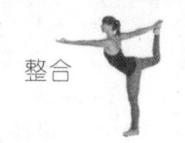

从内心到外界：瑜伽垫内外

脉轮是内在殿堂里的厅室，以及内在与外在世界的门户。我们打开这些门，发现内在殿堂，我们打扫干净这些厅室，让神性能够更好地体现。

然后呢？

当内在与外在的界线逐渐消融时，我们领悟到坐在瑜伽垫上数息只是工具，问题是我们要用这个工具建造什么？体位法和调息只是一套灵性语言的字母系统，然而真正的瑜伽是关于我们用这套语言说什么和做什么，我们拿出什么进入周围的世界。

今日我们的世界受到严重威胁，那是在发展出古老宗教的过往年代从未出现过的威胁。环境的恶化威胁了人类未来的生活，而在古老的日子里这从来就不是议题。全球网络强化了大众传播的工具，这也是当时不存在的。事实上，当时只有极少数享有特权的学者才知道如何读写文字。我们如今生活在非常不同的时代里。

到处都出现的危机和觉醒要求我们全心全力站出来，变得比普通人强大，不只是为了满足自我，或是每天在瑜伽垫上修整自己的体式达到完美，而是要变成比较好的仆人，为我们星球的进化服务。瑜伽是我们进化的路径，然而最终我们必须带着瑜伽超越自身去服务，去采取正确的行动。

居于我们体内的脉轮元素（土、水、火、风、音、光和意识）也同样存在于我们身外。土受到威胁，因为几千年的哲学告诉我们，物质世界不是真实的，或者无关紧要。代表情绪和性欲的水几世纪以来一直遭到谴责，到如今我们这个世界的水失去平衡，水灾和旱灾到处制造问题。力量之火已然沉沦，我们的个人力量被宰制和侵犯篡夺，如今火元素已经失控，让气候过热。空气（风）被碳和化学物质污染。音波充满谎言和骚动。我们渴求白天的自然光，而美是遭到遗忘的灵性价值。世界遗忘了它本身的神性。

当我们使用这七把钥匙来唤醒内在神殿，我们发现这些钥匙也同样可以修复外在殿堂。当我们清理第一脉轮时，我们看见这个世界需要与

脉轮瑜伽

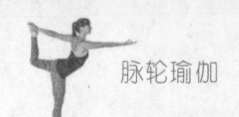

集体的第一脉轮和解，疗愈经济和环境的病痛，并且疗愈健康方面的危机。当我们回收灵魂的水，释放水再度流动时，或许星球的水会开始平衡。当我们找到自己的力量，我们可以用那股力量从事正确的行动。当我们打开心，我们创造了呼吸的空间，创造了新的方式互相连接，创造了同情的文化。当我们学会沟通，我们可以通过无线电波公开表达。当我们想象一个更好的世界，我们创造了引导的视野。当我们接收了比较多的信息，我们开始看见比较全盘的图像，了解需要做的是什么。

外在世界的行动不会自己发生。接地是个好的开始，然而光是接地不会保护雨林不受破坏，或者保护表土不被冲刷到河流里面。痛哭一场不会拯救印度每天因为缺少干净的水而丧生的四千名儿童。深呼吸不会清洁污染的空气，不过或许会让我们比较觉知得到空气的污染。

要解决问题需要站稳我们的立场、投入我们的热情、善用我们的力量、打开我们的心、说出我们的真理、提出愿景，同时把比较高层的意识带进我们周围的世界。要解决问题需要我们置身事内、采取行动、赞助金钱、信息灵通，同时担起我们这个时代需要的领导责任。

于是我们开始去了解生活其中的世界种种无法便宜行事而又光荣的真相。通过信息和教义的取得，一般大众每一天都受到启蒙，我们被要求涉足我们从来不曾涉足的事——受训成为男神和女神。正如我在我的著作《全球心灵觉醒》（*The Global Heart Awakens*）一开头陈述的"进化是神祇用来制造更多神祇的方式"，跟随进化的路径一路前行的是比较广阔的觉知、智力、复杂、力量和创造力，全部都是神的力量。

脉轮系统是座彩虹桥，通过我们的自我核心这座桥重新连接天与地，也重新连接我们跟我们继承的光荣世界。脉轮系统能让我们完成所有挑战，而且这些用来唤醒我们的挑战设计得如此完美。有许多人走在这条路径上，而且每天有越来越多的人加入。

前行的路上我们需要好的地图来引导我们。我们需要一张地图来展开自己的旅程；我们需要一张地图让人类度过成长仪式，从我们的青春期进入我们星球的成年期。此时此刻是人类曾经经历过的最伟大的集体觉醒，而你是其中不可或缺的一分子。

脉轮系统就是那张地图。脉轮系统包容我们的一切，包容现在和未曾改变的一切。脉轮系统为我们显示，内在与外在是如何密切连接——事实上是从未分隔。脉轮系统引领我们领悟神性，同时取回我

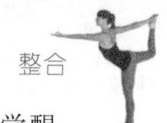

们拥有的愉悦、力量、创造力和爱的权利。脉轮系统包含了我们觉醒的钥匙，只要我们敢于使用这些钥匙！

　　祝愿你经常而且智慧地使用脉轮系统。祝愿你走上彩虹桥，与他人联结并一路前行。祝愿天地之间丧失已久的联结重新修复，因此我们终于可以开始在地球上创建天堂。

　　Namaste！

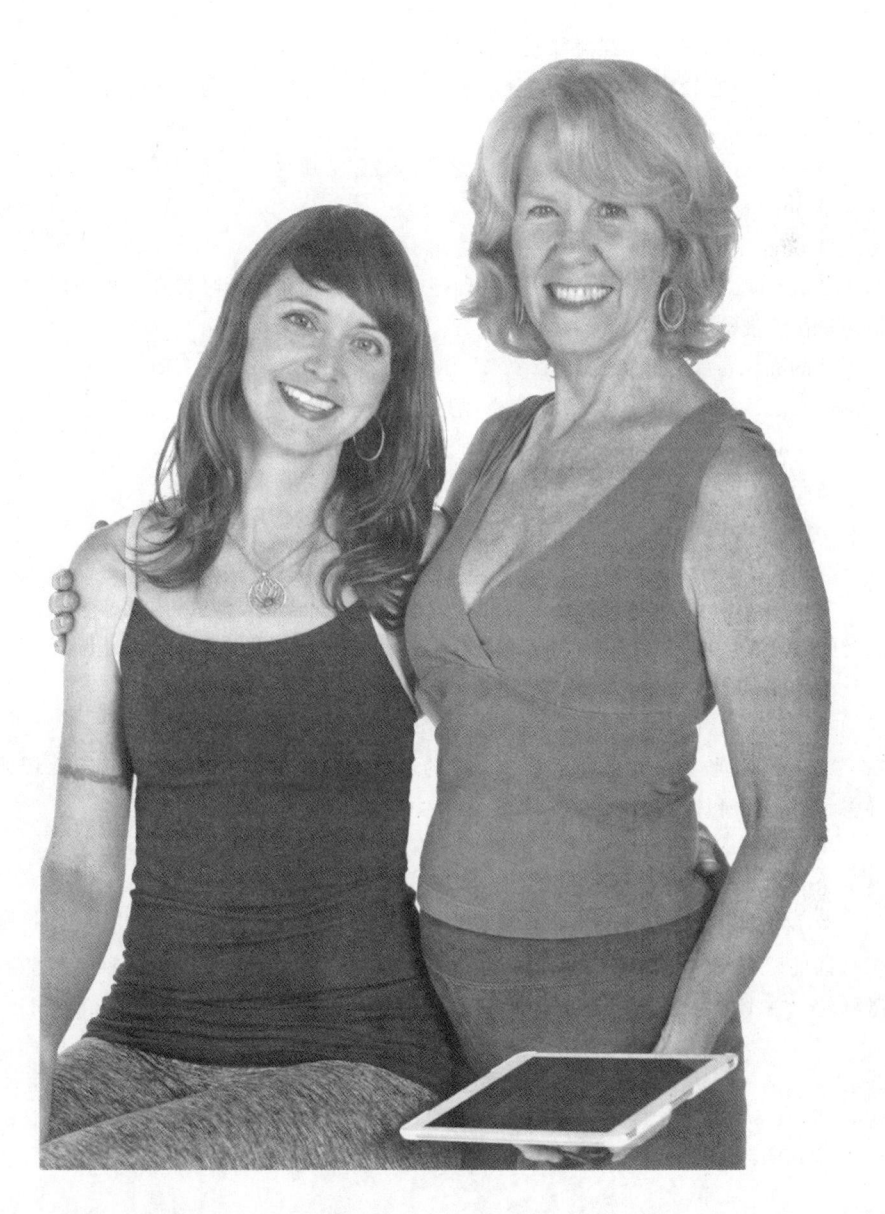

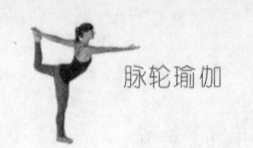

梵文词汇

Abhyasa：长时间的努力或者修习。

Adho Mukha Svanasana：下犬式。

Adho Mukha Vrksasana：手倒立。

Agni Sara：火的扩张。进行"收腹收束法"屏住呼吸时，腹部肌肉一缩一放的动作。

Agnistambhasana：踝碰膝式（双鸽式）。

Ajna：眉心轮。第六脉轮的梵文名称，位于头部中央，与眉毛等高，意思是指挥中心。

Anahata：心轮。第四脉轮的梵文名称，位于心脏区域，意思是不受打击。

Anahatasana：猫伸展式。

Anjaneyasana：低弓步式（新月式）。

Anuloma krama：顺向调息。一种呼吸法，利用几次短吸气和一次长呼气，把能量往上带给脉轮。

Apanasana：下行气式。

Apana vayu：下行气，五种基本风息之一。

Ardha Chandra Chapasana：半月式变式（甘蔗式）。

Ardha Chandrasana：半月式。

Ardha Hanumanasana：半神猴式。

Ardha Matsyendrasana：半鱼王式（坐立扭转式）。

Asana：体位法，体式。这个字的原始意义是，用来静心冥想的坐姿，不过后来意指任何的体式。"八支瑜伽"的第三支，帕坦伽利描述为"安稳而放松的坐姿"。[1]

Baddha Konasana：束角式（鞋匠式）。

Bakasana：鹤禅式。

Bandha：收束法，如同水道中可见的通道锁的作用。收束法用来把气保留或导引到特定的身体部位。

Bharmanasana：台式。

Bhujangasana：眼镜蛇式。

Bija：种子音。字面的意思是"种子"。"种子音"通常是用来连接针对脉轮唱诵的咒语。种子音是古籍中描绘的脉轮内部图案代表。据说唱诵种子音能刺激脉轮。古书上只给了六个种子音。从第一脉轮到第六脉轮分别是：lam、vam、

---

[1] 第2章，46节。英译本《Patanjali Yoga Sutras》，译者：Swami Prabhavananda，出版者：Sri Ramakrishna Math，ISBN 81-7120-221-7，111页。

梵文词汇

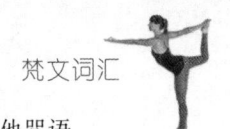

ram、yam、ham 和 om。不过有些奥义书针对比较精微的脉轮，给了其他咒语。

Bindu：明点。空间中用来聚精会神的一个焦点，象征的是所有造物皆浮现于此也消融于此的原点。人们经常点在额头的红点代表了至高的意识明点。

Brahmana：扩张。补充、滋养、加热和蓄积能量的呼吸练习。经常是着重于吸气。

Chakra：脉轮。字面意思是"轮子"。是精微体用来接收、同化和表达生命能量（或元气）的组织中心。

Chakrasana：轮式。

Dandasana：手杖式。

Dhanurasana：弓式。

Dharana：专注（心神集中）。冥想的初始阶段，心聚焦于一个目标，如呼吸、咒语、烛火或是神像。八支瑜伽的第六支。

Dharma：法（达摩）。自己的义务，往往通过工作或正确的行动来表现。平衡个人"业"（行动和无知的后果）的方法。

Dhyana：禅定，觉知了万事万物为一体，而没有合而为一。八支瑜伽的第七支。

Drishti：凝视（聚焦视点）。维持一个体式尤其是平衡的体式时，你的凝视聚焦于一个不动的点，有助于平衡和专注。聚焦视点也能反映出你的观点、是什么抓住你的注意力，以及你在注视的目标。

Eka Pada Kapotasana：鸽子式。

Garudasana：鹰式。

Gunas：属性（德）。存在万物身上的三种性质：惰性（物质）、变性（能量）和悦性（意识）。

Halasana：犁式。

Ida nadi：左脉。气的主要通道（气脉）之一，在脉轮周围和之间运行。左脉代表月亮、白色、女性特质和冷静，同时与恒河连接。

Jalandhara Bandha：收颔收束法（喉锁）。

Janu Sirsasana：头触膝前屈式。

Jathara Parivartanasana：仰卧腹部扭转式。

Kakasana：乌鸦式。

Kapalabhati：圣光调息。字面意思是"发光的头颅"。一种横膈膜快速呼吸的技巧，运用被动的吸气和主动的呼气。也称为"火呼吸"。

Karma：业。因为生之欲和我们的行动所招致逃脱不了的债。

Karnapidasana：膝碰耳犁式。

Kirtan：梵唱。一唱一和的团体音乐表演。表演者演奏同时唱诵拜赞歌，而听众回唱重复每一乐句。梵唱是团体的礼拜，据说可以"拂拭掉心镜的尘埃"。

Kleshas：烦恼。有五种基本烦恼：无知（avidya）、自我（asmita）、依恋（raga）、嫌恶（dvesha）、怕死（abhinivesha）。

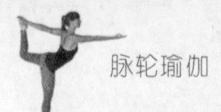

Kramas：次第。字面意思是步骤。次第呼吸是一种呼吸练习，吸气和呼气都是小口的。

Kriya：自发的身体动作，是精微能量、元气或拙火运行全身的结果。

Kumbhaka：止息。

Kundala：盘绕。

Kundalini：昆达里尼（拙火）。元气聚集产生的强大力量，运行全身穿透阻塞，唤醒脉轮。昆达里尼也是灵蛇女神的名字；灵蛇女神代表这股觉醒的力量，全名是昆达里尼－夏克蒂。

Langhana：戒断。用于放松、收缩、净化、冷却和保存能量的调息。

Madhyama：内在音。默默吟诵咒语，或者听自己的念头喋喋不休时，你在脑袋里听到的声音。

Makarasana：鳄鱼式。

Makarasana Ⅱ：海豚式。

Manipura：脐轮。第三脉轮的梵文名称，位于太阳神经丛，字意为"光辉的宝石"。

Mantra：咒语（真言咒），字意为"心智的工具"。咒语是设计来唤醒你的声音、字词或是振动，就好像有人摇你肩膀可以把你从睡梦中唤醒。咒语用于静坐时定心、启动脉轮，以及荣耀诸神。

Marjaryasana /Bitilasana：猫式/牛式。

Matsyasana：鱼式。

Mula bandha：会阴收束法（根锁）。

Muladhara：海底轮。第一脉轮的梵文名字，位于脊柱底部，字意是根部的支持或基础。

Nadis：纳迪，气脉。体内元气的精微通道或流道。

Nadi Shodhana：清理经络调息。

Nakulasana：獴式（猫鼬式）。

Namaste：以我内在的神性礼敬你内在的神性。在印度是寻常的打招呼方式，双手合十（祈祷的手势），意思是礼敬或荣耀你、他人及所有生物身上的神性。

Natarajasana：舞王式。

Niyama：精进。八支瑜伽的第二支，建议了言行和照顾自我的准则。有五种精进法：纯正（sauca），心与身的纯洁与净化；知足（santosha）；苦修（tapas），从修行中产生的热力或灵性之火；洞察自身（svadhyaya），研读自我及经文和文献；虔敬（isvara pranidhana），奉献或臣服于神。

Para：至高音（无上音）。先于"存在"的力量，原始的潜能。

Parighasana Ⅰ：门闩式。

Parighasana Ⅱ：半圆式。

Paripurna Navasana：船式。

Parivrtta Parsvakonasana：扭转侧角式。

梵文词汇

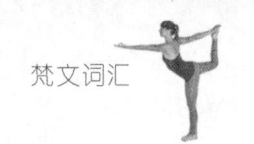

Parsvottanasana：加强侧伸展式。

Paschimottanasana：坐立前屈式。

Pashyanti：放射音。从明点迸发出来，向外放射，但是只有瑜伽士在集中心神时听得到。

Phalakasana：平板式。

Pincha Mayurasana：孔雀起舞式。

Pingala Nadi：右脉。气的主要通道（气脉）之一，在脉轮周围和之间运行。右脉代表太阳、男性管道、红色、温暖，同时与亚穆纳河（Yamuna river）连接。

Prakriti：原质（普拉克提），包括物质和能量，万物由此生成。根据印度的"数论哲学"（Samkhya），"Prakrti"与"Purusha"（灵性或意识）互相对应。

Prana：普拉纳，气；元气。字面意思是"第一单位"。气是存在万物身上至关重要的生命力。

Pranayama：调息，设计来加强气的流动。八支瑜伽的第四支。

Pratiloma krama：间断调息。这种调息是由短吸气和短呼气构成。对于初学静坐的人是很好的技巧，让心慢下来，同时平衡呼吸。

Pratyahara：收摄。收回感官对外在世界的关注，聚焦于内在世界。帕坦伽利八支瑜伽的第五支，让瑜伽修习者做好准备进入冥想。

Purusha：意识、先验的自我、未显化的。根据印度的"数论哲学"，与"Prakrti"（原质）互相对应。

Purvottanasana：反台式。

Rajas：变性。是火、能量或动作的积极属性或性质。

Sahasrara：顶轮的梵文名字，位于头顶，字意是"千瓣莲花"。千这个数字不是字面意思，而是指涉无限的概念。

Salabhasana：蝗虫式。

Salamba Sarvangasana：支撑肩倒立。

Samadhi：三摩地。专注忘我的最后阶段，导向法喜和开悟。八支瑜伽的第八支，是长年钻研其他七支的结果，尤其是专注和禅定。

Sasangasana：兔式。

Sat-chit-ananda：字面意思是"实相、意识、法喜"，是终极现实的本质。

Sattvas：悦性。是意识、觉知和定静的属性或性质。

Savasana：摊尸式。

Setu Bandha Sarvangasana：桥式。

Shakti：夏克蒂，代表生命力的女神，这股生命能量运行全身，让我们充满活力。对应于湿婆。

Shaktipat：夏克蒂帕特（灌顶）。自发的昆达里尼觉醒，因为与一名已经唤醒自身这股能量的上师或师父接触引发的。灵性觉醒的传输。

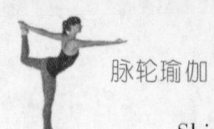

Shiva：湿婆。男神，代表至高意识，对应于夏克蒂。

Shiva Lingam：湿婆林迦。代表男性器官的象征，在第一脉轮的正方形中描绘出来，象征男性上升的能量。湿婆林迦也是在印度普遍可见的大型圆锥形石像，代表了湿婆本尊。

Siddhasana：至善坐。

Sirsasana：头倒立。

Spanda：脉动（搏动），所有生命基本的扩张与收缩。

Sucirandhrasana：针眼式。

Supta Baddha Konasana：仰卧束角式（蝴蝶式）。

Supta Padangusthasana：仰卧手抓大脚趾式。

Supta Virasana：卧英雄式。

Surya Namaskar：拜日式。一系列串连的体式或流动的练习，往往运用于瑜伽课堂上做为热身的方法。这项练习在印度的源起是崇拜日神"Surya"。拜日式有许多变式。

Sushumna nadi：中脉。沿着身体核心或中线上下运行的中央气脉。通过中脉脉轮像珠子那样串在绳上。连接的是萨拉斯瓦蒂河（Saraswati River）。

Svadhisthana：本我轮。第二脉轮的梵文名称，位于骶骨区域，字义是"自己的居所"。

Tadasana：山式。

Tamas：惰性，"土"的属性或性质。意味着静止的惯性状态、坚固和厚重。

Tapas：苦修。通过纪律、苦行和修炼建立的内在灵性之火。

Uddiyana Bandha：收腹收束法（腹锁）。

Ujjayi：胜利调息（喉呼吸）。字面意思是"征服或胜利"。有时候称为"海洋呼吸"，这种呼吸方法会造成喉咙的会厌精微收缩，因此放慢呼吸，制造出类似海洋的声音，也会强化横膈膜。

Upavistha Konasana：坐角式。

Urdhva Dhanurasana：轮式。

Ustrasana：骆驼式。

Utkata Konasana：女神式。

Utkatasana：幻椅式。

Uttanasana：站立前屈式。

Uttan Pristhasana：蜥蜴式（头朝下战士式）。

Utthita Hasta Padangusthasana：单腿站立手抓大脚趾式。

Vaikhari：可闻音（听得见的声音）。第四层的声音，是可以说出来的声音、由机器或乐器制造出来的声音，以及自然界中存在的声音。

Vairagya：舍离、放下或弃绝。

Vasisthasana：侧板式。

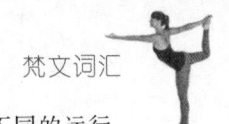

Vayus：风息。字面意思是"风"。五种风息指的是气在身体内不同的运行方式，分别是apana下行气、samana平行气、prana命根气、udana上行气和vyana遍行气。

Viloma krama：逆向调息。一种呼吸方法，由一次长吸气和几次短呼气构成。据说可以把能量往下带。

Vinyasa：流动。字面翻译是连接或链接，而这个字的通用意思是流动，因此指的是符合逻辑顺序的流动把各种体式串连在一起。往往用来描述某种瑜伽课程，如行云流水般快速做出一连串体式，如拜日式。

VirabhadrasanaⅠ：战士Ⅰ式。

VirabhadrasanaⅡ：战士Ⅱ式。

VirabhadrasanaⅢ：战士Ⅲ式。

Virasana：英雄坐。

Vissuddha：喉轮。第五脉轮的梵文名字，位于喉部，字意是净化。

Vrksasana：树式。

Yamas：戒律。八支瑜伽的第一支，教导如何守戒，也就是与人交往的行为守则。有五种戒律：非暴力（ahimsa）、不妄语（satya）、不偷窃（asteya）、不纵欲（brahmacharya）、不贪恋不执着（aparigraha）。

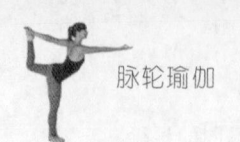

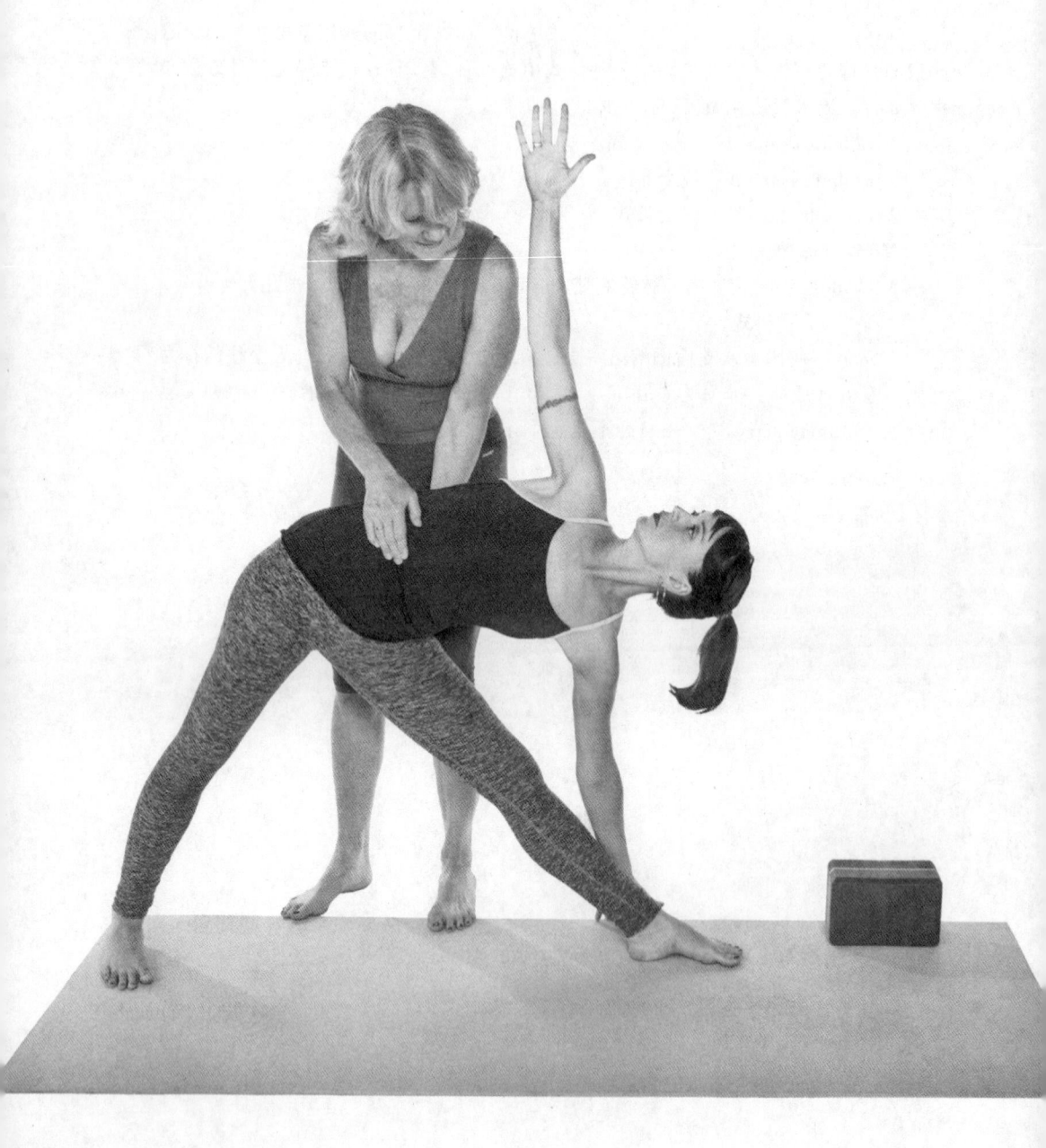

脉轮瑜伽

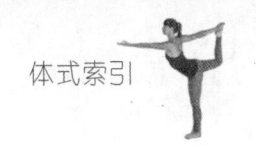

体式索引

Adho Mukha Svanasana；Downward Facing Dog Pose 下犬式 73，141，191

Adho Mukha Vrksasana；Handstand 手倒立 265，347

Agnistambhasana；Fire Log Pose；Double Pigeon Pose 踝碰膝式（双鸽式）137

Anahatasana；Extended Puppy Pose 猫伸展式 251

Ananda Balasana；Happy Baby Pose 快乐婴儿式 122

Anjaneyasana；Deep Lunge Pose 低弓步式（新月式）143

Apanasana；Knees to Chest Pose 下行气式 57

Ardha Chandra Chapasana；Sugar Cane Pose 半月式变式（甘蔗式）186

Ardha Chandrasana；Standing Half Moon Pose 半月式 184

Ardha Hanumanasana；Reverse Lunge 半神猴式 80

Ardha Matsyendrasana；Half Lord of the Fishes Pose；Seated Twist 半鱼王式（坐立扭转式）214

Baby Cobra 小眼镜蛇式 70

Baddha Konasana；Bound Angle；Cobbler Pose 束角式 132

Bakasana；Crane Pose 鹤禅式 309

Balasana；Child's Pose 婴儿式 98

Belt Stretch 抓带子伸展 245

Bharmanasana；Table Pose 台式 26

Bhujangasana；Cobra Pose 眼镜蛇式 70，263

Dandasana；Staff Pose 手杖式 24

Desk Pose；Table Top Pose 平台式（桌面式）200

Dhanurasana；Bow Pulling Pose 弓式 212

Double Arch 双双后仰 278

Drawing the Line in Tadasana 在山式中画线 337

Eka Pada Kapotasana；Pigeon Pose 鸽子式 150

Garudasana；Eagle Pose 鹰式 343

Gomukhasana；Cow Face Pose 牛面式 247

Halasana；Plow Pose 犁式 314

Jalandhara Bandha；Chin lock 收颔收束法；喉锁 295

Janu Sirsasana；Head to Knee Forward Bend 头触膝前屈式 95

Jathara Parivartanasana；Knee-Down Twist 仰卧腹部扭转式 126

Kakasana；Crow Pose 乌鸦式 309

Kapalabhati；Breath of Fire 圣光调息 169

399

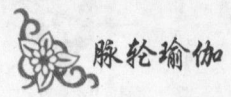

Karnapidasana；Ear Pressure Pose 膝碰耳犁式 314

Knee Circles 双膝绕圈 119

Kundalini Chakra Breathing 昆达里尼脉轮呼吸 233

第一脉轮

第二脉轮

第三脉轮

第四脉轮

第五脉轮

第六脉轮

第七脉轮

Lateral Shoulder Stretches 肩部侧伸展 296

Makarasana；Crocodile Pose 鳄鱼式 273

MakarasanaⅡ；Dolphin Pose 海豚式 346

Marjaryasana/Bitilasana；Cat/Cow Pose 猫式/牛式 249

Massage Shoulders and Arms 肩部和手臂按摩 276

Matsyasana；Fish Pose 鱼式 258

Mula bandha；Root lock 会阴收束法；根锁 51

Nadi Shodhana；Alternate Nostril Breathing 清理经络调息 230

Nakulasana；Mongoose Pose 獴式（猫鼬式）319

Natarajasana；Dancer Pose 舞王式 368

Neck Stretches 颈部伸展 298

Open-Leg Child's Pose to Hanging Cobra 开腿婴儿式到悬空眼睛蛇式 147

Open Leg Twists 张开双腿旋转 128

Opening the Leg Channels 打开腿部的气脉 59

ParighasanaⅡ；Half Circle Pose 半圆式 256

ParighasanaⅠ；Gate Pose 门闩式 208

Paripurna Navasana；Boat Pose 船式 197

Parivrtta Parsvakonasana；Revolved Side Angle Pose 扭转侧角式 305

Parsvottanasana：Intense Side Stretch Pose 加强侧伸展式 341

Paschimottanasana；Seated Forward Bend 坐立前屈式 97

Pelvic Pulses 骨盆律动 113

Phalakasana；Plank Pose 平板式 193

Pincha Mayurasana；Feathered Peacock Pose 孔雀起舞式 350

Purvottanasana；Inclined Plane Pose 反台式 202

Pyramid Pose 金字塔式 279

Restorative Fourth Chakra Pose；Restorative Savasana 复元摊尸式 281

Salabhasana；Locust Pose 蝗虫式 68，210

Salamba Sarvangasana；Shoulder Stand 支撑肩倒立 316

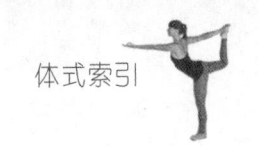

Sasangasana；Rabbit Pose 兔式 313

Savasana；Corpse Pose 摊尸式 100，217，321，353，380

Seated Yoga Mudra 坐立瑜伽身印式 299

Setu Bandha Sarvangasana；Bridge Pose 桥式 66，301

Shoulder Shrugs 耸肩 297

Siddhasana；Baby Cradle Pose 至善坐 93

Sirsasana；Headstand 头倒立 370

Stand and Connect 站立和连接 274

Standing Yoga Mudra 站立瑜伽身印式 242

Sucirandhrasana；Eye of the Needle Pose 针眼式 124

Supta Baddha Konasana；Reclined Bound Angle Pose 仰卧束角式（蝴蝶式）120

Supta Padangusthasana；Reclining Hand to Big Toe Pose 仰卧手抓大脚趾式 63

Supta Virasana；Reclining Hero Pose 卧英雄式 90

Surya Namaskar 拜日式 396

Tadasana；Standing Mountain Pose 山式 21

Thread the Needle Twist 穿针扭转式 253

Trikonasana；Triangle Pose 三角式 181

Uddiyana Bandha；Upward abdominal lock 收腹收束法；腹锁 167

Ujjayi 胜利调息（喉呼吸）230，292

Upavistha Konasana；Open-Leg Forward Fold 坐角式 134

Urdhva Dhanurasana；Upward Facing Bow；Wheel Pose 轮式 269，375

Ustrasana；Camel Pose 骆驼式 260

Utkata Konasana；Goddess Squat 女神式 84

Utkatasana；Awkward Chair Pose 幻椅式 82

Uttan Pristhasana；Lizard Pose；Humble Warrior Pose 蜥蜴式（头朝下战士式）146

Uttanasana；Standing Forward Fold 站立前屈式 75，139

Utthita Hasta Padangusthasana；Extended Hand to Toe Pose 单腿站立手抓大脚趾式 88

Vasisthasana；Side Plank Pose 侧板式 204

Viparita Virabhadrasana；Reverse Warrior Pose 反转战士式 178

Virabhadrasana Ⅰ；Warrior Ⅰ Pose 战士式 Ⅰ 173

Virabhadrasana Ⅱ；Warrior Ⅱ Pose 战士式 Ⅱ 176

Virabhadrasana Ⅲ；Warrior Ⅲ Pose 战士式 Ⅲ 179，339

Virasana；Seated Hero Pose 英雄坐 90

Vrksasana；Tree Pose 树式 86

Windshield Wiper Legs 双腿如雨刷摆动 117

Yogic Eye Exercises 瑜伽眼睛练习 334

图书在版编目(CIP)数据

脉轮瑜伽/(美)艾诺蒂·朱迪斯著；林荧译. —北京：人民体育出版社，2019
书名原文：Chakra Yoga
ISBN 978-7-5009-5656-3

Ⅰ.①脉… Ⅱ.①艾…②林… Ⅲ.①瑜伽-基本知识
Ⅳ.①R793.51

中国版本图书馆 CIP 数据核字(2019)第 205942 号

Translated from
Anodea Judith's Chakra Yoga
Copyright © 2015　Anodea Judith，PhD
Published by Llewellyn Publications
Woodbury, MN 55125 USA
www.llewellyn.com

图字号：01-2017-8496

*

人民体育出版社出版发行
中国铁道出版社印刷厂印刷
新 华 书 店 经 销

*

787×1092　16 开本　26.25 印张　403 千字
2019 年 4 月第 1 版　2019 年 4 月第 1 次印刷
印数：1—5,000 册

*

ISBN 978-7-5009-5656-3
定价：90.00 元

社址：北京市东城区体育馆路 8 号（天坛公园东门）
电话：67151482（发行部）　　邮编：100061
传真：67151483　　　　　　　邮购：67118491
网址：www.sportspublish.cn

（购买本社图书，如遇有缺损页可与邮购部联系）

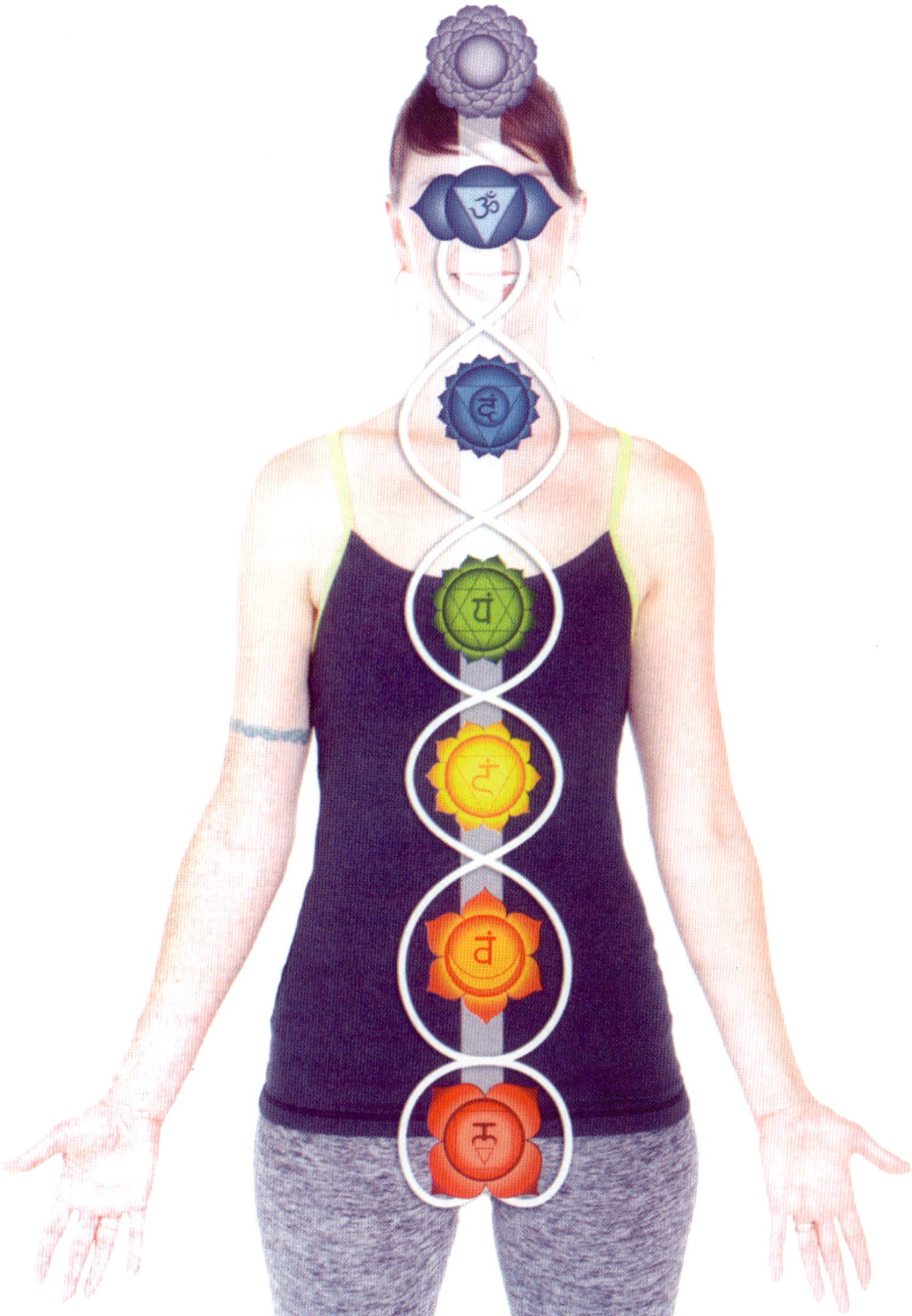

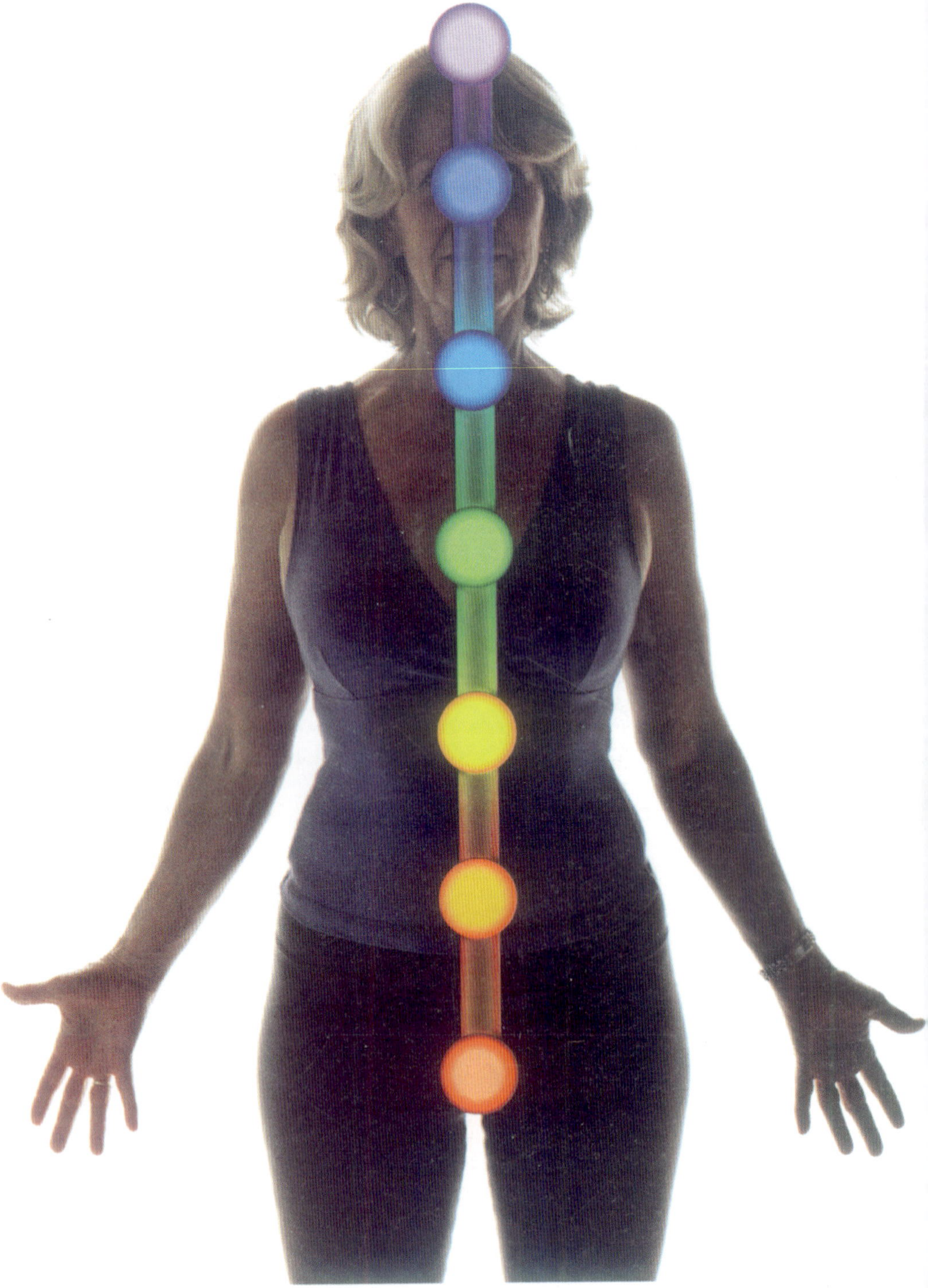